全国高等学校中药临床药学专业创新教材
全国医疗机构中药临床药师培训教材

中药临床药师基本技能与实践

主　编　陆　进　杜守颖
副主编　毛　敏　李培红
编　者　（以姓氏笔画为序）

王　倩（广州中医药大学）

毛　敏（中日友好医院）

尹丽梅（中日友好医院）

庄　伟（首都医科大学宣武医院）

刘金伟（武汉市中西医结合医院）

刘　静（中国中医科学院西苑医院）

杜守颖（北京中医药大学）

杨正腾（广西中医药大学第一附属医院）

李培红（中国中医科学院西苑医院）

李鹏跃（北京中医药大学）

何　颖（天津中医药大学第二附属医院）

汪小惠（广东省中医院）

张玉娟（山东中医药大学附属医院）

张碧华（北京医院）

陆　进（中日友好医院）

陆　洋（北京中医药大学）

范　峥（首都医科大学附属北京中医医院）

孟　菲（河南中医药大学第一附属医院）

顾　焕（中日友好医院）

U0208249

人民卫生出版社

图书在版编目（CIP）数据

中药临床药师基本技能与实践/陆进,杜守颖主编.
—北京:人民卫生出版社,2016
ISBN 978-7-117-23693-5

Ⅰ.①中… Ⅱ.①陆…②杜… Ⅲ.①中草药-临床
应用-医学院校-教材 Ⅳ.①R282

中国版本图书馆 CIP 数据核字（2016）第 270905 号

人卫智网　www. ipmph. com	医学教育、学术、考试、健康, 购书智慧智能综合服务平台	
人卫官网　www. pmph. com	人卫官方资讯发布平台	

中药临床药师基本技能与实践

主　　编：陆　进　杜守颖
出版发行：人民卫生出版社（中继线 010-59780011）
地　　址：北京市朝阳区潘家园南里 19 号
邮　　编：100021
E － mail：pmph @ pmph. com
购书热线：010-59787592　010-59787584　010-65264830
印　　刷：北京人卫印刷厂
经　　销：新华书店
开　　本：787×1092　1/16　　印张：22
字　　数：535 千字
版　　次：2017 年 1 月第 1 版　2017 年 1 月第 1 版第 1 次印刷
标准书号：ISBN 978-7-117-23693-5/R · 23694
定　　价：55.00 元

打击盗版举报电话：010-59787491　E-mail：WQ @ pmph. com
（凡属印装质量问题请与本社市场营销中心联系退换）

出版说明

近几年我国临床药学快速发展，尤其是西药的临床药学工作，正在全国如火如荼地开展，无论是学校教育，还是药师培训，都取得了显著的成绩。相比西药临床药学工作的开展情况而言，我国的中药临床药学人才培养工作才刚刚起步。

由于不合理用药导致的中药不良反应逐年上升，紧密结合中医临床开展中药临床药学，促进中药的合理应用，避免中药药害事件及减少中药不良反应的发生已迫在眉睫。目前全国各地各级医院特别是中医院十分重视中药临床药学工作的开展，但从开展的情况来看，存在的最大问题就是缺乏中药临床药学人才。为此，许多医疗机构和高等医药院校强烈呼吁尽快开展中药临床药学人才的培养教育工作。

为顺应这一人才培养需求，针对目前国内尚缺少中药临床药学专业全国性教材和培训用书的现状，更好地满足院校教育、继续教育的实际需求，在广泛调研和充分论证的基础上，我社与全国中医药高等教育学会中药教育研究会、中华中医药学会医院药学分会于2015年4月正式启动了全国高等学校中药临床药学专业创新教材、全国医疗机构中药临床药师培训教材的组织编写与出版工作。

作为全国首套中药临床药学专业创新教材和培训用书，本套教材具有如下特点：

一、以中医药理论为指导，突出中药临床药学专业特色

中药临床药学是在中医药理论指导下，以患者为对象，研究中药及其制剂与人体相互作用和合理应用的一门综合性学科。由于中医药有其独特的理论体系和特点，因此，该套教材在内容组织上不同于西药临床药学，是以中医药理论为指导，以中药学、中医学及相关社会科学知识为基础，创建具有鲜明中药临床药学专业特色的教材体系。教材内容紧密结合中医药理论，确保学生掌握必要的基本理论、基本知识和基本技能，以期培养出从事中药临床药学相关工作的，能够正确合理地使用中药、避免中药药害事件、减少中药不良反应发生的综合性、应用型中药临床药学人才。

二、以实践技能培养为核心，实现理论知识与临床实践有机贯通

中药临床药学是一门实践性很强的学科，因此，本套教材在编写中强调理论联系实际，注重对学生实践技能的培养，特别强调引入中药临床药学实践中的典型案例，使教材内容更加贴近岗位实际。旨在帮助学生理清理论知识与实际工作之间的关系，使学生在获取知识的过程中能与实际的岗位需求相结合，达到学以致用的目的。

三、以执业药师考试为契机，实现医学教育与药师考试有机融合

国家对2015年执业药师考试大纲进行了大幅度的改革，确定了"以用定考"的总体

方针，大大加强了对考生在药学服务、合理用药等方面知识水平和实践能力的考核。本套教材的编写目的和编写思路与执业药师考试改革的方向相契合，教材内容充分兼顾到执业药师考试大纲的要求，可为高校毕业生踏入工作岗位进行执业中药师考试奠定坚实的基础，也为正在医疗机构从事中药临床药学工作的从业者顺利考证提供了保障。

四、以教师和专家合作为起点，实现院校教育与继续教育实践有机衔接

考虑到中药临床药学专业实践性较强这一特点，为保证教材内容充分结合实际岗位要求，本套教材的编写团队由院校教师和临床一线的药师、医生共同组成，不仅能够确保一线工作岗位上的实践技能和实际案例写入教材，而且搭建了院校教师与医院专家合作的平台，为教师了解岗位需求、专家深入院校授课提供了有利条件。同时，本套教材也充分吸收了现阶段中药临床药师继续教育工作的宝贵经验，为今后开展继续教育和规范化培训奠定了基础。

本套教材的编写，得到了全国中医药高等教育学会中药教育研究会、中华中医药学会医院药学分会、全国高等学校中药临床药学专业教材建设指导委员会的精心指导与大力支持，得到了全国相关院校骨干教师以及医疗机构一线专家的积极参与，在此表示衷心的感谢！期待各院校、各医院在实际教学和工作中的使用过程中，对教材提出更多的宝贵意见，并请及时反馈给我们（renweiyaoxue@163.com），以便及时更正和修订完善。

人民卫生出版社

2016 年 9 月

全国高等学校中药临床药学专业创新教材
全国医疗机构中药临床药师培训教材
书　目

序号	教材名称	主编	单位
1	中药临床药学导论	梅全喜	广州中医药大学附属中山医院
		彭代银	安徽中医药大学
2	临床中药药物治疗学	张　冰	北京中医药大学
		周祯祥	湖北中医药大学
3	中药临床药理学	吕圭源	浙江中医药大学
		马世平	中国药科大学
4	中药药事管理	谢　明	辽宁中医药大学
		董　玲	北京中医药大学
5	中药药物经济学	唐洪梅	广州中医药大学第一附属医院
		刘国祥	哈尔滨医科大学
6	中药治疗药物监测	李范珠	浙江中医药大学
		许丽雯	上海中医药大学附属龙华医院
7	中药药学信息检索与应用	姚　毅	南京中医药大学附属医院
		吴水生	福建中医药大学
8	中药药学服务	王丽霞	中国中医科学院广安门医院
		宋　英	成都中医药大学附属医院
9	中药临床药师基本技能与实践	陆　进	中日友好医院
		杜守颖	北京中医药大学
10	中药药性学	郑虎占	北京中医药大学
		彭　康	南方医科大学
11	中成药与西药的相互作用	曹俊岭	北京中医药大学东直门医院
		甄汉深	广西中医药大学

续表

序号	教 材 名 称	主编	单　　位
12	中药处方点评	李学林	河南中医药大学第一附属医院
		吴庆光	广州中医药大学
13	中药药源性疾病与防范	苗明三	河南中医药大学
		华国栋	北京中医药大学东方医院
14	中药临床方剂学	孙洪胜	山东中医药大学附属医院
		全世建	广州中医药大学
15	临床常用中药饮片鉴别	赵奎君	首都医科大学附属北京友谊医院
		刘春生	北京中医药大学
16	循证中药学	夏伦祝	安徽中医药大学附属第一医院
		张伶俐	四川大学华西第二医院

许丽雯　上海中医药大学附属龙华医院
孙洪胜　山东中医药大学附属医院
杜守颖　北京中医药大学
李亚秋　辽宁中医药大学附属医院
李丽静　长春中医药大学
李国辉　中国医学科学院肿瘤医院
李学林　河南中医药大学第一附属医院
李培红　中国中医科学院西苑医院
杨丙友　黑龙江中医药大学
杨新建　天津市中医药研究院附属医院
吴　清　北京中医药大学
吴水生　福建中医药大学
吴庆光　广州中医药大学
何　新　天津中医药大学
邹爱英　天津中医药大学第二附属医院
沈夕坤　苏州市中医医院
宋　英　成都中医药大学附属医院
张　冰　北京中医药大学
张一昕　河北中医学院
张立超　上海中医药大学附属中医医院
陆　进　中日友好医院
陈乃宏　湖南中医药大学
陈树和　湖北省中医院
陈素红　浙江工业大学
陈雪梅　厦门中医院
苗明三　河南中医药大学
林　宁　湖北中医药大学
林　华　广东省中医院
林良才　广州中医药大学
林能明　浙江中医药大学附属杭州市第一人民医院
欧阳荣　湖南中医药大学第一附属医院
郑虎占　北京中医药大学
钟凌云　江西中医药大学
秦华珍　广西中医药大学
聂继红　新疆医科大学附属中医院
桂双英　安徽中医药大学
郭桂明　首都医科大学附属北京中医医院
唐秀能　广西中医药大学附属瑞康医院
谈瑄忠　南京市中医院

符　颖　海南省中医院
彭伟文　广州中医药大学附属中山医院
董　玲　北京中医药大学
董婷霞　香港科技大学
曾赋芳　新疆医科大学
甄汉深　广西中医药大学
戴昭宇　香港浸会大学

前　言

　　中医药学历史悠久,内容丰富,"中医药学是打开中华文明宝库的钥匙"。在古代,医药不分家,医师不仅问诊开方,往往对中药炮制、调剂、配制丸散膏丹也很在行。但是,随着科学的发展,知识信息的暴增,各个学科逐渐分化,中医、中药学各自形成了自身相对独立的学科。医院中药学也成为了医院药学的新分支,它涵盖了医院中药供应、中药调剂、中药制剂、中药质量鉴定及医院中药药事管理等内容。随着人们生活水平的提高,健康意识的增强,不仅仅需要医学的服务,也需要药学服务。要以患者为中心,制定合理的给药方案,以中医药思维指导选择合适的方剂和中成药,提高疗效,降低不良反应,因此,医院中药学工作的内容增加了中药临床药学服务,形成了中药临床药学。

　　中药临床药学的主体是中药临床药师,中药临床药师的知识与技能水平决定着中药临床药学工作的能力与水平。本教材作为全国高等学校中药临床药学专业创新教材,同时也作为全国医疗机构中药临床药师培训教材,注重中药临床药师基本技能与实践技能的培养,以满足能够从事中药临床药学相关工作的需要,实现学校教育与中药临床药学实践有机衔接。

　　本教材编写分为基本技能篇、实践篇与科研篇三部分。

　　第一篇基本技能篇先整体介绍医院中药学、中药临床药学发展概况及国内外临床药师培养模式,由此引出中药临床药师的职责与任务,并重点论述了中药临床药师开展中药临床药学工作需要具备的基本技能及实践要求。

　　第二篇实践篇是全书的核心部分,由各参编单位从事中药临床药学工作的中药临床药师负责撰写,围绕中药临床药师工作中必须涉及的工作环节:临床早交班与查房、药学查房、医嘱审核、中药处方点评、药学监护、病例讨论、临床会诊、药学宣教及患者咨询与用药教育、特殊人群中药治疗及特殊中药的合理用药、中药用药安全性监测10部分内容详述教学要点与基本技能,分析实践案例。每章首先介绍本章所涉及技能的定义、范畴、目的、常见具体操作模式等相关内容,随后交代完成此项工作所必须具备的主要知识,并对典型案例进行点评。实例分析紧扣相应技能,用图表形式梳理专科中药临床药师在临床实践中的工作流程,并在每章的最后部分设有针对本章内容的实践思考题。案例以中医心内科、中医消化、中医妇科、中医呼吸、中医肿瘤等中医学科常见疾病为主,保证了本教材在指导实践教学中的适用性。

　　第三篇科研篇围绕中药临床药学科研工作所必须掌握的基本技能展开论述,注重科研的实用性,重点突出中药临床药学科研与中药学科研的不同之处,以及科研思路的产生与培养。介绍研究内容与研究方法,尤其是临床研究中常用的实验设计及数据分析方法,如病例对照研究、Meta 分析等,循证医学、药物流行病学和药物经济学的相关内容为本篇的难点与精华所在,尤其是药物流行病学相关内容在科研实例中的分析。

全书编写思路紧扣能够培养出独立从事中药临床药学工作的人员所必须具备的基本技能和临床实践内容,融知识性、科学性、实践性为一体。在书中,既给出了中药临床药师的工作范畴界定,又将掌握每一项技能所必须具备的主要知识点凝练总结,同时还交代了特殊情况的处理,更注重中药临床药学不同于普通中药学的职业道德和人文学知识补充。本书通过理论知识引出案例分析,而案例解析又紧扣中医药学知识,是中药临床药学学生学院教育向中药临床药师实践工作过渡的最佳桥梁。

本教材可供高等中医药院校中药临床药学专业学生及相关专业工作人员参考,可作为在医院从事中药临床药学工作的中药临床药师日常参考的工作手册,还可作为执业药师、临床医生必备的参考用书。

本教材的编写人员均有中药学和临床药学教学与实践的丰富经验,全书的设计、知识点的把控、审阅由主编陆进和杜守颖负责;第一篇基本技能篇第一章中药临床药学的基本内容由刘静、孟菲编写;第二章中药临床药师的基本要求由毛敏、陆进编写;第二篇实践篇第一章临床早交班与查房由毛敏、顾焕编写;第二章药学查房由庄伟、毛敏、刘金伟编写;第三章医嘱审核由孟菲、汪小惠编写;第四章中药处方点评由张玉娟、尹丽梅、李培红编写;第五章药学监护由何颖、毛敏编写;第六章病例讨论由范峥、毛敏编写;第七章临床会诊由毛敏、顾焕编写;第八章药学宣教及患者用药咨询与用药教育由刘静、张碧华、章红燕编写;第九章特殊人群的中药合理使用由杨正腾编写;第十章中药临床用药安全性监测由张碧华、尹丽梅编写;第三篇科研篇第一章中药临床药学科研概述及科研选题由陆洋、李鹏跃编写;第二章中药临床药学科学研究方法与内容由张碧华、尹丽梅、王倩、杨正腾、毛敏、章红燕、李鹏跃、何颖编写;基本技能篇第一章,实践篇第四、八、九、十章由李培红副主编审阅修改;基本技能篇第二章,实践篇第一、二、三、五、六、七章由毛敏副主编审阅修改;科研篇由杜守颖主编、陆洋审阅修改。

本教材在编写及审定稿过程中,得到了人民卫生出版社及各参编单位的大力支持,在此一并致谢!因编者水平所限,教材中可能会有一些疏漏或不妥之处,我们殷切希望广大师生、读者在使用过程中提出宝贵的意见及建议。

编 者

2016 年 11 月

目　录

第一篇　基本技能篇

第二篇　实　践　篇

第三篇　科　研　篇

第一篇 基本技能篇

第一章 中药临床药学的基本内容

【本章学习要点】

1. 熟练掌握医院中药学的概念；
2. 掌握中药临床药学的内涵；
3. 熟悉中药临床药学的工作内容及进展；
4. 熟悉国内外临床药师培养模式及现状。

随着中医药的广泛应用,中药的不合理应用及中西药不合理联用现象日益增多,中药的不良反应和不良事件,特别是中药注射剂的不良反应时有报道。如何保证临床用药安全、有效,最大限度降低中药不良反应的发生,特别是避免中药不良事件的发生,促进临床合理用药,保证患者用药安全,已成为社会各界关注的焦点。因此建立中药临床药学的理论体系和实践模式,并在此基础上开展中药临床药学工作已成为临床中药工作者的当务之急,也是现代药学发展的必然趋势。

任何一个新兴学科都是时代的产物,都是为解决一类新的问题而产生的,它的建立和发展要经历一个过程。中药临床药学来源于医院中药学,医院中药学主要解决的是中药在现代医院如何管理以及应用的学科,而中药临床药学是解决中药在临床使用过程中发生的一系列与安全合理用药相关的问题。临床药学是现代药学的发展方向,中药临床药学与临床药学的目的是相同的,但对象不同,临床药学从 20 世纪 50 年代兴起到现在已经经历半个多世纪的发展,形成较为完备的理论体系及人才培养模式,值得借鉴。

第一节 医院中药学发展概况

中药是我国宝贵的医学遗产,为防病治病、保障人民身体健康做出了重要的贡献。新中国成立以来,在党和政府的关怀和支持下,中药事业有了很大的发展。尤其是今天,国家对中医药的重视和支持达到了前所未有的程度,中医药临床取得了长足的发展,国内不仅是中医院,还有很多综合医院也都不同程度地在应用中成药和中药饮片。医院中药学是在这种大形势下应运而生的一门新兴的学科,是医院药学的重要组成部分。由于中药自身的特点,决定了医院中药学不完全等同于医院药学,它既以中医药学等自然科学为基础,又与资源学、经济学等社会科学相联系。

一、医院中药学的概述

中药历史悠久，古代医药不分，医师不仅问诊开方，往往对中药炮制、调剂、配制丸散膏丹也很在行，有时医师也承担药师职责，而私人药铺、国家药局是药事机构的两种主要形式，这种药学模式延续数千年。直至近代，受西药冲击，中医药发展一度受到严重影响，但中药作为中国的瑰宝，深深地扎根于民众之中。新中国成立以后，中医药事业重新焕发生机，中医药学事业也得以飞速发展，中医医院、中药研究机构、中药生产和营销单位等相继成立，各医院陆续设立中医科，增设中药调剂室等科室，中医医院更是成为中国医疗资源的重要组成部分。医院中药学也成为医院药学的新分支，它涵盖医院中药供应、中药临床药学、中药调剂、中药制剂、中药质量鉴定及医院中药药事管理等内容。

二、医院中药学工作内容及特点

医院中药学是医院药学的重要分支，由于研究对象的不同，医院中药学是研究现代各级综合医院以及中医院的中药药事管理、中药药品质量和供应、中药调剂制剂、中药临床药学等的一门综合性应用型科学。医院中药学应遵循医院药学管理的一般方法，以传统中医药理论为指导，把现代药学管理手段及内容与中药管理的传统经验相结合，坚持以患者为中心，保证中药临床使用的安全、有效、经济。医院中药学的具体工作内容有其自身的特点。

1. 中药药事管理　医院中药药事是与中药质量和安全、有效、经济、合理、方便、及时等相关的工作，涉及中药在医院中从采购、保管、调剂、使用等全过程的各个环节。中药在我国几千年的防病治病中发挥了重要作用，最具中医药特色、最适合中医临床使用的药物就是中药饮片，因此中药饮片的质量管理、调配煎煮管理、正确合理使用是中药药事管理中的重要组成部分。中药药事管理就是对医院中药人员、中药调剂、中药采购与养护、医院中药制剂、中药技术与质量管理、中药临床药学服务及中药药事法规的落实等一系列医院药事管理工作。

2. 中药调剂　中药调剂按工作流程分为审方、计价、调配、复核、发药五个环节。目前医院使用的中药饮片有传统散装饮片、小包装饮片、配方颗粒三种。中医临证用药，有两个关键环节，即正确的审核处方和合理调剂。审核处方是中药师对中医师开具的处方的规范性及药物临床使用的适宜性(用药适应证、药物选择、给药途径、用法用量、药物相互作用、配伍禁忌等)进行审核，发现存在用药不适宜时，应当告知处方医师，请其确认或者重新开具处方;调剂是按照中医处方的内容和要求，准确无误地将中药饮片或成方制剂调配给患者使用，以保证临床医师辨证论治、组方遣药的治疗目的得以正确实现，保证药物的有效性和安全性。调剂过程中，特别应该关注处方饮片用名的规范性和炮制品种给付问题，且这两方面的问题存在较大的地区性差异，不同地区的饮片标准和炮制标准也不尽统一，应防止差错的产生。

3. 中药制剂　医疗机构中药制剂多直接来源于临床，是中医临床用药的重要组成部分，许多中医医院建立了制剂室，不但可生产传统的丸散膏丹等中药剂型，而且也可以应用现代技术和设备生产片剂、胶囊剂、颗粒剂、口服液、巴布膏等新剂型。医院中药制剂在发挥专科专病的优势、继承和发展名老中医独特的经方验方、改革传统的中药剂型、提高中药质量等方面都起到了积极作用。

4. 中药饮片质量控制与管理　由于饮片本身特点和经营流通中的特殊性,采购验收时对饮片质量的把控与临床疗效有着直接的影响,因此医院药师在饮片质量控制方面发挥着非常重要的作用。饮片的保管和养护也是医院饮片质量管理的重要内容,根据中药质地、性能的特点,在继承传统贮藏保管和养护的基础上,改善贮藏保管条件,积极引用现代科学技术方法,提高中药贮藏养护水平,保证饮片的质量,保证患者用药安全。

5. 中药临床药学　中药临床药学应在中医药理论指导下,以患者为对象,研究中药及其制剂对人体的作用,研究中药的合理、有效、安全用药及应用规律。从中药临床药学的概念和研究内容看,传统中医药学对中药临床药学早有认识,并有较为完整的理论体系。传统中医药重视"病""证""药"三者的结合,讲究"理、法、方、药",使用中医思维指导选择合适的方剂和中成药进行治疗。随着中医药的发展,仅仅依据传统的方式开展临床药学工作是不够的,现代中药临床药学工作应该以传统方法为基础,保证患者安全用药为目的,结合先进的技术方法,结合现代对疾病的新的认识,结合中医中药的现代研究成果,科学、规范地使用中药。

6. 中药科研　医院中药学的科研涉及的领域十分广泛,包括药物效用、药理、毒理、药物代谢、药物疗效评价和安全性评价等,科研思路、角度也可以是多方面的,例如,从临床研究需求出发,应用现代信息技术,搜集中药应用中的热点问题、新的研究信息及新药应用情况,建立信息库,形成中药临床药学深入研究的基础平台及文献咨询库;对中药不良反应及药源性疾病发生原因进行流行病学分析,找出规律,建立用药规范;开展中药及复方的生物利用度研究,提高临床用药效益;开展中西药联用治疗特点及优势的研究,寻找联用的时、量、效关系规律,提高临床疗效,节约医疗资源。医院中药学科研应在坚持以中医药理论为指导和注意中药用药特点的同时,借助现代科学技术和自然科学研究成果开展多学科的探讨。

第二节　中药临床药学发展概况

中药学具有几千年历史的传统,但"中药临床药学"却是近年来提出的新概念,且尚未形成十分完整的系统理论体系。随着中医药广泛的应用和发展,如何促进临床合理用药,保证患者用药安全,建立中药临床药学的理论体系和实践模式,并在此基础上开展中药临床药学工作已成为医院中药工作者的当务之急,也是现代医院中药学发展的必然趋势。

一、中药临床药学的概述

中药在不断发展的同时也同样经历着新的考验与挑战,坚持遵循中医药理论的指导,尊重中药现代化发展,继承中药传统经验及方法,结合临床实际用药需求及习惯,解决中药临床应用中的问题,是中药临床药学的首要任务。中药临床药学与中医临床密切相关,离不开中医药理论的指导,其核心是中药治疗疾病的安全性、有效性和合理性。目前,学术界有"中药临床药学"和"临床中药学"两种提法。

（一）中药临床药学

中药临床药学是指在中医药理论的指导下,以患者为对象,密切结合患者的临床状况,运用传统中医、中药的各学科知识，以及现代中药药剂学、中药药理学等专业知识，制定合理的用药方案，监测用药过程，摸索用药规律，以确保临床用药的安全有效的一门综合性学科。中药临床药学涉及方方面面，如医嘱审核、中药临床药师查房与参与用药方案制定、病例讨论、中药不良反应及安全性评价、中药剂型与中西药配伍的研究、中药信息资源的整理及合理使用、中药特色服务等工作。

中药临床药学是中药药物与中医临床密切结合而发展起来的。它以中医药理论为指导，利用多种现代技术手段和方法，研究的重点是中药的临床应用、中药的体内作用机制，以及如何发挥最大治疗作用等中药临床合理用药的问题。

（二）临床中药学

中药临床药学与临床中药学虽然都涵盖"临床"与"中药"，从广义上讲，两者应该是一致的，因为它们的研究对象都是"中药"，研究范畴均限于"临床"，两者均是在中医药理论指导下，研究合理有效与安全用药的科学，其核心是临床合理用药。但从狭义上讲，两者的逻辑定义却各有侧重。临床中药学是研究中药基本理论及其在中医理论指导下进行中药临床应用的一门学科。它既是中医学理、法、方、药体系中重要的一个组成部分，又是中药学学科中的核心和基础的一门应用学科，是研讨中医临床各科所用药物是如何应用的，具有与临床密不可分的关系，其任务是要实现"老药新用、常药特用、优化量效"。中药临床药学是中药药物与中医临床密切结合而发展起来的。它以中医药理论为指导，利用多种现代技术手段和方法，研究的重点是中药的临床应用、中药的体内作用机制，以及如何发挥最大治疗作用等中药临床合理用药的问题。总之，中药临床药学与临床中药学各有侧重，最终目标均是确保临床的安全合理用药。

（三）中药临床药师

中药临床药师是一类既具有中医药学知识，又具备一定的现代医药学知识及临床药学实践技能，并具有良好沟通能力的药学人员。他们在临床中能与医师以及治疗团队的成员良好合作，解决药物治疗方面遇到的各种问题，尤其应在中药临床合理使用方面具备较高的水平及能力。中药临床药师应具备丰富的药学知识及理论基础，能根据疾病的种类和发展阶段的不同，为医师提出全面的有益的药物治疗建议，提高药物治疗效果，降低治疗风险。

二、中药临床药学国内外进展

20世纪90年代，一些有条件的中医医院已经开展了中药临床药学工作，最初的工作内容主要以处方审核、处方点评、中药不良反应监测上报为主，发展到现在绝大多数三甲中医院都开展了中药临床药学工作，重点放在中药师下临床参加会诊与查房，撰写中药药历及中药用药分析，开展中药处方点评工作，收集、整理、上报、反馈中药安全信息，提供中药咨询服务等，另外对中药临床药学的一些基础研究如中药性味归经研究、中药煎煮方法研究、中药炮制研究等也得到一定发展，也有少数医院开展了药动学研究。尽管如此，中药临床药学工作的发展仍不能满足实际工作的需求，还存在以下问题：①缺乏中药临床药学技术支撑体系，中药临床药学的理论体系不同于西药临床药学，必须依据中医药理论的指导，发挥中医药特点，保证临床用药安全有效，促进临床合理用药，保障患者用药安全。②人才培养体系不完善，缺乏中药临床药学实践模式、效果评估等方面的指导性规范、指南及可供参考借鉴的中药临床药学系统教材及资料；中药临床药学教育严重滞后，专业人才队伍匮乏。

（一）中药临床药学人才培养

中药临床药学发展缓慢，与中药临床药师的缺乏密切相关，临床药师需要掌握临床基础知识及中、西药物治疗学知识，才能参与到临床治疗药物的选择、监测和评价的工作中，促进合理用药。而目前的专业院校教育和职业教育中，中药临床药师培养机制不够完善，因此，根据目前情况就需要对普通中药师进行专业培训，探索科学合理的中药临床药学工作模式，要求中药师能运用现代方法和技术研究中医药理论，掌握中药临床应用指导原则、中医临床路径、中医临床诊疗指南，掌握中药鉴定技术、中药饮片调剂、贮藏、炮制方法，中药处方原则、中药临床使用等一系列中药临床药师专业知识与技能。中药临床药学工作的开展模式不应局限于某种形式，根据各医院的不同状况和条件围绕临床药学的范畴开展参加临床查房与会诊，收集、整理、上报、反馈药物安全信息，提供药物咨询服务，符合《医疗机构药事管理规定》中提出"开展以病人为中心，以合理用药为核心的临床药学工作，组织药师参与临床药物治疗，提供药学专业技术服务"的基本要求。

（二）中药药物警戒工作

药物警戒理念最早起源于西方国家，世界卫生组织于 2002 年对这一理念进行了科学的延伸，即通过及时的发现、合理的评估、正确的理解与事前控制，合理预防药品不良反应或一些药品其他相关问题而进行的科学研究活动，由此可见，药物警戒的科学理念是全球范围内各个国家医疗行业药品不良反应监测的发展趋势。

目前基于药物警戒角度进行中药安全风险的评估已在国家食品药品监督管理总局和其分中心以及某些中医药高等院校中逐步开展。中药作为防病治病的一种重要手段，为中华民族的繁衍昌盛和人民身体健康的保障做出巨大贡献。数千年的医疗实践，使之形成了一套独特的理论体系，尤其在药物安全的认识以及调控方式等方面积累了丰富的理论和经验，富有其自身的特点。本草文献中记载有"毒性"或"毒药"及毒性定级理论、配伍禁忌（十八反、十九畏）、服药禁忌以及妊娠禁忌等警示、调控剂量时限，以及合理配伍、合理炮制，充分表达了药物警戒思想。近年来有些学者已经开展了基于传统医药学知识对中药注射剂、感冒类药物成方制剂、止咳平喘类药物安全警示的研究，弥补药品说明书及相关专业书籍中中药安全警示的不足。

（三）中药处方点评与干预

目前在大多数三级中医院中药处方点评已经放在了常规工作当中，作为对不合理用药进行干预的一种方法取得了较好的效果。初级的处方点评主要以事后点评为主，点评内容多集中在处方的书写、药物剂量及一些原则性的配伍禁忌等方面，将点评分析结果定期反馈于临床，通过一定的干预，此类处方点评方式在一定程度上可以反映医院中药处方合理性问题，但由于多种因素的影响，此类处方点评的效果往往不尽如人意。有一些医院已经尝试中药处方实时点评的方式，开发利用中药处方点评软件与医院 HIS 系统衔接，做到对中药处方的及时点评与干预，大大提高了合理用药干预的效率，将用药风险杜绝在调配之前。

以往主要点评内容往往停留在对中药配伍禁忌（十八反、十九畏）、用法用量等处方基础项目的点评上，对控制合理的医院药品使用结构、控制药占比、提高疾病治疗用药水平的作用有限。随着大量的中成药不断进入医药市场，对传统的中药治疗（中药汤剂）形成了一定的冲击，使得传统的辨证论治、个体化给药、一人一方的中医治疗方式被大量的中成药所替代，而中成药使用中存在的滥用情况，增加了中药用药的风险，同时增加了不必要的医疗费用。因此,针对药品使用结构、中药品种剂型的选择将成为处方点评的重点及研究方向。

(四) 中药煎服方法与临方炮制研究

中药汤剂在我国是应用最早、最广泛的一种药物剂型,目前大多数中医院都采用了煎药机煎药的工作模式,如何既满足日益增多的患者需求,又保证煎药的质量,就需要将中医中药传统理论与现代科学技术相结合,发挥现代煎药方式的优势,采取多种方式保证煎煮效果。目前有关中药煎煮方法的研究较多,在煎药加水量、煎煮时间、煎煮次数、特殊煎法等方面均有许多研究进展。而传统对中药的煎服方法有许多讲究,以求药效发挥到最大,毒副作用减少到最低,如《伤寒论》中桂枝汤服用后啜粥助汗源,大承气汤、小承气汤和调胃承气汤中大黄煎法不同等。中药的煎服法对临床安全合理用药有着重要影响,因此,中药的煎服方法研究是中药临床药学的重要内容之一。

中药的临方炮制最能体现个体化给药的特色,因此,中药临床药学工作应包括这一部分内容。目前,医院对中药临方炮制的研究和应用还不够,国内医院少有开展中药临方炮制服务,所用饮片多为中药饮片厂炮制生产供应,不能满足全部的临床治疗需要,当医师根据患者病情需用特殊炮制品种时,只能使用其他品种代替,限制了患者的个体化治疗。因此,有必要加强中药临方炮制研究,在有条件的医院可以恢复炮制室,以真正体现中医药特色以及炮制的临床价值。

(五) 中药科普与药学信息服务

中药基础知识的宣教普及工作,对提高广大人民群众健康意识,增强自我保健有非常重要的意义。中药师针对老年慢病患者的中药治疗给予合理化建议,纠正患者对中药的一些错误观念及不合理用法,收到患者的好评。一些医院还针对社会上不同人群进行多种形式的中药科普宣传,如"小学生中药科普开放日"等活动,对于提高群众对我国传统中医药文化的了解与传承起到了积极的作用。

开展中药药学信息服务工作是中药临床药学咨询的重要内容,包括向科室医护人员及患者提供合理的用药方法宣教,介绍最新药物治疗进展,及时介绍药品的新品种和作用机制、药物之间相互作用、禁忌证、毒副反应及注意事项等。中药临床药师应多关注中药临床使用的情况,特别是医院的新药,及时了解临床治疗的安全性和治疗效果,并与同类药品进行比较与评价,向临床随时反馈相关药物的信息,促进临床合理用药。

第三节　国内外临床药师培养模式简介

一、国外临床药师培养与实践

在临床药学的发展与培养方面,美国、英国、德国、日本等国都有不同的成功经验和发展模式,与国内临床药学教育相比,其培养重点为服务型人才培养,注重生物学和临床治疗学基础教育,临床实践环节比重大、学历教育与继续教育并重。

(一) 美国临床药师培养与实践

美国是临床药学发展的起源地之一,具有相当完善的学位教育制度和明确的实践培训体系。美国药学教育最大的特点就是注重各学科之间的交叉,从临床药学的实际工作需要出发,强化临床实践技能培训。

从 1965 年开始,美国逐步建立了临床药师服务体系,自 2000 年以来,美国教育部规定美国所有药学院校都实行专业药学学位——药学博士(Pharm. D.)培养项目,美国临床药师在上岗前都需要取得 Pharm. D. 学位,该学位已成为美国临床药师从业资格标准。Pharm. D. 学位在美国需经过 6~8 年培养,前 2~4 年学习化学、数学、统计学、生物学、生理学、解剖学等基础课程,取得理学学士(Bachelor of Science, B. S.)学位后,通过药学院校准入考试(Pharmacy College Admission Test, PCAT),再接受 3 年带有少量早期药学实践经验(Early Pharmacy Practice Experience, EPPE)的课堂教育和 1 年的药学实践经验(Advanced Pharmacy Practice Experience, APPE)临床训练,最终获得 Pharm. D. 学位。其教学重点主要是后 4 年 Pharmacy year(PY1-PY4),PY1-PY2 主要学习生理学、生物化学、药理学、统计学、药物治疗学、伦理与法律等医学与药学基础知识,并参加药学实验教学(制剂、调剂与身体检查等)和药学实践课程;PY3 主要学习药物治疗学、药理学、药学实践等临床药学专业课程;PY4 是为期 10 个月的 APPE 临床训练课程,学生参与专科或多学科查房、监护患者、与患者交流等实践活动。

获得 Pharm. D. 学位后临床药师可以有 3 个选择:

1. 直接参加工作,或当临床药师(需获得执业药师资格),或当药剂师(无执业药师资格),或在药学院校从事教学和研究工作。

2. 进入 PGY(postgraduate year)继续教育体系,参加住院药师培训。根据自己的职业规划,可选择 1 年制(PGY1)或 2 年制(PGY2)的培训项目。PGY1 为通科培训,学习各科临床基础知识、专科药品与实践技能,其目标是拓展住院药师的综合素质。PGY2 为专科培训,学习药代动力学、重症监护、内科用药、老年人用药、营养药学、肿瘤药学、药房管理、药物治疗学等,使药师具有为专科患者和特殊群体患者提供药学监护的能力。完成 PGY1 或 PGY2 学习后,医院药师可以考取相应的专业资格证书,如药物治疗专家(board certified pharmacotherapy specialist, BCPS)、肿瘤药师(board certified oncology pharmacist, BCOP)、精神病学药师(board certified psychiatry pharmacist, BCPP)等。BCPS 是药师最重要、最关键的认证,获得此认证说明药师具有药物治疗专家的资格。

3. 继续攻读理学博士(Doctor of Philosophy, Ph. D.)学位。

此外,美国临床药师实行两年注册制度,再注册制度规定两年需修满 30 小时的继续教育学时,方可再注册。

(二)英国临床药师培养模式

英国 20 世纪 70 年代就出现了临床药学的萌芽,其发展初期是以美国为参考对象。1978 年,英国第 1 个临床药学硕士培训班在 Manchester 创立,即通过 4 年制药学本科毕业后,加上 1~2 年的课程学习,获得临床药学研究生文凭,解决了当时临床药师紧缺的问题。20 世纪 90 年代后期,为统一药师资格认证标准,各药学院校按照英国皇家药学会的要求,对药学学位的授予及课程的设置进行了一些调整,于 1997 年设立药学的荣誉硕士学位,该学位可在本科期间研读,学制 4~5 年,毕业后可参加皇家药学会的药师资格认证,目前英国大多数的临床药师都获得该学位。

以英国国王学院药学系为例,学生在上大学之前要经过一年预科学习,进入药学院学习 4 年基础课程后获得药学硕士学位,第一年完成 4 门基础课程:生物化学、物理化学、药物化学、生物治疗基础。第二年按照疾病分类学习药物治疗学,每一类疾病的学习课程设置顺序为:生理学、病理学、药理学、化学、如何使用药物和指导患者用药。在药学院设有各种理化实验室和模拟药房的实验室,在模拟药房中,同学们可以互相模拟药师和患者,录像系统记录后回放,以便学生能更真实、有效地提高。第四年,学生需用 12 周的时间跟随一名教学人员在实验室、社区、医院、制药公司完成一个研究项目,并写出论文。再用 12 周的时间选修 2 门以科研为主的课程并参加医院或制药公司的实践工作。然后,学生必须用一年的时间参加医院药剂部或社区药房工作,经过考试考核合格后即可获得职业执照并成为英国皇家药师协会的会员。

(三) 德国临床药师培养与实践

德国临床药学的开展时间比美国晚 10 ~ 15 年,德国的临床药学工作分布在医院药房、社会药房、临床化学及实验医学研究所等。

德国的药师需在大学学习药学专业 4 年,见习 8 周,实习 12 个月,在此期间通过 3 次国家考试,才能担任药师工作。药师需要学习的主要课程有:普通化学、无机化学、有机化学、药学生物学基础、人体生物学基础、物理学基础、物理化学、药品形态学基础、药物分析基础、药物化学、药物生物学、药学技术、生物药学、药理学、毒理学、临床药学以及相关操作规程和法规。

在德国,只有药师才准许进入专业药师的培养过程。如果想成为临床药学专业药师,必须参加 3 年全职的临床培训和 6 个月理论学习班后,经过一个课题研究并完成一篇论文后参加国家考试,合格后才能获得。德国的临床药学专业按专业领域设置为:医院药学领域、临床药学领域、药学情报领域、药物分析领域、药学技术领域、毒理学生态学领域、临床化学领域和公共健康领域等。

(四) 日本临床药师培养与实践

2004 年日本国会通过了高等药学教育法律修正案,并于 2006 年正式在日本国立、公立大学药学院实施药学教育改革。

日本的药学教育分为两套体系,一种是 4 年制药学本科教育,另一种是 6 年制药学本科教育,其培养目标不同。4 年制培养体系侧重于药学科学和技术教育,主要培养药学研究人员和工程师。在课程设置和日常的教学要求中,注重养成学生的科学思维和训练实际科研操作能力,并不需要在医院药房参加实习。取得学士学位后,可以继续攻读博士学位,但不能参加国家执业药师考试。6 年制培养体系则是侧重培养临床工作的药剂师,在课程设置和日常的教学要求中,注重学生临床药学知识的积累和临床实践经验培养,6 年后取得药学本科学历。可以参加国家执业药师资格考试,考试合格后成为临床执业药师,也可以选择继续攻读博士学位。

二、中国临床药师的培养与实践

(一) 我国大陆(内地)临床药师培养与实践

我国大陆(内地)临床药学专业起步较晚,临床药师培养的本科教育开始于 20 世纪 80 年代。1982 年原卫生部在颁发的 4 年制药学教学计划(指导性教学计划)中,增设生物药剂学、药物动力学、临床药理学等课程为选修课,以期加强药物应用环节所需的知识。1986 年上海医科大学药学院创办临床药学硕士研究生班,其培养目标为培养临床药学的师资和科技人才。课程设置包括:高等数学、电子计算机应用、生物分析化学、生物药剂学、药物动力学、临床药理学、放射药学、病理生理学、诊断学、内科学、生物统计学、药学情报、临床实习等,共计 1200 学时左右。1987 年国家教委将临床药学专业作为试办专业列入全国普通高等学校医药本科专业目录,并将临床医学概论、药物动力学作为药学本科的主要专业课程,将基础医学概论、药物动力学、临床医学概论、临床药理学、病理学作为药理学本科的主要专业课程。这些必要的基础课和专业基础课的开设,是药学教育由化学模式向生物学模式的转变,为临床药学专业的设置打下了基础。同年华西医科大学在我国设立临床药学专业,并于 1989 年开始在全国招生,这是我国举办的第一个 5 年制的临床药学本科专业。之后大连医科大学、徐州医学院、中国医科大学等也先后开办了 5 年制临床药学本科专业。

此外,由于在职医院药师已具备一定的工作经验和一定的医学、药学知识,因此许多大医院尝试以各种方法进行在职临床药师培养。2005 年 11 月,原卫生部启动了临床药师培训试点工作,指定全国 19 家单位为首批原卫生部临床药师培训试点基地。培训基地针对目前药学专业毕业的药师缺乏相应的医学知识和临床工作经历的不足,到目前为止,已开设了抗感染药物、肿瘤、ICU、神经内科、内分泌、呼吸内科、心内科、肠内外营养、消化内科、儿科、免疫、抗凝、疼痛及妇产科 14 个专业和通科临床药师共 15 个培训专业,根据指定的专业在全国招收学员,培训期为专科 1 年,通科半年。培训工作以临床实践为主,理论学习为辅。通过一年的培训,要求学员对临床工作常规和目前临床药师工作内容和方法有一个较全面的了解,结业后能在各自单位开展临床药学工作。这种由国家卫生计生委统一部署和组织的临床药师培训模式,将进一步使临床药师的培养规范化、正规化,是目前加快临床药师培养的有效途径。2012 年,原卫生部又设立了临床药师师资培训基地,加强了临床药师的师资队伍建设,规范了各培训基地对临床药师的带教模式。

国内临床药师培养的另一种途径是政府主管部门和专业学会或医院共同举办的临床药师继续教育。一般由省级政府卫生行政部门委托当地药学专业学会或医院举办短期的临床药师培训班,采取不脱产的在职培训形式。培训班的授课老师主要是来自本省医药高等院校的老师和大医院的资深临床医师、药师。招收的对象主要为各医院药学部门有一定实践经验的临床药师。主要培训一些临床医学和临床药学的相关课程,以及临床工作中经常出现的问题。培训人员在规定的时间里,完成必要的课程学习,通过考核方可取得学分和结业证书。这种短期的临床药师培训班可在一定程度上提高培训人员的医学、药学相关理论知识,且为临床药师们提供了一个相互学习和交流的平台。但其课程时间短暂,专业信息量涵盖有限,缺乏实践方面的训练,综合能力提升不明显。

目前,国内临床药师的培训体制已基本建立起来,但中药临床药师的培养模式尚未完全确立。2006 年国家中医药管理局制定了《中医药事业发展"十一五"规划》,在"继承创新中医药人才培养项目"中提出:"开展临床中药师培养试点工作,设立若干个临床中药师培训试点单位,培养一批临床中药师。"目前北京中医药大学、河南中医药大学和南京中医药大学等高等院校,已经率先开展了中药临床药学本科及硕士教育。完整的中药临床药师培养模式也正在探索中。2016 年由中华中医药学会牵头的中药临床药师培训基地正式建立。经过申报、审核、答辩,筛选出第一批中药临床药师培训基地,分别为北京中医药大学东直门医院、广州中医药大学第一附属医院、河南中医药大学第一附属医院、江苏省中医院、山东中医药大学附属医院、上海中医药大学附属曙光医院、天津中医药大学第二附属医院、新疆医科大学附属中医医院、中国中医科学院广安门医院、中日友好医院。

（二）香港临床药师培养与实践

1992 年之前,香港没有高等药学教育。1992 年香港中文大学医学院首次开设了药剂学系,建立了一个全日 3 年制的荣誉学士学位课程。香港中文大学医学院药剂学系开设了药剂学学士学位(全日制 3 年)、临床药剂学硕士(非全日制 2 年)、药学硕士(全日制 2 年)、药学博士(全日制 3 年)课程。临床药剂学硕士培养目的是使药剂师具备在药学实践领域开拓的能力和提供药学服务的能力,强调药剂师的角色定位,即药物使用方面的专家、患者和其他卫生保健人员的顾问。其课程内容包括:临床药学用途、临床药学发展、药物动力学和药物遗传学、沟通合作、药物信息学、药物治疗评价以及在一般人群和特殊人群中的药学服务,此外还包括传染性疾病、心血管病、哮喘病、精神病、糖尿病、肾病、肠胃病等领域的药物治疗法。同时在教学过程中运用了多种教学方法,比如案例教学、报告、病区轮转、研讨会等。

（三）台湾临床药师培养与实践

目前台湾共有 5 所大学药学系和 2 所药专开展药学教育,2009 年起正式开展 6 年制 Pharm. D. 药学教育,药学系学习四年毕业后,考试入学再攻读 2 年的 Pharm. D. ,类似于美国的 Pharm. D. 。台湾地区临床药学专业培养以提升台湾地区临床药学服务、教学与研究水平为目标。临床药学的教学计划和课程设置主要有:药物治疗学相关课程、临床药物动力学与药效学、生物科技相关课程、临床试验相关课程和足够的临床药学实习训练时数。在学期间需修满 24 学分,并完成硕士学位论文 6 学分。修满学分才可取得药师执照,并通过英文能力毕业门槛方可毕业。台湾高校对临床实习要求为必修 6 学分,时间为 9 个月(不少于 1440 小时),由相应科室临床医师和临床药师共同负责带教。实习的目标是加强沟通技巧,进行病患用药教育,学习制定药物治疗计划,以及进行临床用药评估。实习内容包括:感染科、内/外科加护、肾脏科、肿瘤科及癌症照护、心脏内科、胸腔科、儿科、精神科、泌尿外科、神经内科、肠胃科、新陈代谢科、免疫风湿科等。

【实践思考题】

1. 医院中药学的研究内容与进展?
2. 中药临床药学的概念及工作内容?
3. 国内外临床药师培养的现状与展望?

（刘静　孟菲　李培红）

【参考文献】

[1] 王育琴,李玉珍,甄健存. 医院药师基本技能与实践. 北京:人民卫生出版社,2013

[2] 谢宗万. 中药材品种论述. 上海:上海科学技术出版社,1984

[3] 梅全喜,曹俊岭. 中药临床药学. 北京:人民卫生出版社,2013

[4] 王爱会,陈新梅. 膏滋研究概况. 中国医药,2012,11(7):90

[5] 张冰,张浩军. 新世纪临床中药学发展的思考. 中医教育,2002,1(1):52-53

[6] 秦春华,袁学勇. 医院药学职能的现状分析. 药事分析,2015,1:39-41

[7] 梅全喜,马劲. 值得医院药学界重视的一门科学——医院中药管理学. 中国药房,2008,19(9):641-643

[8] 马红,顿建军. 中药配方颗粒在现代化中药房中的应用. 北京中医药,2011,30(5):386-387

[9] 杜双全,张璐,李庆锋. 中药智能存取设备合理配仓的方法与实践. 医学信息,2014,27(4):598

[10] 祝静. 美国临床药师制度概况. 北京中医药,2008,27(6):469-470

［11］邵宏.美国临床药师培养模式初探.中国新药杂志,2008,17(1):79-82

［12］胡明,蒋学华,张志荣,等.国外高等药学教育发展趋势及我国高等药学教育发展及定位探讨.中国药学杂志,2007,42(21):1676-1678

［13］袁飞.临床中药师的定位及培养.北京:北京中医药大学,2009

［14］甄健存,梅丹,吴永佩,等.中国临床药师英国考察团考察报告.中国医院,2007,11(11):69-73

［15］王育琴,李玉珍,甄健存.医院药师基本技能与实践.北京:人民卫生出版社,2013

［16］王玉琨,李晨,辛春艳.国内外药学院培养模式的探讨和体会.华南国防医学杂志,2015,29(1):50-54

［17］许多,高小明,贾树娟,等.对我国临床中药师培养方式的思考.辽宁中医药大学学报,2015,17(3):76-78

［18］张庆柱,邵伟,郝国祥.我国台湾地区临床药学教育的考察与比较.中国高等医学教育,2011,2:20-21,47

［19］易晖,宿凌,刘治民.我国内地和港澳台药学执业人员的培养与合作初探.医学与哲学,2006,27(2):78-791

［20］汪燕燕,许杜娟,夏泉,等.临床药师培养模式的探索.中国医院药学杂志,2009,29(22):1946-1948

［21］胡晋红.实用医院药学.第2版.上海:上海科学技术出版社,2007

［22］许长青.促进我国临床药学发展的研究.沈阳:沈阳药科大学,2007

［23］蒋学华,贾玉蓉,李铜铃,等.21世纪医院药学工作与临床药师的培养.华西药学杂志,2001,16(1):79-80

［24］冯欣,杨红,郭享,等.医疗机构开展临床药学工作与临床药师培养现状调查.中国药学杂志,2013,48(24):2166-2168

第二章 中药临床药师的基本要求

【本章学习要点】

1. 掌握中药临床药师的职责与任务；
2. 了解中药临床药师的知识体系及发展方向；
3. 熟悉中药临床药师的基本技能。

20世纪50年代，美国人率先建立的"临床药学"新学科,把过去传统的药学教育重点在"药"转向重点在"人"。医院药学工作者除完成传统的药品供应、分发等工作外,还要参与到临床用药工作中,通过药师进入临床、运用药学专业知识,协助医师提出个体化给药方案;并通过监测患者的用药过程,从而提高药物治疗水平,最大程度地发挥药物的临床疗效。美国药学界的成功实践促使许多国家如英、法、日等都纷纷效仿,临床药学逐渐成为医院药学发展的一个必然趋势。

20世纪60年代,我国有人建议开展临床药学工作,但由于各种原因,一直未能开展。直到1983年11月,中国药学会才在成都召开了"全国临床药学工作座谈会"。与此同时,国内医药市场发展繁荣,尤其是近几年药代动力学、生物药剂学、基因工程等新兴学科的开展,药品管理制度的逐步规范,医院的合理用药逐渐获得医药界的重视。

1991年,原卫生部在医院分级管理文件中,规定三级医院一定要开展临床药学工作,并列出治疗药物监测项目。1999年,原卫生部颁布了《医院药师规范化培训大纲》(试行)规定,培训中最后一年进行临床知识培训,参加临床科室的实习,包括查房、会诊和药物治疗。2002年1月,原卫生部和国家中医药管理局颁布了《医疗机构药事管理暂行规定》,明确"临床药学工作应面向患者,在临床诊疗活动中实行医药结合,临床药学技术人员应参与临床药物治疗方案设计,建立重点患者药历,实施治疗药物监测,逐步建立临床药师制度"。这是第一次在政策法规上明确了临床药师的职责及临床药学工作的内容和目标。此后几年我国临床药学进入高速发展阶段,并由大城市医院发展到全国不少县级以上的医院。同时,国家采取多种形式培养临床药学师资,特别是临床实习带教师资,临床药学专业师资的数量逐年增加、质量亦得到不断提高。原卫生部分别在2006年和2007年启动了"临床药师培训试点"和"临床药师制试点"项目,通过临床医师和经验比较丰富的药师共同带教,培养临床药师,这些临床药师日后可以成为临床药学专业的师资。到2015年底为止,在临床药师培训基地培训结业学员已达5681人、带教师资1149名。

第一节　中药临床药师的职责与任务

医院药学涉及面广,实践性强,中药学是我国医院药学中独特的重要组成部分,是我国传统医学不可分割的一部分。医院中药学工作在中药流通、调剂、贮存、处方、制剂、煎煮及临床使用等方面都存在着许多明显不同于西药学的专业知识与技术要求。而作为医院中药学中崛起的一支新兴学科——中药临床药学，是传统临床中药学与现代医院临床药学工作模式相结合后产生的临床应用学科。开展中药临床药学工作，并促进中药临床药学工作向前发展的主体是中药临床药师。中药临床药师属于医院药师中的一员，由于学习专业背景及实际工作内容的不同，逐渐从医院中药师中分化出来，不同于调剂中药师、制剂中药师等；中药临床药师继续成长，随着专业知识的细化和时间的积累，通过一定的培训与考核便可以成为专科中药临床药师及临床中药学专家。中药临床药师、专科中药临床药师与临床中药学专家较其他类型的中药师，在日常工作中与临床各科室或患者联系得更加密切，是保证医疗安全，确保患者安全、有效、经济地使用中药的直接履行者。

医院中药师是指按照国家有关规定取得中药学专业技术职务任职资格并在医疗机构内从事中药学相关工作的专业技术人员。中药临床药师属于医院中药师的重要组成成员，目前主要是由从事中药调剂、中药制剂、中药信息和中药研发等工作的中药师，经过一定的培训后，转变为以从事中药临床药学工作为主的中药师。但是，随着中药临床药学专业院校教育的发展，愈来愈多的长学制中药临床药学专业（或者临床中药学专业）毕业生，可以通过一定的资格考试，在取得中药临床药师资格证后，直接从事相关临床药学工作。目前，国家有关教育及医疗机构对中药临床药师人才培养的院校教育及毕业后教育均有待进一步完善。国家医政管理部门也急需完善有关中药临床药师的认证和管理制度，以确保这支专业队伍日后在保障患者合理使用中药方面发挥更重要的作用。

一、中药临床药师的职责

医疗模式的转变要求药师走进临床，开展临床药学，为患者提供安全、有效的药学服务。药学部门要建立以患者为中心的药学模式，以合理用药为核心，参与临床疾病的诊断、治疗，提供药学技术服务，从以往单纯的药品调剂拓展到协助医师选择治疗药物，制定个体化给药方案，向临床提供药品信息，及时为医护人员提供药物治疗及其相互作用、配伍禁忌、不良反应等方面问题的咨询服务。

中药临床药师作为医院药师的重要组成部分，其工作职责应该在医疗机构药师的职责范围内。根据《医疗机构药师管理规定》（2011年版）第三十六条规定，我们结合目前各大中医院及综合性医院药师的工作实际情况，归纳出中药临床药师的主要职责为：

1. 负责住院患者有关中成药、中药汤剂、中药医院制剂等用药医嘱审核，并且发现问题及时与医师沟通；指导病房（区）护士请领、使用与管理药品。

2. 参与临床中、西药物治疗，主要关注中医药治疗和中西药联合治疗的有效性和安全性；进行个体化药物治疗方案的设计与实施，开展药学查房，为患者提供以中药专业技术为主的药学服务。

3. 参加中医科室或者中西医结合科室的临床查房、会诊、病例讨论和疑难、危重患者的医疗救治，协同医师做好中药使用遴选，对临床上的中医药治疗或中西药联合应用提出意见或调整建议，与医师共同对药物治疗负责。

4. 开展罕见饮片的临方炮制，传统丸、散、膏、丹制剂的个体化制备，中药汤剂个体化煎煮等服务工作，辅助临床科室探索中药传统制剂的个体化治疗，保障中药多途径、多方法治疗的有效性与安全性,促进中药治疗从药材来源、饮片炮制、煎服方法及疗效监护等各个环节的精准化。

5. 中药临床药师还应协助开展中成药、中药饮片及中药医院制剂的质量监测,药品严重不良反应、用药差错和药品损害的收集、整理、报告等工作。

6. 掌握与临床用药相关的药物信息,提供用药信息与药学咨询服务,向医师宣讲新药知识及药物治疗学相关知识,对护士开展中药注射剂输注、中成药及中药汤剂正确使用的护理知识,向门诊患者、住院患者及社会大众宣传合理用药知识(包括中药汤剂、中成药、中药保健品、药食同源的中药材、中西药联用等)。

7. 结合临床药物治疗实践,进行中药临床应用研究;开展中药注射剂的利用评价和中药临床应用研究;参与中药新药临床试验和中药新药上市后安全性与有效性监测。

二、中药临床药师的任务

中药临床药师作为医院药师中重要的组成部分,因其具有扎实的中医、中药及疾病治疗学基础知识,掌握了一些基本的临床药学工作技能,是未来发展医院中药临床药学工作的中坚力量。中药临床药师在医院承担的任务大致可以分为:医疗任务、教学任务及科研任务三大类。

(一) 医疗任务

在医疗机构中提供中药学服务是中药临床药师的首要任务。中药学服务是指中药临床药师提供的以提高患者生命质量为目的,以促进合理用药治疗为核心的相关服务。在不同的历史时期,中药临床药师的医疗任务是有所不同的。如在医院药学转型早期,中药临床药师可以以通科中药学服务为主,逐渐从调剂工作过渡到处方点评、药物咨询、住院医嘱审核及专科中药学服务等;待到中药临床药学发展至较成熟时期,中药临床药师的医疗任务则应该以中医药治疗的药学监护等为主,应该为医生、护士、患者提供更加全面和深入的中药饮片及中成药优化选择及准确使用指导,提供特殊治疗的疗效及安全性监测服务,参与中药不良反应事件的上报及处理,开展上市后中成药的药物评价等方面的服务。目前,国内各大中医院及综合性医院的中药临床药师对其医疗任务比较统一的认识,主要包括以下几点:

1. 中药处方点评　药师依据原卫生部卫医管发〔2010〕28 号文件《医院处方点评管理规范(试行)》《药品管理法》《执业医师法》《医疗机构管理条例》《处方管理办法》等法律法规文件,对医生的临床处方进行综合统计分析,从不同层面和不同角度反映医疗机构处方工作的整体和细分情况,为医疗机构管理层进行决策提供科学的数据支持,以达到合理用药、用药监测与管理的目的。处方按照药物的药品学知识及相关法规文件可以分为:不规范处方、用药不适宜处方、超常处方三类。中药处方点评工作,应该属于中药临床药师早期开展的通科药学服务。通过对中成药、中药汤剂处方开展点评工作,有利于中药临床药师积累更多的中药药物学知识和疾病的中医药治疗学知识,有利于开展专科药学服务,有利于药学部门对处方的监管,促进医师的处方及治疗行为规范。

2. 门诊用药咨询　中药临床药师早期可以协助门诊调剂开展好门诊用药咨询服务,咨询内容主要是围绕中成药的药品学知识,中药饮片的煎煮法及服法,中药保健品的合理选用,中西药联用的合理性等相关问题。专科中药临床药师可以围绕所擅长专科的疾病,开展慢病门诊,或者与临床专科医生开展联合门诊,中药临床药师主要负责中药相关信息的咨询服务及用药指导,辅助医生为门诊患者制定个体化的中药服务方案。

3. 中药医嘱审核　中药临床药师对中医科室或中西医结合科室的住院患者的长期医嘱、临时医嘱中涉及中药、中西药联用相关信息进行实时审核,审核结果定期与临床医生沟通,确保临床用药的合理性与安全性。住院医嘱审核是中药临床药师工作发展至专科服务的一个必然阶段,是深入开展专科临床药学服务的前提条件。住院医嘱审核有利于中药临床药师参与临床查房、开展药学查房及药学监护服务。对住院患者进行首次医嘱审核后,中药临床药师应该进行首次用药医嘱审核,以确保临床医师对患者首次治疗的合理性。

4. 参与临床查房　临床查房是由临床各级医师主导,治疗团队中其他成员,如中药临床药师、实习及见习医师、药师、护士等共同参加的床边查看患者后,讨论患者诊疗措施的医疗工作中最主要和最常用的方法之一,是中药临床药师参与临床实践的最佳切入点。中药临床药师通过参加临床查房,书写查房记录或治疗监测表,可以及时直接为医师提供各种中药药物学知识、中医药治疗学知识以及中西药相互作用的知识;为护士提供中药的正确使用方法及不良反应的临床表现等药学信息,以规范其对住院患者的用药操作,提高其发现药物不良反应的敏感度。

5. 开展药学查房　药学查房是由中药临床药师独立完成的,在病区患者床边查看患者用药情况及用药后机体反应的医疗活动,是专科中药临床药师最主要的医疗任务之一。围绕着中成药及中药汤剂使用后,全科患者或者重点监护患者的主观症状和客观体征开展每日药学查房,有助于中药临床药师进一步干预临床医生的药物治疗,有助于完成药历中治疗日志的书写及完成重点患者的药学监护。

6. 开展药学监护　中药临床药师开展专科临床药学服务时,最核心的任务是如何使患者用好中药及指导好医生与患者合理联用中西药品;对特殊人群(老年人、儿童、孕妇、肝肾功能不全者等)开展药学监护,为其设计药物治疗方案和监护计划、执行其监护计划、评估其治疗方案等,以便及时发现、解决、预防潜在的或实际存在的用药问题,促进药物的合理使用。中医药治疗监护药历的书写是中药临床药师开展药学监护的基本形式之一。

7. 疑难病例讨论　专科中药临床药师积极参加本专业相关临床科室的病例讨论或者参加医务部门组织的全院范围内的病例讨论,对患者的既往治疗过程进行总结与评价,对患者的目前治疗方案,从方药的选择、中药饮片炮制品的选择、有毒药物的使用、药物剂型及给药途径等多个角度进行分析,并且提出自己的治疗意见及监护计划。医务部门应该建立专门的疑难病例讨论管理制度,要求管床医生将专科中药临床药师参加病例讨论发表的建议内容,记录入患者病历资料中以备查阅。

8. 接受临床会诊　随着中药临床药师工作开展的深入,专科中药临床药师成长为中药临床药学专家后,除了要解决本专科内的中医药学治疗问题外,还需要接受其他临床科室的中药学会诊。在中药临床药学制推广的早期,各大医院中药临床药学专家及专科中药临床药师数量有限,专科中药临床药师也可以尝试接受其他中医科室或西医科室的药学会诊。各临床科室可以直接或者通过医务部门间接向临床药师提出会诊需求,中药临床药师或临床药学专家在接到会诊申请单后,按照会诊的一般程序,在规定的时间内完成药学会诊,并且注意会诊后的随访。

9. 患者用药教育 中药临床药师工作专科化后,可以对出院带药复杂的患者或者出院将使用住院期间从未使用过的药物的患者,围绕药品的功效主治、合理使用、不良反应等内容进行用药教育,并且给予患者书面用药教育材料。中药汤剂的出院用药教育尤其重要,对于一些特殊煎服(如先煎、后下、冲服、烊化等)及特殊保存(如冷冻、阴凉、避光、密封等)的饮片,倘若是患者出院自己煎煮,中药临床药师应该在病区对患者进行仔细讲解。

10. 药学宣教活动 中药临床药师可以围绕中药药物在使用、保存、不良反应等共性问题,分别针对医师、护士、患者定期集中开展宣讲(教)活动,也可以通过各种媒介(如科室内展板、播放器等)向各类人群开展药学宣讲(教)活动,同时可以集中解答相应人群的药学疑问,以促进中药的合理使用。药学宣教活动是针对共性群体的用药教育活动,其工作效率较个体化的用药教育效率高,但是教育内容相对缺乏针对性。

11. 中药个体化服务 中药临床药师工作专科化后,甚至成长为中药临床药学专家后,可以承担部分特殊患者中药个体化治疗的会诊工作,通过会诊,中药临床药师可以从方剂合理煎煮的实施、传统中药剂型的选择与制备、特殊饮片的临方炮制等方面与医师共同商定患者的个体化治疗方案,并且撰写相应的会诊记录,协调药学部相应部门(如传统剂型制剂室、临方炮制室等)确保中药个体化治疗方案的实施。

12. 药事管理工作 中药临床药师应该参与药事管理与药物治疗学委员会(或药事管理与药物治疗学组),根据国家及各级政府卫生行政部门有关医院药学管理的法规制定本院药事管理的规章制度,规范用药行为,对药品使用各环节进行科学管理,使医院药学工作制度化、规范化、标准化,确保医疗工作质量。

13. 用药安全性监测 随着中药、中成药的广泛应用,出现了不少关于中药毒副作用和过敏问题,中药不良反应的报道也逐年增多,特别是中药注射剂安全性问题事件频发,作为中药临床药师应关注中药的毒副作用和不良反应,及时上报药品不良事件和开展上市后药品安全性评价工作,对中药不良反应的发生原因、发病机制、临床表现、防治措施等作出系统的研究,提醒临床医师注意安全合理使用。

(二)教学任务

教学工作是医院药学发展的基础,尤其是大型的教学医院,往往承担着相应医科大学医药学专业本科生、研究生的实践教学工作。中药临床药师的教学任务主要是中药临床药学相关的实践教学和特定疾病的中医药治疗学教学。教学活动的具体形式一般包括三个层面:

1. 药学院的在校生教学任务 中药临床药师承担各大中医药学院医药学专业学生的教学工作,包括理论授课和实践带教两部分。专科中药临床药师或中药临床药学专家的理论授课对象为中药学专业和中医学专业本科生、研究生,授课内容主要包括各科疾病的中药治疗学、中药药物经济学、中药临床药学概论、中药临床药师基本技能与实践等;同时承担药学、中药临床药学专业研究生、本科生、专业硕士学位研究生等的实践带教工作等。

2. 医院药师毕业后教学任务 毕业后的教学工作主要包括特定专业方向的中药师进修、专科中药临床药师的培养、中药师的规范化培训。在中药临床药学院校教育及实际工作广泛开展前,专科中药临床药师基地的建设与人才培养至关重要。由有经验的中药师及中医师联合培养专科中药临床药师,是我国目前这种特殊医院药学工作环境和学院药学教育环境下一种培养中药临床药师有效的毕业后药学教育。教学内容主要是"三基"训练,即基本理论、基本知识、基本技能。一般针对毕业后 5 年之内的中药师,使他们能够在实践中逐渐培养成合格的、能够独立承担任务的医院药师,经过培养,使其具备扎实的基础、广阔的中西药学知识面,拥有解决实际问题的能力,在实践工作中逐渐成长为中药临床药师、专科中药临床药师和中药临床药学专家。

3. 各岗位药师继续教育任务　培训内容主要是新技术、新方法和新概念,中药临床药师往往掌握了中药学在医院工作中较先进的理论知识及工作方法技术,可以通过组织中药师定期参加学习和讲座,使医院中药师始终处于医、药学发展的前沿,能够与时俱进地提供临床和患者所需要的差异性专业服务。

(三) 科研任务

根据《医疗机构药师管理规定》(2011 年版)第二十二条:医疗机构应当结合临床和药物治疗,开展临床药学和药学研究工作,并提供必要的工作条件,制订相应管理制度,加强领导与管理。第三十六条第七款:结合临床药物治疗实践,进行药学临床应用研究;开展药物利用评价和药物临床应用研究;参与新药临床试验和新药上市后安全性与有效性监测。中药临床药师应该运用药物流行病学方法积极开展中药药物利用评价、中药新药临床试验及上市后安全性与有效性监测研究工作。专科中药临床药师还应该运用循证医学的方法,研究中药治疗特殊疾病的有效性与安全性,研究中药药源性疾病的发生机制与防范措施。

第二节　中药临床药师的技能与要求

一、知识体系

提供中药临床药学服务是中药临床药师的主要工作,其具体工作职责及任务如本章第一节所述,工作核心是保证患者安全、合理地使用中药及合理地联用中西药品。合格的中药临床药师若要出色地完成各项中药临床药学工作,必须具有特定的知识结构和较高的实践能力。由于中药临床药学学院教育的相对滞后和医院中药临床药学实际工作开展的局限,我国目前各大医院的中药临床药师教育背景及知识结构参差不齐。表 1-2-1 对我国目前从事中药临床药学服务的专业人员,从各岗位工作内容、理论学习、实践技能学习等方面的知识结构进行了梳理,以期从知识结构需求方面,为中药临床药学学科发展,为各级中药师的工作能力提升,提供参考。

表 1-2-1　中药临床药师工作内容及知识体系结构

	通科中药临床药师	专科中药临床药师	中药临床药学专家
主要岗位工作内容	中药处方点评 门诊用药咨询 药学宣教活动 中药医嘱审核 药事管理工作 用药安全性监测	参与临床查房 开展药学查房 开展药学监护 出院用药教育 中药特殊服务 用药安全性监测	疑难病例讨论 接受临床会诊 中药咨询门诊 用药安全性监测

续表

	通科中药临床药师		专科中药临床药师		中药临床药学专家
	理论学习	实践技能	理论学习	实践技能	理论学习
知识体系结构	临床中药学 方剂学 药用植物学 中药临床炮制学 中药鉴定学 中药制剂学 中药化学 中药药理学 现代药学基础课 中医基础理论 中医诊断学 中医内科疾病治疗学 中医外科疾病治疗学 中医妇科疾病治疗学 中医儿科疾病治疗学 四大经典 诊断学 西医内科学 现代医学基础课	野外采药认药 药材市场辨药 医院中药调剂及制剂实习 医院药学部门临床药学科的各专科临床药学或中药临床药学实习	中成药学 中西药相互作用 专科中药临床药师基本技能培训	本草文献 文献检索	药物流行病学 各家本草文献学 专科疾病的中、西医诊治规范 药源性疾病及中药中毒解救 高级临床中药学 中医古籍及英文文献的阅读能力

二、基本技能

中药临床药师的基本技能是指中药临床药师直接面对医师、护士、患者，更多地参与治疗环节，出色地完成药学服务所必须具备的专业技术方法与工作能力。提供临床药学服务是当今世界医院药学发展的趋势和要求，每一位中药临床药师都必须掌握中药临床药学服务的各项基本技能。目前，比较公认的中药临床药师的基本技能一般包括：中药处方点评、中药医嘱审核、中药用药咨询及中药药学宣教等通科药学服务技能；掌握阅读医疗文书、问诊及常规查体的基本临床技能，能参加临床查房和会诊，参与危重患者的中西药救治和病例讨论，对中医药治疗及中西药合理联用提出建议；掌握与患者良好沟通和单独问诊、独立运用临床思维分析药学问题的技能，对特殊人群进行治疗药物监测，并且能够书写中药治疗药历，设计中医药个体化给药方案；掌握中药信息检索技能，熟悉公众宣传材料的制作和中成药药物教育材料的编写，为患者提供专业而规范的用药教育及宣教服务；指导护士做好中药药品保管、中药注射剂配伍及正确输注；掌握中药临床试验基本技能，协助医生做好中药新药上市后的临床观察，信息收集、整理及分析，反馈中药安全信息；掌握临床科研技能，结合专科疾病的中药使用情况,开展药物评价和药物利用研究等。

三、实践要求

我国中药临床药师的临床药学工作开展刚刚起步,许多医院目前主要开展的是通科临床药学工作,如中药处方点评、门诊用药咨询等,有关专科中药临床药学服务仍在积极探索中。因此,医政管理部门及行业学术协会对于中药临床药师开展专科临床药学服务的实践要求还比较欠缺。可以参考 2005 年中国药学会医院药学专业委员会发布的《优良药房工作规范》及最新国内有关优秀中医院评审标准中对中药师的实践要求规定。同时,在逐步深入开展中药临床药学工作的基础上,有关部门及协会组织应该积极研究中药临床药师的实践要求,以规范我国中药临床药师的工作内容及医疗行为。

【实践思考题】

1. 中药临床药师的职责主要包括哪些?

2. 目前医疗机构中比较公认的中药临床药师承担的任务有哪些?

3. 请结合目前中药临床药师的任务,谈谈你对中药临床药师知识体系的认识?

4. 做一名合格的中药临床药师,需要掌握哪些基本技能?

(毛敏　陆进)

【参考文献】

[1] 李春荣.临床药师在医院药学服务中的作用和地位.中国医药指南,2010,8(20):171-172

[2] 颜海弟.我国临床药学的发展现状、存在问题及改革对策.中国医药导报,2011,8(15):143-144,147

[3] 袁锁中,史卫忠,赵志刚.对医院药学发展的回顾及其面临的机遇与挑战分析.药品评价,2010,7(8):52-55

[4] 徐蓓,赵志刚.临床路径:药师作用不可或缺.药品评价,2010,7(14):2-5

[5] 翟华强,王双艳,毛敏,等.新医改需求的中药学复合型创新人才培养模式研究.中国高等医学教育,2010,10(10):5-6,8

[6] 王育琴,李玉珍,甄健存.医院药师基本技能与实践.北京:人民卫生出版社,2013

[7] 王玥,吴嘉瑞,杜守颖,等.基于我国临床中药师教育的几点思考.中医教育,2011,30(6):36-38

第二篇 实 践 篇

第一章 临床早交班与查房

【本章学习要点】

1. 了解临床治疗团队的基本概念;

2. 了解中药临床药师参与临床早交班与查房的意义;

3. 熟悉中药临床药师参与临床早交班与查房的规范形式;

4. 掌握临床查房中常用的病史采集技能,尤其是问诊;

5. 掌握临床查房中常见症状与体征的临床意义;

6. 了解临床思维方法与临床诊断内容;

7. 通过案例学习中药临床药师参与临床早交班与查房的切入点。

第一节 概 述

一、临床治疗团队的概念

随着医学模式的转变和我国医药卫生体制改革的深入,医院药学的学科功能已经愈来愈从单一的保障供应型向复合的信息、技术、服务型转变,"以患者为中心"的药学服务模式日益深化,药师要走出药房、走出实验室,要与医师、护士一起直接面对患者,参与药物治疗方案的选择、疗效评价和不良反应监测等临床药学工作。临床药学工作内涵的扩展和规范,使其逐渐成为了我国医院药学这门综合性应用性学科的一个重要组成部分。医院临床药师(中药临床药师)的队伍也正在不断壮大,逐渐成为医院治疗团队中不可缺少的一部分。

临床治疗团队是指在医疗机构中,由临床医师主导,临床药师或中药临床药师、护师、营养师、心理治疗师、影像学专家等医学专业技术人员组成,具有共同的诊疗目标,能够专心致力于研究和制订诊疗措施、优化治疗方案,以期达到最佳治疗效果的医疗服务小组。临床治疗团队是一个有机的治疗整体,其主要组员之间的工作并不是孤立的,在很多情况下,他们需要共享患者的病例资料和医药学信息。治疗团队的主要医疗行为包括临床查房及疑难病例讨论,其中临床查房的频率远远大于疑难病例讨论,前者可每日执行,后者则每周或每月一次。因此,就实际工作的主体情况而言,临床医师、临床药师(中药临床药师)、护师三者又是临床治疗团队的核心人员。当然在一些特殊专业科室内也有例外,如在肿瘤科,营养师、化疗师及心理师也是治疗团队的主要成员。

临床治疗团队的各类人员依托各自的专业知识,对诊查患者的病情变化及治疗方案等提出自己的见解,由临床医师最终进行综合分析,并对下一步诊疗方案作出决策。

二、临床实践中涉及的几个概念

临床实践过程中,中药临床药师为了能够了解患者疾病病情变化,掌握治疗药物的监测点,需要熟练掌握部分诊断学(包括中医诊断学与西医诊断学)的知识。此外,为了能与以医师为主体的治疗团队成员,在处理临床问题时保持一致的思维模式,中药临床药师还必须掌握临床思维方法及疾病诊断内容。下面我们先介绍中药临床药师参与临床查房时,必须掌握的几个基本概念。

1. 诊断学(diagnostics) 是运用医学基本理论、基本知识和基本技能对疾病进行诊断的一门学科。其主要内容包括问诊采集病史、体格检查、实验室检查及辅助检查等。临床医师更多关注获取临床征象的方法,掌握收集这些临床资料的基本功,运用临床基础知识对疾病进行诊断与鉴别诊断,同时根据疾病的发生、发展规律,预测其转归。而中医诊断学是根据中医学的理论体系,研究诊察病情、判断病种、辨别证候的基础理论、基本知识和基本技能的一门学科。中药临床药师更多关注诊断学中临床征象的临床意义,重视中药治疗或中西药联合治疗后,患者临床征象变化提示的临床意义,并且结合中药及方剂的功效主治、注意事项,西药的药动学、药效学,监测药物疗效的产生及强度,同时判定不良反应的发生,辅助及时调整治疗方案,以具体的临床征象为指标制订下一步药学监护计划。

2. 病史采集(history taking) 即问诊,是中药临床药师通过与患者进行提问与回答了解疾病的发生与发展过程。只要患者神志清晰,在门诊或住院的场合下均可进行。许多患者的既往用药史,以及药物治疗的效果,不良反应的监测,药物过敏史及群体药害事件等均需要中药临床药师通过详细的问诊来获取。

3. 体格检查(physical examination) 是临床医务工作者用自己的感官或传统的辅助器具(如听诊器、叩诊锤、血压计、体温计等)对患者进行系统的观察和检查,揭示机体正常和异常征象的临床诊断方法。临床查房中,体格检查应该以临床医师为主导,医疗团队中其他医务人员的体格检查结果准确度均可能低于临床医师的检查结果。中药临床药师在药学实践活动中,应该积极学会常规体格检查,在药学查房中对部分患者进行必要的专科体格检查,熟悉各项体格检查的目的及其在药物治疗中的临床意义。

4. 症状(symptom) 是患者病后对机体生理功能异常的自身体验和感觉。如瘙痒、疼痛、胀闷、头晕、心悸等,这种异常感觉出现的早期,临床上往往尚未能客观地查出,但是中药临床药师在入院首次药学查房或临床查房进行问诊时可由患者的陈述中获得。症状是病史的重要组成部分,是患者治疗效果的主要体现,也是中药临床药师开展药学监护的观察项目。中药临床药师还要在日常的药学实践活动中,逐步学会使用中医和西医两套术语描述患者的主要症状,培养汇通两套不同术语表述同一症状临床意义的实践能力。

5. 体征(sign) 是患者的体表或内部结构发生可察觉的改变,如皮肤黄染、肝脾肿大、心脏杂音、舌质红、脉沉迟等。症状和体征可单独出现或同时存在,体征对临床诊断的建立可发挥主导作用,也是药物治疗对机体状态更大程度的改变参数。体征能反映机体状态更本质的变化规律,其变化往往较症状变化更能精准地反映药物治疗效应。因此,药学监护内容的制订应该更多考虑选用体征。

6. 证(syndrome)　是中医学的一个特有概念,历史上以及现代文献中,有以证为症状者,亦有称病为证者,但根据当代中医学的约定,每个具体的证(如风寒束表证、心肾阳虚证、热入营血证等)都是对疾病过程中所处一定阶段的病位、病因、病性以及病势等所作的病理概括。证是对致病因素与机体反应性两方面情况的综合,是对疾病当前本质所作的结论。有时习惯性地将肺脾气虚、寒凝心脉等称为证候。严格地说,证候应该是指每个证所表现的具有内在联系的症状、体征,即证候为证的外候。临床较为常见、典型、证名规范的证,可称为证型。

7. 辨证(syndrome differentiation)　就是在中医学理论的指导下,对患者的各种临床资料进行分析、综合,从而对疾病当前的病位与病因、病性等本质作出判断,并概括为完整证名的诊断思维过程。中药临床药师应该熟悉常见证型的临床意义和专科疾病发展过程中的常见证型,并且在临床查房过程中能正确辨别医师获取症状、诊断疾病、辨证分型三种不同医疗行为及术语表述。

第二节　临床早交班

一、临床早交班的概念与意义

临床早交班(clinical morning shift conference)是指治疗团队成员每日清晨上班开始时,在临床科室的医师办公室或者病患床旁进行的简短会议。临床早交班工作既是临床药学工作的一个重要部分,也是中药临床药师参与临床查房前的一个重要环节。

通过每日早交班,中药临床药师可以获知患者前一天病情的变化情况,尤其是那些危、急、重症患者,夜间是否出现急剧的转归,是否出现干扰病情判定的药物不良反应等。同时,中药临床药师也可以将重点监护患者的药学监测情况及全科用药问题在早交班的时候与治疗团队中的其他成员进行沟通和讨论。对于临床用药中存在的共性问题,中药临床药师也可以在早交班的时候,对医师、护士进行简短的药学宣教活动。早交班既是对前一天患者病情的总结,也是对交班前患者疾病诊断、治疗和护理工作的高度概括和评价,同时也可为下一步的医疗活动提供依据,使患者的诊断、治疗、护理不间断,确保医疗团队的各种医疗工作的统一性和连续性。做好早交班工作,对维持正常的临床运行秩序、保证良好的医疗工作质量、避免医疗事故的发生有重要的意义。

二、临床早交班的规范形式

各大医院的中药临床药师参加临床早交班应该遵循各自医院医务部(处)制定的早交班制度,一般制度都包括了交班时间、地点、人物、主持人、要求、内容等详细的规定。结合中药临床药师的岗位职责,中药临床药师参加临床早交班的规范形式主要如下。

1. 交班时间　中药临床药师必须在正常上班的时间内,早晨8:00之前进入各专业临床科室,站至相应的交班位置,早晨8:00交班准时进行。

2. 交班地点　一般在临床科室各科医师办公室、示教室或重症患者的床边等。

3. 参加人员 临床科室全科上班医师(尤其重要的是夜班医师)、临床药师(中药临床药师)、护士(尤其重要的是大夜班护士)、进修医师、进修(中药)临床药师、实习人员等。

4. 主持人员 临床科室科主任(或科主任授权人)。

5. 交班要求

(1) 严格时间观念,所有当班医、药、护人员必须参加交班,无抢救患者等特殊情况不许迟到、早退。中药临床药师应该坚持每天参加临床早交班,最好是提前 5~10 分钟到达临床科室,有特殊原因不能参加者,应该向临床科室主任请假。

(2) 参加人员仪表整洁,佩戴胸卡,站姿精神端正,态度严谨,保持安静,不许嬉笑及交头接耳,注意力集中,手机关闭响铃。中药临床药师必须提前准备好固定的早交班记录本,选择性地记录交班医师、交班护士汇报的重要信息,尤其对交班时汇报的检验、检查、血药浓度危急值要重点记录与关注。

(3) 规范交班站位,按矩形站位。科主任、护士长在一边正中站位,交班医师、交班护士分别站于科主任与护士长两侧,接班医师和接班护士站在科主任和护士长正对面,中药临床药师可以站立在接班医师或接班护士旁,其他医师、护士分别在办公桌两侧依次排列,实习医师、药师站在接班医师、护士后面(图 2-1-1)。中药临床药师这样的交班站位是充分考虑到其在治疗团队中的角色和作用后安排的,它既能保证中药临床药师可以清晰听到交班医师和交班护士的交班内容,又可确保治疗团队中其他成员能听清楚药师的早交班汇报内容。此外,考虑到医疗活动的决策和治疗方案的实施是整个治疗活动的关键点,中药临床药师的这种站位也不会影响到交、接班医师及护士的重点交班内容。

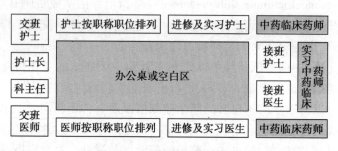

图 2-1-1 早交班站位示意图

6. 交班流程 科主任宣布交班开始→全体医务人员起立→值班护士交班→值班医师交班→中药临床药师交待科室用药问题→护士长介绍白天护理工作→科主任总结夜班情况,提出工作要求→对危重患者进行床头交接班。

7. 交班内容

(1) 护理交班内容包括患者总数,出入院患者、转科、转院、手术、生产、危重、病重、死亡人数以及新入院、手术前、手术日、分娩、危重、抢救、特殊检查等患者情况,患者的诊断、病情、思想波动、治疗与护理情况,留送各种标本完成情况等。

(2) 医疗交班主要是交待患者病情变化及特殊诊疗措施,其中包括患者的用药情况。医疗交班是对护理交班的补充,其内容可分为两个方面:①重点介绍危重患者、手术患者及夜间有病情变化并采取诊疗措施的患者;②中药临床药师交待交班前一天全科住院患者医嘱审核结果、药品不良反应及不良事件、抗生素及特殊管理药品使用情况、患者出院带药问题,尤其是对危重患者的药物治疗监护情况要进行简单扼要的反馈。实际工作中,具体交班内容还应该结合各个医院自己的管理制度、不同临床科室的专业特点及各医院临床药学工作开展的多寡来调整。表 2-1-1 展示出临床早交班时,各类医务人员的规范汇报内容。

表 2-1-1 早交班的规范汇报内容

值班护士交班内容		值班医师交班内容		中药临床药师交班内容
概况	患者总数	新入院患者人数	具体患者	诊断是否明确	入院前用药情况
	24 小时内出院患者人数		相关检查是否落实	药物过敏史及药物不良反应情况
	24 小时内入院患者人数		治疗计划是否完成	药学监护计划
	新入院患者人数		目前状态	首次治疗用药
	病危患者人数		下一步诊断及治疗	重点药学监护
	手术患者人数	病危患者人数	具体患者	主要问题(病危的原因、方面)	主要问题(是否有药物因素的影响)
	特殊患者人数执行路径患者		诊断及处理建议(检查、治疗、会诊)	治疗选药、剂量、疗程、给药方式、联合用药的建议
病情处置	主要病情		床头交班	床头交班
	护理问题	手术患者	具体患者	术后时间	术前抗生素、抗凝等特殊药品使用或停用的情况
	护理措施		术后状态	
	效果评价		治疗落实情况	
安全	患者心理行为		目前存在的问题	术后镇痛药、抗生素使用情况
	设备、设施存在的问题		下一步处理建议	
	地面	特殊患者	具体患者	特殊原因	特殊原因中是否存在药物因素
	水电		患者动态	药物对其病理变化的影响
其他问题	主要是患者反映的问题		潜在的问题	可能存在的用药安全问题
		入径患者	执行路径患者的诊断及治疗方案	治疗方案及监护计划;其他患者反映的用药问题

三、特殊早交班(床头交班)

对于病情危重的患者,医师与中药临床药师要进行床头交班,此时交班的主角是交班医师与接班医师,中药临床药师在此主要是补充交班医师有关药物治疗后患者病情变化的资料及某些药物可能潜存的问题。

一个规范的床头交班应该注意以下细节问题:①进出病房的顺序:科室主任→正、副主任医师→主治医师、中药临床药师→住院医师→进修医师→实习医师、药师;②交班站位:接班医师站在患者右上方,交班医师站在患者左上方(与接班医师面对面),中药临床药师可以紧靠接班医师或交班医师站立,科主任、主任(副主任)医师和进修、实习医师依次站在床尾,其他医师站在交班者左侧(图 2-1-2),交班内容可参考表 2-1-1。

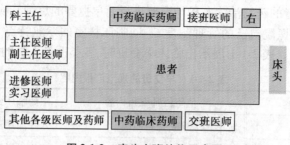

图 2-1-2 床头交班站位示意图

第三节 临 床 查 房

一、临床查房的概念与分类

临床查房(clinical rounds)是临床各级医师主导,治疗团队中其他成员,如中药临床药师、实习及见习医师、药师、护士共同参加,床边查看患者后讨论患者诊疗措施的医疗工作中最主要和最常用的方法之一,是保证医疗质量和培养医务人员的重要环节,各级医师、临床药师(中药临床药师)、护士应自觉参加,严肃对待。查房过程中应做到准备充分,态度认真,记录翔实,严格执行规范操作,避免造成不利于患者康复的影响或伤害。

不同职称级别的临床医师分别进行不同频次的临床查房,每种临床查房的关注重点不尽相同,这也就是我们通常所说的临床"三级查房"。一般情况下,主任医师、副主任医师查房是每周 1 ~ 2 次,各级经管医师、护士长、中药临床药师一起参加。此类查房着重审查危重患者的诊疗计划,指导疑难病例的处理,决定重大手术或特殊检查治疗,抽查医疗护理质量。主治医师查房是每日 1 次,住院医师、进修医师、实习医师、中药临床药师、实习与进修药师参加,全面巡视所管患者,重点讨论处理危重疑难病例和新入院患者、决定请会诊、出院或转科治疗问题,倾听患者意见,改进工作,密切医患关系。住院医师查房则是每日上、下午各查1 次,危重和手术后病情尚未稳定的患者要随时观察并加以处理、记录。及时查阅实验室检查和特殊检查报告单,分析病情,作出与之级别相符的处理,如遇困难或与之级别不相符的情况需向上级医师请示报告,及时落实上级医师指导意见。中药临床药师在临床查房及药学查房的过程中,发现比较严重的药学问题可以在主任、副主任医师查房时或者在主治医师查房时提出。

二、临床查房的目的与意义

在临床查房中,治疗团队总是围绕着汇总患者信息、讨论病情变化、分享医药知识、统一治疗思想、部署下一步治疗计划等进行,所有这些内容在既往的医疗模式中都是由医师一个角色来承担,然而其学习背景和思维模式是相对固定的,并不适合于目前医药知识快速更新及患者对医疗质量要求日趋增高的医疗环境。既往医师临床查房,重点从疾病发生、发展的角度来考虑患者每日的症状变化,很少从药物与机体相互作用,或药物与药物之间相互作用后导致患者机体变化的角度来考虑临床问题。对于中药临床药师而言,通过参加临床查房可以直接为医师提供各种中药药物学知识、中医药治疗学知识以及中西药相互作用的知识;

为护士提供中药的正确使用方法及不良反应的临床表现等信息,以规范其对住院患者的用药操作,提高其发现患者出现的药物不良反应的敏感度。

简单地说,医师临床查房更多地关注疾病的诊断与鉴别诊断,各种症状出现的先后顺序及其因果关系;中药临床药师参与临床查房主要关注治疗药物作用于患者的效应,以及效应强度与剂量、疗程之间的关系。

临床查房也是中药临床药师参与临床实践的最佳切入点,尤其是对于重点监护的患者,中药临床药师在其药物治疗方面有干预及对干预后的随访工作,均需要通过临床查房来实现。而参加科室每周的临床大查房是中药临床药师及时将重点监护患者的药物治疗信息反馈给治疗团队中最高决策者的最佳时机,也是其明确监护内容及核实监护参数的重要时刻。

三、临床查房的规范形式

如前所述,不同级别的临床医师主导临床查房频次与内容不同。各医院的中药临床药师应该根据自己不同的专业方向及开展临床药学工作的年限来选择自己参与临床查房的级别。一般而言,对于已经开展专科中药临床药学服务工作的中药临床药师应该积极参加主任、副主任医师主导的一周1~2次的大查房;刚进入临床开展临床药学工作的中药临床药师可以先从跟随主治医师的每日临床查房开始。中药临床药师可以通过临床查房来探索各科室临床药学工作的切入点及积累临床知识与药物治疗经验,为下一步参加每周一次临床大查房做好铺垫。

1. 三级查房的具体内容 在医师书写的病历中,病程记录需及时准确地反映"三级查房"情况。有些医院还将查房过程中中药临床药师的发言及建议一并记入病程中,真正从法律文书上体现出治疗团队的"三师查房制"(医师、药师与护师)。对于临床医师而言,三级医师的查房分析,尤其是首次查房,要求详细记录,应避免有的病程记录只用"同意目前处理"或"继续观察"之类的话一笔带过。尤其外科病历不能用"同意诊断,择期手术"等词语。下面我们从临床查房的主体——医师的角度,来阐述"三级查房"的具体内容。

(1)住院医师(一级医师)查房记录的要求:住院医师每天至少完成早查房及晚查房各一次,把主要情况记入病程记录中。进修及实习的中药临床药师应该每天早晨跟随住院医师查房,学习相关疾病的临床知识。

(2)主治医师(二级医师)查房记录的要求

1)首次查房记录:①内容包括查房医师的姓名、专业职务、补充的病史和体征、诊断依据与鉴别诊断的分析及诊疗计划等;②病危者入院当日、病重者24小时内、一般患者入院48小时内完成主治医师首次查房记录,第二次查房记录不得超过3天;③以上查房要求节假日及双休日不例外,可由总住院医师或二线值班医师代查房。

2)常规查房记录:对病危患者,至少每日1次。对病重者,每日1次或隔日1次(重症监护病房每日至少1次)。对一般患者根据病情一般每周1~2次,对病情变化快的病例,应每周记录2~3次。

3)对疑难病例及有教学价值的病例,可请科主任组织定期的全科查房。对于中药临床药师参与并发言的疑难病例讨论,主治医师应该将其有关药物治疗的建议及监护结果汇报记录到疑难病例讨论中。

4)病历首页上的入院诊断以主治医师首次查房所确定的诊断为准。

5）主治医师亲自主管并书写的病历中,应有责任主治医师或副主任医师职称以上者的查房记录,执行三级医师查房制度。

中药临床药师的首次药学查房应该与主治医师的首次医疗查房在时间上保持同步,尽量避免不同医务人员在短时间内,对同一患者反复问诊类似的问题。中药临床药师可以跟随主治医师首次临床查房时,与其一起进行首次问诊,或者补充用药相关问题的问诊。进修及实习中药临床药师必须参加二级医师的临床查房,中药临床药师可以根据药学监护的需要选择性地与二级医师一起临床查房。

（3）副主任医师及主任医师（三级医师）查房记录的要求

1）副主任医师及主任医师每周至少查房一次。首次查房记录要求危重患者 48 小时内、一般患者 72 小时内完成。

2）对诊断不清、治疗不顺利或危重疑难病例,必须及时请科主任或副主任医师专业技术职务以上者来协助解决有关问题,住院医师做好详细记录。根据病情必要时由专家组查房。在三级甲等医院查房,除解决医疗疑难问题外,要求有教学意识并体现当前国内外医学发展新水平。

3）副主任医师亲自主管并书写的病历中,应有主任医师或行政科主任（按第三级医师查房要求）查房记录,执行三级医师查房制度。

中药临床药师及进修、实习中药临床药师必须参加每周一次的三级医师查房,此种查房往往是以治疗团队的形式开展的,在查房前中药临床药师应该做好充分的查房前准备工作,复习预查患者的相关病历资料及监护情况,归纳总结前期治疗获得的成果及存在的药学问题。在三级医师查房过程中,中药临床药师应该积极发言,针对三级医师提出的药学问题,准确而客观地作出回答,存在疑问之处,应该保留或者即刻查阅有关资料后,再作回答,避免敷衍了事或者臆测答案作答。中药临床药师跟随三级医师查房应该做好相关临床查房记录,记录格式可以参考表 2-1-2,有利于药历的书写及下一步药学监护的开展。

（4）对科主任查房记录的要求

1）住院日数超过 3 日（包括 3 日）者,要求至少 1 次;住院日超过 1 个月者,每月至少1 次。

2）应有教学意识查房内容。

3）应能体现当前国内外医学发展的最新水平。

4）对诊断不清、治疗有一定困难或危重疑难病例应协助解决有关问题。

5）根据病情必要时可请院内专家组、外院专家查房或会诊协助解决有关问题。

6）对危重、疑难病例及有教学价值的病例,应组织定期的全科查房,必要时可上报医务处,组织有业务院长参加的院内大会诊。

中药临床药师必须参加科主任的临床查房,并且做好相关查房记录。科主任的查房既是临床各级医师的教学查房,也是中药临床药师对进修中药师、实习中药师进行临床药学带教的最佳时机之一。在进行查房之前,中药临床药师必须复习有关患者的病例资料,总结前期治疗情况,针对疑难危重患者从治疗药物的有效性和安全性方面提出具体而有意义的建议,运用循证医学的方法,协助科主任在关键治疗问题方面做出决定。中药临床药师还应该重点关注中西药联合治疗情况下药物之间的相互作用,结合患者的实际病情变化及临床症状,协助科主任制订个体化药物治疗方案,确保中西药物在危重疑难患者中的合理使用。

表 2-1-2　中药临床药师参与临床查房记录表

日期：　　　时间：　　　科室：　　　　形式：　　　　　　中药临床药师：

床号：	性别：	主要诊断：		中医证型：
姓名：	年龄：			
医疗问题：	药学问题：		查看患者：	药学建议及结果：
日期：	更改诊断：			特殊标记：
医疗问题：	药学问题：		查看患者：	药学建议及结果：
日期：	更改诊断：			特殊标记：
医疗问题：	药学问题：		查看患者：	药学建议及结果：

2. 临床查房的基本程序

（1）主任医师带领临床治疗团队成员查房时，住院医师要背诵式陈述"住院志""病程记录"、拟诊意见（印象）和"诊疗计划"，以及医嘱执行情况、患者感受意见和体征观察情况。背诵陈述的标准：①病历陈述符合病历书写的规范要求；②病情观察周密，体征判断较准确；③临床思路清晰，有拟诊意见和诊疗计划，符合医疗规范；④主动报告自我检控存在的问题及诊治难点、疑点;⑤上级医师补充意见。

中药临床药师可以在各级医师汇报完病情之后,就患者前期治疗过程中,治疗出色的地方进行归纳性陈述,对其疗效不佳,甚至无效的地方进行总结与分析。对患者前期治疗中出现的药物不良反应或药物不良事件,进行客观陈述,并且分析其对治疗的影响,提出相应的解决办法。

(2) 主任医师进行五项检查:①询问患者症状、检查体征,并查看检验、检诊报告;②检查病历质量;③检查诊疗方案及医嘱执行情况(中药临床药师应该重点辅助主任医师审查医嘱执行情况);④检查医护人员"三基"水平,包括影像资料及心电图等阅读;⑤查询患者对疗效的感受和意见。

(3) 结合所查病例由主任和下级医师、中药临床药师进行双向式提问、回答或解答。按"三问三答"标准要求,即:①针对具体病例诊疗的关键技术问题由科主任提问,住院医师、中药临床药师回答;②针对病历质量问题和医疗处置存在的质量问题进行提问、答辩;③科主任对下级医师提出的疑难问题和请示,进行解答。

(4) 主任医师要结合所查病例进行比较系统的学术讲解或质量讲评,达到"三讲"要求:①结合病例进行分析,即该病例或该病种有关的临床医学资料综述及诊断、鉴别诊断及治疗的科学依据分析;②结合所查病例讲解国内外医学进展,包括相关循证资料;③结合所查病例的病历书写质量、对病例的疗效观察、服务质量以及可能存在的风险及不安全因素,进行质量讲评。

(5) 主任医师通过临床查房达到以下三个基本目的:①要解决下级医师提出的疑难技术问题,做出医疗决策或会诊决定;②解决欠妥的诊疗计划问题,纠正不当的医疗措施;③与中药临床药师在疾病治疗过程中,下一步需要重点监测的主要内容达成统一认识。

3. 临床查房纪律与注意事项

(1) 三级医师查房应坚持"四严"要求,即组织严密性、规章制度严肃性、医疗技术规范严格性和临床思维严密性。杜绝任何粗枝大叶、草率从事、走过场的现象。

(2) 主任医师查房时,应按职称各站其位,队列有序,保持查房秩序(图2-1-3)。

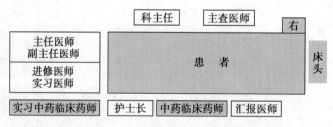

图 2-1-3　主任医师查房站位示意图

(3) 按规定时间查房,不得迟到、早退,把握时间,一般在60~90分钟。

(4) 临床查房时,参加人员衣装整洁,仪表端庄,手机要处于震动状态,非医疗事件不接打电话。

(5) 临床查房时,参加人员禁止随地吐痰、吸烟和交头接耳或高声喧哗。

(6) 查房过程中,要遵守消毒隔离制度和保护性医疗制度(如对特殊患者不宜在患者床边提及的问题要安排在医生办公室进行等)。

第四节　临床查房需掌握的基本技能

中药临床药师的工作地点主要是综合医院的中医科或中西医结合科室,以及中医医院的各个临床科室。因此,其参与临床查房时,所必须具备的知识与技能又不同于西药临床药师。中药临床药师必须掌握扎实的中医药基础知识,具有足够的中医诊断学知识、一定的现代医学诊断学知识,并且熟悉临床专科常见疾病的中西医结合治疗学知识,培养良好的临床思维,从药学相关的角度来处理临床问题。其中,中医药基础知识主要包括中医基础理论、中医经典著作选读、临床中药学、方剂学、临床中药炮制学、中成药学等,这些课程可以在大学本科前两年完成学习。而中医诊断学、现代医学诊断学属于临床基础课程,学生应该在大学第三年完成。最后一两年主要集中学习常见疾病的中西药治疗学,这些属于中药临床药师的专业课程,应该配合医院中药临床药学工作开展相关见习课程,有利于学生在接触临床药学实践工作的同时加深治疗学知识的学习。

一、病史采集

(一) 问诊的内容

问诊即病史采集,是医生或中药临床药师通过和患者或知情人交谈,详细了解疾病的发生发展,再经分析综合,提出初步判断的一种诊断方法。中药临床药师掌握好问诊的基本技术既有助于通过问诊了解新入院患者的既往用药史,也有利于参与临床查房和做好患者的药学监护工作。因此,中药临床药学专业的学员在学好中医诊断学的基础上,应与本课程紧密结合,并且积极参加临床药学实习。

问诊的内容一般包括九个方面,即一般项目、主诉、现病史、既往史、系统回顾、个人生活史、婚姻史、月经与生育史、家族史。

1. 一般项目(general item)　包括姓名、性别、年龄、民族、婚姻、住址、工作单位、职业、入院日期、记录日期、病史叙述及可靠程度共十二项。其中年龄应该填写实足年龄,不可用"成"或"儿"代替,另外病史叙述非本人者应注明关系。

2. 主诉(chief complaint)　是促使患者就诊的最主要、最明显的症状体征及其持续时间,如头痛发热两天。主诉三要素是疾病部位、病变性质与自发病至就诊的时间。确切的主诉可提供诊断疾病的线索,并可初步估计可能是哪一系统与哪一性质的疾患。

3. 现病史(history of present illness)　是病史中的主体,是最重要、最主要的部分,记述患者发病的全过程。现病史包括起病情况、主症特点、病因诱因、发展演变、伴随症状、诊疗经过及一般情况七方面的内容。

(1) 起病情况:时间、地点、环境、急缓。

(2) 主症特点:部位、程度、性质、持续时间与影响因素(加重、缓解)。

(3) 病因诱因:诸如外伤、中毒、感染、过敏、遗传、长期服用某有毒中药等病因诱因,还有诸如气候、环境、情绪、起居、饮食、自主停服或加大服用药等外在诱因。

(4) 发展演变:主症变化或新症出现;持续性还是间歇性发作?进行性加重还是逐渐好转、缓解或加重?

(5) 伴随症状:常是鉴别依据,不要轻易放过任何一个细微伴随症状。

（6）诊疗经过：应该详细询问诊治经过，何时何地进行过何种检查及诊疗；中药临床药师在此处尤其应该详细询问，用过何种药物（包括通用名、商品名、规格、剂量、疗程）；实施过何种治疗；疗效如何；疗效评判尽可能采用定量材料或体征变化结果。尽可能将主要治疗药物的疗效情况详细询问并记录。

（7）一般情况：在现病史的最后，应记述患者患病后的精神、体力状况、食欲与食量改变、睡眠与大小便情况。中药临床药师在此还必须对患者的用药依从性进行初步评估，以明确患者自发病以来的实际服药情况和漏服现象。

4. 既往史（past history） 即过去的病史，包括患者既往健康和过去曾患疾病，特别是与现病有密切关系的疾病。其具体内容包括：

（1）既往健康状况，是否长期服用一些保健品。

（2）外伤手术史、预防接种史。

（3）曾患疾病，包括已经治愈或尚未痊愈的各种疾病，以及各种传染病，中药临床药师还需要详细问诊曾患疾病的治疗情况，患者对哪些药物治疗敏感；使用哪些药物治疗时曾出现过明显的不良反应；有无发生过集体药害事件；有无做过一些个体化药物治疗的基因检测，结果如何。

（4）过敏史（药物、食物和其他接触物），中药临床药师应该仔细鉴别患者描述的药物"过敏史"，明确其过敏类型。甚至有的患者将使用某药后出现的一般不良反应，认定为对某药过敏，临床药师应该对此进行详细询问，反复核实，缜密推敲，以明确药物反应类型，为下一步的临床合理用药提供一份准确可靠的病例资料。

既往史的记录顺序一般按年月先后顺序排列，也可以按照该疾病所涉及的系统与目前主要问题系统的相关度排列。患者的既往用药情况一般记录在相应的疾病描述之后。

5. 系统回顾（systematic review） 通常由一系列问题直接提问组成，采用一份清单进行病史采集，按人体八大系统及精神状态、头颅五官 10 个部分依次询问，每个系统询问 2~4 个以上的症状。它可以帮助中药临床药师在短时间内了解患者除现病以外还存在其他系统的疾病或已痊愈的疾病，以及这些疾病的治疗与现病之间是否存在因果关系。系统回顾的问诊提纲如下：

（1）呼吸系统：有无咳嗽、咳痰、咯血、胸痛、哮喘、呼吸困难。

（2）循环系统：有无心悸、气促、咯血、心前区痛、血压增高、晕厥、下肢水肿。

（3）消化系统：有无食欲不振、吞咽困难、恶心、呕吐、腹痛、腹胀、腹泻、便秘、呕血、黄疸。

（4）泌尿生殖系统：有无尿痛、尿频、尿急、尿量异常、夜尿增多、排尿困难、腰痛、颜面水肿、尿道或阴道异常分泌物。

（5）血液系统：有无面色苍白、皮肤黏膜出血、肝脾淋巴结肿大、乏力。

（6）内分泌代谢系统：有无食欲亢进、多饮多尿、双手震颤、多汗畏寒、显著肥胖或消瘦、毛发增多或脱落、性功能改变、性格改变、闭经等。

（7）运动系统：有无关节肿痛、肌肉萎缩、运动障碍。

（8）神经系统：有无头痛、眩晕、语言障碍、意识障碍、抽搐惊厥震颤、感觉异常。

（9）精神状态：有无错觉、幻觉、感知综合障碍、思维障碍、妄想、情绪异常、木僵等。

（10）头颅五官：有无视力障碍、耳聋、耳鸣、鼻出血、牙痛、牙龈出血、咽喉痛、声音嘶哑。

中药临床药师在进行系统性回顾时,还可以从各系统常见疾病名称及经典治疗药物的名称出发,对患者进行撒网式的询问,采用表格导向问诊,以确保高效率的问诊,同时可以减少某些症状或疾病询问的遗漏。

6. 个人生活史(personal life history)　包括社会经历、职业和工作条件、习惯及嗜好、生活条件、有无冶游史及性病、文化经济、业余爱好、应激史等。其中个人平素饮食嗜好及生活起居,对中医体质的形成非常重要,常影响机体在病理状态下对中药药性的选择。因此,中药临床药师应该详细询问,结合其他临床资料,将其体质进行初步分型,有助于协助治疗主要疾病的中药选择。

7. 婚姻史(the history of marriage)　包括未婚和已婚、结婚年龄、配偶健康状况、夫妻关系、性生活情况等。

8. 月经与生育史(menstrual fertility history)　包括初潮年龄、月经周期和行经天数、经血的量和色、经期症状、有无痛经和白带等,末次月经日期、闭经日期、绝经年龄等。生育史包括妊娠和生育的次数和年龄,流产情况,男性应该询问有无生殖系统疾病。对于育龄期妇女,用药期间对其月经与生育史的询问尤其重要,因为许多中药,诸如具有活血化瘀作用的方剂和中药,均会影响到月经的气、量、色、质及胎儿的发育。

9. 家族史(family history)　主要包括双亲、兄弟姐妹及子女健康情况,即直系与旁系情况,特别应该注意有无同样疾病或对同一种药物不能耐受等。若双亲已故,应询问并记录其死因,有无传染病、遗传病,如血友病、白血病、家族性甲状腺功能低下等。中药临床药师应该特别关注患者是否存在药物代谢障碍的一些家族性遗传疾病,如遗传性葡萄糖-6-磷酸脱氢酶(G-6-PD)缺乏症,苯丙氨酸羟化酶缺乏症(PKU)等。

此外,中医历来很重视现在症的问诊,亦将其视为问诊的主要内容。现在症是指对患者就诊时所感到的痛苦和不适,以及与其病情相关的全身情况进行询问。中药临床药师重视对患者的现在症的问诊,有助于其从症状的层面来监测中药治疗的疗效和安全性。现在症涉及的内容范围较为广泛,明代张景岳在总结前人问诊经验的基础上写成《十问歌》,后人将其略作修改,成为"一问寒热二问汗,三问头身四问便;五问饮食六胸腹,七聋八渴俱当辨;九问旧病十问因,再兼服药参机变;妇人尤必问经期,迟速闭崩皆可见;再添片语告儿科,天花麻疹全占验"。内容言简意赅,对现在症的问诊有指导意义。问诊的具体内容请参考《中医诊断学》教材相关内容。

(二)　问诊的技巧

采集病史是中药临床药师参加临床查房、开展药学监护工作必备的基本技能。它是建立良好医患关系的重要时机。正确的问诊方法与良好的问诊技巧,使患者感到中药临床药师的亲切可信,这对获取准确的药物治疗反馈资料及开展床边药学服务至关重要。问诊技巧与获取病史资料的数量与质量有密切关系。

对于普通人而言,医师要从礼节性的交谈开始,先问主诉,避免暗示和追问,避免重复提问,避免使用术语,及时核实不确切或有疑问的情况;对于特殊患者,如老弱病残、重危晚期、焦虑忧郁、忧伤缄默、多话唠叨、愤怒敌意、多症并存、语言障碍、精神疾病患者,更应该研究问诊艺术。

1. 缄默与忧伤　患者沉默不语或情绪低落甚至伤心落泪,应能及时察觉并分析其原因,如:①患者因生病难过而变得敏感;②提问切中要害或批评性提问时,患者沉默不语;

③提问触及痛处而使其伤心;④过多过快地提问使患者惶惑而不知所措。针对上述情况应采取相应措施,给予安慰理解,等患者情绪稳定后再询问。

2. 焦虑与忧郁　焦虑是指对未来事件无法预测结局时产生的烦躁不安、紧张恐惧;忧郁是指对自身、现在、未来的曲解而导致的心境低落,其核心是失落感。医生应该鼓励患者讲出其感受,并给予宽慰和适当的保证,问诊应该在安静、不受干扰的环境里进行。

3. 多话与唠叨　询问病史中要仔细观察患者有无思维奔逸或混乱,如有应按精神科要求采集病史;如无则应巧妙地打断患者的话头,循循善诱,纳入正轨。

4. 愤怒与敌意　患者由于疾病影响而失控,可能迁怒于他人,或由于医务人员态度生硬,举止粗鲁而使患者愤怒和怀有敌意,对此医师应该采取坦然、理解、不卑不亢的态度,询问应该缓慢而清晰,内容涉及敏感问题时,询问要十分谨慎,或分次进行,以免触怒患者。

5. 多种症状并存　应该注意从大量症状中抓住关键、把握实质,还应注意在排除器质性疾病的同时考虑精神心理因素,分析是否有功能性疾病的可能。

6. 重危、晚期患者　此类患者病史与体检都需精简。速度宜慢,不应催促,应耐心等待,经初步处理,病情稳定后,再详细询问。

7. 老年患者　应该注意以下技巧:①先提问简单清楚、通俗明了的一般问题;②问诊进度减慢,使其有足够时间回想;③注意患者的反应,必要时适当重复或向家属及朋友收集病史;④仔细进行系统回顾,以便发现重要线索;⑤仔细询问过去史与用药史;⑥个人史中重点询问个人嗜好;⑦注意其精神状态、外貌、言行以及与家庭子女的关系。

8. 儿童患者　注意态度要和蔼,以及代述人提供病史的可靠程度。

9. 残疾患者　对聋哑人可打手势,必要时作书面提醒和请亲朋代述;对盲人应多安慰、仔细聆听、及时应答。

10. 精神病患者　问诊包括两部分内容:病史采集和精神检查。病史应从一个或多个亲属中获取;精神检查有时还要收集患者的书信和日记,并要善于理解其心态。

在针对患者的服药依从性进行评估时,中药临床药师可以采用 Morisky 问卷法。Morisky 问卷量表是 Morisky 等 1986 年提出的用于测量高血压患者服药依从性的问卷,其应用较广,后来被许多研究者用于包括高血压、心力衰竭、抑郁症、绝经后骨关节炎、糖尿病等多种疾病患者服药依从性的测量,并被认为有较好的信度和效度。Morisky 问卷的具体问题及判定为:①你是否曾经忘记服药;②你是否有时不注意服药;③当你自觉症状改善时,你是否曾停止服药;④当你服药后自觉症状更糟时,你是否曾停止服药。回答"是"时得 1 分,回答"否"时得 0 分,得分越高则提示依从性越差。

二、症状与体征

(一) 临床常见症状

症状(symptom)是指患者主观感受到不适或痛苦的异常感觉或某些客观病态改变。症状是问诊的主要内容,是诊断、鉴别诊断的线索和依据,也是反映病情的重要指标之一。询问症状是中药临床药师对住院患者进行首次药学查房问诊及参加临床查房、开展药学监护所必须掌握的一项基本技能。临床上症状很多,在现代医学《诊断学》教材中重点介绍了二十几种症状。以下重点从中、西药的药物效应角度,阐述临床上几种常见药源性症状。

1. 发热　当机体在致热源作用下或各种原因引起体温调节中枢的功能障碍时,体温升高超出正常范围,即是发热。包括感染性发热和非感染性发热,其中非感染性发热的原因中有抗原-抗体反应(如药物热)、体温调节中枢功能失常(重度安眠药中毒)等。不同的发热性疾病各具相应的热型,根据热型的不同有助于发热病因的诊断和鉴别诊断,但必须注意:①抗生素的广泛应用及时控制了感染,或因解热镇痛药或糖皮质激素的应用,使某些疾病的特征性热型变得不典型或呈不规则热型;②热型也与个体反应的强弱有关,如老年人休克型肺炎时可仅有低热或无发热,而不是肺炎的典型热型(稽留热)。由用药所致的发热,即为药物热。引起药物热的药物以抗生素较为多见,如青霉素、万古霉素、两性霉素 B、庆大霉素、卡那霉素、四环素类、部分抗肿瘤药(如博莱霉素等)等。药物热的潜伏期不易确定,一般在10 日以内,短的仅 1 日,或长达 25 日。热型大多为弛张热或稽留热,后者常伴有较重皮疹。弛张热退热较快,停药后的热度多于 2 日内达正常。外周血液中的白细胞计数大多正常,但中性粒细胞及总数增多者占一定比例,1/3 病例的嗜酸粒细胞增多。此外,由于药物引起全身肌肉强直、进行性体温升高、心动过速、过度换气、发绀等症候群,属于药源性恶性高热症,是严重的全麻并发症,与氟烷及所有的吸入性麻醉药、琥珀胆碱、阿托品、吩噻嗪、利多卡因、布比卡因、肾上腺素等相关。

2. 水肿　是组织间隙过量积液的病理现象,为临床上的一种客观表现。临床上一般分为全身性水肿和局部性水肿。某些药物可以通过影响肾素-血管紧张素-醛固酮系统(RASS)导致水钠潴留,引起全身性水肿,如肾上腺皮质激素、雄激素、雌激素、胰岛素、甘草制剂等;钙拮抗剂可引起局部水肿(如眼睑、脚踝)和全身性的神经血管性水肿。某些药物,如罗格列酮可以促进胰岛素的水钠潴留作用,促进水肿的发生。

3. 咳嗽与咳痰　是一种保护性反射动作,是临床极常见呼吸道症状之一。通过咳嗽反射能有效清除呼吸道内的分泌物或进入气道内的异物;但咳嗽剧烈可导致呼吸道出血,引起咽痛、暗哑和呼吸肌疼痛。有些药物可导致严重的咳嗽,如血管紧张素还原酶抑制剂(ACEI),如卡托普利、依那普利、赖诺普利、福辛普利、雷米普利、培哚普利等,年轻女性常可见到阵发性干咳,白天夜间均可出现,停药后咳嗽可消失或减轻。但是,有部分患者停药后,咳嗽仍可持续很长时间。此外,血管紧张素受体拮抗剂(ARB)也可在少数人群中,诱发咳嗽。咳痰是通过咳嗽动作将呼吸道内病理性分泌物或渗出物排出口腔外的病态现象。呼吸道感染的患者有咳嗽痰液的现象,倘若使用一些化痰药后,早期痰液会变稀,痰量会明显增加,这属于正常的药效反应。此时,对于不能咳嗽的患者应该加强吸痰护理,避免窒息。

4. 发绀　即紫绀,是指血液中还原血红蛋白增多使皮肤和黏膜呈青紫色改变的一种表现。这种改变常发生在皮肤较薄、色素较少和毛细血管较丰富的部位,如口唇、指(趾)甲床等。血液中存在异常血红蛋白衍生物,如高铁血红蛋白血症、硫化血红蛋白血症,即可出现发绀。许多化学物质或药物中毒引起血红蛋白分子中二价铁被三价铁所取代,致使失去与氧结合的能力,当血中高铁血红蛋白量达到 30g/L 时可出现发绀。常见苯胺、硝基苯、伯氨喹、亚硝酸盐、磺胺类、硝普钠等中毒所致发绀,其特点是发绀出现急剧,抽出的静脉血成深棕色,虽给予氧疗但发绀不能改善,只有给予静脉注射亚甲蓝或大量维生素 C,发绀方可消退,用分光镜检查可证实血中高铁血红蛋白存在。服用某些含硫药物(如含二硫化二砷的牛黄解毒片)或化学药品后,血液中硫化血红蛋白达到 5g/L 即可发生发绀。但一般认为本病患者须同时有便秘或服用含硫药物(如含有硫黄或雄黄等含硫成分的中成药制剂)在肠内形成大量硫化氢为先决条件。发绀的特点是持续时间长,可达数月以上,血液呈蓝褐色,分光镜检查可证明有硫化血红蛋白的存在。

5. 呼吸困难　指患者主观感到空气不足、呼吸费力,客观上表现呼吸运动用力,严重时可出现张口呼吸、鼻翼煽动、端坐呼吸,甚至发绀、呼吸辅助肌参与呼吸运动,并且可有呼吸频率、深度、节律的改变。某些药物可导致呼吸肌麻痹,大剂量使用时可引起呼吸困难,如地西泮、氨基糖苷类抗生素等。还有些药物中毒可表现出严重呼吸困难,如吗啡类药物中毒、有机磷杀虫药中毒、氰化物中毒、亚硝酸盐中毒和急性一氧化碳中毒等。此外,高铁血红蛋白血症与硫化血红蛋白血症的患者,因组织缺氧也可引起严重的呼吸困难。

6. 心悸　是一种自觉心脏跳动的不适感或心慌感。当心率加快时感到心脏跳动不适,心率缓慢时则感到搏动有力。心悸时,心率可快、可慢,也可有心律失常,心率与心律正常者亦可有心悸。饮酒、喝浓茶或咖啡,应用肾上腺素、麻黄碱、阿托品、甲状腺片,各种抗心律失常药物均可促使患者出现心悸的感觉。

此外,恶心与呕吐、呕血、便血、腹痛、腹泻、便秘、黄疸、腰背痛、关节痛、血尿、头痛、眩晕、晕厥、抽搐与惊厥、意识障碍等都是临床活动中经常会碰到的临床症状。中药临床药师在日常实践工作中,应该将其更多地与中西药物的疗效及不良反应联系起来,从药物效应角度切入,来辅助临床医师认识某些复杂的临床问题。

(二) 临床常见体征

主要介绍中药临床药师在临床查房过程中,可能重点需要接触的一些体征概念及其临床意义。如望神、望色、舌象、脉象等。

1. 望神　神有多种含义,此处所说的神是指机体脏腑组织功能活动和精神意识状态的综合,包括精神意识、思维活动、面色眼神、形体动态、语言呼吸和对外界的反应等各个方面。中药临床药师通过对神气的判断,可以加强对药物影响危重症患者神气情况的监测,神气的判断标准可参考表 2-1-3。

表 2-1-3　神气的判断标准

观察项目	得神	少神	失神	假神	神乱
神志语言	神志清楚,语言清晰	精神不振,懒言	精神萎靡,语言错乱,或神昏谵语,或卒然昏仆	突然神识清醒,言语不休,想见亲人	焦虑恐惧、狂躁不安、淡漠痴呆和卒然昏倒等
两目	精彩	乏神	晦暗	突然目光转亮,浮光外露	
呼吸	平稳	少气	气微或喘促		
面色形体	面色荣润,肌肉不削	面色少华,倦怠乏力,肌肉松软	面色无华,形体羸瘦	面色无华,两颧泛红如妆	
动作反应	动作自如,反应灵敏	动作迟缓	动作艰难,反应迟钝,或烦躁不安,四肢抽搐,或循衣摸床,撮空理线,或两手握固,牙关紧急		
饮食				突然食饮增进	

续表

观察项目	得神	少神	失神	假神	神乱
临床意义	正气充足,精气充盛,机体功能正常,为健康表现,或虽病而正气未伤,精气未衰,属病轻	正气不足,精气轻度损伤,机体功能较弱	正气大伤,精气亏虚,机体功能严重衰减	脏腑精气极度衰竭,正气将脱,阴不敛阳,虚阳外越,阴阳即将离决,属病危	焦虑恐惧多属虚证;狂躁不安多属阳证;淡漠痴呆多属阴证;卒然昏倒多属痫病

望神的注意事项:①重视诊察病人时的第一印象;②做到神形合参;③抓住重要症状和体征;④注意假神与重病好转的区别。

2. 望色　又称"色诊",是通过观察病人全身皮肤(主要是面部皮肤)的色泽变化来诊察病情的方法。

(1) 据《素问·五脏生成》对正常面色(常色)、轻病面色(善色)、重病面色(恶色)的论述,鉴别可参考表2-1-4。

表2-1-4　常色与轻病、重病面色鉴别表

五色	正常面色	轻病面色(善色)	重病面色(恶色)
青	如以缟裹绀	如翠羽	如草兹
赤	如以缟裹朱	如鸡冠	如衃血
黄	如以缟裹栝楼实	如蟹腹	如枳实
白	如以缟裹红	如豕膏	如枯骨
黑	如以缟裹紫	如乌羽	如炲

(2) 五色主病:病色可分为白、黄、赤、青、黑五种,分别见于不同脏腑和不同性质的疾病,其具体表现和主病可参考表2-1-5。

表2-1-5　五色主病表

五色	主证	复　合　证
白	虚证、寒证、脱血、夺气	①面色淡白无华,唇舌色淡者,多属血虚证或失血证; ②面色㿠白者,多属阳虚证;若㿠白虚浮,则多属阳虚水泛; ③面色苍白者,多属阳气暴脱或阴寒内盛。因阳气暴脱,血行迟滞,面部脉络血少而兼血郁所致;若阴寒内盛,寒邪凝滞,面部脉络收缩而凝涩,亦可见面色苍白
黄	脾虚、湿证	①面色萎黄者,多属脾胃气虚。是因脾胃虚衰,水谷精微生成不足,机体失养,面色淡黄无华而呈萎黄; ②面黄虚浮者,属脾虚湿蕴。是因脾运不健,机体失养,水湿内停,泛溢肌肤所致; ③面目一身俱黄者,为黄疸。其中面黄鲜明如橘皮色者,属阳黄,乃湿热为患;面黄晦暗如烟熏色者,属阴黄,乃寒湿为患

五色	主证	复 合 证
赤	热证,亦可见于戴阳证	①满面通红者,属实热证。是因邪热亢盛,血行加速,面部脉络扩张,气血充盈所致; ②午后两颧潮红者,属阴虚证。是因阴虚阳亢,虚火炎上所致; ③久病重病面色苍白,却时而泛红如妆、游移不定者,属戴阳证; ④是因久病脏腑精气衰竭,阴不敛阳,虚阳上越所致,属病重
青	寒证、疼痛、气滞、血瘀、惊风	①面色淡青或青黑者,属寒盛、痛剧。多因阴寒内盛,或痛则不通,使面部脉络拘急,气血凝滞所致; ②面色与口唇青紫者,多属心气、心阳虚衰,血行瘀阻,或肺气闭塞,呼吸不利所致。若突见面色青灰,口唇青紫,肢凉脉微,则多为心阳暴脱,心血瘀阻之象,可见于真心痛等病人; ③面色青黄(即面色青黄相间,又称苍黄)者,可见于肝郁脾虚的病人,胁下每有癥积作痛; ④小儿眉间、鼻柱、唇周发青者,多属惊风,多因邪热亢盛,燔灼筋脉,筋脉拘急,而使面部脉络血行瘀阻所致,可见于高热抽搐患儿
黑	肾虚、寒证、水饮、血瘀	①面黑暗淡者,多属肾阳虚。因阳虚火衰,水寒不化,血失温煦所致; ②面黑干焦者,多属肾阴虚。因肾精久耗,阴虚火旺,虚火灼阴,机体失养所致; ③眼眶周围发黑者,多属肾虚水饮或寒湿带下; ④面色黧黑,肌肤甲错者,多由血瘀日久所致

望色的注意事项:①注意病色与常色的比较。②注意整体色诊与分部色诊相结合。③注意面部色泽的动态变化。④注意非疾病因素对面色的影响。

3. 舌诊　舌诊主要观察舌体和舌苔两个方面的变化。

(1)诊舌的方法:望舌时患者可采取坐位或仰卧位,观察舌象,一般先看舌尖,再舌中、舌侧,最后看舌根部。先看舌体的色质,再看舌苔。因为舌体的色、质位深而易变,舌苔浅表而容易观察。

(2)正常舌象:正常舌象的特征是:舌色淡红鲜明,舌质滋润,舌体大小适中,柔软灵活;舌苔均匀薄白而润。简称"淡红舌,薄白苔"。

(3)舌色:一般分淡红、淡、白、红、绛、青、紫七种。舌色主病的判断可参考表2-1-6。

表2-1-6　舌色主病表

舌色	舌 象 特 征	临床意义
淡红舌	舌体颜色淡红润泽、白中透红	为气血调和的征象,常见于正常人
淡、白舌	舌色比正常舌色浅淡,白色偏多,红色偏少,成为淡舌。如舌色白,全无血,则称为枯白舌	主气血两虚、阳虚
红、绛舌	舌色较正常舌色红,呈鲜红色者,称为红舌;较红舌更深的或略带暗红色者,谓之绛舌。一般认为绛舌常为红舌进一步发展所致。舌红有时只局限于舌尖、舌两边或舌边尖部	主热证
青、紫舌	全舌呈均匀青色或紫色,或在舌色中泛现青紫色,均称为青紫舌。青紫舌还有多种表现,舌淡而泛现青紫色,则为淡青紫;红绛舌泛现青紫色,则为紫红或绛紫;舌上局部出现青紫色斑点,大小不一,不高于舌面,称为"瘀斑舌"或"瘀点舌"	主气血运行不畅

（4）苔质：苔质即舌苔的质地、形态。主要观察舌苔的厚薄、润燥、腻松、腐霉、剥落等方面的改变。舌苔主病的判断可参考表2-1-7。

表2-1-7　舌苔主病表

苔质	舌象特征	临床意义
薄、厚苔	**薄苔**：透过舌苔能隐隐见到舌体的苔，又称见底苔； **厚苔**：不能透过舌苔见到舌体的苔，又称不见底苔	主要反映邪正的盛衰。薄苔提示胃有生发之气；厚苔是由胃气挟湿浊邪气熏蒸所致，主邪盛入里，或内有痰湿、食积。舌苔厚或舌中根部尤著者，多提示胃肠内有宿食，或痰浊停滞，主病位在里，病情较重
润、燥苔	**润苔**：舌苔干湿适中，不滑不燥； **滑苔**：舌面水分过多，伸舌欲滴，扪之湿而滑； **燥苔**：舌苔干燥，扪之无津，甚则舌苔干裂； **糙苔**：舌质粗糙	主要反映体内津液盈亏和输布情况。润苔是正常舌苔表现之一，疾病过程中见润苔提示体内津液未伤，如风寒表证、湿证初起、食滞、瘀血等均可见润苔。滑苔为水湿之邪内聚的表现，主寒主湿。如脾阳不振、寒湿内生或痰饮恋肺等证。燥苔提示体内津液已伤。如高热、大汗、吐泻后，或服温燥药物等。亦有因阳气为饮邪所阻，为津失输布的征象。糙苔可由燥苔进一步发展而成，多见于热盛伤津之重症；苔质粗糙而不干者，多为秽浊之邪盘踞中焦
腻、腐苔	**腻苔**：舌苔颗粒细腻致密，融合成片，中间厚周边薄，紧贴于舌面，揩之不去，刮之不易脱落者； **垢腻苔**：舌苔腻而垢浊者； **黏腻苔**：腻苔上罩有一层白色或透明的稠厚黏液者； **滑腻苔**：腻苔湿润滑利者； **燥腻苔**：腻苔干燥少津； **松苔**：苔质疏松，颗粒明显者，常见于腻苔、厚苔的欲化阶段； **腐苔**：苔质颗粒较粗大而根底松浮，如豆腐渣堆铺舌面，边中皆厚，揩之可去，或成片脱落，舌底光滑者； **脓腐苔**：苔上黏厚一层有如疮脓； **霉苔**：舌上生糜点如饭粒，或满舌白糜形似凝乳，甚则蔓延至舌下或口腔其他部位，揩之可去，旋即复生，揩去之处舌面多光剥无苔	腻苔主湿浊、痰饮、食积。多由湿浊内蕴、阳气被遏所致。舌苔薄腻或腻而不板滞者，多为食积或脾虚湿困，阻滞气机；舌苔腻而滑者，为痰浊、寒湿内阻，阳气被遏；舌苔厚腻如积粉者，多为时邪夹湿，自里而发；舌苔厚而黏腻者，是脾胃湿浊之邪上泛所致。松苔是湿浊之邪欲解的征象。腐苔多见于胃气衰败，湿邪上泛之证。一般先为邪热有余，蒸腾胃中秽浊之邪上泛，聚积于舌，但因久病胃气匮乏，不能续生新苔，已生之苔不能与胃气相通，渐渐脱离舌体浮于舌面而成，属于无根苔。霉苔提示气阴两虚，湿热秽浊之邪泛滥，多见于重危病人或营养不良的小儿
剥苔、类剥苔	**剥苔**：舌苔全部或部分剥落，剥落处舌面光滑无苔者。根据剥落部分和范围大小不同，又分为前剥苔、中剥苔、根剥苔、花剥苔、镜面舌； **类剥苔**：舌苔剥落处，舌面不光滑，仍有新生苔质颗粒或乳头可见者	主胃气匮乏，胃阴枯涸或气血两虚，亦是全身虚弱的一种征象。舌红苔剥多为阴虚；舌淡苔剥或类剥苔多为血虚或气血两虚；镜面舌多见于重病阶段。镜面舌色红者，为胃阴干涸，胃无生发之气；舌色㿠白如镜，毫无血色者，主营血大亏，阳气将脱，病危难治

（5）苔色：苔色主病可参考表2-1-8。

表2-1-8　苔色主病表

苔色	舌象特征	临床意义
白苔	为最常见的苔色,其他各色舌苔均可由白苔转化而成。有薄厚之分	主表证、寒证。是正常舌苔的表现之一。白厚腻苔多为湿浊内困,或为痰饮内停,亦可见于食积
黄苔	多分布于舌中,亦可满布于全舌。有淡黄、深黄和焦黄苔之别	主热证、里证。薄黄苔示邪热未甚,多见于风热表证,或风寒化热入里。黄腻苔主湿热蕴结、痰饮化热,或食积热腐等证。黄而黏腻苔为痰涎或湿浊与邪热胶结之象。黄糙苔、黄瓣苔、苔焦黄均主邪热伤津,燥结腐实之证
灰黑苔	多由白苔或黄苔转化而成,其中苔质润燥是鉴别灰黑苔寒热属性的重要指征	多见于热极伤阴;阳虚阴甚或肾阴亏损,痰湿久郁等证。主里热或里寒的重证。黄腻灰黑苔多为湿热内蕴,日久不化所致。苔焦黄干燥,舌质干裂起刺者,不论病起外感或内伤,均为热极津枯之证。苔黄赤兼黑者名霉酱苔,由胃肠先有宿食湿浊,积久化热,熏蒸秽浊上泛舌面而成,也可见于血瘀气滞证或湿热夹瘀证

（6）舌体的形质：包括荣枯、老嫩、胖瘦、点刺、裂纹等方面特征。舌体主病可参考表2-1-9。

表2-1-9　舌体主病表

舌体	舌象特征	临床意义
荣枯	舌质滋润,红活鲜明为荣舌;舌质干枯,色泽晦暗,缺少血色为枯舌	舌质的荣枯,是衡量机体正气盛衰的标志之一,也是估计疾病的轻重和预后的依据
老嫩	舌体坚敛苍老,纹理粗糙或皱缩,舌色较暗者为老舌;舌体浮胖娇嫩,纹理细腻,舌色浅淡者为嫩舌,舌质老嫩是舌色和形质的综合表现	老和嫩是疾病虚实的标志之一。舌质坚敛苍老,多见于实证;舌质浮胖娇嫩,多见于虚证
胖瘦	舌体比正常的人大而厚,伸舌满口,称为胖大舌。胖大舌常伴有舌边齿痕,称为齿痕舌,但亦有舌体不胖大而出现齿痕,是舌质较嫩的齿痕舌;此外,尚有舌体肿大,舌色鲜红或青紫,甚则舌肿胀而不能收缩回口中,称为肿胀舌。舌体比正常舌瘦小而薄,称为瘦薄舌	胖大舌多因津液输布失常,是体内水湿停滞的表现
点刺	点刺是指蕈状乳头肿胀或高突的病理特征	舌生点刺提示脏腑阳热亢盛,或为血分热盛
裂纹	舌面上出现各种形状的裂纹、裂沟,深浅不一,多少不等。统称为裂纹舌	裂纹舌是由精血亏虚,或阴津耗损,舌体失养,舌面乳头萎缩或组织皲裂所致。是全身营养不良的一种表现

（7）舌的动态：舌体活动灵便,伸缩自如,为正常舌态,提示气血充盛,经脉通调、脏腑健旺。常见的病理舌态有舌体痿软、强硬、震颤、歪斜、吐弄和短缩等异常变化。舌态主病可参考表2-1-10。

表 2-1-10 舌态主病表

舌态	舌象特征	临床意义
痿软	舌体软弱无力,不能随意伸缩回旋	多为伤阴或气血俱虚。 舌痿软而红绛少苔,多见于外感热病后期,邪热伤阴,或内伤久病,阴虚火旺。 舌痿软而舌色枯白无华,多见于久病气血虚衰,全身情况较差的患者
强硬	舌体失其柔和,卷伸不利,或板硬强直,不能转动	多见于热入心包;或为高热伤津;或为风痰阻络
歪斜	伸舌时舌体偏向一侧。一般舌歪在前半部明显	多由肝风夹痰,或痰瘀阻滞经络而致
颤动	舌体不自主地颤动,动摇不宁。其轻者仅伸舌时颤动;重者不伸舌时亦抖颤难宁	舌颤动是动风的表现之一。凡气血虚衰、阴液亏损,舌失濡养而无力平稳伸展舌体;或为热极动风、肝阳化风等,都可产生舌颤动。 舌淡白而颤动者,多见于气血两虚。舌绛紫而颤动,多见于热盛。舌红少苔而颤动,多见于阴虚
吐弄	舌伸于口外,不即回缩者,称为吐舌;伸舌即回缩如蛇舐,或反复舐口唇四周,掉动不宁者,均称弄舌	吐舌和弄舌一般都属心脾有热。病情危急时见吐舌,多为心气已绝。弄舌多为热甚动风的先兆。弄舌也可见于先天愚型患儿
短缩	舌体卷缩、紧缩、不能伸长,严重者舌不抵齿。舌短缩常与舌痿软并见	舌短缩,色淡或青紫而湿润,多属寒凝筋脉,或气血虚衰。舌短缩,色红绛而干,多属热病伤津。舌短而胖大,多属风痰阻络。 此外,先天性舌系带过短,亦可影响舌体伸出,称为绊舌。无辨证意义

4. 脉诊

（1）寸口诊法:寸口又称气口或脉口。寸口诊法是指单独切按桡骨茎突内侧的一段桡动脉的搏动形象,以推测人体生理、病理状况的一种诊查方法。

（2）正常脉象的特点:一息四~五至,相当于 70~80 次/分;不浮不沉,不大不小,从容和缓,流利有力;寸、关、尺三部均触及,沉取不绝。常见脉象及临床意义可参考表2-1-11。

表 2-1-11 常见脉象及临床意义

脉象	临床意义
浮脉	浮脉主表证。当外邪侵袭肌表时,人体气血即趋向于表以御外邪,故脉气鼓动于外,脉象显浮,如邪盛而整齐不虚时,脉浮而有力;如虚人外感或邪盛正虚时,脉多浮而无力。外感风寒,则寒主收引,血脉拘急,故脉多浮紧;外感风热,热则血流薄疾,故脉多浮数。 浮脉亦见于里证,如虚阳外越证。久病体虚脉见浮而无力,阳气虚衰,虚阳外越,可见脉浮无根,是病情危重的征象

脉象	临 床 意 义
散脉	元气耗散,脏腑精气欲绝,病情危重的征象
芤脉	多因突然失血过多,血量骤然减少,营血不足,无以充脉;或津液大伤,血液不得以充养,阴血不能维系阳气,阳气浮散所致
沉脉	沉脉为里证的主脉。邪郁于里,气血内困则脉沉有力,属于实证;若脏腑虚弱,正气不足,阳虚气陷不能升举,则脉沉无力
伏脉	常见于邪闭、厥病和痛极的病人。多因邪气内伏,邪气不得宣通所致
牢脉	由阴寒内积,阳气沉潜所致,多见于阴寒内盛,疝气癥瘕之实证
迟脉	迟脉为寒症的主脉,亦可见于邪热结聚的里实证。 迟而有力为实寒;迟而无力为虚寒。是由寒邪凝滞阳气失于宣通或阳气虚弱失于温运而致。但邪热结聚,经隧阻滞,也可出现迟脉,其指感迟而有力,伴腹满便秘、发热等胃肠实热证
数脉	数脉是热证的主脉。亦可见于虚证。 数而有力为实热;数而无力为虚热。邪热亢盛,气血运行加速则脉数有力;久病阴虚,虚热内生则脉数无力或细数;浮大虚数,数而无力,按之空豁为虚阳外浮
疾脉	多见于阳亢无制,真阴垂绝之候;疾而虚弱为阳气将绝之征
洪脉	主热甚。多由邪热亢盛,内热充斥而致脉道扩张,气盛血涌所致;若泄利日久或呕血、咳血致阴血亏损,元气大伤亦可出现洪脉,但应指浮取盛大而沉取无根,或见燥疾,此为阴精耗竭,孤阳将欲外越之兆
大脉	可见于健康人。疾病时出现大脉,提示病情加重
细脉	主气血两虚,诸虚劳损;又主伤寒、痛甚及湿邪为病 营血亏虚不能充盈脉道,气不足则无力鼓动运行,故脉道细小而软弱无力;又有暴受寒冷或疼痛,脉道拘急而收缩,则脉细而兼弦紧,或湿邪阻遏脉道则脉象细缓
长脉	主阳证、实证、热证。多由邪气盛实,正气不衰,邪正搏击所致。脉长而洪数为阳毒内蕴;长而洪大为热深、癫狂;长而搏结为阳明热伏;长而弦为肝气上逆,气滞化火或肝火挟痰。细长不鼓者为虚寒败证。 长脉亦见于正常人,为强壮之象征。老年人两尺脉长而滑实多长寿
短脉	主气病。短而有力为气郁,无力为气损。气郁血瘀或痰阻食积,阻滞脉道,致脉气不能伸展而致者,短而有力;如由气虚不足,无力鼓动血行,则脉短而无力
虚脉	主虚证。多见于气血两虚。气虚无力推动血行,搏击力弱故脉来无力;气虚不敛则脉道松弛,故按之空豁。血虚不能充盈脉道,则脉细无力。迟而无力多阳虚,数而无力多阴虚
弱脉	主阳气虚衰或气血俱衰,血虚则脉道不充,阳气虚则脉搏无力,多见于久病虚弱之体
微脉	多为气血虚甚,鼓动无力所致。久病见之为正气将绝,新病见之为阳气暴脱证
实脉	主实证。由邪气亢甚而正气不虚,正邪相搏,气血壅盛,脉道充满所致,脉实而偏浮数为实热证,实而偏沉迟为寒实证。 见于正常人,必兼和缓之象,一般两手六部脉均实大,称为六阳脉

脉象	临 床 意 义
滑脉	主痰饮、食滞、实热诸证。滑脉亦是青壮年的常脉,妇人的孕脉。 痰饮、食滞皆为阴邪内盛,气实血涌,鼓动脉气故脉滑。若邪热波及血分,血行加速,则脉象滑数相兼
动脉	多见于惊恐、疼痛之症
涩脉	主伤精、血少、痰食内停、气滞血瘀等证。涩而有力为实证;涩而无力为虚证。如精血衰少,津液耗伤,不能濡养经脉,致血行不畅,往来艰涩的涩脉是涩而无力;痰食胶固,脉道不畅,及血瘀气滞,导致血脉痹阻,则脉涩而有力
弦脉	主肝胆病,诸痛症,痰饮等。亦见于老年健康者 弦为肝脉。寒热诸邪、痰饮内蓄、七情不遂、疼痛等原因,均可使肝失疏泄,气机失常,经脉拘急,血气敛束不伸,以致鼓搏壅迫,脉来劲急而弦。阴寒为病,脉多弦紧;阳热所伤,脉多弦数;痰饮内蓄,脉多弦滑;虚劳内伤,中气不足,肝木乘脾土,则脉来弦缓;肝病及肾,损及根本,则脉弦细。如脉弦劲如循刀刃,为生气而败,病多难治
紧脉	指感比弦脉更加崩急有力。多见于风寒搏结的实寒证,痛证和宿食内阻等
革脉	多见于亡血、失精、半产、漏下等病症
濡脉	主诸虚或湿困。多见于崩中漏下,虚劳失精或内伤泄泻,自汗喘息等病症。凡久病精血亏损;脾虚化源不足,营血亏少;阳气虚弱,卫表不固及中气怯弱者,都可以出现濡脉。阴虚不能敛阳故脉浮软;精血不充则细弱
结脉	主阴盛气结。由气、血、痰、食停滞及寒邪阻遏经络,致心阳被抑,脉气阻滞,故脉来迟滞中止,结而有力;由气虚血弱致脉来迟而中止者,则脉结而无力
代脉	主脏气衰微。气血虚衰而致脉气运行不相连续,故脉有歇止,良久不能自还。若痹病疼痛、跌打损伤或七情过极等而见代脉,则是邪气阻抑脉道,血行涩滞所致,脉代而应指有力
促脉	主阳盛实热或邪热阻滞之证。阳邪亢盛,热破血行,故脉急数;热灼阴津则津血衰少,心气受损,致急行之血不相接续,故脉有歇止;若由气滞、血瘀、痰饮、食积阻滞,脉气接续不及,亦可产生间歇。两者均为邪气内扰,脏气失常所致,故其脉来促而有力。如因脏气衰败,阴液亏耗,真元衰急,致气血运行不相顺接而见脉促者,其脉必促而无力

三、临床思维

(一) 临床思维方法

临床思维方法是医生认识疾病、判断疾病和治疗疾病等临床实践过程中所采用的一种逻辑推理方法。诊断疾病过程中的临床思维就是将疾病的一般规律应用到判断特定个体所患疾病的思维过程。掌握好临床思维方法,有利于中药临床药师参与临床查房,理解医师对病例问题的分析途径,并在药物治疗过程中培养良好的药学监护思维。

1. 临床思维的两大要素

(1) 临床实践:通过各种临床实践活动,如病史采集、体格检查,细致而周密地观察病情,发现问题、分析问题、解决问题。

（2）科学思维：是对具体的临床问题比较、推理、判断的过程，在此基础上建立疾病的诊断。即使是暂时诊断不清，也可对各种临床问题的属性范围作出相对正确的判断。

2. 临床诊断的几种思维方法

（1）推理：医务人员获取临床资料或诊断信息之后到形成结论的中间思维过程。推理由前提和结论两个部分组成。推理不仅是一种思维形式，也是一种认识各种疾病的方法和表达诊断依据的手段。推理可以帮助医务工作者认识诊断依据之间的关系，正确认识疾病，提高医务工作者的思维能力。常用的推理方法包括演绎推理、归纳推理和类比推理三种，分别简述如下：①演绎推理：这是从带有共性或普遍性的原理出发，来推论对个别事物的认识并导出新的结论。结论是否正确，取决于临床资料的真实性。演绎推理所推导出的临床初步诊断常常是不全面的，因此有其局限性。②归纳推理：从个别和特殊的临床表现导出一般性或普遍结论的推理方法。医生所搜集的每个诊断依据都是个别的，根据这些诊断依据而提出的临床初步诊断，就是由个别上升到一般，由特殊性上升到普遍性的过程和结果。③类比推理：是医生认识疾病的重要方法之一。类比推理是根据两个或两个以上疾病在临床表现上有某些相同或相似之处，但也有不同之处，经过比较、鉴别、推论而确定其中一个疾病的推理方法。临床上常常应用鉴别诊断来认识疾病的方法就属于类比推理。

（2）根据所发现的诊断线索和信息去寻找更多的诊断条件：临床医师在获取临床资料中有价值的诊断信息后，经过较短时间的分析产生一种较为可能的临床印象，根据这一印象再进一步分析、评价和搜集临床资料，可获取更多的有助于证实诊断的依据。

（3）根据病人的临床表现对照疾病的诊断标准和诊断条件：病人典型的特异的临床表现逐一与疾病诊断标准对照，这也是形成临床诊断的一种方法。

（4）经验再现：医生在临床实践过程中积累的知识和技能称为临床经验。在临床诊断疾病的过程中，经验再现的例子很多，但应注意"同病异征"和"同征异病"的现象。经验再现只有与其他诊断疾病的临床思维方法结合起来，才能更好地避免诊断失误。

3. 诊断思维中应注意的问题

（1）现象与本质：现象系指患者的临床表现，本质则为疾病的病理改变。在诊疗过程中，要求现象能反映本质，现象要与本质统一。

（2）主要与次要：反映疾病本质的是主要临床资料，缺乏这些资料则临床诊断不能成立，次要资料虽然不能作为主要的诊断依据，但可为确立临床诊断提供旁证。

（3）局部与整体：局部病变可引起全身改变，因此，不仅要观察局部变化，也要注意全身情况，不可"只见树木，不见森林"。

（4）典型与不典型：大多数疾病的临床表现易于识别，所谓的典型与不典型是相对而言的。造成临床表现不典型的因素有：①年老体弱患者；②疾病晚期患者；③治疗的干扰；④多种疾病的干扰影响；⑤婴幼儿；⑥器官移位者；⑦医生的认识水平等。

4. 诊断思维的基本原则　中药临床药师在跟随临床查房或者在撰写药历时，应该了解到，临床医师在诊断疾病过程中，往往会掌握以下几项诊断思维的基本原则：

（1）首先考虑常见病与多发病，这种选择符合概率分布的基本原理。

（2）应考虑当地流行和发生的传染病与地方病。

（3）尽可能遵循"一元论"思想,用一种疾病去解释多种临床表现,若病人的临床表现确实不能用一种疾病解释时,可再考虑有其他疾病的可能性。

（4）首先考虑器质性疾病的存在。在器质性疾病与功能性疾病鉴别有困难时,首先考虑器质性疾病的诊断,以免延误治疗,甚至给病人带来不可弥补的损失。

（5）首先考虑可治性疾病的诊断,当然对不可治的或预后不良的疾病亦不能忽略。

（6）医务人员必须实事求是地对待客观现象,不能仅仅根据自己的知识范围和局限的临床经验任意取舍。

（7）以病人为整体,但要抓准重点、关键的临床现象。

5. 诊断的内容 诊断是医生制订治疗方案的依据,它必须是全面概括且重点突出的综合诊断。现代医学的诊断内容包括:

（1）病因诊断:如风湿性心瓣膜病,病因诊断对疾病的发展、转归、治疗和预防都有指导意义,因而是最重要的,也是最理想的临床诊断内容。

（2）病理解剖诊断:对病变部位、性质、细微结构变化的判断,如肾小球肾炎、骨髓异常增生综合征等。其中有的需要组织学检查,有的也可由临床表现结合病理学知识而提出。

（3）病理生理诊断:是疾病引起的机体功能变化,如心功能不全、肝肾功能障碍等。

（4）疾病的分型与分期:不少疾病有不同的分型与分期,其治疗及预后意义各不相同。如肝硬化的肝功能代偿期与失代偿期之分。中药临床药师应该熟悉常见专科疾病的分型与分期,这样有利于发挥其对治疗选择的指导作用。

（5）并发症的诊断:是指原发疾病的发展或是在原发病的基础上产生和导致机体脏器的进一步损害。如慢性肺部疾病并发肺性脑病等。

（6）伴发疾病诊断:是指同时存在的、与主要诊断的疾病不相关的疾病,其对机体和主要疾病可能发生影响。

（二）辨证思维方法

1. 多种辨证方法综合运用 辨证的过程,主要是在对感性阶段的病情资料进行分析的基础上,在正确的思维方法指导下,运用辨证的基本知识,进行推理活动,求得证名诊断。在长期的医疗实践中,中医学对辨证的认识不断得到发展、深化,创立了多种辨证归类的方法,通常提到的就有八纲辨证、脏腑辨证、经络辨证、六经辨证、卫气营血辨证、三焦辨证以及辨病因(六淫、疫病等)、病性(气、血、津液)等。其中,八纲辨证是辨证的基本纲领,表里、寒热、虚实、阴阳可以从总体上分别反映证候的部位和性质。脏腑辨证、经络辨证、六经辨证、卫气营血辨证、三焦辨证是八纲辨证中的表里病位的具体深化,即以辨别疾病现阶段的病位(含层次)为纲,而以辨病因病性为具体内容。脏腑辨证、经络辨证的重点是从"空间"位置上辨别病变所在的脏腑、经络,主要适用于"内伤杂病"的辨证;六经辨证、卫气营血辨证、三焦辨证则主要是从"时间"上区分病情的不同阶段、层次,主要适用于"外感时病"的辨证。辨病因病性则是八纲中寒热虚实辨证的具体深化,即以辨别病变现阶段的具体病因病性为主要目的,自然也不能脱离脏腑、经络等病位。其中辨病因主要是讨论六淫、虫、食等邪气的侵袭停聚为病,与六经、卫气营血、三焦等辨证的关系较为密切;辨病性主要是分析气、血、津液等正气失常所表现的变化,与脏腑辨证的关系尤为密切。

综上,八纲是辨证的纲领,辨病因病性是辨证的基础与关键;脏腑、六经、卫气营血、三焦等辨证,是辨证方法在内伤杂病、外感时病中的具体运用。

2. 辨证的逻辑思维　辨证是医生的主观思维对客观存在的"证"的认识。辨证过程中的基本思维形式,主要有分析、综合、推理与判断。诊察、思考交替进行,联想、启发互相连贯,也就是说,感性认识与理性认识之间循环往来,逐渐达到对疾病本质作出正确判断的目的。归纳临床常用的辨证思维方法,可有多种形式,简述如下:

(1) 类比法:又称对比法,即将患者的临床表现和已知的某一常见证进行比较,若二者主要特征相吻合,此证之诊断便可成立。临床上常用的从病分证,即首先诊出为何病,再从其常见证型中选择最符合患者病情的某证作为诊断,这便是类比法。

(2) 归纳法:即将患者表现的各种证候,按照辨证的基本要素进行分类归纳,从而抓住疾病本质的思维方法。当病情表现复杂时,或者病情资料很多时,最常用而简便的方法是归纳法。

(3) 演绎法:根据对事物的认识由浅入深、由粗到精的原理,对病情进行层层深入的辨证分析方法。根据脏腑、气血等的生理基础,而推导其病理变化,以及"久病入络""久病及肾"等;或者根据适合于病情最恰当的方剂,据该方的适应证,而得出证名诊断,即所谓"以方测证",也都可视之为演绎法。

(4) 反证法:又称否定法,是指对类似证候难以从正面进行鉴别时,可从反面寻找不属于某证的依据,通过否定而达到确定诊断的目的。

中医临床辨证思维还有其他不常用的方法,诸如"预测法""试探法"等,中药临床药师在跟随临床医师查房的时候,为了能时刻准确理解临床医师的诊疗思维,应该既要在日常工作中,逐渐寻找各自专科医师习惯采用的中医辨证思维,也要了解部分特殊病例诊疗活动中罕用的辨证方法。只有这样,中药临床药师才能够确保自己在日常工作中的中医药治疗监护思维与临床医师的临床诊疗思维保持高度一致。

第五节　案例分析

一、案例介绍

姓名:李×× 性别:男 年龄:37 岁 出生地:××××
民族:汉族 国籍:中国 婚姻:已婚 职业:司机
主诉:
发现左上肢无脉 1 年余,加重伴麻木 1 个月。
现病史:
2011 年 5 月 26 日在××医院体检时发现左侧上肢无脉搏,水银血压计测不到血压,电子血压计测得血压 119/68mmHg,自觉无明显不适,未予重视。后逐渐出现双上肢无脉,双侧手指麻木,双上肢发凉。2012 年 11 月 20 日体检时双侧上肢均无脉搏,测不到血压,无头晕头痛,无肢体疼痛,无发热皮疹,无关节疼痛,无间歇性跛行。2012 年 12 月 4 日就诊于××医院风湿免疫科,查双侧上肢动脉超声提示:双侧颈总动脉、锁骨下动脉起始段管壁弥漫性增厚,管腔高度狭窄,符合大动脉炎表现。红细胞沉降率 30mm/h(↑),免疫球蛋白及补体测定示总补体溶血活性 CH50 53U/ml(↑),免疫球蛋白 IgA 4.26g/L(↑),C 反应蛋白(CRP)2.22mg/dl(↑),抗核抗体(斑点型)1∶80,诊断为"大动脉炎",予甲泼尼龙片 32mg、qd、复方环磷酰胺片 50mg,tid,口服治疗。2012 年 12 月 18 日就诊于××医院中西结合心脏内科门诊,予以益气活血、清热解毒、通络的中药治疗(具体方剂见后),同时继续予以甲泼尼龙片和复方环磷酰胺片西药治疗。

现症见:患者神志清,精神佳,自觉肩颈部沉重、僵硬不适,双上肢乏力、发凉、麻木,呃逆,胸闷,时有气窜上冲前胸、后背,食纳可,寐安,小便调,大便正常,一日一行,体重无明显变化。

既往史:

2004 年 12 月因痰中带鲜血丝,就诊于××医院,诊断为"支气管内膜结核",予抗结核治疗(具体不详)3 个月无明显缓解,后就诊于胸科医院,诊断为"继发性肺结核,支气管内膜结核,支气管扩张合并咯血",行 2 次支气管动脉造影+栓塞术,继续口服抗结核药物治疗后仍有咯血,后经某知名教授阅片后推翻结核或支气管扩张的诊断,停用口服药,后未再出现咯血。

2009 年 2 月 17 日因"阵发眩晕 20 余天"就诊于××医院心血管内科,体格检查未见异常,当时测血压 110/70mmHg,行头颅 MRI 检查(结果不详)。

否认其他病史,无食物或药物过敏史。

个人史:

生于北京市海淀区,久居本地,吸烟 12 年,平均 6 支/天,已戒 7 年,无饮酒史。

婚育史:适龄结婚,未生育。

家族史:否认家族性遗传病史。

体 格 检 查

体温 37.0℃,脉搏:无,呼吸 20 次/分,血压:水银手测血压计测不出。

发育正常,营养良好,表情自如,自主体位,神志清楚,查体合作。心前区无隆起,心尖搏动位置正常,心界无扩大,心率 86 次/分,心音有力,律齐,各瓣膜听诊区未闻及杂音,无心包摩擦音。双侧桡动脉、肱动脉、腋动脉、及颞动脉搏动消失,左侧颈动脉搏动消失,右侧颈动脉搏动减弱,右侧颈动脉可闻及明显吹风样杂音,双侧桡动脉搏动不能触及,左侧足背动脉搏动减弱。

辅助检查:2004 年 12 月—2007 年 5 月:胸片、胸部 CT、胸部 MRI、支气管动脉造影均未见异常。

初步诊断:

中医诊断:　　　　　　　　　西医诊断:

　　无脉病　　　　　　　　　　　大动脉炎(头臂型)

　　气虚血瘀证　　　　　　　　　肺结核(恢复期?)

二、中药临床药师参与临床查房实践

1. 首次病史搜集　中药临床药师对新入院的患者既往用药史进行了详细的问诊,并且做好记录,撰写药历(主要内容如病例介绍),其中对患者的既往用药史,问诊尤其仔细,并且制作出既往用药汇总表,如下:

处方时间	中药汤剂的主要成分	中成药名及其主要成分
2012-3-20	知柏地黄汤+五子衍宗丸+党参、韭菜籽、红景天、鸡内金、黄连、陈皮、法半夏,2次/日	癃清片:1次6片,3次/日 苁蓉益肾颗粒:1袋/次,2次/日
2012-3-20 2012-4-03 2012-4-10 2012-4-17 2012-4-24	知母10g,黄柏10g,生地10g,山药10g,山茱萸10g,泽泻10g,茯苓15g,牡丹皮10g,枸杞子10g,菟丝子15g,车前子10g,五味子15g,覆盆子10g,党参15g,韭菜籽10g,红景天20g,鸡内金10g,黄连4g,陈皮15g,法半夏10g	1. 左归丸:每次9g,2次/日; 2. 癃清片:泽泻、车前子、败酱草、金银花、牡丹皮、白花蛇舌草、赤芍、仙鹤草、黄连、黄柏。清热解毒,凉血通淋。用于热淋所致的尿频、尿急、尿痛、尿短、腰痛、小腹坠胀等症;
2012-4-30	3月20日处方+生甘草3g	
2012-5-08 2012-5-15 2012-5-22	知母10g,黄柏10g,生地10g,山药10g,山茱萸10g,泽泻10g,茯苓15g,牡丹皮10g,枸杞子10g,菟丝子15g,车前子10g,五味子15g,覆盆子10g,党参15g,韭菜籽10g,红景天20g,鸡内金10g,黄连4g,陈皮15g,法半夏10g,生甘草3g	3. 苁蓉益肾颗粒:五味子(酒制)、肉苁蓉(酒制)、菟丝子(酒炒)、茯苓、车前子(盐制)、巴戟天(制)。补肾填精。用于肾气不足,腰膝酸软,记忆减退,头晕耳鸣,四肢无力; 4. 补肾益脑丸:12丸/次,2次/日;
2012-5-29	5月8日处方+浮小麦10g,生牡蛎10g,生龙骨10g	1. 左归丸:熟地、山药、菟丝子、枸杞子、山茱萸、鹿角胶、龟板胶、川牛膝。滋肾阴,益精血。阴血亏虚引起的腰膝酸软,头晕耳鸣,自汗盗汗,口干,遗精,舌光色红,脉细数等;
2012-6-04 2012-6-11 2012-6-18	知母10g,黄柏10g,生地15g,山药15g,山茱萸10g,泽泻15g,茯苓15g,牡丹皮10g,枸杞子15g,菟丝子15g,车前子10g,五味子15g,覆盆子10g,党参15g,韭菜籽10g,红景天20g,鸡内金15g,黄连4g,陈皮4g,法半夏10g,生甘草3g,浮小麦15g,合欢花10g,枳壳10g	2. 补肾益脑丸:鹿茸、红参、熟地黄、枸杞子、补骨脂、当归、川芎、牛膝、麦冬、五味子、酸枣仁、朱砂、茯苓、远志、玄参、山药。补肾益气,养血生精
2012-7-17	停药1个月	
2012-9-24 2012-10-08	知母10g,黄柏10g,生地10g,山药15g,山茱萸15g,泽泻10g,茯苓10g,牡丹皮10g,枸杞子10g,菟丝子15g,车前子10g,五味子10g,覆盆子10g,党参15g,韭菜籽10g,红景天20g,鸡内金15g,黄连4g,陈皮15g,生甘草3g,浮小麦15g,合欢花10g,枳壳10g,法半夏10g,盐杜仲10g,太子参10g	中成药同上+壮阳填精口服液每次10ml,2次/日

中药临床药师对患者既往用药进行分析:患者曾因治疗不育症,较长时间、较大剂量服用大量补肝肾、强筋骨、益精髓的中药,但是患者的无脉证并无明显改善。因此,结合问诊所得既往用药资料,建议临床医师在治疗此患者的无脉证时,避免单纯使用补肝肾、益精髓的中药来补肾生髓,益精血生脉来治疗本病。

2. 临床查房实践一 2013年1月4日临床医师开具汤药治疗以益气活血化瘀为主,处方用药如下:生黄芪30g,鸡血藤30g,穿山龙30g,桂枝15g,白芍15g,当归20g,通草8g,细辛3g,陈皮12g,法半夏5g,白花蛇舌草15g,地龙15g,川牛膝15g,土茯苓30g,连翘20g,酒大黄8g,败酱草20g。4剂,水煎服,每日1剂,早、晚餐后分服。

中药临床药师对此治疗进行方药分析:上方以《伤寒论》当归四逆汤合《金匮要略》黄芪桂枝五物汤加减,加强清热解毒的作用。

(1) 当归四逆汤原文:手足厥寒,脉细欲绝者,当归四逆汤主之。本方用于血虚寒客经络出现的四肢,或腰、臀、腿、胫、足部的厥冷、疼痛,方中当归、桂枝(应该是今之肉桂)、白芍、细辛各三两,以养血温经散寒;宋代以前方书中通草应该是指当今的木通科的木通,通脱木才是当今五加科之通草,两者有别,而《本草纲目》《草木典》《图考长编》仍沿旧例;《本草品汇》已改旧例,在木通条以"木通"为药名,在通脱木条以"通草"为药名。木通为辛甘平,无毒,主去恶虫,除脾胃寒热,通利九窍血脉关节,令人不忘。《名医别录》:疗脾瘅,常欲眠,心烦,哕出音声,疗耳聋,散痈肿诸结不消及金疮,鼠瘘,踒折,鼻,息肉,堕胎,去三虫。因此建议将通草改为木通。原方有大枣二十五枚,健脾养血,和胃气,避免木通太苦。炙甘草二两,调和药性。

(2) 黄芪桂枝五物汤原文:血痹,阴阳俱微,寸口关上微,尺中小紧,外证身体不仁,如风痹状,黄芪桂枝五物汤主之。原方益气养血,调营通络,黄芪、桂枝、芍药各三两,生姜六两,大枣十二枚,每日服用三次。

(3) 鸡血藤味苦、微甘,性温,主归肝、肾,《本草纲目拾遗》首载鸡血藤功效,活血补血,舒筋活络的作用,对肢体麻木、疼痛有改善作用。

(4) 穿山龙又名穿地龙、鸡骨头等,为薯蓣科穿龙薯蓣的根茎,味甘、苦,性温,具有祛风除湿、舒筋通络、活血止痛、止咳平喘作用,用于治疗风湿痹病,关节肿胀,疼痛麻木,跌扑损伤,闪腰岔气,咳嗽气喘等,常用量为 9~15g。本药在处方中用量偏大,应该减少用量,避免出现胃肠道反应等。现代研究其在体内具有类激素样作用,与甲泼尼龙在某种程度上具有重叠作用。

3. 临床查房实践二　2013 年 1 月 8 日临床医师继续使用原方 4 剂,中药临床药师对此进行疗效评价:患者双上肢仍乏力,发凉、麻木较前好转,左侧颈动脉搏动消失,双上肢桡动脉搏动消失,左侧足背动脉搏动减弱。1 月 10 日患者出现水样腹泻,舌质赤紫,舌苔白腻偏厚。

基于患者的病情,中药临床药师对其服用中西药后进行了详细的药学监护,具体监测结果如下表:

监测时间	体温	血压	呼吸	脉象	心率
2013-01-03	36.5℃	下肢血压 160/100mmHg	20 次/分	无脉证	86 次/分
2013-01-04	36.4℃	下肢血压 180/100mmHg	20 次/分	无脉证	86 次/分
2013-01-07	36.5℃	下肢血压 160/100mmHg	20 次/分	无脉证	75 次/分

4. 临床查房实践三　2013 年 1 月 11 日中药临床药师跟随副主任医师临床查房,对患者当前病情总结归纳如下:

辨病:痨瘵→虚劳(不育)→无脉症。

辨证:平素调摄不当,痨虫作祟,久则损伤气阴,肺肾阴虚,虚火内灼,肺金受损,久则金不生水,遂致肾水失养,虚火内灼,肾精暗耗,精不化气,阳无以生,导致肾阳不足,肺失主气,营卫不循常道,无力以发越于外,当以补肾精,益肾阳,清肺金,健脾益气,微微解肌以发越阳气为主。

治则:目前滋补肾精、温补肾阳为本,健脾益气、解肌调和营卫为辅,同时注意肺阴问题。

处方:左归丸、麻黄附子细辛汤、桂枝汤、麻杏苡甘汤加减,具体用药如下:熟地黄15g,山茱萸5g,山药15g,盐泽泻15g,茯苓15g,丹皮10g,枸杞子15g,醋龟甲15g(先煎),盐菟丝子15g,生麻黄10g,肉桂8g,白芍10g,苦杏仁12g,生薏苡仁30g,制附子6g(先煎),细辛6g,秦艽15g,穿山龙10g,生甘草10g。3剂,水煎服、每日1剂,早、晚餐后各服一次。注意清淡饮食,汗出勿当风。

临床医师基于中药临床药师2013年1月4日的方药分析建议及1月8日以前临床监测结果,调整方剂如下:

穿山龙30g,桂枝10g,生白术15g,秦艽15,白芍15g,当归20g,木通8g,细辛3g,陈皮6g,苦杏仁10g,生麻黄6g,地龙15g,川牛膝15g,土茯苓30g,连翘20g,生薏苡仁30g,防风10g。4剂,水煎服、每日1剂,早、晚分服。

5. 临床查房实践四 2013年1月15日患者自诉服汤药后,腹泻停止,遍身微汗出,活动和喝粥后,明显汗出,肩颈、双上肢自觉减轻,后背、腰间仍然发沉,可触及颞前、左颈、桡动脉的轻微搏动,舌质红,苔薄腻微黄。调整方剂如下:穿山龙30g,桂枝10g,麸炒白术15g,秦艽15g,白芍15g,当归20g,木通8g,细辛3g,陈皮6g,苦杏仁10g,生麻黄6g,地龙15g,川牛膝15g,土茯苓30g,连翘20g,生薏苡仁30g,防风10g,片姜黄10g。4剂,水煎服、每日1剂,早、晚餐后分服。

中药临床药师根据患者的病情及治疗方药情况,选定监护参数,并进行实时监测,结果如下:

监测时间	体温(℃)	血压(mmHg)		呼吸(次/分)	桡动脉脉搏	心率(次/分)
		左手	右手			
2012-1-14	36.5	未知		20	颞、左颈、肘中动脉可触及,桡动脉微弱	75
2013-1-15	36.4	54/37	62/48	20	颞、左颈、肘中动脉可触及,桡动脉微弱	75
2013-1-16	36.5	81/65	94/74	20	颞、左颈、肘中动脉可触及,桡动脉微弱	75

患者病情好转后出院,中药临床药师对其出院所带药物(包括西药、中药汤剂)进行了仔细用药教育,并交待复诊时间和地点。

三、案例分析与点评

此案例为中医"无脉证"案例,"无脉证"属于危重、难治性疾病。在此案例中,中药临床药师为患者提供了全面而具体的临床药学服务,主要包括首次药学查房的问诊、参与四次临床查房及开展出院用药教育。首先,中药临床药师在患者入院时进行了详细的问诊,对其入院前的中西药物治疗情况进行了详细的调查,并且总结既往用药史,制作用药表格,分析出对患者"无脉证"中药治疗的有益信息。这充分体现出中药临床药师对刚入院患者的首次问诊的重要性,尤其是患者既往中药饮片的使用情况及疗效。通过问诊,有助于中药临床药师在医师制定首次中医药治疗方案时,提出药师自己的见解。

其次,四次临床查房实践中,中药临床药师的工作环环相扣,第一次查房将医师的处方进行基本方药的拆分分析,从方剂的出处及原方主治与患者的实际情况结合起来,提出自己的建议,对临床医师从方药的角度来考虑处方有所帮助。在患者使用某个方药治疗时,中药临床药师又根据方药的功效主治及患者的病情,制定监护计划,并且在后面的临床查房及药学查房过程中实施具体的监测工作。当治疗到一定阶段时,中药临床药师又对患者前期治疗情况及监护结果进行总结归纳,辅助医师制定下一步的治疗方案。如此,中药临床药师在方药的合理选择、患者的正确服药、中药治疗疗效监测及安全性监测等方面做了大量工作,与医师配合良好,优化了中医药治疗过程。

最后,中药临床药师对患者出院所带中药饮片,从贮存、煎煮、服法、服药禁忌,与西药如何准确联合使用,使用后应该监测什么问题等方面,进行了全面而详细的用药教育,真正做到了"以患者为中心"的临床药学工作模式。

【实践思考题】

1. 临床治疗团队的基本概念是什么?
2. 中药临床药师参与临床早交班与查房有何意义?
3. 中药临床药师参与临床早交班主要交待哪些内容?
4. 中药临床药师对患者进行首次问诊的主要内容有哪些?
5. 请简述舌色、舌苔、脉象主病的临床意义。
6. 常用临床思维方法与辨证思维方法有哪些?

(毛敏 顾焕)

【参考文献】

1. 朱文锋. 中医诊断学. 上海:上海科学技术出版社,2001
2. 陈文彬,潘祥林. 诊断学. 第 6 版. 北京:人民卫生出版社,2004
3. 欧阳钦. 临床诊断学. 北京:人民卫生出版社,2005

第二章 / 药学查房

【本章学习要点】

1. 掌握药学查房的基本概念与分类；
2. 了解药学查房的目的与意义；
3. 熟练掌握药学查房的基本流程；
4. 掌握药学查房的各个步骤及注意事项；
5. 了解药学查房制度的建立及质量评估；
6. 掌握药学查房各项常用基本知识；
7. 熟悉药学查房时应该具备的沟通技能。

【工作流程图】

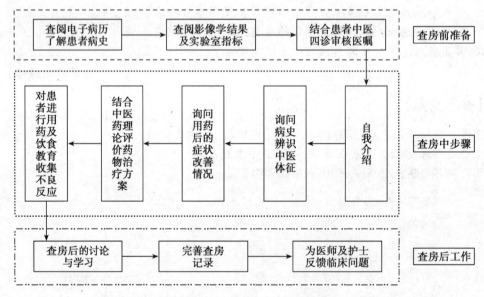

图 2-2-1 药学查房工作流程图

第一节 概 述

一、药学查房的概念与分类

药学查房是以临床药师为主体,在病区内独立对患者进行的以合理、安全、有效的药物治疗为目的的查房过程。药学查房是临床药学工作的具体内容,是临床药学工作的基本技能,是切入临床诊疗工作的重要环节,是保证患者用药安全的工作方式。

中药临床药师进行的药学查房需结合患者的中医辨证进行,结合中医药理论对患者的用药进行合理性分析及饮食指导。

根据执行的时间、地点和对象不同,药学查房一般可分为:首次药学查房、住院药学查房及重症患者药学查房。

(一) 首次药学查房

首次药学查房是患者初入院时进行的药学查房。中药临床药师的首次查房需了解患者基本情况,包括患者年龄、籍贯、民族、职业、主诉、既往史、并发症、既往用药情况(包括中药汤剂、中成药、中药注射剂等),用药依从情况、过敏史、患者对自身疾病的认识及参与疾病治疗的意愿。除了解患者基本情况外,中药临床药师还应结合四诊的方法关注患者的中医症状,包括观察患者的神、色、形、态、皮肤等情况,同时听辨患者的语言、声音、呼吸、口气等情况,询问患者的饮食喜好、二便情况,结合患者的舌诊确定患者的中医证型。患者此后的用药及治疗均应根据其中医证型进行确定。首次药学查房时中药临床药师应注意与患者的沟通方式和情感交流,增加患者的信任,为之后的工作带来便利。

(二) 住院药学查房

患者住院期间,中药临床药师每日住院药学查房内容主要包括中、西药物治疗反应。进行查房前,中药临床药师应对住院患者的医嘱进行审核,发现医嘱中用药不适宜的情况,加以记录,以便与管床医生进行沟通与干预。审核医嘱后即进入查房环节,中药临床药师应了解患者疾病的治疗情况,患者对治疗药物的需求及反应,结合治疗情况及中医辨证分析其治疗方案,以便分析药物治疗方面是否存在问题,对出现的药物不良反应或因使用药物而出现的不良事件应重点关注,并且积极上报,以便对患者的治疗风险进行评估。住院药学查房时,中药临床药师应对患者进行相应的用药教育及指导,告知患者药物的使用方法及服药期间的注意事项,如服用中成药的时间、频次、使用注意事项以及疾病的生活、饮食调摄等,在告知患者服药可能出现的不良反应时,应注意沟通技巧,避免对患者造成不必要的心理负担。对老年人,儿童,肝、肾功能不全的患者,以及孕妇、哺乳期妇女等特殊人群,中药临床药师应重点关注。查房结束后,应该完善药学查房记录,记录格式可以参考表2-2-1。

(三) 重症患者药学查房

中药临床药师对重症患者应该进行重点监护,重症患者由于疾病或自身的原因,对药物的反应不尽相同,因此中药临床药师除应考虑疾病的治疗外,更应对患者的心、肺、肝、肾功能进行重点的关注,避免因药物的使用加重患者身体的负担,在维持其基本生存体征的同时进行制定针对疾病的药物治疗方案,更大地体现药物治疗方案的合理性、安全性。中医药治疗过程中的重点药学监护对象有一定的特殊性,主要包括以下三类:①单纯中药饮片与中成

表 2-2-1 ××××科药学查房记录单

基本资料：

姓名：_____ 性别：□男 □女 年龄：_____ 民族：_____ 病历号：_____

入院时间：_____ 教育程度：□文盲 □小学 □初中 □高中及以上

生活习惯：□吸烟 □饮酒 □其他：_____ 用药警戒：_____

过敏史：

_____

_____

入院诊断：

_____

_____

首次药学查房：

日期：

1. 用药依从性评价：□是 □否 结果：□好 □一般 □很差
2. 既往用药评估： □是 □否 结果：□心功 □肝功 □肾功 □血常规
3. 首次用药分析：

药品通用名称	用法用量	用药时间	用药目的	药学监护点

4. 住院期间用药总结：

西药片剂				西药针剂		持续泵入		诊断试剂
早	中	晚	睡前	上午	下午	上午	下午	

中成药				中药注射剂		中草药		局部用药
早	中	晚	睡前	上午	下午	上午	下午	

5. 与医师、护士交代药品相关问题：

➢ 用法用量：□无 □有_____

➢ 给药途径：□无 □有_____

➢ 配伍问题：□无 □有_____

➢ 药品保管：□无 □有_____

➢ 其他问题：□无 □有_____

6. 首次患者用药教育：

_____

_____

续表

药学查房：
日期：

西药片剂				西药针剂		持续泵入		诊断试剂
早	中	晚	睡前	上午	下午	上午	下午	

中成药				中药注射剂		中草药		局部用药
早	中	晚	睡前	上午	下午	上午	下午	

减去药物情况：

_____

_____

_____

调整剂量药物：

_____

_____

_____

新增药物情况：

_____

_____

_____

调整监护计划：

_____

_____

_____

_____

_____

药治疗的患者；②使用毒性中药饮片或药性剧烈中药饮片治疗的患者；③使用中医药治疗后明显影响安全范围小的西药，易产生不良反应的中西药联用患者。

二、药学查房的目的和意义

（一）目的

药学查房是中药临床药师融入临床诊疗团队的切入点，是对患者的诊疗情况进行全面了解的手段和途径。中药临床药师通过药学查房的形式采集和整理患者的临床诊疗信息，观察药物治疗效果，通过药学查房对患者治疗需求的差异和变化进行关注，从而进行准确高效的药学评估，起到有效的药学支持和干预的作用。

（二）意义

通过药学查房，中药临床药师可以从用药的安全性、有效性、经济性等多方面内容进行监测和干预,为患者提供准确的用药指导以及药学咨询服务。

第二节 药学查房的规范形式

一、药学查房的基本流程

(一)药学查房准备工作

1. 查阅电子病历,了解患者病史 对于首次药学查房,中药临床药师需查阅其电子病历,了解其年龄、籍贯、民族等基本情况,同时关注患者既往史、过敏史等情况,以便对患者有初步的了解及评价,同时对患者此次入院的情况进行了解,确定其当次入院的主诉,为进一步确定及干预药物治疗措施打下基础。对于住院药学查房,中药临床药师还应对临床医师的查房记录及会诊记录等相关信息进行全面的关注,以免遗漏药物治疗学信息。

2. 查阅影像学检查结果及实验室指标 对于住院药学查房,中药临床药师还应对患者做过的影像学检查项目及结果、实验室相关指标等相关信息进行关注,从而对患者的情况进行全面的了解,对于老年人、儿童等特殊人群,临床药师应重点关注其心、肺、肝、肾等功能,以及用药后机体各项功能的反应,在维持患者身体的各项功能的情况下对用药方案进行评估及干预,从而达到治疗药物的有效性及安全性。

3. 审核医嘱 中药临床药师在查房前应对医生开具的医嘱进行审核,对所用药物、药物用法用量、频次等使用情况进行重点关注,对于存在疑问的药物使用问题进行记录,以便跟临床医生进行沟通及干预。中药临床药师应根据首次药学查房时观察到的患者的中医辨证及体征,遵循中医药理论对患者的用药进行指导及干预。

(二)药学查房的步骤与内容

1. 站位 药学查房时,各级药学人员按职务高低依次进入病房,先按要求站好各自的位置。一般要求主查药师站在患者的右侧,便于查看患者,及时发现药学问题,做好床边用药教育。其余各级药师紧紧围绕主查药师依次站开,汇报患者病情及用药情况的药师(汇报药师)要求站在主查药师对面,方便向主查药师交待患者情况,方便主查药师询问相关用药教育及监护情况,也有利于其余药师听清楚汇报内容。进修药师应该紧靠主查药师或汇报药师,有利于其执行主查药师的药物教育意见,以及在床边示范特殊药品的正确使用方式。其他药学实习学生依次排列在患者床脚边,和患者病床保持一定距离,但是要求便于观察和聆听上级药师的药学服务操作。药学查房过程中,各级药师及实习学生必须在主查药师的安排下依次发言,一旦发言,要求站位靠前。(见图 2-2-2)。

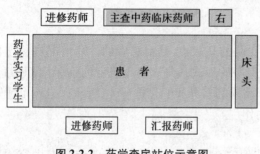

图 2-2-2 药学查房站位示意图

2. 自我介绍 中药临床药师在进行首次药学查房时,应先进行自我介绍,说明自己的身份和职责,并说明药学服务的目的和意义,以便患者及其家属了解中药临床药师在医疗团队中所起到的作用,获得其参与与认同,再次查房时可不必重复介绍。

3. 询问患者病史,进行中医辨证分

析。中药临床药师此时与患者的交流基本围绕在了解患者的基本情况方面,包括患者年龄、籍贯、民族、职业、主诉、既往史、并发症、既往用药情况,用药依从情况、过敏史、患者对自身疾病的认识及参与疾病治疗的意愿。除了解患者基本情况外,中药临床药师还应结合四诊的方法关注患者的中医体征,包括观察患者的神、色、形、态、皮肤等情况,同时听辨患者的语言、声音、呼吸、口气等情况,询问患者的饮食喜好、二便情况,结合患者的舌诊确定患者的中医体征,之后的药物治疗方案以及中成药/中药注射剂的选用都将根据患者的中医病名与证型进一步确定。

4. 询问用药后的症状改善情况　中药临床药师在住院期间的药学查房中,应重点关注患者使用药物后身体的变化,随着疾病的进展患者会对所使用的药物有相应的反应,中药临床药师应引导并帮助患者更准确的表达,对其真实的反应进行准确判断,结合四诊的方法对患者应用药物后的反应进行辨证,为及时调整药物治疗方案提供依据。对于很多住院患者同时使用了中药、西药两种治疗手段时,中药临床药师应该仔细鉴别哪些药物反应是中药产生的,哪些是西药产生的。有部分症状鉴别不清时,应该予以详细记录,继续有针对性地仔细观察。住院患者有部分症状是西药的不良反应,临床治疗时应该视其轻重而决定是否需要调整中药来消除,抑或调整西药剂量或者换用其他机制的药物,以缓解西药的不良反应。如眩晕病患者,因诊断高血压病,需要口服苯磺酸氨氯地平 5mg 1 次/日,1 个月之后中药临床药师进行药学查房时,发现患者踝部明显肿胀,而且分析出其很可能是氨氯地平所导致。那么患者在服用滋补肝肾、平肝潜阳的中药汤剂治疗眩晕时,是否需要加用利水消肿的中药饮片以消除踝部水肿？还是直接换用其他具有相似降压力量而无水肿副作用的其他降压药。中药临床药师可以根据患者具体病情的轻重及所用西药有无合适的替代品来决定处理方案。一般以调整西药的用法用量及品种优先,然后再考虑采用调整中药汤剂来消除西药导致的副作用。

5. 结合中医药理论评价药物治疗方案　中药临床药师在观察患者对治疗药物的反应后,依据中医药理论判断临床医师应用药物的准确性。因疾病是一个发展的过程,用药也应根据病情的变化进行相应的调整,中药临床药师应根据患者体征的改变对临床医师所使用的药物进行相应的指导,对于使用不恰当的药物应与临床医师进行交流并进行干预,以便保证患者用药的合理性、有效性及安全性。

6. 对患者进行用药及饮食教育,收集药品不良反应　中药临床药师在查房的过程中,应对患者产生的药物问题进行相应的解答,对于中药汤剂的服用方法、特殊药物的使用注意事项等情况进行说明,对于服用药物有可能产生的不良反应,中药临床药师应对患者重点提示,但在提示的过程中应注意方式方法,以免对患者产生不必要的心理负担。中医药的治疗讲究整体观念,中医认为人是一个有机的整体,人与自然环境、社会环境具有联系性和统一性。尤其是五脏一体观、形神一体观、物质与功能一体观是中医认识人体整体性的核心内容。因此中药临床药师不仅应对使用的药物进行说明,还应针对患者的日常饮食、生活环境、工作环境等进行详细指导,以达到辅助药物治疗疾病的目的。此外,中药临床药师还应对患者住院期间使用的所有中、西药物所产生的不良反应进行收集,及时上报。

（三）药师查房后交流与学习

1. 查房后的讨论与学习　中药临床药师在进行药学查房后,应就本次查房进行逐一的病例讨论,对病例中出现的问题进行相关信息的查询,提出更为有效合理的药物治疗方案,在讨论的过程中发现问题,解决问题,积累经验,共同进步。

2. 完善查房记录　查房结束后,中药临床药师应就查房中的相应问题进行记录,重点记录患者的中医症状、体征的变化,尤其是舌象、脉象资料,以便及时调整治疗方案,对用药干预情况进行分析说明,完善查房记录。

3. 反馈临床问题　此外,对于药学查房中医师及护士咨询的相关问题,中药临床药师不能现场解答的,应在药学查房结束后进行资料的收集整理,及时为医师及护士进行反馈。

二、药学查房的记录形式

中药临床药师要通过望、闻、问、切四诊合参,收集患者的基本临床资料,并进行详细记录,对于一般患者主要通过药学查房记录单(表2-2-1)的形式进行记录,包括患者的姓名、年龄、床位号、病历号、主诉、现病史、证候变化、用药变化等资料;针对重点监护患者中药临床药师要通过完整的药历格式(表2-2-2 或表2-5-1)对患者的基本情况、患者临床变化、中医辨证及证候变化、用药的详细分析、用药干预、药物不良反应、出院用药及饮食教育等进行详细的记录。

表2-2-2　完整药历格式

姓名		性别		年龄		住院号	
住院时间				出院时间			
身高(cm)			体重(kg)			血压	
既往病史							
家族史							
吸烟、饮酒史							
药物不良反应史/药物过敏史							
主诉							
现病史	中医						
	西医						
诊断		入院诊断				出院诊断	
	西医诊断						
	中医诊断						

续表

实验室指标			
检查项目	参考值	检查值1	检查值2

其他检查

主要治疗药物			
用药日期	用药名称	用法用量	用药分析

用药监护点

患者中医症状变化记录

续表

用药教育
西药
中药
饮食教育
重点总结

三、药学查房的制度建立与质量评估

各个医院的中药临床药师实践工作发展到一定规模时,药学部门(或药剂科)应该联合医务部门及临床科室制订好中药临床药师的药学查房制度。因为药学查房是以临床药师(中药临床药师)为主体的,所以药学查房制度的建立应当由药学部门(或药剂科)拟定,提交医务部(处),组织相关临床科室及医技科室共同修改讨论。药学查房制度的制定应该围绕各个医院实际开展的工作内容及水平来制定,而且需要在日后的工作开展中再逐步完善药学查房制度。药学查房制度拟定时,必须明确适用的范围及主管部门,对临床药师(中药临床药师)的工作要求,工作时间及地点,查房的主要内容、记录方式、反馈方式,查房后患者随访,药学查房的质量评估等。

下面介绍了几点中药临床药师药学查房的主要内容,以供大家在拟定药学查房制度时参考。

1. 中药临床药师应阅读临床科室(病区)患者病历,进行用药调查分析,收集与反馈有关药物信息,学习和了解专科疾病的特点与用药规律,并协助处置选定临床科室(病区)的合理用药工作。

2. 中药临床药师应参加临床科室(病区)的每周主任查房和全院大查房。

3. 中药临床药师应对治疗方案进行评估并提出药物治疗建议,内容包括药物治疗的有

效性评价、药物可能的毒性和副作用以及药物相互作用、患者药物治疗后的临床症状变化、无效的或不合理的药物使用、更好的替代药物。

4. 中药临床药师对需进行用药方案调整的病例,应在认真查阅病例与观察病情后,协同主治医师重新修订给药方案。

5. 中药临床药师应提供有文献支持并经认真评价的药物信息,结合临床需要,主动或应约向医务人员与患者提供最新的药品或药物治疗方面的信息。

6. 中药临床药师应对重点病例进行药学监护,内容包括日常观察病情变化,药物疗效,不良反应情况;与治疗团队的其他成员共同制定针对性的药物治疗方案或提出修正用药方案建议;帮助患者在急诊、病房中转移时保持治疗的连续性。

7. 中药临床药师应对患者进行用药教育,为医护提供合理的用药信息。

药学查房制度建立后,我们应该对中药临床药师的药学查房工作定期进行质量评估。质量评估的内容主要围绕着中药临床药师药学查房的基本内容制订,评估指标可分为客观指标与主观指标。客观指标主要包括查房次数、查房发现的问题数、干预问题数、医师不同处理方式的次数、提供文献资料数、床边药学教育次数、患者住院日、疾病的治愈率、不良反应发生次数等,主观指标一般包括患者满意度、护士满意度、医师满意度、主管部门(药学部及医务部门)的满意度等。质量评估的总结频次不宜过低或过高,频次过低不利于工作的改进及制度的完善,频次过高则不利于查房对临床治疗效益指标影响的评估,同时频繁的质量评估实际意义不大。一般而言,刚开始开展药学查房时,服务内容不稳定,制度不够完善,质量评估应该频次加大,可以每月集中评估一次。后期,工作成熟,制度完善后,质量评估可以每季度或每半年评估一次。质量评估的方法及形式因内容而异,可以采取数字统计、制图等形式,并进行前后、科室间对比,也可以采用调查表格评分进行多维对比等。良好的质量评估制度,是促进药学查房工作开展、引导药学查房良性发展的最好手段之一。

第三节　药学查房的技能

一、药学查房基本知识

(一) 中药饮片临床应用基本知识

1. 方药煎煮方法

煎煮要求	内　　容	注　　意
用具	砂锅、瓦罐等陶瓷器	忌用铁、铝、铜器具,内面破损的搪瓷器具
用水	可饮用水	要求水无异味、洁净新鲜
火候	一般先武火、后文火	避免药液溢出或过快熬干
方法	①药物先浸泡30~60分钟; ②用水量高出药面2~3cm为度; ③煎煮两次,去渣滤净,混合,分次服用	火候和时间根据药性定,解表、化湿药时间宜短,补益药文火慢煎

2. 特殊煎法

特殊煎法	特 性	药物举例
先煎	金石、介壳或某些毒性较强药物	磁石、生石膏、龙骨、龟甲、鳖甲等;附子、乌头
后下	挥发性、有效成分不耐煎煮	薄荷、荆芥、香薷、砂仁;钩藤、生大黄、番泻叶
包煎	黏性强、粉末状以及带有绒毛	车前子;蛤粉、滑石、蒲黄;辛夷
另煎	贵重药物	人参、西洋参、羚羊角
烊化	胶类药物或黏性大而易溶药物	阿胶、鹿角胶、鳖甲胶
泡服	有效成分易溶于水或久煎破坏药效	藏红花、番泻叶、胖大海
冲服	入水即化药物、汁液类药物、高温易破坏的药物、有效成分难溶于水的药物、某些贵重药物	芒硝、竹沥、蜂蜜;雷丸、鹤草芽;朱砂;羚羊角、麝香、蛤蚧
煎汤代水	同煎易使煎液浑浊或药物体积大吸水量大	灶心土;玉米须、丝瓜络、金钱草

3. 服药方法

类别	服药方法	药 物
时间	空腹	峻下逐水、攻积导滞、驱虫药物
	饭前	补虚药、胃肠疾病药物
	饭后	消食健胃药、对胃肠有刺激的药物
	睡前 0.5~1 小时	安神药物
	临睡或者睡前	涩精止遗药物、缓下药物(以便次日清晨排便)
	发作前 2 小时	治疟疾药物
	不定时服用	急性病、呕吐、惊厥、石淋、咽喉病需煎汤代茶
次数	2~3 次	汤剂一般每日 1 剂,每次约 200ml。注:发汗、泻下药得汗或者得下则止;呕吐病人则小量频服;心、肾功能衰竭有限制入液量要求者,可酌情调整服药量
冷热	温服	汤剂一般宜温服,如解表药热服,或进热粥助汗出;丸、散、膏剂温开水送服;格阳患者可温服
	冷服	寒凉药物患者若脾胃能接受可冷服;格阴患者可冷服
注意:同时需要考虑到季节、气候以及居住环境等方面的因素,做到"因人、因时、因地制宜"		

4. 中药临床应用禁忌 十八反:本草明言十八反,半蒌贝蔹及攻乌,藻戟芫遂俱战草,诸参辛芍叛藜芦。十九畏:硫黄原是火中精,朴硝一见便相争,水银莫与砒霜见,狼毒最怕密陀僧,巴豆性烈最为上,偏与牵牛不顺情,丁香莫与郁金见,牙硝难合京三棱,川乌草乌不顺犀,人

参最怕五灵脂,官桂善能调冷气,若逢石脂便相欺。大凡修合看顺逆,炮爁炙煿莫相依。

注:十八反与十九畏与现代实验结果存在差异,目前对其取舍应采取科学、慎重态度,若无临床应用根据和经验,不宜盲目配伍使用。

5. 妊娠用药禁忌

类别	药物性质	药 物
妊娠禁用药	毒性中药	水银、砒霜、雄黄、轻粉、斑蝥、蟾酥、马钱子、川乌、草乌
	药性峻猛的药	胆矾、藜芦、瓜蒂;甘遂、大戟、芫花、巴豆、牵牛、商陆;麝香、干漆、水蛭、虻虫、三棱、莪术
妊娠慎用药	活血通经药	牛膝、川芎、红花、桃仁、姜黄、牡丹皮
	行气导滞泻下药	枳实、大黄、芒硝、番泻叶、芦荟
	辛热之品	肉桂、附子
	其他有毒中药	朱砂、黄药子、白附子、杏仁
注意:妊娠禁忌证必须给予足够重视,凡属禁用药物,绝对不能使用;慎用药物,一般情况应尽量避免使用		

6. 其他禁忌

禁忌	要求类别	内 容
服药禁忌	一般要求	服药期间忌食生冷、油腻、辛辣、不宜消化及刺激性气味食物
	疾病要求	热性病:忌食辛辣、油腻食物; 寒性病:不宜食生冷; 皮肤病、疮疡:忌食鱼、虾、蟹及辛辣刺激食物
证候禁忌	总的要求	热证禁用温热药,寒证忌用寒凉药,虚证勿用泻下药,实证避用补益药
注意:①忌食生冷、黏腻、腥臭、特殊刺激性、不宜消化的食物,以免引起消化不良、胃肠刺激、助热、助升散、敛邪; ②除药性极为平和的药物较少考虑证候禁忌外,一般药物均应辨别证候寒热虚实而避免证候禁忌		

7. 常见毒性药物

毒性成分	药物	中毒症状	中成药举例
重金属	朱砂	汞中毒相关症状	安宫牛黄丸、安脑丸、紫雪丹、天王补心丸、苏合香丸、平肝舒络丸、化风丹
	雄黄	砷中毒相关症状	牛黄解毒丸、安宫牛黄丸、安脑丸、化风丹
生物碱	马钱子	士的宁和马钱子碱,主要作用于神经系统,有大毒	舒筋丸、疏风定痛丸
	川乌、草乌、附子	对心脏产生损害	小活络丸、强力天麻杜仲胶囊、风湿骨痛胶囊

续表

毒性成分	药物	中毒症状	中成药举例
苷类	蟾酥	主要成分为蟾毒配基的脂肪酸酯类(蟾蜍毒素)作用于迷走神经及心肌	麝香保心丸、心灵丸、血栓心脉宁片
蛋白质	蜈蚣、全蝎	主要含有组胺样物质和溶血蛋白质两种类似蜂毒酸的成分,超量中毒有溶血作用,引起过敏性休克,少量兴奋心肌,大量能使心肌麻痹,并能抑制呼吸中枢等。引起过敏反应、血尿、糖尿、蛋白尿	通心络胶囊、培元通脑胶囊、脉络舒通颗粒、人参再造丸
其他	何首乌	肝功能损害,甚至是中毒性肝炎	复方苁蓉益智胶囊、活力苏口服液、培元通脑胶囊、心元胶囊、心脑康胶囊、人参再造丸、百乐眠胶囊(首乌藤)
	斑蝥	斑蝥素,可从皮肤、胃肠道黏膜吸收,引起消化道炎症以及黏膜坏死,导致急性肾衰竭,损伤心肌、肝脏、神经	复方斑蝥胶囊

8. 常用药物特殊归经

药物	归经	药物	归经
白芷	阳明经	细辛	少阴经
川芎	少阳经、厥阴经	苍术	太阴经
羌活	太阳经	柴胡	少阳经

9. 特殊交待中药 临床中需要特殊交待的中药主要包括药性峻猛药物、动物药、含有毒性成分的中药、特殊服用方法,举例如下:

(1) 麻黄特殊交待

1) 麻黄中的麻黄碱能够升高血压,临床中高血压、心脏病、糖尿病以及运动员慎用。

2) 用于治疗风寒表证,临床中注意观察发汗与否和程度,表虚自汗、阴虚盗汗以及肺肾虚喘者均当忌用。

3) 麻黄有利水作用,临床注意观察患者尿量变化。

4) 麻黄不宜与降压药、镇静催眠药、单胺氧化酶抑制剂、肾上腺素、降糖药等合用。

(2) 石膏特殊交待

1) 生石膏入汤剂宜打碎先煎,辛甘、性大寒,用药中注意顾护脾胃,饮食宜熟软易消化食物。

2) 钙离子丰富,不宜与四环素、喹诺酮类、异烟肼等联用,因会产生难溶于水的络合物,降低药物疗效。

3）最宜于温热病邪入气分,大汗、大热、大渴、脉洪大"四大"症状,而对于脾胃虚寒及血虚、阴虚内热者忌用。

（3）黄连特殊交代

1）黄连味苦、性寒,宜饭后服用,用药中注意顾护脾胃,饮食宜熟软易消化食物,此类药物还包括黄芩、穿心莲、龙胆草。

2）黄连含有的小檗碱具有抗菌作用,与微生物制剂联合用药需注意。

（4）大黄特殊交待

1）大黄性味苦寒,用药中注意顾护脾胃,饮食宜熟软易消化食物。常规煎煮可活血化瘀。泻下攻积需后下,或用开水泡服。

2）大黄主要成分为蒽醌类,长期服用可致结肠黑便病,还可引起肝硬化、电解质紊乱。

（5）芒硝特殊交待

1）内服一般不入煎剂,待汤剂煎成后,溶入汤剂中服用。外用直接外敷或纱布包裹外敷。

2）芒硝咸苦寒、疗程不宜过长,且用药中注意顾护脾胃,饮食宜熟软易消化食物。

（6）番泻叶特殊交待

1）入汤剂宜后下,煎服剂量 2 ~ 6g,或直接开水泡服,泡服剂量 1 ~ 3g。

2）入药宜小剂量开始,如不显效再增加剂量,禁止超剂量服用,且注意用药疗程,疗程过长易导致肠壁神经感受细胞应激性降低、发生变性,甚至肠道变黑,而导致顽固性便秘。

3）长期服用停用时易出现戒断症状,表现为心烦、失眠、焦虑甚至疼痛、瞳孔散大等症状。

（7）川乌（乌头类）特殊交待

1）辛苦热,内服常用其炮制品（不宜酒浸、酒煎）,先煎、久煎以降低毒性、宜饭后服用。生品一般仅外用。

2）大热之品,热证患者不宜应用,十八反"半蒌贝蔹及攻乌",现代研究认为不宜与碱性较强的药物如阿托品、氨茶碱、咖啡因等药物同用。

3）乌头服用不当可引起中毒,症见口舌、四肢及全身麻木、口干、流涎、恶心呕吐、腹泻、头昏眼花、脉搏减弱、呼吸困难、神志不清、血压体温下降、心律失常等症状。

（8）朱砂特殊交待

1）有毒、入药只可生用,忌火煅,内服 0.1 ~ 0.5g,不宜入煎剂,多入丸散,用于安神清心。外用撒敷患处,疗疮解毒。

2）安神宜睡前服用,治疗温热病适时服用。

3）因含汞,应定期检测肝肾功能,观察口腔有无异常以及流涎增多、皮肤有无水肿。

4）孕妇以及哺乳期妇女禁用,肝功能不全者禁用。

（9）土鳖虫特殊交待

1）有小毒,有腥臭味,宜饭后服用以减少胃肠道反应,不宜久服。

2）注意药物不良反应,监测血压、血常规、尿常规、凝血功能。

（10）玉米须特殊交待

1）药物蓬松,利尿、降压可煎水代茶饮。

2）临床应用注意观察患者尿量、血压、血糖值的变化,低血糖患者不宜大量服用。

（11）甘草特殊交待

1）甘草反甘遂、大戟、芫花、海藻。

2）甘草具有激素样作用，长期大量应用可引起假性醛固酮增多症，出现水肿、血压升高、血钾降低等症状，因此不宜与噻嗪类药物同用。

（二）常见中成药应用要点

1. 解表药

中成药	功效	要　点
感冒清热颗粒	疏风散寒、解表清热	风寒感冒，主要是风寒轻症
羚翘解毒丸	疏风清热、解毒	风热感冒，具有清热作用
疏风解毒胶囊	疏风清热、解毒利咽	多用于清热解毒，风热犯咽
瓜霜退热灵胶囊	清热解毒、开窍镇惊	矿物多，有毒性，性寒凉，退烧作用强（热入心包）
金花清感颗粒	疏风宣肺、清热解毒	通宣理肺，具有疏散风热，清泄肺热作用，较疏风解毒胶囊较好，心脏病慎用（含有麻黄）
小儿豉翘清热颗粒	疏风解表、清热导滞	风热感冒+滞证，小柴胡解半表半里热
防风通圣散	解表通里、清热解毒	解表通里，表里俱实

2. 泻下药

中成药	功效	要　点
麻仁润肠丸	润肠通便	胃肠积热所致大便秘结，多为津液不足
一清胶囊	清热泻火解毒	成分：黄连、黄芩、大黄

3. 清热药

中成药	功效	要　点
牛黄解毒丸	清热解毒	雄黄含砷，易中毒
牛黄清火丸	清热、散风、解毒	与牛黄解毒比较，增加薄荷脑、丁香、山药
牛黄清胃丸	清热泻火、润燥通便	清泻力量增强
牛黄上清丸	清热泻火、散风止痛	许多药物酒制后，清上焦力量强
复方羊角颗粒	平肝、镇痛	偏头痛、血管性头痛效果较好
复方双花口服液	清热解毒、利咽消肿	银翘散主要兼有清风热的作用，而双花口服液解毒消肿的作用较强。里面含有穿心莲，味极苦
藿香正气液	解表化湿、理气和中	外感风寒、内伤湿滞或夏伤暑湿
双黄连颗粒	疏风解表、清热解毒	与复方双花口服液比较，清肺热作用强，利咽强
银黄颗粒	清热疏风、利咽解毒	与双黄连口服液比较，解表力量弱

续表

中成药	功效	要　点
护肝片	疏肝理气、健脾消食	因含猪胆粉,注意回民用药。因含绿豆,具有健脾消食作用
茵栀黄颗粒	清热解毒、利湿退黄	湿热黄疸
加味香连丸	清热祛湿、化滞止痛	热痢,行气宽中,止痛

4. 温里药

中成药	功效	要　点
附子理中丸	温中健脾	中焦虚寒
温胃舒胶囊	温胃止痛	与附子理中丸相近,但健脾消食祛湿作用强
香砂养胃丸	温中和胃	由木香、砂仁、香附与二陈汤组成,行气、化湿、消痞、尤善治痞满、纳呆,与二陈丸比较,祛湿行气力强;温开水送服

5. 祛痰止咳平喘

中成药	功效	要　点
祛痰止咳颗粒	健脾燥湿、祛痰止咳	因含芫花、甘遂,具有毒性,故中病即止,不可久服;针对痰湿
二陈丸	燥湿化痰、理气和胃	主要成分为半夏、陈皮,行气燥湿
止咳橘红丸	清肺、止嗽、化痰	针对痰热,清热泻火,尤其是肺热
蛇胆陈皮液	顺气、止咳、化痰	痰热,阻肺咳嗽(肺);阻中焦呃逆(胃)
急支糖浆	清热化痰、宣肺止咳	性凉针对风热,化痰宣肺,因含麻黄,可致痉挛性咳嗽、呼吸困难等过敏
痰咳净片	通窍顺气、止咳、化痰	含咖啡因
复方鲜竹沥液	清热化痰、止咳	尤宜痰热、难咳者
清肺抑火丸	清肺止咳、化痰通便	痰热阻肺;大便干;含大黄
清咳平喘颗粒	清肺宣肺、止咳平喘	麻黄杏仁甘草石膏汤加减而来
养阴清肺糖浆	养阴润肺、清热利咽	气阴两虚;久咳;增液汤加减
利肺片	祛痨补肺、镇咳化痰	气阴两虚咳喘;慢性气管炎;含有白及、冬虫夏草、蛤蚧
金果饮	养阴生津、清热利咽	咽干、燥,急慢性咽炎,亦可用于放疗引起的咽干不适
羚羊清肺丸	清肺利咽、清温止嗽	肺胃热盛
蜜炼川贝枇杷膏	清热润肺、止咳平喘、理气化痰	肺燥,咳黄痰
蛤蚧定喘胶囊	滋阴清肺、止咳平喘	肺肾阴虚(麦冬+百合),阴虚肺热(鳖甲+黄芩+黄连)

6. 开窍剂

中成药	功效	要　点
紫雪	清热开窍、止痉安神	退热+安神
安脑丸	清热解毒、醒脑安神、豁痰开窍、镇静熄风	告知回民(含猪胆汁粉);高热神昏;急性炎症伴有高热不退
安宫牛黄丸	清热解毒、镇惊开窍	凉开,具有保护脑组织、镇静、解热、抗炎作用,含有朱砂+雄黄;使用不当可致体温过低,汞中毒
苏合香丸	芳香开窍、行气止痛	温开,易耗气

7. 固涩剂

中成药	功效	要　点
固本益肠片	健脾温肾、涩肠止泻	补骨脂+白术,脾肾阳虚

8. 扶正剂

中成药	功效	要　点
补中益气丸	补中益气、升阳举陷	四君子+参柴黄芪+茯苓
参苓白术丸	健脾、益气	四君子+山药、白扁豆、莲子、薏仁、砂仁
香砂六君丸	益气健脾、和胃	四君+二陈(陈皮、半夏)+木香、砂仁
人参健脾丸	健脾益气、和胃止泻	健脾力强+安神,香砂六君+黄芪、当归、枣仁、远志+甘草、半夏
养胃舒胶囊	滋阴养胃	益气:党参、白术、陈皮、山药;滋阴:玄参、黄精、北沙参;酸收:乌梅、山楂,气阴两虚
六君子丸	补脾益气、燥湿化痰	四君子+木香、槟榔,与香砂六君、人参健脾、参苓白术鉴别
八珍颗粒	补气益血	四物+四君,气血两虚
养血饮口服液	补气养血、益肾助脾	补血作用强于八珍、四物;用于血小板下降、白细胞下降等症;实热证禁用
生血丸	补肾健脾、填精养血	全血细胞下降;再生障碍性贫血;激素样作用(紫河车);补肾健脾(山药、白术)
四物颗粒	调经养血	补血
大补阴丸	滋阴降火	知母、黄柏、熟地、龟甲、猪脊髓;告知回民;阴虚有热;糖尿病禁用
知柏地黄丸	滋阴降火	知柏地黄丸偏补阴;大补阴丸偏清虚热
六味地黄丸	滋阴补肾	肾阴不足

续表

中成药	功效	要　点
麦味地黄丸	滋肾养肺	肺肾两虚(麦冬入肺)
杞菊地黄丸	滋肾养肝	肝肾阴虚(菊花、枸杞子入肝),目疾眼干、口干、二便干
补肺活血胶囊	益气活血、补肺固肾	黄芪、赤芍、补骨脂,气虚血瘀,固肾而纳气平喘、止泻;与通心络比较作用力弱,提高氧分压、氧饱和度,增加心输出量、冠脉流量、降低心耗氧量
滋心阴颗粒	滋养心阴、活血止痛	心阴不足,瘀血阻滞(麦冬、北沙参、三七、赤芍)
金匮肾气丸	温补肾阳、化气行水	肾阳不足;气化不利、小便不利
右归胶囊	温补肾阳、填精止遗	补肾阳作用强于金匮,大辛大热,不宜久服
强肾片	补肾填精、益气壮阳	较金匮肾气丸、右归胶囊活血力强,六味地黄加减方(鹿茸、补骨脂、枸杞、杜仲、桑椹、丹参、益母草)
五子衍宗丸	补肾益精	夜尿多尤适,糖尿病慎(辅料蔗糖、但本身具有降血糖作用),饭前或进食同服
苁蓉益肾颗粒	补肾填精	三补(肉苁蓉、菟丝子、巴戟天)、三泻(五味子、茯苓、车前子)、平补
复方苁蓉益智胶囊	益智养肝、活血化浊、健脑增智	同时兼有肉苁蓉、何首乌的药物(益智、培元),肝肾亏虚、痰瘀阻络、血管性痴呆
补肾益脑丸	补肾生精、益气养血	补阳:鹿茸、枸杞、补骨脂;益气:红参、山药;滋阴:熟地、麦冬、玄参、五味子;养血:当归、川芎、酸枣仁、远志、朱砂;因含朱砂不宜久服
心脑欣丸	益气养阴,活血化瘀	颈椎、高血压引起红细胞增多,不能上供血液引起的晕眩,宜饭后服用
人参健脾丸	益气补血,健脾养心	气血不足、心脾两虚,四君+黄芪、当归、远志、酸枣仁、龙眼肉,温补气血、热邪内伏,阴虚脉数以及痰湿壅盛者慎用
金芪降糖片	清热泻火、补益中气	(黄连、黄芪、金银花)气虚兼内热,具有降血糖和血脂作用,阴阳两虚消渴和重度2型糖尿病者慎用
糖脉康颗粒	养阴清热、活血化瘀、益气固肾	气阴两虚兼有血瘀,淫羊藿兼有益肾作用
渴乐宁胶囊	益气养阴、生津止渴	气阴两虚
生脉饮(党参方)	益气、养阴生津	(党参、麦冬、五味子)气阴两虚,心悸气短、自汗
养心生脉颗粒	益气养阴、活血祛瘀	生脉饮加减方,(木香、佛手)行气解郁,(丹参、赤芍)活血

9. 安神剂

中成药	功效	要　　点
天王补心丹	滋阴养血、补心安神	心肾阴虚,因含朱砂不可久服,可兼治大便干燥
安神补心胶囊	养心安神	整体偏凉,心血不足,虚烦内扰
清脑复神液	养心安神、化痰醒脑、活血通络	神经衰弱、失眠,含有酒精,清心安神化痰
枣仁安神液	补心安神	(酸枣仁、丹参、五味子)心血不足引起失眠、心悸
心神宁片	养血除烦、宁心安神	心肝血虚,心主神志、肝主情绪
活力苏口服液	益气补血、滋养肝肾	气血、肝肾亏虚失眠,老年人失眠,含何首乌
七叶神安片	益气安神、活血止痛	安神,镇静
九味镇心颗粒	养心补脾、益气安神	心脾两虚,失眠、不思饮食,注意肝功能和白细胞减少
百乐眠胶囊	滋阴清热、养心安神	肝郁阴虚失眠

10. 祛瘀药

中成药	功效	要　　点
麝香保心丸	芳香温通、益气强心	温,含有麝香、蟾酥等开窍药,孕妇禁用,不宜与洋地黄类药物同用
保利尔胶囊	行气活血、化瘀解滞、升清降浊	气滞血瘀、痰浊阻滞、降脂降压,对肾功能可能有影响
参芍片	活血化瘀、益气止痛	白芍、人参,气虚血瘀,偶有大便溏稀
参松养心胶囊	益气养阴、活血通络、清心安神	生脉饮(人参方)、酸收:山茱萸、酸枣仁、龙骨,活血:赤芍、土鳖虫、丹参,常用于抗心肌缺血、抗心律失常
复方地龙胶囊	化瘀通络、益气活血	因含鲜地龙、饭后服用,气虚血瘀,药性温热、不宜用于痰热、火郁等证
脑得生片	活血化瘀、通经活络	三七、川芎、红花、葛根、山楂,活血作用力强,药性偏平
心灵丸	活血化瘀、益气通脉、宁心安神	人工麝香、牛黄、熊胆、水牛角等
复方丹参滴丸	活血化瘀、理气止痛	药性偏凉,丹参、三七、冰片
冠脉宁片	活血化瘀、行气止痛	桃红四物加减,瘀血阻滞所致胸痹
乐脉颗粒	行气活血、化瘀通脉	气滞血瘀,与脑得生相似,另加行气药物(香附、木香)
心可舒片	活血化瘀、行气止痛	与脑得生、乐脉相似
血府逐瘀胶囊	活血祛瘀、行气止痛	桃红四物+桔梗、柴胡、牛膝

续表

中成药	功效	要 点
脉络宁颗粒	**清热养阴、活血祛瘀**	牛膝、玄参、石斛、金银花
通塞脉片	**活血通络、益气养阴**	与脉络宁相比兼有益气养血(当归、黄芪、党参、甘草)之功
培元通脑胶囊	**益精填髓、息风通络**	(全蝎、水蛭、地龙)个别患者偶有恶心
冠心苏合胶囊	**理气宽胸、止痛**	**药性偏温**
速效救心丸	行气活血、祛瘀止痛	川芎、冰片
通心络胶囊	益气活血、通络止痛	人参、冰片、酸枣仁、三香(檀香、降香、乳香)+动物药(水蛭、全蝎、蝉蜕、土鳖虫、蜈蚣),活血力强
灯盏生脉胶囊	益气养阴、活血健脑	灯盏细辛,辛、微苦、温,散寒解表、活血舒筋、止痛,扩张血管、增加血流,尤其脑血流
脉血康胶囊、脑血康胶囊	破血、逐瘀、通脉止痛	主要成分水蛭,可引起消化道反应
心脑康胶囊	活血化瘀、通窍止痛	兼鹿心粉可改善心功能,远志、酸枣仁可安神解郁
血栓心脉宁片	益气活血、开窍之痛	适用气虚血瘀,含水蛭、蟾酥、人参茎叶总皂苷
大黄䗪虫丸	活血破瘀	有降低转氨酶,减轻肝脏病理损害作用

11. 理气药

中成药	功效	要 点
舒肝丸	疏肝和胃、理气止痛	含朱砂,不宜过量久服,肝肾功能不全慎用
枳术宽中胶囊	健脾和胃、理气消痞	可用于气滞痞满,有一定的促进胃肠道功能和镇痛作用,其通便作用较芪蓉润肠胶囊弱

12. 消导剂

中成药	功效	要 点
开胸顺气丸	消积化滞、行气止痛	猪牙皂,不能久用,温,行气(陈皮、木香、姜厚朴),活血(醋三棱、醋莪术)+槟榔、牵牛子
四磨汤口服液	顺气降逆、消积止痛	木香、枳壳、槟榔、乌药,药性偏温,腹部手术后促进肠胃功能的恢复(术后 12 小时给药,再 6 小时给药,再续用遵医嘱),冬天可将药物置温水中加热后服用
越鞠保和丸	疏肝解郁、开胃消食	越鞠丸+木香、槟榔
加味保和丸	健胃消食	因含麦芽可回乳,哺乳期慎用
活胃散	理气和胃、降逆止呕	含有 $NaHCO_3$,可用于肝郁气逆,脾胃不和诸症

71

13. 治风剂

中成药	功效	要 点
芎菊上清丸	清热解毒、散风止痛	药性偏凉,外感风邪引起头痛、风热
通天口服液	活血化瘀、祛风止痛	药性偏温,含有茶叶,瘀血阻滞、风邪上扰所致诸症
牛黄降压丸	清心化痰、平肝安神	肝阳上亢或痰火壅盛
强力定眩片	降压、降脂、定眩	痰热证引起的晕眩、头痛
全天麻胶囊	平肝、息风	药性平和,专入肝经,用于肝风上扰所致晕眩、头痛、肢体麻木
松龄血脉康胶囊	平肝潜阳、镇心安神	高:痰热证的肝阳上亢、降压、调脂,有利于代谢产物排出
复方罗布麻颗粒	清热、平肝、安神	肝阳上亢引起高血压失眠,清热、降脂
小活络丸	祛风散寒、化痰除湿、活血止痛	胆南星、川乌,不宜长期大剂量应用,乌头碱可损害心肌引起心律失常、药疹、急性胃黏膜出血

14. 祛湿剂

中成药	功效	要 点
强力天麻杜仲胶囊	散风活络、舒筋止痛	抑制血小板聚集,改变血液流变性,减轻脑水肿,改善学习和记忆力
黑骨藤追风活络胶囊	祛风除湿、通络止痛	药性偏温,主用于风寒湿痹,肩臂腰腿疼痛
脉络舒通颗粒	清热解毒、化瘀通络、祛湿消肿	含有水蛭、全蝎、蜈蚣,服用可有胃肠道反应
黄葵胶囊	清利湿热、解毒消肿	药性偏凉,主用于慢性肾炎之湿热证
肾炎康复片	益气养阴、健脾补肾、清除余毒	气阴两虚、脾肾不足、水湿内停所致水肿,慢性肾炎、蛋白尿、血尿
癃清片	清热解毒、凉血通淋	抗菌、抑制前列腺增生、利尿
金天格胶囊	健骨作用	人工虎骨粉,抗炎、止痛作用

15. 常用中药注射剂

药物	功效	要点	主治与适应证
注射用血栓通	活血祛瘀、通脉活络	禁用于脑出血急性期	瘀血阻络、中风偏瘫、胸痹心痛以及视网膜中央静脉阻塞症
苦碟子注射液	活血止痛、清热祛瘀	10ml 溶媒不少于 100ml,每 10ml 药液应用不少于 100ml 的葡萄糖或氯化钠注射液稀释后使用,滴速以每分钟 40～60 滴为宜。近期出血或者出血倾向禁用	瘀血闭阻的胸痹

续表

药物	功效	要点	主治与适应证
复方苦参注射液	清热利湿、凉血解毒、散结止痛	无明显全身毒副作用,局部可有轻度刺激	癌肿疼痛、出血
舒血宁注射液	扩张血管、改善微循环	辅料95%酒精	缺血性心脑血管疾病
参附注射液	回阳救逆、益气固脱	溶媒5%～10%葡萄糖,不良反应偶有心动过速、尿潴留	阳气暴脱的厥脱证(感染性、失血性、失液性休克),阳虚气虚所致惊悸、喘咳、泄泻、痹症等
注射用丹参	活血通脉	药性偏凉	胸痹血瘀证,症见胸部刺痛、绞痛、痛有定处,冠心病见上述症状者
苦黄注射液	清热利湿、疏肝退黄	辅料氢氧化钠,严重心肾功能不全禁用,可出现消化道、过敏等	湿热黄疸,也用于黄疸型病毒性肝炎
参芎葡萄糖注射液	活血化瘀	脑出血倾向患者忌用,不宜与碱性注射剂配伍	闭塞性脑血管病以及其他缺血性血管疾病
痰热清注射液	清热、化痰、解毒	风温肺热	风温肺热病痰热阻肺证,症见发热、咳嗽等,肺炎早期、急性支气管炎、慢支急性发作以及上感见上述症状者
康艾注射液	黄芪、人参、苦参素	反藜芦	原发性肝癌、肺癌、直肠癌、淋巴癌、妇科恶性肿瘤;白细胞低下以及减少症,乙肝
参芪扶正注射液	益气扶正	内热者忌用,以免助热动血,非气虚者可轻度出血	肺脾气虚引起的神疲乏力,少气懒言,自汗晕眩;肺癌、胃癌见上述症状者
银杏达莫注射液	银杏总黄酮、双嘧达莫	辅料维生素C	预防和治疗冠心病、血栓栓塞性疾病
醒脑静注射液	清热解毒、凉血活血、开窍醒脑	芳香走窜,孕妇禁用	气血逆乱,脑脉瘀阻,中风昏迷,外伤头痛,酒精中毒昏迷,脑栓塞,脑出血急性期,颅脑外伤,酒精中毒见上述症状者
热毒宁注射液	清热、疏风、解毒	青蒿、金银花、栀子	外感风热所致感冒、咳嗽,症见高热、微恶风寒、咳嗽、痰黄,上感或急性支气管炎见上述症状者
丹红注射液	活血化瘀、通脉舒络	出血倾向者禁用、孕妇以及哺育期妇女忌用	瘀血闭阻所致胸痹以及中风,证见:胸痛,心悸,口眼歪斜;冠心病、心绞痛、心肌梗死、瘀血性肺心病、缺血性脑病、脑血栓

续表

药物	功效	要点	主治与适应证
红花黄色素氯化钠	活血、化瘀、通脉	滴速不高于30滴/分	心血瘀阻证,症见胸痛、胸闷、心悸,冠心病稳定型劳累性心绞痛
醒脑静注射液	清热解毒、凉血活血、开窍醒脑	脑梗死急性期或者恢复期,脑出血目前尚不明确	气血逆乱、脑脉遇阻所致中风昏迷,外伤+酒毒攻心所致昏迷
注射用血塞通	活血祛瘀、通脉活络	药性偏平	中风偏瘫、瘀血阻络证;动脉粥样硬化血栓性脑梗死、脑栓塞、视网膜中央静脉阻塞见瘀血阻络证
艾迪注射液	清热解毒、消瘀散结	斑蝥、人参、黄芪、刺五加	原发性肝癌、肺癌、直肠癌、恶性淋巴瘤、妇科恶性肿瘤等
参麦注射液	益气固脱、养阴生津、生脉	红参、麦冬	治疗气阴两虚型诸症,能提高肿瘤病人免疫机能,减少化疗药物所引起的毒副作用
鸦胆子油乳注射液	消肿散结(抗肿瘤)	用药后可有油腻感,恶心、厌食等不适,生理盐水250ml,稀释后立即用	肺癌、肺癌脑转移以及消化道肿瘤
肾康注射液	降逆泄浊、益气活血、通腑利湿	10%葡萄糖,滴速20～30滴	慢性肾功能衰竭,属湿浊血瘀证;症见口中黏腻、面色晦暗、身重困倦、肌肤甲错、舌质紫暗有瘀点、舌苔厚腻

16. 其他

中成药	功效	要点
丹参酮胶囊	抗菌消炎	丹参乙醇提取物,用于痤疮、扁桃腺炎、疖
康复新液	通利血脉、养阴生肌	促进肉芽组织生长、抗炎、提高机体免疫、对消化性溃疡有保护作用
小金胶囊	散结消肿、化瘀止痛	主用于瘰疬、瘿瘤、乳癖
槐耳颗粒	扶正固本、活血消癥	槐耳菌质性状,适用于正气虚弱,肝癌
金水宝胶囊	补益肺肾、秘精益气	肺肾两虚,适用于慢支、慢性肾功能不全
贞芪扶正胶囊	补气养阴	气阴不足,常用于术后,可提高免疫、升血细胞,保护骨髓等功能
黄氏响声丸	疏风清热、化痰散结、利咽开音	风热外束所致急慢性喉瘖,主要表现为声音嘶哑
金喉健喷雾剂	祛风解毒、消肿止痛、清咽利喉	风热所致口咽不适

续表

中成药	功效	要　点
云南白药胶囊	化瘀止血、活血止痛、解毒消肿	较重的跌打损伤可先服用保险子1粒,轻伤或其他病症不必服,保险子放置在标有"保险子"字样的透明胶囊内,使用时将透明胶囊帽体分离即可取出,切勿吞服透明胶囊
正红花油	祛风止痛	两岁以下儿童禁用,皮肤、黏膜破损处禁用
仙灵骨葆胶囊	滋补肝肾、接骨续筋、强筋健骨	内含淫羊藿,孕妇禁用,主用于肝肾不足,瘀血阻络,筋骨失养所致诸症

（三）常见中西药联用禁忌

中药	不宜联用西药
麻黄	降压药、镇静催眠药、强心苷、肾上腺素等
桑叶	氢氧化铝制剂、钙制剂、亚铁制剂
柴胡	氢氧化铝制剂、钙制剂、亚铁制剂、维生素C
石膏	四环素类、喹诺酮类、异烟肼、泼尼龙
知母	酸性较强的药物如维生素C、烟酸、谷氨酸,β-受体拮抗药
栀子	镇静剂、麻醉药配伍应用,阿托品以及β-受体拮抗药同用
夏枯草	含钾量高或者保钾制剂同用
决明子	碱性药物同用,另具有降血压作用,与降血压药物合用需注意
黄芩	维生素C、洋地黄类强心苷、普萘洛尔
黄连	洋地黄类强心苷、酶制剂、生物碱类、重金属、碘化物
黄柏	洋地黄类强心苷、酶制剂
龙胆	维生素C
白鲜皮	肾上腺素类药物、催产素
大青叶	酸性药物、菌类制剂
山豆根	磺胺类、氨茶碱、硫酸亚铁、洋地黄、制酸药、左旋多巴;链霉素、庆大霉素、青霉素
土茯苓	慎与氨茶碱同用
牡丹皮	不宜与抗凝药、巴比妥类同用
白薇	钙盐、保钠排钾药物
地骨皮	铁剂
大黄	异烟肼、利福平、维生素B族、四环素、咖啡因、茶碱、苯巴比妥
芒硝	阿托品等抗胆碱药物
番泻叶	阿司匹林等消炎镇痛药

续表

中药	不宜联用西药
芦荟	碱性药物如碳酸氢钠
火麻仁	阿托品等抗胆碱药物
郁李仁	安定类镇静催眠药及麻醉药
芫花	硫酸亚铁、磺胺类、氨茶碱、制酸药、洋地黄类、左旋多巴及四环素
独活	阿托品类药物
川乌	麻黄碱、碱性较强的药物如阿托品、氨茶碱、咖啡因等
蕲蛇	吗啡、巴比妥类药物、氯丙嗪等中枢抑制药物
木瓜	磺胺类、氨基糖苷类、氢氧化铝、氨茶碱、利福平、阿司匹林、吲哚美辛
青风藤	去甲肾上腺素
秦艽	奎宁、强心苷、阿托品、降血糖药
防己	异丙嗪、去甲肾上腺素、士的宁
络石藤	降压药、扩张血管药物
桑寄生	含金属离子的西药如氢氧化铝、钙制剂、亚铁制剂
厚朴	肾毒性药物
砂仁	维生素 C
泽泻	降血糖、降血压以及保钾利尿药物
滑石	四环素类、异烟肼、泼尼松龙、维生素 C、硫酸镁
萹蓄	酶类、氯化钙、硫酸亚铁、维生素 B_1、四环素类
地肤子	氢氧化铝、考来烯胺
海金沙	苏打片、碳酸钙、维生素 C
石韦	铁剂
草薢	含金属的盐、硫酸亚铁、次碳酸铋
茵陈	洋地黄类
金钱草	东莨菪碱、咖啡因以及磺胺类药物
虎杖	四环素、异烟肼、麻黄碱、碳酸氢钠
附子	强心苷、奎尼丁和普鲁卡因
吴茱萸	同附子
高良姜	乙酰胆碱、组胺类药物
丁香	乙酰胆碱、组胺、氯化钡
陈皮	洋地黄、酚妥拉明、碳酸钙、硫酸镁、硫酸亚铁、氢氧化铝
枳实	单胺氧化酶抑制剂、碳酸钙、硫酸镁、硫酸亚铁、氢氧化铝、洋地黄

续表

中药	不宜联用西药
薤白	胃黏膜刺激作用的药物
川楝子	神经肌肉传递阻断剂类药物
山楂	氨基糖苷类、大环内酯类抗生素、磺胺类药物、乙酰化物
神曲	四环素、阿司匹林、鞣酸蛋白、烟酸
麦芽	四环素、阿司匹林、鞣酸蛋白、烟酸、单胺氧化酶抑制剂
鸡内金	四环素、阿司匹林、鞣酸蛋白、烟酸
使君子	茶叶
槟榔	碘离子制剂、含金属类药物、碱性较强药物、地高辛、咖啡因、苯丙胺
雷丸	四环素类
地榆	抗生素、异烟肼、维生素 B_1、维生素 B_6、含金属类药物、生物碱、洋地黄、酶类药物
槐花	降压药物、钙制剂、铁制剂
侧柏叶	氢氧化铝制剂、钙制剂、亚铁制剂
三七	洛美沙星、尼美舒利、三七总皂苷
蒲黄	乙酰胆碱、肾上腺素受体阻滞药
藕节	酶制剂及含铁补血剂
川芎	阿司匹林、肝素钠、链激酶等抗凝血、溶栓药物
延胡索	制酸药如 H_2 受体拮抗剂、铝碳酸镁、碳酸氢钠
姜黄	阿司匹林、氯吡格雷、双嘧达莫,慎与降压药物联用(姜黄素具有短而强降血压作用)
没药	胃刺激大的药物如非甾体抗炎药
丹参	阿司匹林及非甾体类抗炎药、溶栓药、维生素 B_1、喹诺酮类、头孢拉定、川芎嗪注射液、维生素 C、维生素 K、凝血酶、阿托品等药物
红花	阿司匹林及非甾体抗炎药、溶栓药等
鸡血藤	抗凝药、血小板聚集抑制剂以及具有负性肌力的药物
王不留行	抗血小板聚集药及非甾体类抗炎药
月季花	钙剂以及其他微量元素
土鳖虫	β-受体拮抗药、钙通道阻滞剂
马钱子	巴比妥类
儿茶	维生素 B_1、抗生素、苷类(洋地黄、地高辛、可待因)、生物碱(麻黄碱、阿托品)、酶制剂等
水蛭	阿司匹林、肝素钠等抗凝药
半夏	阿托品等 M 胆碱受体阻滞药、镇静药(有协同作用)
天南星	镇静药(有协同作用)

续表

中药	不宜联用西药
旋覆花	氢氧化铝、钙制剂、铁制剂等
川贝母	酶制剂、碳酸氢钠、地高辛、咖啡因、苯丙胺类
前胡	异丙肾上腺素
海藻	异烟肼
苦杏仁	可待因、吗啡、哌替啶、苯巴比妥等具有中枢抑制作用药物、酸性药物
百部	酶制剂、碱性较强药物、阿托品、氨茶碱、咖啡因
桑白皮	阿托品、泻药
白果	可待因、吗啡、哌替啶、苯巴比妥等镇咳药物
朱砂	茶碱、普萘洛尔以及含溴、碘的物质
龙骨	洋地黄类强心苷、硝苯地平
酸枣仁	巴比妥类药物
石决明	四环素类、异烟肼、维生素C、洋地黄类药
珍珠母	四环素类、异烟肼、磷酸盐、硫酸盐、洋地黄
赭石	四环素类、异烟肼、泼尼龙、维生素C
罗布麻叶	洋地黄类强心苷
羚羊角	小檗碱
牛黄	水合氯醛、苯巴比妥等镇静药,肾上腺素、阿托品
珍珠	四环素类、异烟肼、磷酸盐、硫酸盐、洋地黄强心苷
钩藤	肾上腺素、去甲肾上腺素
天麻	免疫抑制剂
地龙	阿司匹林、吲哚美辛、左旋多巴
全蝎	类固醇、降压药
麝香	普罗帕酮、奎尼丁
石菖蒲	乙酰胆碱、硫酸亚铁
蟾酥	地高辛等洋地黄类
人参	利多卡因、普萘洛尔、吩噻嗪类、呋塞米、维生素C、烟酸等酸性药物,地高辛等强心药物,硫酸亚铁等含金属盐类药物
西洋参	维生素C、烟酸等酸性强的药物,可待因、吗啡、哌替啶、苯巴比妥
党参	硫酸亚铁、维生素B_1、四环素、利福平、洋地黄类
太子参	维生素C、烟酸等酸性强的药物,可待因、吗啡、哌替啶、苯巴比妥
黄芪	降血压药物,强心苷类药物,肝素、华法林、阿司匹林

续表

中药	不宜联用西药
白术	抗菌药物如青霉素、链霉素类,降血糖药物如甲苯磺丁脲,抗组胺药,利尿药,汞剂、碘剂、砷剂
山药	维生素C、烟酸、谷氨酸及胃酶合剂
甘草	奎宁、阿托品、麻黄碱、强心苷类、排钾利尿药、阿司匹林、糖皮质激素
当归	降压药、肝素、华法林、阿司匹林
何首乌	碱性药物、肾上腺皮质激素、肾上腺素、去甲肾上腺素、异丙肾上腺素
白芍	降血压药、强心苷类药物、肝素、华法林、阿司匹林、茶碱
枸杞	庆大霉素、妥布霉素、阿托品
女贞子	碱性药物
龟甲	四环素
鳖甲	四环素、异烟肼、洋地黄、磷酸盐、硫酸盐
五味子	磺胺类、氨基糖苷类、强心苷类、氢氧化铝、氨茶碱、利福平、阿司匹林、吲哚美辛、咖啡因、肾上腺素
乌梅	磺胺类、氨基糖苷类、氢氧化铝、氨茶碱、利福平、阿司匹林、吲哚美辛、维生素B_{12}
五倍子	麻黄碱、奎宁等生物碱,硫酸亚铁、洋地黄类强心苷、利福平、磺胺类药物、氢氧化铝、胃蛋白酶、林可霉素
诃子	生物碱、亚铁盐制剂、碳酸氢钠、异烟肼、磺胺类
肉豆蔻	镇静药、麻醉药
赤石脂	维生素C、四环素
山茱萸	磺胺类、氨基糖苷类、氢氧化铝、氨茶碱、利福平、阿司匹林、吲哚美辛
金樱子	奎宁、麻黄碱、阿托品、强心苷类、降糖药、阿司匹林、排钾利尿药
海螵蛸	四环素、异烟肼、洋地黄、磷酸盐、硫酸盐、单胺氧化酶抑制剂、铁剂、青霉素类、头孢菌素
雄黄	铁制剂、硝酸盐
硫黄	氯丙嗪、硫喷妥钠等对中枢神经有抑制作用的药物

二、沟通技能

随着社会的发展,患者对于医疗服务水平的要求不断提高,以患者为中心的药学服务成为药师药学服务的主要职责。中药临床药师在进行药学查房的过程中,应该具备良好的沟通能力,药师与患者沟通时必须在表达其专业性的同时力求语言通俗易懂。

1. 沟通的概念 沟通是人与人之间、人与群体之间思想与感情的传递和反馈的过程,以求思想达成一致和感情的通畅。中药临床药师在药学查房中不仅需要具备扎实的药学、临床知识,还需要具备较强的沟通技巧。

2. 沟通的作用 药师与患者的沟通具有两个基本功能:①建立相互信任的思想和情感

联系;②信息交换,有助于药师获知患者病情的基本情况、完成疾病的治疗和评价治疗作用。

3. 药师沟通技巧分类　药师在临床中沟通技巧主要包括语言沟通技巧和非语言沟通技巧。

(1) 语言沟通技巧介绍:语言沟通主要包括书面语言和口头语言。

书面语言:以文字或符号为传递信息的工具的书面沟通方式,临床常见为临床知识宣讲板报、健康教育宣传册、药物说明卡片。

口头语言:以言语为传递信息的工具,包括交谈、演讲、电话等形式,临床常见为患者病情交谈、社区宣教、电话随访等形式。

(2) 非语言沟通介绍:利用语言以外的其他沟通元素传递信息的过程,主要包括副语言沟通、身体语言沟通以及环境语言沟通等。

副语言:伴随声语言出现的特殊语言现象,如重音、语调、语顿、语速以及笑声等。

身体语言:形象语言、肢体语言、面部表情语言等。

环境语言:空间距离、讲求界域礼貌、尊重他人的领域权。

4. 特殊人群的沟通技巧

(1) 与患者沟通的原则:随着医院体制改革和临床中药学的发展,医院药学功能正在逐步转型。患者是医疗服务的中心,以患者为中心的药学服务模式将成为医院药学部门发展的方向。与患者直接接触的药学服务除了要求药师具备良好的专业知识,丰富的实践经验、信息方面的支持外,还要求药师具备较强的学习能力和良好的沟通能力。

与患者沟通的原则:①确保信息以最清晰的方式传递并可为对方理解;②关心患者的主诉,但需合理引导,避免患者无重点的诉说;③防止误解。

(2) 与老年人沟通技巧

1) 根据老年患者理解能力来把握语速以及每次传达信息量。衰老会影响学习的过程,但不影响学习能力,某些老年人对信息处理速度较慢。

2) 根据经验,循序渐进引导老年患者,改善他们的行为方式。某些老年患者短期记忆力和注意力可能减弱,学习和处理问题能力会下降。

3) 关注老年患者的价值观和心理。老年患者与我们中药临床药师生活的年代差别较大,价值观难免差异较大,另外老年患者心理变化也较为敏感,因此中药临床药师在药学查房中应理解老年患者的价值观和关注老年患者的心理变化。

(3) 与儿童患者沟通技巧(Bush 提出关于儿童用药教育的方法)

1) 试着与认知有一定发展水平的患儿沟通。与儿童沟通一般是 3 人参加,包括药师、儿童和家长,有研究表明与儿童沟通关于病情以及药物的治疗,儿童的配合度更高,且家长能够更好地照顾患儿。

2) 用开放性的提问方式,不要用是否的提问方式,这样才能评估儿童的理解能力。

3) 用简单的说明性语句。

4) 询问他们是否有问题要咨询。

5) 增加动作以及书面的交流。

(4) 特殊情况下的沟通技巧

1) 与精神病患者沟通需要考虑一些基本的道德问题,在关注精神病患者药物信息与效果的同时需要多向他们的医师咨询。依具体情况提供药物治疗信息、药物效果以及药物不良反应。

2）与艾滋病患者沟通需要不要用有别于其他患者的方式对待他们,理解艾滋病患者面对疾病和舆论两方面的压力,同时随着社会的进步,艾滋病的生存周期得到延长,我们药师也需要调整观点,把 HIV 看成一种慢性疾病。

3）与癌症患者沟通,需要与他们面对面交谈,以评估他们的理解力、身体状况以及对药物是否适应,药师多表达出自己的关心和自己药学专业特长,能够使患者更愿意表达他们的感受。

4）交流障碍患者沟通技巧。这类患者主要包括视觉障碍、听觉障碍、语言障碍、教育背景弱的患者,根据患者情况可采用相应的补救措施如增大字体、增加光强度,提高患者视话技巧,用手语、书写、图示等方法促进沟通的完成。

第四节 案 例 分 析

案例:患者赵某,21 岁,以"发热半月,突发左侧肢体无力 5 天"为主诉,收住入院。入院后体格检查:言语欠清,记忆力稍差。左侧鼻唇沟浅,伸舌稍左偏,左侧上、下肢肌力四级,左侧针刺觉可疑减退,颈稍强。西医诊断为:颅内病变性质待查(中枢性神经系统非特异性炎性疾病可能性大)。

患者身体羸瘦,神可,面色少华,手脚发凉,有汗,二便调。舌体胖大,舌质淡,舌苔白,舌根微腻(如图 2-2-3),脉沉细,依据《中国中西结合神经系统疾病指南》中医辨证分型属于气虚不固。

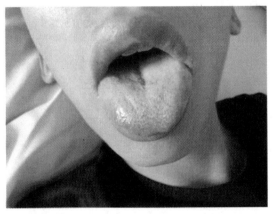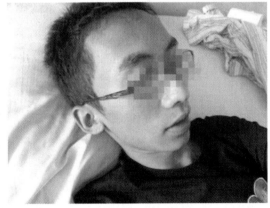

图 2-2-3 患者舌象及面色图

入院后给予改善循环的舒血宁注射液、注射用七叶皂苷钠;营养神经的肌注维生素 B_1、B_6、B_{12};静脉点滴醒脑静注射液开窍醒神。治疗三天后出现排便次数增多,一日 4～5 次,大便质稀,腹痛,分析大便次数增多的原因,治疗药物的选择是否存在问题。

分析:患者治疗 3 天后出现消化道症状,中药临床药师与医师一起分析认为:患者中医辨证为气虚不固,应使用益气固摄的温补中药。该患者使用醒脑静注射液为偏寒凉的药物,药物组成为麝香、郁金、冰片、栀子。功能主治:清热解毒,凉血活血,开窍醒脑。用于气血逆乱,脑脉瘀阻所致中风昏迷,偏瘫口喝;外伤头痛,神志昏迷;酒毒攻心,头痛呕恶,昏迷抽搐。脑栓塞、脑出血急性期、颅脑外伤,急性酒精中毒见上述症候者。使用该药可能会引起患者腹泻、腹痛。故药师建议停用醒脑静注射液,医师采纳。停药两天后患者腹泻好转。

点评:中药注射液在辨证使用的过程中要注意其药性,常用中药注射液药性如:血塞通注射液(平性)、苦碟子注射液(寒性)、醒脑静注射液(凉性)、丹参注射液(凉性)、刺五加注射液(温性)、参附注射液(热性)。

【实践思考题】

1. 药学查房的分类有哪些?
2. 药学查房的流程?
3. 药学查房过程中沟通技巧分类及注意事项?

（庄伟　刘金伟　毛敏）

【参考文献】

[1] 王育琴,李玉珍,甄健存.医院药师基本技能与实践.北京:人民卫生出版社,2013

[2] 高清芳,刘高峰,颜青.临床药学工作指南.第2版.北京:人民卫生出版社,2011

[3] Larry E. Boh.药学临床实践指南.陆进,常明,主译.北京:化学工业出版社,2007

[4] 中国药学会医院药学专业委员会.医疗机构药学工作质量管理规范.北京:人民卫生出版社,2013

[5] 中国药学会医院药学专业委员会.中国药历书写原则与推荐格式.北京:人民卫生出版社,2013

[6] 田德禄.中医内科学.北京:人民卫生出版社,2004

[7] 万学红,卢雪峰.诊断学.第8版.北京:人民卫生出版社,2013

[8] 国家药典委员会.临床用药须知.北京:中国医药科技出版社,2012

[9] 张冰.临床中药学(新世纪全国高等中医药院校创新教材).北京:中国中医药出版社,2012

[10] 雷载权,张廷模.中华临床中药学.北京:人民卫生出版社,1998

[11] 谢宗万.中药材品种论述.上海:上海科学技术出版社,1984

第三章 / 医嘱审核

【本章学习要点】

1. 掌握医嘱审核的定义；
2. 熟悉医嘱审核的依据；
3. 掌握医嘱审核的流程；
4. 掌握医嘱审核的主要内容和方式；
5. 熟悉医嘱审核的实施主体及要求；
6. 掌握医嘱审核的沟通反馈方式及要求。

【工作流程图】

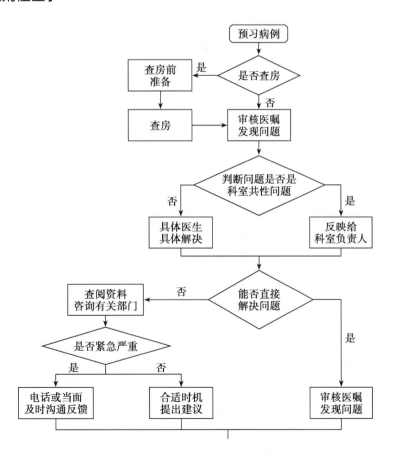

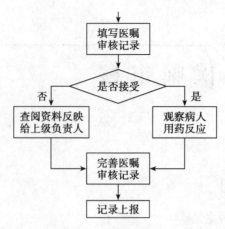

图 2-3-1 医嘱审核工作流程图

第一节 概 述

一、医嘱的定义

医嘱(orders)是指医师在医疗活动中下达的医学指令,是医师根据住院患者病情的需要拟定的治疗、检查等计划的书面嘱咐。医嘱必须由已经取得执业医师资格(或者助理执业资格)与注册资格的医务人员开具,属于广义处方的范畴,具有法律意义。医嘱的内容包括床号、姓名、日期、时间、护理常规、护理级别、隔离种类、饮食、药物及其剂量和用法、各种检查和治疗、术前准备、医生和护士的签名等。医嘱内容及起始、停止时间应当由医师书写,其内容应当准确、清楚,每项医嘱应当只包含一个内容,并注明下达时间,应当具体到分钟。

医嘱根据执行频次的不同,可分为长期医嘱、临时医嘱和备用医嘱。

1. 长期医嘱(standing orders) 医嘱自开写之日起,有效时间在 24 小时以上,当医生注明停止时间后失效。

2. 临时医嘱(temporary orders) 医嘱有效时间在 24 小时以内,一般只执行 1 次,并应在短时间内执行,有的临时医嘱需立即执行,有的限定执行时间。

3. 备用医嘱(standby orders) 包括长期备用医嘱和临时备用医嘱。长期备用医嘱是指有效时间在 24 小时以上,需要时使用,医生注明停止时间医嘱方为失效,并需注明间隔时间。临时备用医嘱仅在 12 小时内有效,必要时使用,只执行 1 次,过期尚未执行即失效。

二、医嘱审核的定义

医嘱审核是药师为了确保病人的用药安全有效,对医师所开具的医嘱进行审核工作。医嘱审核可以规范医师的处方行为,是药师直接干预不合理用药的重要手段。

三、医嘱审核的依据与实施主体

医嘱审核应以《处方管理办法》《医疗机构药事管理规定》、药品说明书、各种疾病用药指南、国内外相关医药学文献、教科书等作为审核的依据。执行医嘱审核工作的人员可以是住院药房药师,也可以是中药临床药师。住院药房药师在进行调配医嘱之前进行医嘱审核,完成医嘱审核后方可调配。中药临床药师则可以在跟随医生查房时对医生开具的医嘱进行实时审核,或随时查看病例管理系统进行医嘱审核,中药临床药师需对病人的基本情况、疾病情况有充分的认识,能参与用药方案的设计。本章节主要讲述的是中药临床药师医嘱审核相关内容。

第二节 医嘱审核的内容和方式

一、医嘱审核的审核内容

1. 审查药物过敏史 药物过敏史的审查是在获取病人既往过敏原或过敏类信息的基础上,审查病人用药处方中是否存在与病人既往过敏物质相关的、可能导致类似过敏反应的药品。中药或者中成药并不是绝对安全无害的,许多中药和中成药都会导致过敏反应,特别是中药注射剂。如双黄连粉针,其主要成分包含金银花、连翘、黄芩,具抗菌消炎作用,金银花中含有绿原酸和异绿原酸,不仅具抗菌、抗病毒作用,也可能具有致敏原作用,可引起变态反应。有报道双黄连粉针可致全身剥脱性皮炎、休克等。一些医疗单位使用的中药,例如陈皮、何首乌、黄连、延胡索、泽泻、大黄、灯盏花、红花、菊花、血竭、三七、番泻叶、苦参、银杏叶、雷公藤、巴豆、穿心莲、僵蚕、鸦胆子、辛夷、天麻、栀子等,都曾有过过敏反应的报道;一些中成药,例如藿香正气水、心通口服液、银黄口服液、银翘解毒口服液、川贝止咳露、脑立清片、正红花油、脑力宝丸、金水宝胶囊、牛黄解毒片、急支糖浆、双黄连口服液等,也曾报道过有过敏反应发生。

2. 审查临床诊断与用药是否相符 辨证论治是中医认识疾病和治疗疾病的基本原则,正确的辨证是遣方用药的关键,是合理使用中药的基础。例如感冒可以分为不同的证型,不同的证型其用药不同,风寒感冒宜用发散风寒的辛温解表药,如感冒清热颗粒;风热感冒应用辛凉解表药疏散风热,如双黄连口服液;暑热感冒应清暑祛湿解表,如藿香正气软胶囊;体虚感冒以益气解表为主,可选用玉屏风散。

3. 审查给药途径 医嘱中药品可能存在剂型与给药途径不匹配的问题,如片剂不可注射、滴眼液不可口服等。也可能存在外用内服的可能。在中药处方中,如有硫黄、明矾、轻粉、冰片、樟脑、蛇床子、五倍子等中药时,需注意是否为外用处方。

4. 审查药物的用法、用量 药物的剂量决定着药物的作用和不良反应。因为中成药具有处方严谨、疗效确切、毒副作用小、服用携带方便等特点,在临床上被广泛使用。但有些医师特别是西医师在用药上不考虑患者的年龄、性别、重要器官的功能状态等因素便随意加大剂量,很容易造成不良反应的发生。还需关注中药注射剂的输液速度、输液顺序、输液总量,特别是心衰、肾衰以及发热患者。

5. 药师需审核药品的剂量 审核药品剂量是否处于说明书或者参考资料所提示的正确的范围内,对最大、最小剂量(次剂量、日剂量)、极量(次极量、日极量)、用药频率、用药持续时间、终身累积量进行审查。例如跌打七厘片,天王补心丹等含朱砂的药物,不宜长期或超量服用,以免汞离子在身体蓄积造成汞中毒。特别对于一些有毒、作用峻猛中药的超剂量使用则还需与患者签知情同意书。还需注意的是审查隐藏的超剂量用药,即药物合用后的剂量是否超剂量,比如汤剂含有附子,而同时使用中成药附子理中丸中也含有附子,单用可能不超剂量,但合用之后则会超剂量。审查药物相互作用,两两药物联用可能产生的不良相互作用。这些相互作用可能导致毒性增强、药效降低等变化,使药品的实际使用效果发生改变,导致不良反应的发生,是临床用药中需要密切关注的问题。中药饮片与中成药、中成药与中成药、中药饮片与中药饮片的配伍禁忌应基本遵循"十八反"与"十九畏"的原则。其中中药饮片与中成药之间、中成药与中成药之间的配伍禁忌要特别注意,容易忽略。

随着中西医结合工作的深入开展,中西药并用的概率也越来越高。中药与西药合理配伍应用可以提高疗效,降低药物毒副反应,但是有些中药与西药配伍能使药物疗效降低,甚至产生毒副反应。

中药能改变西药的药代动力学,如醋炙药品、五味子、山萸肉、乌梅、木瓜、儿茶等能影响胃液 pH,中药汤剂会影响胃肠道蠕动,从而影响一些西药肠溶片、缓控释制剂的吸收与排泄。此外,含有某些重金属或金属离子的中成药,当与一些具有还原性的西药配伍使用时,会生成不溶性螯合物,而影响西药在胃肠道的稳定性,甚至出现毒副反应。如口服大环内酯类制剂等与含金属离子如 Ca^{2+}、Fe^{2+}、Fe^{3+}、Al^{3+}、Mg^{2+} 等的中成药联用时,抗生素的吸收会明显减少。中西药联用在药代动力学上的相互作用,还体现在相互影响各自的分布、代谢及排泄等多方面。

中西药联用导致药效降低有以下几个方面:①发生化学反应出现沉淀、形成络合物、螯合物、缔合物等而降低药物的吸收,如柴胡、桑叶等含有槲皮苷、芸香苷能水解生成槲皮素的中药或制剂和金属离子类西药碳酸钙、硫酸镁等合用能形成螯合物而降低疗效;②发生中和反应、吸附作用而使药物失效;③因药理作用拮抗、作用受体竞争等因素引起药效降低,如麻黄及其制剂的中枢兴奋作用能拮抗镇静催眠药的中枢抑制作用。

中西药联用还可以导致毒副作用增加有以下几个方面:①两类药物的毒副作用相类似而同类增加,例如复方天仙子胶囊与阿托品合用,前者含有阿托品类生物碱,两者合用毒副作用增加;②中药能增加西药毒副作用,例如杏仁、桃仁、白果等含氰苷的中药可加重麻醉、镇静止咳药中硫喷妥钠、可待因等的呼吸中枢抑制作用,严重的可使病人死于呼吸衰竭;③中西药合用能加重或诱发并发症或诱发药源性疾病及过敏反应等,例如鹿茸、甘草具有糖皮质激素样成分,与刺激胃黏膜的阿司匹林等水杨酸衍生物合用,可诱发消化道溃疡。

6. 审查重复用药 医生开具医嘱时,会出现重复用药现象,包括同一种药物重复使用、药理作用相同的药物重复使用、相同作用机制的同类药物合用。特别是中药汤剂与中成药之间,中成药与中成药之间的重复用药容易忽视。例如其主要成分都为三七的制剂,血塞通片、血塞通胶囊、三七舒通胶囊、七叶神安胶囊、注射用血塞通、注射用血栓通等;主要成分为丹参的制剂,复方丹参滴丸、冠心丹参滴丸、丹参片、双丹片、银丹心脑通等;主要成分为银杏叶的制剂,银杏叶分散片、银杏叶胶囊、脉平片、金纳多、舒血宁、银杏达莫等。

7. 审查特殊人群用药 特殊人群包括婴幼儿、老人(65 岁以上)、孕妇、哺乳期妇女及肝肾功能不全的患者。

儿童处于生长发育的动态变化之中,不论在肌肤、脏腑、筋骨、津液等方面均柔弱不足,机体的各组织器官尚未成熟,功能也不完善,寒热虚实均易变更,对药物的吸收、分布、代谢、排泄等体内过程与成年人不同,对药物敏感性强,更容易发生用药的不良反应。对于儿科患者用药,详见表2-3-1。临床医生开具儿科中药处方经常会出现使用剂量过小或不减量服用,用量偏大等现象。剂量过小,难以有效治疗疾病;剂量过大,则可能产生毒副作用。

表2-3-1 中国药典按成人剂量折算小儿用药剂量表

小儿年龄	相当于成人用量比例	小儿年龄	相当于成人用量比例
初生~1个月	1/18~1/14	2岁~4岁	1/4~1/3
1个月~6个月	1/14~1/7	4岁~6岁	1/3~2/5
6个月~1岁	1/7~1/5	6岁~9岁	2/5~1/2
1岁~2岁	1/5~1/4	9岁~14岁	1/2~2/3

老年人各器官的组织结构都老化,其生理功能都有不同程度的减退,导致机体对药物在体内的吸收、分布、代谢、排泄能力明显下降,对药物的处置能力及药物的反应性也相应降低。而且老年人肝肾功能、免疫功能减退,会使血液中药物浓度增高,药物半衰期也明显延长。另外老年人常合并多器官严重疾病,多联合用药,也影响了药物的吸收、分布、代谢和排泄。老年人用药要选择合适的剂量,尤其对体质较弱、病情较重的患者更不可随意加量,应严格遵守剂量个体化原则,一般应从小剂量开始逐步增加到有效剂量。

孕妇用药直接关系到下一代的身心健康。在妊娠期应尽量避免服用药物。如果必须服用,需辨证准确,用药恰当。对于孕妇的禁用药、慎用药要特别引起注意,禁用的中药一般为毒性大或刺激性强,对胎儿发育有影响的药物,如破血通经药三棱、莪术、水蛭,开窍走窜药麝香、穿山甲、蛤蚧,逐水药甘遂、芫花、牵牛子,涌吐药藜芦,攻下药巴豆、芦荟、番泻叶等。慎用的中药一般为破气破血、活血祛瘀、辛热、滑利的药,如大黄、芒硝、枳实、桃仁、红花、干姜、肉桂、牡丹皮、代赭石等。

哺乳期患者应慎用中药。哺乳期妇女服用某些中药后,药物会通过乳汁进入新生儿体内,故须注意哪些中药能通过母乳影响新生儿,需权衡利弊使用。

二、医嘱的审核与反馈方式

医嘱审核应在医生开具医嘱后,护士执行医嘱前进行。药师在审核过程中发现疑问医嘱后,应停止该医嘱的审核确认,暂停该药的调剂,与医师沟通协调,协调成功后再执行医嘱。医嘱审核的方式包括人工审核、计算机软件审核、人机审核三种方式。人工审核主要针对一些手写处方的审核,由护士直接拿到药房,药师人工进行审核后再调配。计算机软件审核是针对电子处方,在医嘱审核系统中嵌入合理用药软件,对病区医嘱单进行自动审核,在医生输入医嘱时,对于配伍、相互作用及给药途径、用药量等不符合规定时,给予一定的提示和警示,比如红灯警示、黑灯拒绝使用等。人机审核是通过计算机软件审核后再由药师进行人工电脑系统审核,进一步确保用药合理性。

药师发现疑问医嘱后需立即反馈给医师,其反馈方式有电话沟通、当面沟通和书面沟通,在与医师反馈沟通时需明确提出充分的修改理由。如医师不合作,但药师认为该用药方案会对病人产生较大不利影响时,可以反馈给上级医师进行协调解决。如在审核过程中发现一些普遍性错误的用药问题,可以进行收集整理,由药事管理与药物治疗学委员会讨论后以文件决议的形式要求全院医师执行。药师需定期对不合理医嘱进行汇集总结,也要与临床科室积极沟通,了解医师和护士对中药相关知识的需求,有针对性地进行宣传学习以及专题讲座。

第三节 医嘱审核的要求与注意事项

一、医嘱审核的人员要求

中药临床药师是医嘱审核的实施主体。医嘱审核这项工作不但需要中药临床药师有深厚的药学专业知识,还要有扎实的临床医学知识基础,不但能独立分析用药医嘱的合理性,还要结合患者的具体情况如疾病诊断、病情变化、检查检验指标的动态变化、是否参与医保、经济状况等方面进行综合考量。具体来说,医嘱审核对中药临床药师的要求主要有以下几个方面:

1. 熟悉掌握与医嘱审核相关的政策文件 应熟悉掌握与医嘱审核相关的政策文件,如《处方管理办法》《医院处方点评管理办法》《医疗机构药事管理规定》《麻醉药品和精神药品管理条例》《医疗用毒性药品管理办法》等,除此之外,还应掌握与中医药临床应用相关的政策法规等,如《中药处方格式及书写规范》,这些都是医嘱审核的依据。

2. 熟练掌握医院信息管理系统,能够熟练操作医嘱审核工具 医院信息管理系统(hospital information system,HIS)是现代化医院运营的必要技术支撑和基础设施,是目前也是未来医院发展的必然方向。目前各级医院的信息化程度较高,涉及医院住院登记、护士工作站、医生工作站、价格管理、成本核算、药库管理等方面。对于中药临床药师来说,必须熟练掌握HIS中与医嘱审核相关的各个模块的功能和操作方法。特别是能熟练操作合理用药监测系统(prescription automatic screening system,PASS)等医嘱审核工具。PASS是临床合理用药的辅助工具,也是医嘱审核的主要工具,中药临床药师应能熟练掌握。

3. 熟悉掌握相关药品的说明书内容 药品说明书是载明药品的重要信息的法定文件,是选用药品的法定指南,也是临床用药的依据,对于中药临床药师来说,必须掌握说明书中的内容,熟悉其成分、用法用量、适应证、药物相互作用、使用注意事项、禁忌、不良反应等信息,作为医嘱审核的主要依据。

4. 了解并把握本专业相关疾病的最新指南、专家共识等 随着对疾病的不断认识和循证医学、循证药学的不断发展,疾病的治疗指南也在不断更新,同时也获得了一批药物临床应用的专家共识,这些都是指导临床合理应用的依据,同时也是医嘱审核的指导依据之一。故对中药临床药师来说,必须了解并把握本专业相关疾病的最新指南、专家共识等。

5. 了解患者病史,并知晓相关检验、检查结果的意义 医嘱是医师在医疗活动中下达的医学指令,狭义上讲,医嘱专门指住院患者的药物治疗方案,分为长期医嘱、临床医嘱和备用医嘱。时效性差,往往以天为单位,变动性大,随着病情变化和临床检验指标的变化调整,病情急剧变化时,甚至随时调整医嘱。故医嘱审核与门诊处方审核还是不同的,医嘱审核是全方位的也是连续的,需要以疾病诊断为依据,考虑患者的身体基本情况、疾病情况和用药史,关注药物的适宜性和准确性。因此,中药临床药师在进行医嘱审核时必须了解患者的病史。同时关注患者的病情变化及相关检验、检查结果的变化情况。医嘱审核后,也要注意观察分析药物治疗效果,评价药物相互作用和不良反应。

6. 具有较好的沟通技能,能与医护人员进行有效沟通　医嘱审核的结果反馈与处理,需要中药临床药师采用适当的方式与医护人员进行沟通,沟通能否顺利进行,直接影响医嘱审核的反馈效果。故中药临床药师的沟通技巧非常重要,要注意选择的沟通场合、时机,同时注意沟通内容的准确性。

二、医嘱审核的软硬件要求

医嘱审核的实施,需要在一定的软硬件完备的基础上才能实现。具体要求如下:

1. 具备完善的医院信息管理系统　医院应具备完善的医院信息管理系统,可以实现将患者基本情况及用药情况、检验、检查情况以及病历系统信息进行有效整合和利用,这是实现利用计算机网络信息系统对运行医嘱在线审核的必要条件。目前我国大部分二、三级医院已建立有完善的医院信息管理系统。

2. 具备医嘱审核系统　医嘱审核的计算机化操作需要在医院信息管理系统完备的基础上同时具备PASS系统,多数医院运用的PASS和HIS都是独立的。PASS包含的内容涉及临床、药学等多个学科,需要庞大的临床和药学数据支持,通常其数据库是独立的,单独存放在一套服务器上,操作时与HIS通过程序接口进行数据传输和交换,多数PASS都是由专业公司开发的,也有些医院在尝试进行自主研发设计,以期更适合本院的实际情况。对于中药医嘱审核来说,目前常用的PASS涉及的信息都较少且更新较慢,尤其是中药饮片的内容,不能适应中药临床药学的需求,需要加快研发适合中医药特点的PASS。

3. 具备适当数量的能开展医嘱审核的中药临床药师　中药临床药师是医嘱审核的主体,故对于医嘱审核来说,具备扎实专业知识、较强工作能力、良好沟通能力、态度端正的中药临床药师是开展这项工作的首要条件。同时中药临床药师的数量还应达到一定的要求,《医疗机构药事管理规定》中提到:“医疗机构应当根据本机构性质、任务、规模配备适当数量临床药师,三级医院临床药师不少于5名,二级医院临床药师不少于3名。”这是对于医院配备中药临床药师数量的基本要求,对于全面开展医嘱审核工作来说,还需要根据各自医院的实际需要,配备更多的中药临床药师。

4. 具备健全的医嘱审核制度　俗话说“不以规矩,不成方圆”。对于开展医嘱审核工作来说,也需要建立一套完整的管理制度和工作流程,如医嘱审核和处理制度、医嘱审核工作流程,以指导和保证医嘱审核工作的持续有效的开展。

三、医嘱审核的沟通反馈要求

中药临床药师在医嘱审核工作结束后,要针对医嘱审核中发现的问题,首先将问题按照轻重缓急程度进行分类,并判断是个性问题还是共性问题等,然后采取不同的沟通反馈方式,具体要求如下:

1. 问题严重或紧迫的,应采取快捷有效的沟通反馈方式,如电话、短信或当面进行沟通反馈等,问题不严重或不紧迫的,可在合适的时机予以沟通反馈,并填写医嘱审核记录单(表2-3-2)。

表 2-3-2 中药临床药师医嘱审核干预记录单

科别:	病历号:	床号:	姓名:
性别:	年龄:	管床医师:	

临床诊断:西医诊断:
中医诊断:病名:　　　　　　证型

病史摘要(包括现病史、伴随疾病及伴随用药等)

主要症状体征	主要检查结果

用药医嘱	用药名称	用法用量	起止时间

医嘱审核及干预要点(在相应括号里划√,可多选)	临床诊断与用药是否相符(　　) 　　　　　　药物用量(　　)
	相互作用　　　　　(　　) 　　　　　　重复用药(　　)
	过敏史　　　　　　(　　) 　　　　　　注射剂配伍(　　)
	特殊人群用药　　　(　　) 　　　　　　给药途径(　　)
	其他(请注明)

问题性质	科室共性问题(　　) 　　　　　　　　个性问题(　　)
	是否严重:是(　) 否(　) 　　　　是否紧迫:是(　) 否(　)

沟通反馈情况	电话(　) 当面(　) 短信(　) 书面(　) 其他(　)
	反馈对象:科室负责人(　　) 　　　　　负责医生(　　)
	沟通时间:1h 以内(　) 24h 以内(　) 48h 以内(　) >48h(　)

沟通反馈结果	采纳(　) 　　　部分采纳(　) 　　　未采纳(　)
跟踪记录	
备注	

中药临床药师＿＿＿＿＿＿＿＿　　　　记录时间＿＿＿＿＿＿＿＿

2. 医嘱审核中针对科室用药共性问题,应与科室负责人沟通反馈,在取得科室负责人支持后,采用合适的时机进行科室全面反馈与处理。当沟通效果不佳时,应上升到上一级层面进行沟通反馈。问题是具体医师的个性问题,应与具体医师进行沟通反馈,如果沟通效果不佳的,可上升到科级层面进行解决。

3. 医嘱审核过程中的问题有解决方案的,可直接填写医嘱审核记录单,并及时向临床医师提出建议以改进(见表2-3-3)。

表2-3-3　呼吸病区中药临床药师医嘱审核干预记录单

科别:呼吸病区	病历号:××××××		床号:×床	姓名:赵××
性别:男	年龄:72 岁		管床医师:陈××	
临床诊断:西医诊断:慢性阻塞性肺疾病急性加重期　高血压　糖尿病				
中医诊断:病名:肺胀		证型:痰热壅肺证		

病史摘要(包括现病史、伴随疾病及伴随用药等)
患者,赵某,男,72 岁,以慢性阻塞性肺病病史 30 余年,以慢性阻塞性肺疾病急性发作期诊断明确入院,有糖尿病病史 10 年,每日用重组人胰岛素混合注射液皮下注射,血糖控制良好。高血压病史 15 年,最高160/100mmHg,服用硝苯地平缓释片、清肝降压胶囊控制可

主要症状体征	主要检查结果
神志清,精神差,咳嗽,咳黄痰,质黏咳不出,咽干,舌质红,苔腻。伴有胸闷、气短、呼吸困难,平素易感冒,腰膝酸软。纳眠可,大便偏稀,一日 3 ~ 4 次。听诊双肺闻及散在干啰音	血常规:白细胞:$8.9×10^9$/L,中性粒细胞百分比:75.5%

	用药名称	用法用量	起止时间
用药医嘱	注射用头孢地嗪钠	2g+0.9% 氯化钠注射液 100ml ivgtt q12h	5 月 21-
	甲泼尼龙注射液	20mg+0.9% 氯化钠注射液 20ml iv qd	5 月 21-
	复方异丙托溴铵溶液	2.5ml+NS 2ml 雾化吸入 tid	5 月 21 日-
	痰热清注射液	30mg+0.9% 氯化钠注射液 250ml ivgtt qd	5 月 21 日-
	蛤蚧定喘胶囊	一次 3 粒 po bid	5 月 21 日-
	硝苯地平缓释片	30mg po qd(早餐前)	5 月 21 日-
	诺和灵 30R 笔芯 (重组人胰岛素混合型)	20U 早餐前,10U 晚餐前 po	5 月 21 日-
	中药汤剂(处方见医嘱)	1 日 1 剂,早晚分两 2 次温服	5 月 21 日-

医嘱审核及干预要点(在相应括号里划√,可多选)	临床诊断与用药是否相符(√)		药物用量(√)	
	相互作用	(√)	重复用药( )	
	过敏史	( )	注射剂配伍( )	
	特殊人群用药	( )	给药途径( )	
	其他(请注明)			

续表

问题性质	科室共性问题( ) 个性问题(√)				
	是否严重:是( ) 否(√) 是否紧迫:是( ) 否(√)				
沟通反馈情况	电话(√) 当面( ) 短信( ) 书面( ) 其他( )				
	反馈对象:科室负责人( ) 负责医生(√)				
	沟通时间:1h 以内(√) 24h 以内( ) 48h 以内( ) >48h( )				
沟通反馈结果	采纳( ) 部分采纳(√) 未采纳( )				
跟踪记录	跟踪患者的用药情况,医嘱及时修正,未发现有不适。				
备注					

中药临床药师 李××   记录时间_____

医嘱审核过程中暂时无确切的解决方案,应在查阅资料或经过咨询后根据问题的严重性、紧迫性等情况,给予沟通反馈。

4. 沟通反馈过程中要注意沟通技巧与方法,应站在帮助临床医师和科室负责人解决问题的角度,而非监督检查的立场。

四、医嘱审核的误区

医嘱审核是促进医院合理用药的重要措施之一,措施得当可以发挥事半功倍的效果,如果干预措施不当,则会事倍功半。医嘱审核中可能会存在以下几个误区:

1. 对不同等级程度医嘱审核结果同等关注 医嘱审核出的问题有轻重之分,如常用的 PASS 系统根据警示级别分为黑灯、红灯、橙灯和黄灯。①黑灯:严重关注,该条医嘱中的药物使用方式在医学理论上是被禁止的,如果使用将可能发生致死性或严重危及生命的药物不良事件;②红灯:高度关注,指该条医嘱中的药物使用方式在医学理论上是不被推荐或需谨慎使用的,如果使用则可能发生较严重的药物不良事件;③橙灯:较高度关注,指该条医嘱中的药物使用需谨慎,若应用则可能发生一定危害,造成比较多见的药物不良事件,但程度低于红色警示灯;④黄灯:适度关注,指该条医嘱中的药物使用可能会发生药物不良事件,但可能性相对较小且严重程度较低。不同的警示级别关注程度也是不同的,干预方式也是不同的。如果不分轻重,所有的警示级别都干预,就会导致过度干预,使严重问题淹没在一般性问题中得不到及时解决,同时也会给临床医师的用药进行错误干预,中药临床药师的工作量增加。若较严重的问题得不到干预,如只关注黑灯,不关注红灯,也会造成干预不足,有可能导致较严重的药物不良事件。

2. 对后果严重或紧迫程度高的医嘱审核结果不及时反馈 医嘱审核中发现的有些问题较为紧迫,导致的后果又极为严重,可能发生致死性或严重危及生命的药物不良事件。对于这些问题却不优先紧急处理反馈,而是和一般性问题一块同时反馈,等医嘱执行过之后或发生不良事件后才予以干预,就已丧失医嘱审核的意义。

3. 完全信赖合理用药监测系统审核结果 合理用药监测系统中药物信息的来源多是药品说明书中的内容,我们都知道药品说明书由于修订难度较大,更新速度较慢,一些新的循证医学、循证药学的研究成果不能及时纳入,而合理用药监测系统的更新也需要一定的时间,就会导致审核结果不当,或者与药品信息关联差错,导致错误的审核结果,如审核的药品是 A,而数据库中关联的药品信息却是 B,就会导致"张冠李戴"。还有一些情况下,医院信息管理系统中的患者信息出错,就会导致错误的结果。如患者年龄出错,患者为成年人,而医院信息管理系统中填报的是 18 岁以下的未成年人,就会导致大量的儿童警示使用情况。

4. 医嘱审核仅关注用药医嘱 医嘱审核不仅仅是对用药医嘱的审核,也是对医师的用药指令进行全方位的连续的审核。故只关注用药医嘱,而不了解和把握患者的个人情况、疾病情况和相关检验、检查结果就会导致"只见树木,不见森林",审核内容不全面,审核结果不当。如该患者诊断为糖尿病或相关检查结果提示为糖耐量异常,而医嘱中又使用含糖的药物,若只单单看用药医嘱,而不了解患者疾病情况,对检查检验结果不跟踪或不明白检查检验结果的临床意义,就不会发现医嘱中的问题,可能导致严重后果。

5. 片面认为中药临床药师是医嘱审核的监督检查者 中药临床药师是医疗治疗团队中的一员,是医护人员的帮手,是肩并肩作战的战友,而非其对立面,中药临床药师应树立正确的定位。只有把自己作为医疗治疗团队中的一员,才能站在医护人员的立场上,帮助其解决问题,减少用药风险,才能很好地将医嘱审核工作开展下去。若将自己作为监督检查者,会引起医护人员的抵触情绪,沟通反馈工作也很难取得理想效果。

6. 医嘱审核结果采用单调统一的反馈方式 医嘱审核结果的反馈,需要根据医嘱审核发现的问题的性质和反馈对象的不同,采用不同的反馈方式。机械化的采用统一的方式,如统一电话反馈或书面反馈,将会导致反馈不及时或反馈信息不全面等,这都是医嘱审核沟通反馈不到位的表现。

第四节 案 例 分 析

一、案例介绍

患者,赵某,男,72 岁。患者自 30 余年前开始间断出现咳嗽,咯白色泡沫痰或白、黄色黏痰,并渐伴憋喘。每于冬季好发,受凉或感冒后加重。5 年前开始上述症状明显加重,并出现逐渐加重的活动后气促,平地行走就气急,近些年每年有 1～2 次急性发作入院。曾查肺功能提示重度阻塞性通气功能障碍。查血气分析提示Ⅱ型呼吸衰竭。诊断为"慢性阻塞性肺病、Ⅱ型呼吸衰竭",予抗炎、化痰、通畅气道治疗可以好转,平时长期吸入沙美特罗氟替卡松粉吸入剂(舒利迭)及服用中药汤剂等。10 天前,患者再出现咳嗽气促加重,动则明显,伴憋喘,咳痰不明显,夜间需高枕卧位,无发热,无咯血、胸痛和呕吐,发病后未规则治疗。为求进一步诊治,于 5 月 21 日遂收住入院。

既往史:有糖尿病病史 10 年,每日用重组人胰岛素混合注射液皮下注射,血糖控制良好。高血压病史 15 年,最高 160/100mmHg,服用硝苯地平缓释片控制可。

查体:入院查体见神志清,精神差,咳嗽,咳黄痰,质黏咳不出,咽干,舌质红,苔腻。伴有胸闷、气短、呼吸困难,平素易感冒,腰膝酸软。纳眠可,大便偏稀,一日 3～4 次。听诊双肺闻及散在干啰音。

实验室检查:血常规:白细胞:8.9×10^9/L,中性粒细胞百分比:75.5%。

中医诊断:肺胀,痰热壅肺证。

西医诊断:慢性阻塞性肺疾病急性加重期,高血压,糖尿病。

药物治疗方案:

1. 注射用头孢地嗪钠 2g+0.9% 氯化钠注射液 100ml,静脉滴注,每 12 小时 1 次;

2. 甲泼尼龙注射液 20mg+0.9% 氯化钠注射液 20ml,静脉推注,每天 1 次;

3. 复方异丙托溴铵溶液 2.5ml+0.9% 氯化钠注射液 2ml,雾化吸入,每天 3 次;

4. 痰热清注射液 30mg+0.9% 氯化钠注射液 250ml,静脉滴注,每天 1 次;

5. 蛤蚧定喘胶囊一次 3 粒,口服,每天 2 次;

6. 硝苯地平缓释片 30mg,口服,每天 1 次(早餐前);

7. 重组人胰岛素混合型 20U 早餐前,10U 晚餐前,口服;

8. 中药汤剂,具体组成如下:

桑白皮 20g	清半夏 9g	川贝母 20g	黄芩 20g
炒苦杏仁 10g	麦冬 30g	陈皮 20g	化橘红 20g
醋五味子 20g	地龙 20g	炒僵蚕 20g	炒紫苏子 9g
川芎 20g	当归 20g	炙甘草 9g	

3 剂,一日 1 剂,分两次温服。

二、医嘱分析与审核

(一)合理用药监测系统医嘱审核结果

黑灯 1 条;红灯 2 条。

1. 黑灯　重组人胰岛素混合型 20U 早餐前,10U 晚餐前口服。
审查项目:给药途经/药品+给药途径。

2. 红灯　甲泼尼龙注射液(静脉注射)+蛤蚧定喘胶囊(口服)。
审查项目:药物相互作用。

3. 红灯　蛤蚧定喘胶囊(口服)+硝苯地平缓释片(口服)。
审查项目:药物相互作用。

(二)合理用药监测系统结果分析

1. 重组人胰岛素混合型笔芯为治疗糖尿病的常用药物,给药途径是皮下注射。而医嘱中为口服给药,合理用药监测系统提示为黑灯医嘱,黑灯代表严重关注,该条医嘱中的药物使用方式在医学理论上是被禁止的,如果使用将可能发生致死性或严重危及生命的药物不良事件,重组人胰岛素不能口服给药,口服后易被胃肠道消化酶破坏。经中药临床药师判断,疑为医嘱输入错误,及时与临床医师电话联系,更改医嘱。

2. 甲泼尼龙注射液和蛤蚧定喘胶囊合理用药监测系统提示为存在药物相互作用,不建议联用。红灯医嘱,红灯表示高度关注,指该条医嘱中的药物使用方式在医学理论上是不被推荐或需谨慎使用的,如果使用则可能发生较严重的药物不良事件。可能导致的结果是蛤蚧定喘胶囊中的麻黄(主要成分为麻黄碱)可增加糖皮质激素类药物(甲泼尼龙)的代谢,降低其血药浓度,从而减弱其作用。其依据是醋酸氢化可的松片药品说明书中药物相互作用项中的提示。麻黄碱可降低甲泼尼龙的药效,而非增加毒副作用,从用药安全角度是可以接受的。两者相互作用的程度,从文献中未找到相关研究资料确证。故对于此条红灯医嘱,可采用观察跟踪的方法,根据治疗效果和病人反应来给医师提供建议。

3. 蛤蚧定喘胶囊和硝苯地平缓释片合理用药监测系统提示为存在药物相互作用,不建议联用。

可能导致的结果是蛤蚧定喘胶囊中的麻黄(主要成分为麻黄碱)可使血管收缩,有升高血压的作用,降低了降压药(硝苯地平)的作用。合理用药监测系统提示为红灯,不建议联用。中药临床药师分析,两者的相互作用是降低硝苯地平的药效,而非增加药物毒副作用。经查阅资料,两者确实存在相互作用,很多文献报道也给予支持,但两者并非绝对禁忌。认为可以根据治疗需要给予调整。

(三) 药师医嘱审核分析

1. 从西医角度来说,患者为慢性阻塞性肺疾病急性发作期诊断明确,根据慢性阻塞性肺疾病诊治指南,选择抗感染药物加糖皮质激素抗炎并雾化支气管扩张剂治疗(祛痰治疗采用中药),治疗措施得当,选择用药符合相关指南和患者的病情需要。

2. 从中医角度来说,患者诊断为肺胀,证型为痰热壅肺证,选用的治法为清肺化痰,降逆平喘。方药为清气化痰丸(《医方考》)合贝母瓜蒌散(《医学心悟》)加减,中成药选用的是痰热清注射液清热、化痰、解毒并蛤蚧定喘胶囊滋润清肺、止咳平喘。选用中药汤剂处方和痰热清注射液在功效主治上是统一的。但蛤蚧定喘胶囊适用的证型是肺肾两虚、阴虚肺热型,与患者的疾病证型不符,存在不妥,建议去除。蛤蚧定喘胶囊医嘱删除后,蛤蚧定喘胶囊和硝苯地平缓释片、甲泼尼龙注射液和蛤蚧定喘胶囊的相互作用影响消失。另外所选中药汤剂处方中川贝母、黄芩、麦冬、陈皮、化橘红、醋五味子、地龙、炒僵蚕、川芎、当归均超过《中国药典》相应项下的常规剂量范围,也超过《慢性阻塞性肺疾病中医诊疗指南(2011 年版)》中给出的推荐剂量,需要与临床医师沟通,必要时再次签字以确认。

(四) 医嘱审核结果

1. 重组人胰岛素混合型 20U 早餐前,10U 晚餐前口服,建议将给药途径"口服"调整为"皮下注射"。

2. 蛤蚧定喘胶囊,一次 3 粒,口服,每日 2 次,建议将此中成药医嘱删除。

3. 中药汤剂处方中川贝母、黄芩、麦冬、陈皮、化橘红、醋五味子、地龙、炒僵蚕、川芎、当归超剂量,通知医师调整剂量或再次签字确认。

(五) 沟通反馈

根据审核结果,中药临床药师立刻与开具医嘱的医师及时进行了电话沟通,首先对重组人胰岛素混合型的给药途径问题进行了沟通,临床医师采纳了意见,并及时修改医嘱。

对于蛤蚧定喘胶囊的用药问题和中药汤剂的用药剂量问题进行沟通反馈,医师表示蛤蚧定喘胶囊是其常用药物,患者反映效果佳,继续使用,对其相互作用问题,给予观察。中药汤剂的用量问题,调整后给予签字确认。

【实践思考题】

1. 中药临床药师的医嘱审核和药房药师的医嘱审核有何不同?

2. 医嘱审核应重点关注哪些审核内容?

3. 中药临床药师如何将医嘱审核的结果进行反馈?

4. 中药临床药师与医师沟通反馈医嘱审核结果时应注意哪些问题?应避开哪些误区?

(孟菲　汪小惠)

【参考文献】

［1］许杜娟.医疗机构药师管理实用手册.合肥:安徽科学技术出版社,2013

［2］张晓乐.现代调剂学.北京:北京大学医学出版社,2011

［3］韩钢,赵蕊,方红梅.我院药师审核医嘱工作的现状和体会.中国药学杂志,2008,43(21):1676-1678

［4］梅全喜,吴惠妃.中西药的不合理联用.中国执业药师,2007,(3):19-25

［5］金锐,王宇光,薛春苗,等.中成药处方点评的标准与尺度探索(二):重复用药.中国医院药学杂志,2015,35(7):565-570

［6］金锐,王宇光,薛春苗,等.中成药处方点评的标准与尺度探索(一):超说明书剂量用药.中国医院药学杂志,2015,35(6):473-477

［7］张云芳,张丽,宁桃丽,等.JCI标准下医嘱审核流程的持续改进与用药安全.中医药管理杂志,2015,23(4):82-83

［8］国家药典委员会.中华人民共和国药典临床用药须知.北京:中国医药科技出版社,2011

第四章 中药处方点评

【本章学习要点】

1. 了解中药处方点评的目的和意义；
2. 掌握中药处方点评实施的要点；
3. 熟悉中药饮片及中成药处方的书写格式和书写要求；
4. 掌握中药处方点评的内容；
5. 熟悉药物联用处方的点评；
6. 掌握会运用所学知识对临床处方进行点评。

【工作流程图】

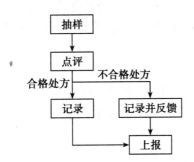

图 2-4-1　中药处方点评工作流程图

第一节　概　　述

一、中药处方点评的目的和意义

中药处方点评是根据相关法规、技术规范,对中药处方书写的规范性及药物临床使用的适宜性(用药适应证、药物选择、给药途径、用法用量、药物相互作用、配伍禁忌等)进行评价,发现存在或潜在的问题,制定并实施干预和改进措施,促进临床药物合理应用的过程。

处方点评的定位是"药物使用评价[drug utilization (use) evaluation, DUE]"。"药物使用评价"是指连续的、系统的和标准化的药物应用评价,是对医师处方、药师调剂、护士给药和患者药品使用进行规范、持续的评价。"药物使用评价"目的是促进、优化药物治疗,保证药物治疗与临床治疗指南或临床路径相符合,促进药物临床应用的正确、适宜,防范药源性疾病的发生;对医务人员或患者采取优化治疗的干预措施,加强药学人员在药品使用中的责任与作用和控制药物治疗费用。

（一）中药处方点评的目的

处方点评作为对不合理用药进行的一种干预方法,对于确保药物的合理使用发挥了积极而重要的作用。

目前中药饮片、中成药临床应用中存在的不合理应用问题较多,如药不对证、不合理配伍、超剂量使用、超长时间使用等,主要原因是对中药饮片、中成药的安全性认识存在片面性,因此开展中药的处方点评工作是十分必要的,也是医院中药工作者迫在眉睫的重要任务。《三甲中医医院评审细则》要求定期开展中药处方评价工作,规范处方(用药医嘱)的开具、抄录、审核、调配、核发、用药交代等行为。

中药处方点评管理的目的是发现存在的问题、实施干预措施、达到改进与提高的目的。概括起来就是:提高中药处方质量,促进合理用药,最终提高医疗质量,保障医疗安全。

（二）中药处方点评的意义

1. 有利于发挥药学人员在药物使用过程中的作用与责任。

2. 有利于提升中药治疗水平,提高医疗质量。

3. 有利于处方或用药医嘱以及调剂工作的规范,防范发生与用药有关的错误。

4. 有利于提高患者对医院和医务人员信任度,提高患者用药依从性,改善医患关系与构建和谐社会。

5. 有利于降低医疗费用,节约医疗卫生资源。

总之,中药处方点评是"医疗质量改进"和"药品临床应用管理"的重要组成部分,是提高药物治疗水平的重要措施。因此,医院应当建立健全规范化的"中药处方点评制度",并组织实施。

二、中药处方点评的实施

（一）中药处方点评的依据

中药处方点评的依据是《中华人民共和国药典》《药品管理法》《处方管理办法》《医院处方点评管理规范(试行)》、药品说明书、临床指南、教科书、合理用药的评价指标、国家制定的各项药物使用管理规范如《医院饮片管理规范》《中药处方格式及书写规范》《中成药临床应用指导原则》等。

（二）中药处方点评管理的组织实施部门

中药处方点评管理,是在院长领导下,由"医院药事管理与药物治疗学委员会(简称药事会"和"医院医疗质量管理组织"负责,医疗管理部门(医务处/科、门诊部)和药学部门组织实施。在医院药事会下成立中药处方点评专家组及中药处方点评小组。专家组成员由医院药学、临床医学、临床微生物学、医疗管理(医务、门诊、医疗保险、感染管理)、护理学等学科专家和管理部门领导组成,为处方点评工作提供管理及专业技术咨询。点评小组成员由药学部具有临床用药经验和合理用药知识的药师组成处方点评工作小组,负责处方点评的具体工作。

（三） 中药处方点评管理中医院的责任

规范医师处方行为，落实处方审核、调配、核对发药和用药交待等的有关规定，把规范与提高合理用药水平上升为医院领导层面的责任。医院领导应针对医务人员的合理用药组织培训与教育，制定持续改进与落实措施。

（四） 中药处方点评专家组的职责

专家组负责在处方点评工作中提供指导、咨询等技术支持，对某一案例用药的适宜性有争议时，应由点评专家裁定。

（五） 中药处方点评小组成员职责

药学部门具体负责日常的点评工作，并应成立中药处方点评小组。对药学部门来说，中药处方点评任务主要应由中药调剂室（门诊中药房和住院中药房）的药师完成。

- 处方点评小组成员资质：

1. 技术水平 应掌握系统药学专业知识、了解一般医学知识，具有较丰富药物合理应用知识；具有获得信息，如新药和临床正确、适宜使用药物新知识的能力；熟悉相关的药事法律法规；具有较强的交流沟通技能。

2. 处方点评小组成员技术职务要求 规定二级以上医院其成员应具有主管药师以上药学专业技术职务任职资格；其他医疗机构应具有药师以上药学专业技术职务任职资格。

（六） 中药处方点评抽样方法和抽样率要求

依据本医院实际情况，即诊疗科目、科室设置、诊疗量等实际情况确定抽样办法和抽样率，但门急诊抽样率应不少于总处方量的1‰，且每月点评总处方数不少于100张，这是最低线；病房（区）抽样量：应按出院患者病历数抽取医嘱单，抽取率应不少于1%，每月点评病例数不少于30份，这也是最低线。具体抽样方案由药学部门与医疗管理部门确定。

（七） 中药处方点评实施办法

按点评方案已确定的抽样办法抽取处方或病历，门急诊中药处方点评结果填写"中药处方点评工作表"（表2-4-1）。病房（区）以每位患者病历为依据对用药医嘱进行综合点评，病房（区）医嘱点评，可根据本医院实际情况，参考门诊"中药处方点评工作表"自行设计。中药处方点评与填写的"中药处方点评工作表"应当真实反映本医院中药临床用药的实际情况。

表 2-4-1　中药处方点评工作表

医疗机构名称：

点评人：

填表日期：

序号	处方日期(年月日)-(年月日)	年龄(岁)	诊断	药品品种	抗菌药(0/1)	中药注射剂及其品种数(0/1)	中成药及其品种数(0/1)	中药饮片及其付数(0/1)	国家基本药物品种数	药品通用名数	处方金额	处方医师	审核、调配药师	核对、发药药师	是否合理(0/1)	存在问题(代码)
1																
2																
3																
4																
5																
总计				A=	C=	E=	H=	K=	M=	O=	Q=				S=	
平均				B=	D=	F=	I=	L=	N=	P=	R=				T=	
%						G=	J=									

注：

1. 有=1　无=0，结果保留小数点后一位。

A：用药品种总数；
B：平均每张处方用药品种数=A/处方总数；
C：使用抗菌药的处方数；
D：抗菌药使用百分率=C/处方总数；
E：使用中药注射剂的处方数；
F：中药注射剂使用百分率=E/处方总数；
G：中药注射剂占用药品种的百分率=E/A；
H：中成药品种总数；
I：平均每张处方中成药种数=H/中成药处方总数；
J：中成药占用药品种的百分率=H/A；
K：中药饮片总付数；
L：平均每张处方中药饮片付数=K/中药饮片处方总数；
M：使用基本药物的处方数；
N：国家基本药物占处方用药的百分率=M/A；
O：药品通用名总数；
P：药品通用名占处方用药的百分率=O/A；
Q：处方总金额；
R：平均每张处方金额=Q/处方总数；
S：合理处方数；
T：合理处方百分率=S/处方总数。

2. 存在问题代码

（1）不规范处方

1）处方前记、正文、后记内容缺项，书写不规范或者字迹难以辨认的；

2）医师签名、签章不规范或者与签名、签章的留样不一致的；

3）药师未对处方进行适宜性审核的（处方后记得审核、调配，核对的审核、调配药师及核对发药药师签名，或者单人值班调剂未执行双签名规定）；

4）新生儿、婴幼儿处方未写明日、月龄的；

5）西药、中成药与中药饮片未分别开具处方的；

6）未使用药品规范名称开具处方的；

7）药品的剂量、规格、数量、单位等书写不规范或不清楚的；

8）用法、用量使用"遵医嘱"或"自用"等含糊不清字句的；

9）处方修改未签名并注明修改日期，或药品超剂量使用未注明原因和再次签名的；

10）开具处方未写临床诊断或临床诊断书写不全的；

11）单张门急诊处方超过五种药品的；

12）无特殊情况下，门诊处方超过7日用量，急诊处方超过3日用量，慢性病、老年病或特殊情况下需要适当延长处方用量未注明理由的；

13）开具麻醉药品、精神药品、医疗用毒性药品、放射性药品等特殊管理药品处方未执行国家有关规定的；

14）医师未按照抗菌药物临床应用管理规定开具抗菌药物处方的；

15）中药饮片处方药物未按照"君臣佐使"的顺序排列，或未按要求标注药物调剂、煎煮等特殊要求的。

（2）用药不适宜处方

1）适应证不适宜的；

2）遴选的药品不适宜的；

3）药品剂型或给药途径不适宜的；

4）无正当理由不首选国家基本药物的；

5）用法、用量不适宜的；

6）联合用药不适宜的；

7）重复给药的；

8）有配伍禁忌或者不良相互作用的；

9）其他用药不适宜情况的。

（3）出现下列情况之一的处方应当判定为超常处方

1）无适应证用药；

2）无正当理由开具高价药的；

3）无正当理由超说明书用药的；

4）无正当理由为同一患者同时开具2种以上药理作用相同药物的。

第二节 中药处方点评的内容与方法

一、中药处方的概念

（一）中药处方的定义

中药处方是中医师在诊疗活动中为患者开具的，载有中医诊断、中药名称、数量、煎服用法等内容，由药师审核、调配、核对，并作为患者用药凭证的医疗文书。

（二）中药处方的含义

1. 中药处方是医师辨证论治的书面记录和凭证，反映了医师的辨证理法和用药要求。

2. 中药处方既是医师给中药调剂人员的书面通知，也是中药调剂工作和临床指导病人用药的依据。

3. 中药处方也是计价、统计医疗药品费用的凭证。

4. 中药处方具有法律、技术和经济上的意义。

二、处方格式与书写

中药处方包括中药饮片处方、中成药（含医疗机构中药制剂）处方，饮片与中成药应当分别单独开具处方。医师开具中药处方时，应当以中医药理论为指导，体现辨证论治和配伍原则，并遵循安全、有效、经济的原则。详见表2-4-2、表2-4-3。

（一）中药处方内容

1. 一般项目，包括医疗机构名称、费别、患者姓名、性别、年龄、门诊或住院病历号、科别或病区和床位号等。可添列特殊要求的项目。

表 2-4-2 常见中药处方举例

××××××医院门诊处方笺

处方编号　　　　　　　　　　　　　　　　　　　　　　　　普通

科别：×××科　　费别：××　　就诊时间：××××年××月××日

姓名：×××　　性别：×　年龄：××岁　　门诊号：××××××

临床诊断：××××××

R					
×××	×g	×××	×g	×××	×g
×××	×g	×××	×g	×××	×g
×××	×g	×××	×g	×××	×g
×××	×g	×××	×g	×××	×g

煎服法：

发药窗口

医师×××	付数×付	金额××
调配×××	核对×××	发药×××

表 2-4-3　常见中成药处方举例

×××××医院门诊处方笺

处方编号			普通
科别:×××科	费别:××	就诊时间:××××年××月××日	

姓名:×××	性别:×	年龄:×岁	门诊号:××××××
临床诊断:×××			

R

药品名称	规格	数量	单价
(通用名)	每次用量	用法	使用频次

发药窗口

医师×××	审核×××	金额××
调配×××	核对×××	发药×××

2. 中医诊断,包括病名和证型(病名不明确的可不写病名),应填写清晰、完整,并与病历记载相一致。

3. 药品名称、数量、用量、用法,中药饮片脚注,中成药还应当标明剂型、规格。

4. 医师签名和(或)加盖专用签章、处方日期。

5. 药品金额、审核、调配、核对、发药药师签名或加盖专用签章。

（二）中药饮片处方书写要求

1. 体现"君臣佐使"的特点要求。

2. 名称按照《中华人民共和国药典》规定准确使用,《中华人民共和国药典》没有的,应按照本省(区、市)或本单位中药饮片处方用名与调剂给付的规定书写。

3. 剂量使用法定剂量单位,用阿拉伯数字书写,原则上应当以克(g)为单位,"g"(单位名称)紧随数值后。

4. 调剂、煎煮的特殊要求注明在药品右上方,并加括号,如打碎、先煎、后下等。

5. 对饮片的产地、炮制有特殊要求的,应当在药品名称之前写明。

6. 根据整张处方中药味多少选择每行排列的药味数,并原则上要求横排及上下排列整齐。

7. 中药饮片用法用量应当符合《中华人民共和国药典》规定,无配伍禁忌,有配伍禁忌和超剂量使用时,应当在药品上方再次签名。

8. 中药饮片剂数应当以"剂"为单位。

9. 处方用法用量紧随剂数之后,包括每日剂量、采用剂型(水煎煮、酒泡、打粉、制丸、装胶囊等)、每剂分几次服用、用药方法(内服、外用等)、服用要求(温服、凉服、顿服、慢服、饭前服、饭后服、空腹服等)等内容,例如:"每日 1 剂,水煎 400ml,分早晚两次空腹温服"。

10. 按毒麻药品管理的中药饮片的使用应当严格遵守有关法律、法规和规章的规定。

（三）中成药处方书写要求

1. 按照中医诊断(包括病名和证型)结果,辨证或辨证辨病结合选用适宜的中成药。

2. 中成药名称应当使用经药品监督管理部门批准并公布的药品通用名称,院内中药制剂名称应当使用经省级药品监督管理部门批准的名称。

3. 用法用量应当按照药品说明书规定的常规用法用量使用,特殊情况需要超剂量使用时,应当注明原因并再次签名。

4. 片剂、丸剂、胶囊剂、颗粒剂分别以片、丸、粒、袋为单位,软膏及乳膏剂以支、盒为单位,溶液制剂、注射剂以支、瓶为单位,应当注明剂量。

5. 每张处方不得超过5种药品,每一种药品应当分行顶格书写,药性峻烈的或含毒性成分的药物应当避免重复使用,功能相同或基本相同的中成药不宜叠加使用。

6. 中药注射剂应单独开具处方。

三、中药处方点评的方法

医疗机构应当建立处方点评制度,对处方实施动态监测及超常预警,登记并通报不合理处方,对不合理用药及时予以干预。

(一) 中药处方点评工作基本原则

坚持科学、公正、实事求是的原则;中药处方点评要有完整的书面记录,并要坚持客观、准确的原则;每次处方点评后应有小结,至少每年应进行一次较全面的总结;对不规范处方和不合理用药情况,应由医疗管理部门或药学部门通知当事人和所在临床科室或进行公示。药学部门要关注自身存在的不足,特别是药品调剂工作中存在的问题,应按《处方管理办法》的规定认真审核处方或用药医嘱,做好用药交待。

(二) 抽样方法

科学合理的处方抽样方法,可保证处方点评的质量,提高处方点评的水平。适当的处方抽样方法应满足抽取到足量的处方样本和被抽查的处方要有代表性的原则。

抽取足量的处方样本是为了满足统计学要求,同时点评的处方项目或处方内容较多且差异较大时抽取的处方应多些,反之可少些。影响抽取处方样本量大小的相关因素有检验水平(一般用95%的把握)、检验效能(一般取90%的信度)、容许误差(抽样率与总体率差别 < 10%)、总体率的大小。

抽取处方样本要具有代表性,就应涵盖不合理用药的相关因素,如患者因素、不同医疗机构因素、处方医生因素、药品供应系统因素、法规因素、药物及其使用因素等。

1. 一般抽样方法

(1) 系统抽样:也称等距抽样或机械抽样,将总体的每张处方编号排序后,按照固定的间隔抽取个体处方组成样本的方法。

(2) 分层抽样:又称分类抽样,将总体中的所有处方按照某种特征或标志划分为若干类或层次,在每类或层次中再采用单纯随机抽样或系统抽样的方法抽取一个子样本,共同构成研究的处方样本。此方法可增大样本代表性,便于了解不同类别或层次的情况。

(3) 单纯随机抽样:从所有处方中不加任何分组、分类、排队等,完全随机地抽取样本。此方法的特点是每张处方被抽取的概率相等,抽取的处方之间无一定的关联性和排斥性,通常在处方数目较少或处方间差异度较小时使用。

(4) 整群抽样:将处方归并为若干互不交叉、互不重复的集合,也称群,然后以群为抽样单位抽样。此方法抽样过程简单,但代表性较差。

2. 常用处方抽样方法 处方点评工作中经常采用分层抽样与系统抽样或随机抽样相结合的抽样方法。此法的样本代表性较高,可以减少抽出的处方遗漏掉某些特性或集中某些特性。

抽样时可首先将处方分层(分类),如按科室、病种、医生职称、时间、药品、给药途径、用法等性质分层,然后针对不同的层,将处方编号排序,再按照固定的间隔抽取处方。也可据医院信息系统(HIS)软件提供的门诊处方数据特点,利用 Excel 软件排序、自动筛选、填充等差序列和函数 VLOOKUP 等功能自动随机或等距抽样处方。

例如:选取某日门诊处方 328 张(不含麻醉药品及精神药品处方),按发药先后顺序编号,每一处方有唯一编号。从 1~328,将该组数据输入 Excel 工作表(排成 1 行或 1 列)。在菜单栏中选择"工具→数据分析→抽样",弹出抽样对话框。在"输入区域"输入或选取数据,"抽样方法"中选择"随机",样本数填写"100","输出选项"中点"新工作表组",点"确定",即生成 1 组随机数字,再按随机数字进行处方抽样。

(三) 反馈

1. 及时上报中药处方点评中发现的问题

(1) 上报医疗管理部门:主要是医务部(处或科)、门诊部以及护理部(护士用药中的问题)。

(2) 上报药学部门:对本部门存在的问题,除进行自我干预和纠正外,也应报医务部(处或科)。

(3) 药学部门还应在药学专业技术方面为医疗管理部门和临床科室提供支持和咨询。

2. 中药处方点评的结果　处方点评结果分为合理处方和不合理处方,不合理处方内容包括不规范处方、用药不适宜处方、超常处方三类。

及时向临床反馈处方点评中发现的问题是十分必要的。处方点评的目的就是要及时发现问题并解决问题,从而保障患者的用药安全,所以,点评后要把发现的问题及时反馈给临床医生本人或医生所在科室,以防止处方存在的问题反复出现。

对处方点评中发现的突出问题或广泛存在的问题,要进行重点分析,尤其对严重的问题,要及时沟通,督促改正,必要时纳入绩效考核或进行公示。

处方点评是促进医院合理用药的有效手段,处方点评制度实施之后,可以很大程度上提高处方的质量。在实施处方点评的过程中需要对点评结果进行分析对比,及时发现问题,不断完善医疗质量管理和临床用药质量管理的配套措施,通过综合干预手段使处方点评工作获得持续的效果。

四、中药处方点评的内容

(一) 诊断与用药是否相符

辨证论治是中医认识疾病和治疗疾病的基本原则,是运用中医学理论辨析有关疾病的资料以确立证候,论证方药治则治法并付诸实施的思维和实践过程。中药与西药用法上有所不同,中医学诊治疾病的着眼点是对证候的辨析和因证候而治。证同则治同,证异则治异,因此有同病异治及异病同治之说。辨证论治是中医临床选择适宜的中药、合理使用中药的基础。同时,也应重视辨证用药与辨病用药相结合,辨病用药是针对中医的疾病或西医诊断明确的疾病,根据疾病特点选用相应的中成药。临床使用中成药时,可将中医辨证与中医辨病相结合、西医辨病与中医辨证相结合,选用相应的中成药,但不能仅根据西医诊断选用中成药。

中药品种繁多,有些名称相似,而实际成分、功效却不同,主治病症也有很大的差异。药师必须在充分掌握中成药的组成、功效和适用疾病特点的基础上才能在辨证的指导下做到药证相符,收到良好的治疗效果。

临床上有相当数量的中成药是由综合医院的西医师开具处方的,而不按辨证论治原则使用中成药的尤以西医师为多。因此,中药处方点评工作应重点关注药证是否相符的问题。

例如中医将感冒分为多种证型,其中最常见的是风寒感冒和风热感冒。风寒感冒宜选用风寒感冒颗粒、荆防颗粒、扑感片、伤风感冒颗粒等药性温热、具有疏风散寒作用的中成药,以热驱寒。风热感冒宜选用银翘解毒片、桑菊感冒片、风热感冒颗粒、银柴颗粒等药性寒凉、具有疏风清热作用的中成药,以寒制热。若是风寒感冒错用具有寒凉药性的银翘解毒片等,则是"雪上加霜";而风热感冒错用具有温热药性的风寒感冒颗粒等,则是"火上加油",这样不仅不能治疗病情,相反会加重病情。

总之,中药用之得当,可迅速奏效,反之,轻者浪费药品和贻误病情,重者出现药物不良反应,甚至危及患者生命。中成药能否恰当地辨证用药是直接关系到临床治疗效果和用药安全的重要问题。

(二) 药物配伍是否合理

中药配伍是指在中医药理论指导下,按照病情需要和药性特点,将两味以上药物配合同用。有些中药通过配伍,能增强药物的疗效,如麻黄配桂枝,增强发汗解表的作用;有些中药通过配伍,能抑制或消除药物的毒副作用,如半夏配生姜,半夏的毒性被生姜所降低或消除。《神农本草经》中就有"七情"的提法:"有单行者,有相须者,有相使者,有相畏者,有相恶者,有相反者,有相杀者。凡此七情,合和视之。"七情中,相须、相使因协同作用而增进疗效,属于临床应充分利用的配伍关系;相畏、相杀因能减轻或消除原有的毒性或副作用,属于可选择性利用的配伍关系;相恶、相反因可产生毒性反应或副作用,属于应避免的配伍关系(配伍禁忌)。

配伍可扩大药物治疗范围,适应复杂病情,但不合理的配伍有可能引起毒性作用或较强的副作用,或使药物疗效降低。目前药物不合理应用多是因配伍不当造成的,因此,中药处方点评工作中应重视药物配伍问题。常见药物不合理配伍主要包括以下几个方面:

1. 中药与中成药、中成药与中成药的配伍禁忌 应遵循"十八反"与"十九畏"的原则。对存在"十八反""十九畏"等可能引起用药安全问题的处方,应当由处方医生确认("双签字")或重新开具处方后方可调配。

应注意中成药合用时不同药物间存在的隐性"十八反"与"十九畏"的配伍禁忌,例如审核风湿骨痛胶囊、附子理中丸和温胃舒胶囊等含乌头类药物的处方时,需注意患者是否同时合用含半夏、瓜蒌、贝母、白蔹和白及等治疗咳喘或痈肿瘰疬的中药,若存在"十八反"配伍禁忌应及时干预。

2. 中药、中成药与西药的配伍禁忌 中西药物科学合理地配伍应用能提高疗效,降低药物毒副反应。但中西药配伍应用也能使药物疗效降低,毒副反应增加。例如中西药联用发生化学反应出现沉淀,形成络合物、螯合物、缔合物等,降低了药物的吸收,从而影响疗效。常见不合理联用导致毒副作用增加的原因主要有5个方面的问题:①两类药物毒性相类似,合并用药后出现毒副作用的同类相加;②中西药联用后产生有毒的化合物;③中药能增加西药的毒副作用;④中西药联用后加重或诱发并发症,诱发药源性疾病及过敏反应;⑤改变体内某些介质成分含量或环境也能增加毒副作用。

（三）是否存在重复用药

有些药物成分相同但通用名不同,如血栓通注射液、血塞通注射液、颈舒颗粒中都含有三七,参麦注射液、生脉注射液中都含有红参,若同时使用含有相同成分的药物,会导致作用和剂量的重复,易发生不良反应和药物过量。

（四）用法用量是否合理

用法用量包括每日剂量、采用剂型(水煎煮、酒泡、打粉、制丸、装胶囊等)、每剂分几次服用、用药方法(内服、外用等)、服用要求(温服、凉服、顿服、慢服、饭前服、饭后服、空腹服等)等内容,例如"每日 1 剂,水煎 400ml,分早晚两次空腹温服"。

1. 是否超剂量用药　中药应按规定剂量服用。

中药的剂量与临床疗效紧密相关。如果用药剂量不足,药物中有效物质在体内不能达到有效浓度,就不能达到治疗效果。如果用药剂量过大,也可能对患者身体造成伤害。特别是有些中成药组方中含有药性比较峻猛的药物,用量过大,可以克伐人体正气。所以,中药服用剂量应按规定服用。广州市某三甲医院一例胃出血住院患者,主治医师(西医)给予云南白药内服,每次 4g,每日 3 次,病人从中午 12 点开始到晚上 10 点共服大约 11g,次日凌晨4 点出现危象,经抢救无效(未做任何云南白药中毒的急救措施),病人死亡,这是一例严重超剂量使用云南白药导致死亡的药物不良事件。

中药使用中的隐性超量问题也应引起重视,有些成分及作用类似的药物出现在同一处方时,应注意隐性超量的风险。例如"川乌、草乌各 3g",从表面上看,这时虽然每味药的用量没有超量,但由于川乌和草乌毒性成分一样,功效一样,因此从整张处方来看就存在药物隐性超量的问题了。

目前,临床上中成药超剂量使用的现象是比较常见的,所以,点评是否超剂量用药是中药处方点评工作中的重点。

2. 是否超时用药　很多的中成药并不产生急性中毒症状,而是通过长期用药后,在体内蓄积到一定的剂量后才会对人体产生毒副作用。所以应用中成药应控制合理的疗程。

中医理论自古以来强调治病应"中病即止"。《黄帝内经·素问》中说:"大毒治病,十去其六;常毒治病,十去其七;小毒治病,十去其八;无毒治病,十去其九。"古人已清晰地告诉我们,即使用无毒的药物治病,病好九成而非十成也应停药,用小毒药物治疗,病好八成就应停药,毒性越大停药越早,这说明古人早就对药物蓄积性毒性有认识了。事实上很多的中成药含有一些成分如砷、汞、铅、马兜铃酸等,正常使用情况下并不产生急性中毒症状,但如果长期用药,有害成分在体内蓄积到一定的剂量后才会对人体产生毒副作用。所以应用中成药应控制合理的疗程。震惊中外的马兜铃酸事件就是超长时间用药造成的,国内外的药理研究也表明,导致肾衰的有害成分是马兜铃酸,该成分在人体内具有蓄积毒性,只有在大量长期服用时才可引起肾功能衰竭尿毒症的出现。

小柴胡汤是我国东汉名医张仲景的处方,在我国临床应用 2000 多年都没有发现它有明显的不良反应。而日本曾经因为它对肝炎的显著疗效风靡一时,出现百万肝病患者同服小柴胡汤的盛况,小柴胡汤成了肝病患者治疗首选药物,且贯穿治疗全程。例如,一患者连续 3年服用,累积服用了 7.5kg 小柴胡汤制剂(其正常剂量是每天 7.5g),可以看出该患者 3 年来几乎是每天都在服药。结果6年间日本共报道了因小柴胡汤颗粒的副作用发生了188例间质性肺炎,其中22人死亡。很明显,这也是一个超长时间服药导致的药疗事件。因此,点评中药处方是否有超时应用具有重要意义。

(五) 是否存在用药禁忌

中药用药禁忌包括配伍禁忌,如增毒或减效的配伍;妊娠禁忌,如影响胎儿发育甚至造成堕胎的中药;饮食禁忌,即在服药期间不宜吃与药性相反或影响治疗的药物;证候禁忌,凡药不对症,即药物的性能功效与所疗疾病的病症相悖,有可能导致病情加重、恶化者,原则上都属于禁忌范围。

1. 证候禁忌 每种中成药都有特定的功效和一定的适用范围、主治病证,临床应用时都有所禁忌,称证候禁忌。

如安宫牛黄丸能清热解毒,豁痰开窍,属于凉开宣窍、醒神救急之品,主治中风、热厥、小儿急惊风,用于心肝有热、风痰阻窍所致的高热烦躁,面赤气粗,舌绛脉数,两拳紧握,牙关紧闭的热闭神昏证;若见面青身凉,苔白脉迟,属于寒闭神昏者,则应禁用本药,应选用温通开窍的苏合香丸。再如半夏止咳糖浆、桂龙咳喘宁胶囊主治风寒感冒咳嗽,对于肺热咳嗽、痰黄黏稠者不宜应用;而蛇胆川贝胶囊、川贝枇杷露、复方枇杷膏主治风热或肺热咳嗽,对于寒症亦不适用。荆防颗粒、扑感片、伤风感冒颗粒用于风寒感冒,禁用于风热感冒;而银翘解毒片、三金感冒片、双黄连口服液适用于风热感冒,对于风寒感冒不适用。

违反证候禁忌用药,不仅会耽误治疗,更主要的是可能会加重病情,因此,证候禁忌也是处方点评的重点之一。

2. 妊娠禁忌 某些药物因损害胎儿或对孕妇有不良影响,属于妊娠禁忌范围,根据药物对孕妇不良反应程度不同而分为禁用、忌用、慎用。凡具有通经祛瘀、行气破滞、泻下逐水作用以及有毒性的药物大多都是禁忌药。禁用为禁止使用;忌用为原则上不能用;慎用则是必须谨慎使用,以不用为好,但若有必要,可根据具体病情酌情使用。

目前临床上出现超妊娠禁忌用药的现象时有发生,一湖南到中山打工的孕妇,怀孕3个多月,因患妇科炎症到中山市某镇级医院就诊,医生处以妇科千金制剂内服,高锰酸钾坐浴,服药3天,病人出现腹痛,第4天流产。妇科千金制剂说明书清楚地记载着孕妇忌用,病人申请医疗事故鉴定,鉴定结果是医院承担责任。

一个孕妇因肺肾阴虚咳嗽,医师给予百合固金汤(百合10g,地黄20g,麦冬15g,玄参8g,川贝母10g,当归10g,白芍10g,桔梗8g,甘草10g)汤剂服用,服药2天,孕妇流产,引发医疗纠纷。患者家属依据高校中医专业教材《中医妇科学》要求追究医院的责任,因书中提到百合固金汤在给孕妇服用时应将当归减量或去掉,但在《中国药典》当归项下并没有载明当归是孕妇禁忌药或慎用药,且《中国药典》收载的百合固金丸也不是禁忌药或慎用药,所以患者的主张没有得到支持。开展处方点评时需依据《中华人民共和国药典》《药品管理法》《处方管理办法》《医院处方点评管理规范(试行)》、药品说明书、国家制定的各项药物使用管理规范如《医院饮片管理规范》《中药处方格式及书写规范》《中成药临床应用指导原则》等,其他教科书、专著可作为参考。

(六) 特殊人群用药是否合理

在中药处方点评时也应关注老年人、婴幼儿及肝肾功能不全者的用药问题。老年患者用药剂量应采用剂量范围的偏小值,妊娠妇女、儿童根据治疗效果,尽量缩短用药疗程,及时减量或停药,且尽量采用口服途径给药,慎用中药注射剂。

1. 老年人中药的合理使用　老年人因各脏器的组织结构和生理功能都有不同程度的退行性改变,老年人肝肾功能多有不同程度的减退或合并多器官严重疾病,因而影响了药物在体内的吸收、分布、代谢和排泄过程。因此,老年人使用某些中药要酌情减量。一般应从"最小剂量"开始。尤其对体质较弱、病情较重的患者切不可随意加药。特别是一些毒性药物,不可久服和多服。

2. 婴幼儿患者中药的合理使用　应围绕小儿用药的原则进行处方点评:①用药及时,用量宜轻;②宜用轻清之品;小儿脏气清灵,对大苦、大辛、大寒、大热、攻伐和药性猛烈的药物要慎用;③宜佐健脾和胃之品;④宜佐凉肝定惊之品;⑤不宜滥用滋补之品等。

3. 肾功能不全者中药的合理使用　肾功能不全时,药物代谢和排泄会受到影响。对于同一药物、相同剂量,肾功能正常患者使用可能是安全的,但对肾功能不全患者则可能会引起蓄积而加重肾脏损害。特别注意在品种和剂量上的选择应慎重,用药时要按肾功能损害程度递减药物剂量或延长给药间隔时间,及时监控肾功能。对于肾毒性较强的药物如雷公藤、草乌、益母草、蓖麻子、麻黄、北豆根、巴豆、土荆芥、苍耳子、斑蝥、蜈蚣、蜂毒、雄黄、朱砂以及含马兜铃酸的马兜铃、天仙藤、寻骨风等均应忌用。

4. 肝功能不全者中药的合理使用　肝脏是药物体内代谢的主要场所,肝功能不全者应谨慎用药,如因病情需要必须使用时,应适当减少药物剂量,密切监控肝功能,同时采取相应的保护措施。对已知有肝毒性的中药或中成药如黄药子、苍耳子、千里光、雷公藤、棉花子、艾叶、蓖麻子、苦杏仁、木薯、广豆根、北豆根、苦楝子、石榴皮、地榆、鱼胆、蟾酥、斑蝥、蜈蚣、朱砂、雄黄、密陀僧、铅丹等,应尽量避免使用。

(七) 药物经济学评价

药物经济学是经济学与药物学的结合,药物学主要研究的是药品的疗效和安全性,经济学考虑的是投入产出,研究的是如何以最小的投入获得最大的产出。经济学的成本不仅包括会计成本,还包括机会成本。以往在计算成本时往往忽视了机会成本的存在。药物经济学不是针对某个患者而言的,而是针对整个社会,对不同的治疗方案及不同的患者群进行研究。

目前国内外在合理用药方面采取了许多切实可行的方法,但其更多地考虑药品的价格而忽视了药品的成本效果,因而在控制药品费用短期上涨的同时可能带来药品费用的长期上涨,药物经济学评价可弥补这一缺陷,它从药物的成本和治疗效果两个角度出发,综合评价药物治疗的成本效益。

以肾衰患者的治疗为例。肾衰患者的肾是进行性不可逆纤维化,最终的结果是肾功能完全丧失,必须进行换肾,换肾不仅肾源少同时费用很高;且换肾后还需要进行免疫排斥抑制,需要长期服用免役抑制剂,虽然药量逐年可以递减,但费用也相当高。因此,大多数肾衰患者只能进行肾透析,患者不仅要支付透析的费用,还要花费时间和精力。透析后患者血液中的营养成分丢失较多,还需要进行营养补充等。临床上推出"低蛋白饮食加复方 α-酮酸片"的治疗方案用于肾衰的患者。在控制肾衰患者每日蛋白摄入量的情况下应用复方 α-酮酸片。复方 α-酮酸片能同血液中的尿素氮结合,变成人体必需的氨基酸,为人体所利用,同时,置换出来的碳元素变成水和二氧化碳排出人体。这种治疗方案的结果使药品变成了人体必需的氨基酸,而反应代谢的结果是人体自然产生的水和二氧化碳,完全没有副作用。这样的治疗能缓解肾脏纤维化的进程,使肾衰患者维持现有的健康水平,费用大大优于换肾及透析。通过对以上换肾、透析及"低蛋白饮食加复方 α-酮酸片"3 种治疗方法的经济测算,无论是用药物经济学的哪种评估方法,"低蛋白饮食加复方 α-酮酸片"这一治疗方案都是最优的。这一治疗方案每年可为每个肾衰患者节省 2 万~3 万元医保费用。据此,"低蛋白饮食加复方 α-酮酸片"的治疗方案被肾脏学会作为治疗肾衰的临床指导原则,并且开同早在公费医疗时期就被列入公费报销目录,现在已被列入《国家基本医疗保险用药目录》及各省医保目录中。这是一个典型的药物经济学评价的案例。

目前,我国的药物经济学评价研究还停留在发展研究方法的阶段,对研究结果的应用性考虑较少。为了摆脱目前评价研究与国家政策、企业策略脱节的现状,应该鼓励更多的评价研究结果的应用部门参与到评价研究中去。评价研究不可为降低测量难度而削减其实用性,此外还需要提高不同评价研究结果之间的可比性。中药的药物经济学评价更有待开展探索性工作。

五、中药处方点评常见问题

(一) 医院信息系统应用对中药处方点评带来的问题

随着各医院信息系统(HIS)的应用,中药处方目前大多采用电子处方。

1. 电子处方的应用可以减少不规范性错误 在处方开立时医院 HIS 系统往往会提示医生需要录入诊断等患者信息,否则不予保存,从而保证医生开立的处方不会出现诊断的缺项。但应注意中医诊断在中医医院也是开立中药处方时的必须信息,不可缺失。

2. 处方信息可通过 HIS 调用 针对处方点评的需要,可以通过 HIS 数据库筛选出所需处方信息,方便快捷。

3. 不合理用药实时审核 医院 HIS 中可以镶嵌合理用药实时审核系统,处方开立时可对不合理用药进行实时监控和提示,即处方自动审核关口前移至医生处方阶段。但此类审核并非为强制性审核,只是提示性信息,因此不能代替药房窗口的处方审核与处方点评。

随着电子处方和电子签名的实行,部分医院已取消纸质处方,供药房调剂使用的调配单一般是按照货位号打印,并非君臣佐使的顺序,这就给审方带来了一定的难度;电子处方的双签字一般由处方录入人选择完成,如果未选择,造成药房无法调配,容易造成纠纷等。

(二) 医保要求给中药处方点评带来的问题

因医保对患者药品费用进行管理,且处方开具药品有使用天数的限制,因此医保患者超疗程或超长时间处方很少,但处方时有按高剂量或超剂量开药的现象,或处方记载用法用量与口头医嘱不符,造成窗口审方和处方点评的困难,尤其造成饮片处方审方和点评的困难。

(三) 其他各种人为因素均可导致中药处方不合理问题

事后处方点评会造成与医师沟通滞后,处方中的问题无法及时纠正。

总之,医生处方的开立应根据病患的病情需要开立,而不应受其他因素的影响,否则极容易造成医疗纠纷。

第三节　药物联用处方的点评

一、中药与西药联用处方点评

中西医结合的发展使中西药联用也越来越普遍,随着中西药联用的增多,在一定程度的疗效协同、互补和新增的同时,不良反应的报道也在增多。

中药与西药的不合理联用,会产生多种问题。

（一）形成难溶性物质,影响吸收,降低药物疗效

1. 中药当归不宜与抗结核药异烟肼联用,含钙、镁、铁等金属离子的中药,如石膏、瓦楞子、牡蛎、石决明等不能与异烟肼联用,因异烟肼分子结构中含有肼类官能团,与上述中药同服后会产生螯合反应,妨碍机体吸收,又能影响酶系统发挥干扰抗结核杆菌代谢的作用,从而降低疗效。

2. 人参、三七、远志、桔梗、柴胡的主要有效成分为皂苷,不宜与维生素C、胃蛋白酶合剂等酸性较强的西药联用,也不宜与含有金属的盐类药物如硫酸亚铁、枸橼酸铋钾等合用,可形成沉淀。

3. 含鞣质较多的中药如五倍子、地榆、柯子、石榴皮、大黄等不易与胃蛋白酶合剂、淀粉酶、多酶片等消化酶类药物联用,因这些酶类药物的化学成分主要为蛋白质,含有肽键或胺键,极易与鞣质结合发生化学反应,形成氢键络合物而改变其性质,不易被胃肠道吸收,从而引起消化不良,纳呆等症状;也不可与维生素 B_1 合用,因合用会在体内产生永久性结合物并排出体外而丧失药效;不可与去痛片、酚氨咖敏片、红霉素、利福平、氨苄西林、麻黄碱、小檗碱、阿托品类药物联用,因鞣质是生物碱沉淀剂,同用后会结合生成难溶性鞣酸盐沉淀,不易被机体吸收;不可与西药如钙剂、铁剂、氯化钴等合用,因同服后可在回盲部结合,生成沉淀,使机体难以吸收而降低疗效。

4. 含金属离子的中药如石膏、珍珠母、磁石、牛黄清心丸等,不能与卡那霉素、新霉素等联合使用,否则会在胃肠道形成不溶性盐类和络合物而失效。如需联用,其间隔时间以 $3\sim4$ 小时为宜。

（二）产生有毒化合物,危害健康

含汞类中药及其制剂,如朱砂、轻粉、朱砂安神丸、磁朱丸、仁丹、紫雪散、补心丹等,不能与碘化钾、西地碘片、溴化钾、三溴合剂等同服,因汞离子与碘离子在肠中相遇后,会生成有剧毒的碘化汞,从而导致药源性肠炎或赤痢样大便;不能与具有还原性的西药如硫酸亚铁同服,同服后能使 Hg^{2+} 还原成 Hg^+,毒性增强。

（三）酸碱中和,影响疗效

1. 碱性较强的中药如瓦楞子、海螵蛸、朱砂等不宜与酸性药物如胃蛋白酶合剂、阿司匹林等联用,以免使疗效降低。

2. 酸性较强的中药,如山楂、五味子、山茱萸、乌梅等不宜与磺胺类药物联用,同服后易在肾小管中析出结晶。

（四）药物之间产生抵抗效应

1. 甘草或鹿茸均含有糖皮质激素样物质,会使血糖上升,当与降血糖的西药如甲苯磺丁脲、苯乙双胍等合用时,产生药理拮抗,会抵消或降低降血糖药物的降糖作用。

2. 含麻黄碱的中药不宜与降压药合用,也不易与氯丙嗪、苯巴比妥等镇静催眠药同用,会产生药理作用拮抗。

3. 金银花、连翘、黄芩、鱼腥草等不宜与菌类制剂如乳酸菌素片、双歧三联活菌片、蜡样芽胞杆菌片等联用,因这些药有较强的抗菌作用,同服后在抗菌的同时,会抑制或降低菌类制剂的活性。

4. 中药神曲、麦芽、豆豉等不能与抗生素联用,因为这些中药含有丰富的消化酶及酵母菌,而抗生素可抑制微生物活性并可使酶活性下降,二者合用影响疗效。

5. 茵陈是胆囊炎、胆石症及肝病患者的常用中药,但它与氯霉素有拮抗作用,可降低甚至抵消氯霉素的疗效,两者最好不要同用。

6. 大黄及煅炭类中药如大黄炭、荷叶炭、地榆炭、煅瓦楞子等与酶类西药合用时,会吸附酶类药物分子,削弱它促进消化的作用或增加不良反应。

7. 含水合型鞣质而对肝脏有一定毒性的诃子、五倍子、地榆、四季青、黄药子等,不能与对肝脏有一定毒性的西药利福平、氯丙嗪、异烟肼、红霉素等联用,因联用后会加重对肝脏的毒性导致药源性肝病的发生。

8. 含鞣质类中药如虎杖、大黄、诃子、五倍子等,不能与磺胺类西药同服,因鞣质能与磺胺类药物结合影响磺胺的排泄,导致血及肝内磺胺类药物浓度增高,严重者可发生中毒性肝炎。

9. 海藻、昆布等含碘类中药如乳核散结片,不宜与治疗甲状腺功能亢进的西药他巴唑等联用,因其所含的碘能促进酪氨酸的碘化,使体内甲状腺素的合成增加,不利于治疗。

10. 银杏、当归、丹参等抗凝药同用可导致出血倾向的增加,和阿司匹林联用可导致眼前房出血。

11. 元胡和氯丙嗪有类似的安定和止呕作用,同用会产生震颤麻痹。

12. 细辛及其成药镇脑宁不宜与巴比妥类同用,同用加强巴比妥类的镇静作用,引起毒性反应。

二、中成药与西药联用处方点评

随着中药技术的发展,越来越多的中成药被用于临床,而老百姓普遍认为西药见效快,中成药副作用小,中西药联合应用能起到良好的效果。然而,中成药组分复杂,有些中西药联合应用也可能造成不良影响。

(一)导致药物毒副作用增加

中成药组方中含有与西药作用机制相同的中药成分,与西药合用作用相加,毒副作用加重。例如:六神丸与地高辛,六神丸中含有的蟾酥,其有效成分蟾酥精药理作用与洋地黄相似,可通过兴奋迷走神经中枢及末梢,直接作用于心肌;与地高辛合用,对心脏作用可大大加强,导致强心苷中毒,引起频发性室性期前收缩。

(二)导致药物疗效降低

1. 药理拮抗 中成药组分中含有能与西药产生药理拮抗作用的成分,不但使药效降低,而且可能出现不良反应,甚至诱发某些药源性疾病。如甘草、鹿茸具有糖皮质激素样作用:甘草、鹿茸均能促进糖原异生,加速蛋白质、脂肪的分解,使甘油、乳酸及各种成糖氨基酸转化为葡萄糖,使血糖升高,与降血糖类西药合用,作用相拮抗,以致互相影响疗效;甘草、鹿茸有水钠潴留和排钾效应,致水钠潴留而升高血压,并发生低血钾,故能拮抗利血平等降压药的降压效力。含甘草的中成药有复方甘草片、甘草合剂等;含鹿茸的中成药有鹿胎膏、参茸王浆等。

2. 影响药物药代动力学过程 中成药各组分复杂的物理化学性质能够影响到与之联用的西药在体内的吸收、分布、代谢、排泄,从而出现疗效降低,副作用增加,甚至产生毒性。

3. 含石膏、珍珠、白矾等具有多价金属离子成分的中草药,能与四环素类、氯霉素类、喹诺酮类等西药分子结构中的某些功能团发生反应,生成难溶性物质,影响其在体内的吸收和利用,降低其疗效,含石膏、珍珠、白矾组分的中成药有绛矾丸、牛黄解毒片、珍珠丸等。

4. 含生物碱及碱性成分的中成药与酸性西药如阿司匹林等合用发生中和反应,而使两种药物的排泄加快,疗效降低,甚至失去治疗作用;含山楂、五味子等富含大量有机酸组成的中成药,可酸化尿液,与碱性西药碳酸氢钠、氢氧化铝、碳酸钙、生物碱等合用时,因体液酸碱度而减少再吸收,促使有效成分的快速排泄,使中西药物均失去一定疗效。此外,上述含有酸性成分的中成药,亦可增强呋喃妥因、利福平等药物在肾脏的重吸收,产生肾毒性,含有碱性成分的中成药有羚羊感冒片、通窍散、红灵散等;含有酸性成分的中成药有保和丸、山楂丸、香砂平胃丸等。

5. 含人参、三七等有皂苷组成的中成药与酸性较强的药物合用,在酸性环境中,在酶的作用下,皂苷极易水解失效,含皂苷组成的中成药有云南白药、丹参滴丸等。

6. 含酒精的中成药与安乃近、苯巴比妥钠、降血糖西药联用,因乙醇是一种药酶诱导剂,能增强肝药酶的活性,使上述西药在人体内代谢加快,半衰期缩短,从而显著降低西药疗效,含酒精的中成药有国公酒、藿香正气水等。

7. 含抗菌、抑菌成分的清热解毒中成药与活菌制剂合用,因中成药中所含抗菌、抑菌成分能使活菌生药制剂灭活,丧失疗效。含有抗菌、抑菌成分的中成药有清热解毒片、穿心莲片等。

三、含有西药成分的中成药与西药联用处方点评

(一) 含有西药成分的中成药概况

国内所用的含有西药成分的中成药种类繁多,可达 200 多种,其所含的西药成分主要可分为 7 类:

1. 用于感冒治疗的药物及解热药中含有抗病毒药、抗过敏药及解热镇痛药等。
2. 用于糖尿病治疗的药物中含格列本脲。
3. 止咳平喘药物多含盐酸克仑特罗及氯化铵等。
4. 降压药物含盐酸可乐定、氢氯噻嗪、芦丁。
5. 消化系统药物含阿托品、普鲁卡因、硫糖铝、次硝酸铋等。
6. 外用药物主要含氯苯那敏、水杨酸甲酯、苯海拉明、盐酸普鲁卡因等。
7. 其他含抗生素类药物及矿物质、维生素的药物。

(二) 含有西药成分中成药的安全使用

1. 像消渴丸、消糖灵这一类的降糖中成药中含有格列吡嗪(西药),其药理作用为促进胰岛素的分泌和增加对糖的利用,同时对肝糖原的分解和糖异生起到抑制作用,临床上主要用来治疗餐后血糖过高和抑制患者的空腹血糖。患者在服用期间应绝对禁止饮酒。若患者同时服用胰岛素、氯霉素、保泰松、丙磺舒、苯妥英钠和氢氯噻嗪利尿药等,可增加血糖水平,

要注意防止低血糖的发生。与香豆素类抗凝剂联合应用时,要注意随时调整用量。

2. 脉君安片和珍菊降压片等药物中的西药成分为氢氯噻嗪。该成分具有利尿的功效,可升高血液中胆固醇及钙的浓度,降低糖耐量。氢氯噻嗪联合肾上腺皮质激素、雌激素、两性霉素 B 使用时,氢氯噻嗪的利尿作用会下降,引起患者体内电解质紊乱;联合多巴胺使用时,可增强其利尿作用;联合其他降压药使用时,可同时增强降压及利尿的作用。

3. 阿司匹林(乙酰水杨酸)、安乃近为感冒类中成药中常加入的西药成分。阿司匹林为常用的解热镇痛药,主要用于因感冒引起的头痛、发热、肌肉痛等。不能联合碱性药物及非甾体抗感染药物,如布洛芬等,并且在服用期间不能饮酒。

4. 含安乃近的中成药不能和其他西药解热类药同时使用。对安乃近、阿司匹林类、吡唑酮类药物过敏的患者禁用,有 27 个国家已对该药禁止或限制使用。

通常情况下,按照国家标准研制的中成药中含有的西药成分都会较单用剂量低,或者相近,在正确服用时不会出现用药安全问题。医务人员在指导患者用药时,应熟练掌握药理知识,重点注意配伍禁忌,同时也要根据患者的身体状况,合理指导其用药的方法和剂量。

第四节　实 例 分 析

一、中草药处方点评实例

实例 1:患者,女性,27 岁,临床诊断:感冒(风寒外袭证)

××××××医院

处方编号		门诊处方笺		普通
科别:×××科	费别:××	就诊时间:××××年××月××日		

姓名:×××　　　性别:女　年龄:27 岁　　门诊号:××××××
临床诊断:感冒(风寒外袭证)

R

生地	10g	石膏^{先煎}	30g	知母	10g
金银花	10g	栀子	10g	荆芥	10g
柴胡	6g	紫苏梗	10g	紫苏叶	10g
白芷	6g	葛根	10g	炒蔓荆子	10g
黄芩	10g	桔梗	10g	甘草	3g

水煎 400ml,分早晚两次温服。

发药窗口

医师×××	付数7付	金额××
调配×××	核对×××	发药×××

用药分析:药证不符。本方诊断为风寒外袭证,应使用解表散寒的方剂,但方中所用药物多为寒性清热类药。

实例2:患者,女性,59岁,临床诊断为脱发、失眠,肾阴虚、肝火旺。

××××××医院

处方编号		门诊处方笺		普通	
科别:×××科	费别:××	就诊时间:××××年××月××日			

姓名:×××　　性别:女　年龄:59岁　　门诊号:××××××

临床诊断:脱发、失眠,肾阴虚、肝火旺

R

生地	10g	熟地	10g	山萸肉	12g
丹皮	15g	生何首乌	20g	生侧柏叶	15g
生白芍	15g	钩藤	15g	黄连	8g
秦艽	15g	夜交藤	15g	合欢皮	15g
炒酸枣仁	12g	炙甘草	6g		

水煎400ml,分早晚两次温服。

发药窗口

医师×××	付数7付	金额××
调配×××	核对×××	发药×××

用药分析:本处方中患者因肾阴虚、肝火旺出现脱发、失眠而就医,医生在六味地黄丸方剂基础上临证加减组方,但使用生首乌并不适宜。何首乌因炮制方法不同可分为生首乌与制首乌,生首乌长于解毒、消痈、润肠通便;制首乌长于补肝肾、益精血、乌须发、强筋骨。因此本处方中的生首乌应改成制首乌为宜。

二、中成药处方点评实例

实例1:患者,男性,68岁,临床诊断为支气管炎。

××××××医院

处方编号		门诊处方笺		普通	
科别:×××科	费别:××	就诊时间:××××年××月××日			

姓名:×××　　性别:男　年龄:68岁　　门诊号:××××××

临床诊断:支气管炎

R

祛痰止咳颗粒(3g×12袋)1盒,每次2袋,bid,po;

止咳橘红丸(6g×10丸)1盒,每次2丸,bid,po。

发药窗口

医师×××	审核×××	金额××
调配×××	核对×××	发药×××

用药分析:本处方开具的祛痰止咳颗粒含有甘遂和芫花,而止咳橘红丸含有甘草,根据

"十八反"理论,两药需谨慎合用,如需合用,处方医师应再次签字。另本方中医诊断缺失,不利于药师进行处方审核。

处方点评中应注意中成药合用时隐性"十八反"与"十九畏"的配伍禁忌,若存在"十八反"配伍禁忌应及时干预。

实例2:患者,男性,37岁,临床诊断为咳嗽。

××××××医院

处方编号	门诊处方笺	普通
科别:×××科　　费别:××	就诊时间:××××年××月××日	

姓名:×××　　性别:男　年龄:37岁　　门诊号:××××××
临床诊断:咳嗽

R

通宣理肺丸(6g×10丸)1盒,每次2丸,bid,po;
养阴清肺丸(9g×10丸)1盒,每次1丸,bid,po。

发药窗口

医师×××　　审核×××　　金额××
调配×××　　核对×××　　发药×××

用药分析:本处方中的通宣理肺丸和养阴清肺丸虽均可治疗咳嗽,但治疗的是不同证型的咳嗽,不宜同时使用。通宣理肺丸功效为解表散寒、宣肺止嗽,用于风寒感冒所致的咳嗽;而养阴清肺丸可养阴润燥、清肺利咽,适用于阴虚肺燥的干咳。另本方中医证型诊断缺失,不利于药师进行处方审核。

实例3:患者,男性,35岁,临床诊断为强直性脊柱炎。

××××××医院

处方编号	门诊处方笺	普通
科别:×××科　　费别:××	就诊时间:××××年××月××日	

姓名:×××　　性别:男　年龄:35岁　　门诊号:××××××
临床诊断:强直性脊柱炎

R

风湿骨痛胶囊(0.3g×32粒)1盒,每次3粒,bid,po;
脊痛宁胶囊(0.5g×100粒)1盒,每次3粒,tid,po。

发药窗口

医师×××　　审核×××　　金额××
调配×××　　核对×××　　发药×××

用药分析:本处方中的患者因患强直性脊柱炎,在中医科就诊时,开具了风湿骨痛胶囊和脊痛宁胶囊。两种中成药成分中均含有毒中药材制川乌,两药合用会增大制川乌的用量,

增加药品不良反应发生的风险。另本方中医诊断缺失,不利于药师进行处方审核。

实例4:患者,男性,72岁,临床诊断为冠心病。

×××××医院

处方编号		门诊处方笺	普通
科别:×××科	费别:××	就诊时间:××××年××月××日	

姓名:×××　　　性别:男　年龄:72岁　　门诊号:××××××

临床诊断:心悸,胸闷

R

复方丹参滴丸(27mg×180丸)1盒,每次10丸,tid,po;

速效救心丸(40mg×150丸)1盒,每次10丸,tid,po。

发药窗口

医师×××　　　　审核×××　　　　金额××

调配×××　　　　核对×××　　　　发药×××

用药分析:本处方中开具了复方丹参滴丸,其主要成分为丹参、三七、冰片,而速效救心丸主要由川芎、冰片等组成。两药均具有活血化瘀、理气止痛的功效,用于气滞血瘀型冠心病、心绞痛的治疗,其处方组成与功效基本相似,且均含有冰片,可能会增大患者使用冰片的剂量。若患者处于稳定期,两药是否有必要合用值得进一步商榷。

根据滴丸制剂的药剂学特点,舌下含服可迅速起效,建议医嘱改为舌下含服。

速效救心丸说明书的用法用量推荐一次4~6丸,一日3次;急性发作时,一次10~15丸;而处方中其用法用量为每次10丸,一日3次,若患者处于稳定期则单次用量过大;若患者为心绞痛发作期治疗,则不应定时服用,应改为必要时使用。

三、中西药联用处方点评实例

实例:患者,男性,30岁,临床诊断为上呼吸道感染。

×××××医院

处方编号		门诊处方笺	普通
科别:×××科	费别:××	就诊时间:××××年××月××日	

姓名:×××　　　性别:男　年龄:30岁　　门诊号:××××××

临床诊断:上呼吸道感染

R

藿香正气水(10ml×10支)1盒,每次1支,tid,po;

头孢拉定胶囊(0.5×12粒)1盒,每次1粒,qid,po。

发药窗口

医师×××　　　　审核×××　　　　金额××

调配×××　　　　核对×××　　　　发药×××

用药分析:本处方中开具了藿香正气水,具有解表化湿、理气和中的作用,是常用的祛暑解表中成药,值得注意的是其制剂中含有酒精,而头孢拉定分子结构中含有甲硫四氮唑侧链,遇酒精可发生双硫仑样反应,出现颜面部及全身皮肤潮红、结膜发红、发热感、口干、头晕、头痛、目眩、心慌、胸闷、气急、出汗、呼吸困难、恶心呕吐、言语混乱、话语多、视物模糊、步态不稳、狂暴、谵妄、意识障碍、晕厥、腹痛、腹泻、咽喉刺痛、震颤感、口中有大蒜气味,还可出现心动过速、血压下降、烦躁不安、惊慌恐惧、濒死感,有的可出现精神错乱、四肢麻木、大小便失禁,严重者可出现休克、惊厥、急性心衰、急性肝损害、心绞痛、心肌梗死甚至死亡。出现双硫仑样反应的时间存在个体差异,有报道出现反应的时间从 5 分钟到 1 小时不等,还有报道用药前 3 天或停药后 2~3 周服用含酒精的食物和饮酒也可引起双硫仑样反应。小儿肝脏代谢乙醇的功能较差,即使较低的乙醇浓度也可出此类反应。因此处方中两药不能一起服用。

四、含西药成分的中成药与西药联用处方点评实例

实例:患儿男性,8 岁,临床诊断:发热,咽痛。

×××××医院

处方编号		门诊处方笺		普通
科别:×××科	费别:××	就诊时间:××××年××月××日		

姓名:×××　　　性别:男　年龄:8 岁　　门诊号:××××××
临床诊断:恶寒,发热

R

维 C 银翘片	24 片/盒	1 盒	单价
	2 片	po	每日 3 次;
对乙酰氨基酚混悬滴剂	15ml	1 瓶	单价
(泰诺林)	3ml	po	每日 3 次

发药窗口

医师×××	审核×××	金额××
调配×××	核对×××	发药×××

用药分析:维 C 银翘片是含有对乙酰氨基酚等 13 种成分的中西药复方制剂,泰诺林的主要成分就是对乙酰氨基酚,同时服用含对乙酰氨基酚的西药和中成药后会增加引起不良反应的风险。

【实践思考题】

1. 中药处方点评的目的和意义是什么?
2. 中药处方点评的法律依据是什么?
3. 中药处方点评的内容是什么?
4. 中药用药禁忌包括哪些方面?

5. 中草药与中成药联用的不合理应用包括哪几方面的内容？

6. 中成药与西药联用的不合理应用包括哪几方面的内容？

7. 含西药成分的中成药主要包括哪几种类型？

8. 不合理中药处方实例点评与分析：

患者,女性,31 岁,临床诊断为产后回乳。

×××××医院

处方编号	门诊处方笺	普通
科别:×××科　　费别:××	就诊时间:××××年××月××日	

姓名:×××　　　性别:女　年龄:31 岁　　门诊号:×××××

临床诊断:产后回乳

R

焦麦芽　　100g

水煎 400ml,分早晚两次服用。

发药窗口

医师×××	付数×付	金额××
调配×××	核对×××	发药×××

（参考答案:本处方中患者诊断为产后回乳,开具的药物是焦麦芽。麦芽的炮制品有 3 种,生麦芽具有健脾和胃、疏肝行气的功效,用于脾虚食少,乳汁郁积;炒麦芽可行气消食回乳,用于食积不消、妇女断乳;焦麦芽消食化滞,用于食积不消、脘腹胀痛。不同炮制品功效各有所长,应选用炒麦芽回乳为宜,麦芽回乳用量较消食用量大,一般推荐每日用量为60g。）

9. 不合理中成药处方实例点评与分析：

患者,女性,33 岁,临床诊断为感冒。

×××××医院

处方编号	门诊处方笺	普通
科别:×××科　　费别:××	就诊时间:××××年××月××日	

姓名:×××　　　性别:女　年龄:33 岁　　门诊号:×××××

临床诊断:感冒

R

感冒清热颗粒(12g×10 袋)1 盒,每次 1 袋,bid,po;

双黄连颗粒(5g×12 袋)1 盒,每次 2 袋,tid,po。

发药窗口

医师×××	审核×××	金额××
调配×××	核对×××	发药×××

（参考答案:本处方中用于风寒感冒的感冒清热颗粒和治疗风热感冒的双黄连颗粒并

开,两药并不适于同一证型的感冒。)

（张玉娟　尹丽梅）

【参考文献】

[1] 梅全喜,曹俊岭.中药临床药学.北京:人民卫生出版社,2013

[2] 冯洪山.开展中药处方点评的必要性及经验总结.中药现代药物应用,2013,7(5):139

[3] 吕建洪.浅析中药处方审核点评要素及提升策略.中国处方药,2013,12(4):37-38

[4] 王海峰.我院2012年中药处方点评.中国中医药信息杂志,2013,20(12):94-95

[5] 蔡乐,裴斐,古今.我院中药处方点评要点及典型案例分析.中国药物应用与监测,2013,10(6):328-330

[6] 梅全喜,曾聪彦,吴惠妃.中药处方点评实施要点探讨.中国医院药学杂志,2013,33(15):1272-1275

[7] 唐镜波.我国不合理用药的现状及对策.中华儿科杂志,2002,40(8):449

[8] 刘宪军,赵志刚.我国处方点评制度剖析与思考.药品评价,2012,9(11):12-15

[9] 梅全喜.普及中药安全性知识,提高医患对中药安全性的认识.中国中医药现代远程教育,2009,7(1):81-85

[10] 梅全喜,高玉桥,胡世林.应理性对待含马兜铃酸类中药.中国药房,2006,17(7):554-556

[11] 翟胜利.中成药配伍禁忌表及软件.北京:人民卫生出版社,2008

[12] 梅全喜,曾聪彦.含西药组分中成药的特点及使用注意事项.中国药房,2008,19(6):470-473

[13] 曲毅,张力.消渴丸致严重低血糖反应36例文献分析.中国药物警戒,2009,6(2):99-101

[14] 梅全喜.西药+中药"速效"治感冒,损害"加倍".大众医学,2011,(6):78-79

[15] 杨一帆,王美霞.4种中西药复方制剂不良反应文献分析.中国药房,2012,23(11):1036-1038

[16] 梅全喜.新编中成药合理应用手册.北京:人民卫生出版社,2012:99

[17] 梅全喜.中药学综合知识与技能(国家执业药师资格考试应试指南).北京:人民卫生出版社,2012:293-300

[18] 梅全喜,曾聪彦.中药注射剂安全合理使用之道.药品评价,2010,7(14):10-14

[19] 梅全喜,曾聪彦.临床使用不当导致中药注射剂不良反应的分析.今日药学,2009,19(7):35-37

第五章 药学监护

【本章学习要点】

1. 掌握药学监护内容、工作模式与药历书写；
2. 熟悉在药学监护中中药临床药师的职责、应具备能力、药学监护的工作模式；
3. 了解药学监护概念、目的、意义。

【工作流程图】

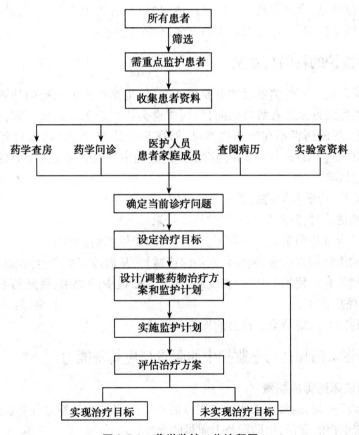

图 2-5-1 药学监护工作流程图

第一节 概 述

一、药学监护的概念

药学监护是目前医院药学领域的热门话题,它起源于美国,翻译自英文"pharmaceutical care",简称 PC。1990 年美国 Minnesota 大学药学院的 Hepler 和 Strand 教授在一篇论文中对药学监护进行了全面论述:"药学监护是直接地、负责地提供与药物治疗相关的监护,其目的在于改善患者生存质量的既定结果。"

1993 年美国药师协会(ASHP)对药学监护的定义是:"药师的使命是提供药学监护,药学监护是直接地、负责地提供与药物治疗相关的监护,其目的是让病人达到明确的治疗目标,进一步提高病人的生活质量。"1998 年,Minnesota 大学药学院 Cipolle 和 Strand 等教授将药学监护的定义更新为:"药学监护是一种执业行为,其执业人员承诺满足患者药物治疗方面的各项需求,并对其承诺负责。"

药学监护理念的提出是一种观念上的根本转变,标志着医院药学工作模式发生了根本改变,从提供合格药品、合理用药的工作模式转向"以患者为中心"全方位的服务理念,药师与医生、护士共同承担责任,保证患者用药安全、有效、经济。

二、药学监护的目的与意义

药学监护是现代医院药学发展的重要模式之一,也是中药临床药师开展合理用药活动的产物。药物治疗给许多患者解决病痛,但同样也会给许多患者造成药害,引起后遗症,甚至死亡。事实上,造成药害不在于药物本身,而在于开处方、配药、给药过程中的不当引起的。因此药学监护的目的是为患者在药物治疗全过程中争取最优治疗效果的同时尽量减少药物治疗带来的风险。

从实践情况看,药学监护的效果是很明显的,它可以:

1. 促进药物的合理使用,提高药物的治疗效果。
2. 减少因不合理用药引起的药物不良反应和药源性疾病的发生。
3. 使患者的疾病得以治愈,病症得到消除或减轻,从而改善患者生活质量,延长寿命。
4. 促进药物的合理使用,节约药物资源,让患者以最少的费用、最低的不良反应得到最好的治疗,降低医疗费用。
5. 提高了药师在医院乃至全社会的地位和形象。

三、中药临床药师在药学监护中的职责与应具备能力

(一) 中药临床药师的职责

"职责(duty)"一词,通常用来表示在职业活动中所应完成的特定任务(工作内容)和应其任务构成所需承担的责任,也即职务上应尽的责任。

中药临床药师的职责是指在此职业中基于其特殊职务所应尽的责任。其工作职责的核心是如何使患者用好中药及指导好中西药联用,因此我们的工作必须面向临床,面向患者,在设计药物治疗方案和监护计划、执行其监护计划、评估其治疗方案等方面充分发挥中药临

床药师的作用,及时发现、解决、预防潜在的或实际存在的用药问题,促进药物的合理使用。其具体工作职责除在第一篇第二章中药临床药师的基本要求中所述的内容外,还需重点关注下列工作:

1. 审核用药医嘱,保证合理用药。根据患者的病程进展、检查、检验结果、既往用药史、药物过敏史、药动学、药效学以及药物之间的配伍禁忌等,审核药物的剂量、疗程、给药途径等是否合理,避免因不合理用药导致药物毒副反应的发生。

2. 与医生一起讨论患者是否需要进行药物治疗,明确患者的治疗目标,并根据患者病情、西药药动学、西药药效学、中医的疾病名诊断与中医证型特点与临床中医师共同为这一目标设计中西药物治疗方案,并对药物治疗做出综合评价。

3. 监测患者用药全过程,发现、解决、预防潜在的或实际存在的用药问题,对重点监护对象实施药学监护。及时报告药物不良反应,最大限度地降低药物不良事件的发生。

4. 为医生、护士、患者提供与临床使用的各种中药、西药相关的药物信息和咨询服务。

(1) 根据中医药传统理论知识和现代药理毒理知识,为临床医师提出适宜的配伍建议、合理的中药炮制品、提供最新药物信息资料,就医生提出的疑惑做出解答并给予建议,就药源性危害做出警示;

(2) 向护士介绍合理用药知识,避免贮存不当和使用造成的药疗损害;

(3) 对患者加强用药指导,耐心、详细地向患者交待药品的使用方法及与其有关的注意事项;根据疾病证型、病位、治法与用药,向患者交代中药的煎药方法、煎药时间、服药方法、服药时间、服药温度、服药后的护理、饮食禁忌等,以提高治疗效果,促进康复,提高患者用药依从性,并减少患者用药不当导致的药品不良反应。

5. 通过健康问卷调查、健康效用测量等方式对其生活质量进行动态评价,为患者建立用药档案。

(二) 中药临床药师应具备的能力

1. **良好的沟通能力** 作为一名称职的中药临床药师,医药学知识固然重要,但良好的临床沟通能力,对处理临床工作中的各种关系都有一定的帮助,起着事半功倍的作用。在实际工作中,中药临床药师面对的不再只是药物,更多的是要与医生、护士及患者打交道,建立相互信任的关系。对于医师,好的沟通会使医师认为中药临床药师不是"警察",而是治疗团队中的"伙伴";对于患者,好的沟通使患者对医务人员的质疑减少或缓和医患之间的矛盾。只有设身处地为患者和医护人员考虑,相互沟通,才能消除隔阂,为提供良好的药学服务奠定基础。

2. **团队协作能力** 中药临床药师是临床治疗团队中的一员,永远不是指导者而是合作者。只有与医、护人员紧密合作,建立良好的协作关系,才能保障临床药学服务的顺利开展,共同为患者提供优质的药学服务。

3. **临床思维能力** 临床思维是根据患者主观不适感受和客观检查体征,对临床资料进行综合分析和逻辑推理,随后作出诊断、鉴别判断,以及指导和调整治疗方案的思维过程。临床思维是传统中药师成为中药临床药师所面临的最大挑战。传统的中药学专业教育使中药师们在处理问题时往往局限在药物的药效学、药理学、中药之间的配伍与用药禁忌、药物的不良反应等药学专业思维方面,而一名合格的中药临床药师必须全面掌握患者病情和药物的特性,监测疗效和药物不良反应,分析疗效不佳的原因以及寻找提高疗效的方法,在具有临床思维(包括现代医学的逻辑思维和传统中医学的辨证思维)的前提下,通过传统中医理论、现代药理研究,运用中药师专业的优势对治疗方案的合理性进行分析和判断,才能使临床用药更加合理。

4. 扎实的药学与中药学专业知识和临床相关知识　要成为医生的助手,优质地服务于临床和患者,中药临床药师必须掌握药学、中药学和医学知识。在药学方面,中药临床药师应着重掌握药剂学、药理学、药物治疗学、药学伦理学等知识;在中药学方面,中药临床药师应着重掌握临床中药学、方剂学、中药炮制学、中药化学、药用植物学、中药鉴定学、中药药剂学、中药药理学、中药治疗学、中药药物警戒学等知识。只有掌握扎实的药学与中药学基础知识和药品的各项信息与动态,才能凭借专业上的优势得到临床医生的认可,从而能更有效地与医生进行沟通,协助临床合理用药。

此外,中药临床药师参与查房、会诊,给医生提供最佳的给药方案,这就要求中药临床药师必须具备一定的中、西医临床基础知识及专业基础知识,掌握中医基础理论、中医诊断学、西医诊断学基础、生理解剖学、病理学、生物化学以及各类疾病治疗的专家共识、诊疗指南、中医诊疗方案、中医临床路径等,熟读中医经典著作,了解中医各家学说,读懂常规的检查报告单和一些辅助检查的结果及其对临床诊断或治疗的意义,如血、尿等常规检查,肝肾功能检查,影像学检查,心电图等。

5. 熟悉药事管理与法规知识　中药临床药师必须具备一定的法律知识,熟悉药事管理和与本专业有关的法律与法规,如《药品管理法》《医疗机构药事管理规定》《处方管理办法》《中成药临床应用指导原则》《中药注射剂临床使用基本原则》《抗菌药物临床应用指导原则》及药事质量管理规范等法律法规和规范,在参与临床药物治疗中要严格按相关规定和制度执行,提高自己的法律意识,学会运用法律处理工作中出现的各种问题,维护自身的利益和保障患者的合法权益。

6. 具有收集、整理、获取信息的能力　能利用各种信息途径(如药品说明书、《中国药典》等法律系文书、权威性药物手册、中医药典籍、专业期刊、国内外有关药品信息网站等),进行国内外文献检索,收集药学(中药学)最新进展情况和中药在临床应用中引起的不良反应以及中药安全性等方面的信息,并对其进行分析、整理,为医务人员和患者提供准确、及时的用药信息和最新合理用药理论研究进展、实验研究进展等。

第二节　药学监护内容与工作模式

一、药学重点监护对象

中药临床药师应对每一位患者都进行适宜的药学监护,但鉴于我国目前中药临床药学的发展和医疗情况,中药临床药师不可能对每一位住院患者实施药学监护,因此只能对药物治疗情况复杂或病情较重的患者列入重点药学监护对象。我们将具有以下情况的患者列入重点监护对象:

1. 患者因素　在药学监护中我们应重点关注特殊人群用药问题。这部分人群由于其自身的生理、病理变化往往会影响药物的吸收、分布、代谢和排泄,因此应重点监护。

(1) 老年人:一般指年龄超过60岁的老人,因各脏器的组织结构和生理功能都有不同程度的退行性改变,因而影响了药物在体内的吸收、分布、代谢和排泄过程。因此老年人服用药物后血液内药物浓度较一般成年人为高,药物半衰期亦较一般人明显延长。

(2)儿童:小儿体内许多器官和组织尚未发育成熟,脏器娇嫩,对药物的吸收、代谢、有效性和潜在毒性都与成人不尽相同。

(3)妊娠期、哺乳期妇女:妊娠期妇女用药时,不少药物可通过胎盘进入胎儿体内损害胎儿的生长发育;哺乳期妇女服用药物时,几乎所有药物都可随母亲乳汁进入婴儿体内,对婴儿产生作用。尽管有的药物进入乳汁的浓度很低,但对于肝脏代谢功能、肾脏排泄功能均未完善的婴儿说,极可能带来不良影响。

(4)肝、肾功能不全者:肝、肾功能不全可影响药物在体内吸收、分布、代谢、排泄等过程,使药物的半衰期延长,药物在体内蓄积,甚至产生毒性反应,进而影响临床用药的安全性和有效性。

(5)过敏体质者:很多药物都慎用于过敏体质者,如中长效混合胰岛素辅料中含硫酸鱼精蛋白,对鱼、虾过敏者禁用,普乐安主要成分为油菜花花粉,对花粉过敏者禁用,因此过敏体质者在药物的选择和使用过程中应加强监护。

2. 病情因素 患有中重度感染、高血压危象、急性心衰、哮喘持续发作、急性心肌梗死等重症患者和中医各种危重证候的患者均应重点监护。

此外,疾病也是影响临床用药的重要因素,它通过改变药物在体内的吸收、分布、生物转化及排泄过程,导致药物代谢动力学的改变;同时也通过改变某些组织器官受体数目和功能,导致药效动力学的改变。因此,在药学监护中我们还应重点关注在治疗过程中病理状态对临床用药的影响,及时调整药物剂量、给药途径及给药间隔,以获得最佳的治疗效果和最低的治疗风险的目的。如患短肠综合征患者对脂溶性药物(如维生素 D、维生素 K、维生素 A、维生素 E,环孢素)、小肠特定部位吸收的药物(如钙、镁元素)和主要经小肠吸收的药物(如左旋多巴)吸收减少;患有肝病、肾病的患者,其药物代谢、排泄功能普遍受损,从而影响药物的代谢、排泄。此外,胆囊切除术、胆囊炎、胆总管结石、糖尿病、心力衰竭、肿瘤等疾病均会影响药物的分布、代谢和排泄,因此对于患有这些疾病的患者需要进行重点监护。

3. 药物因素 在临床药物治疗中,有些药物治疗窗窄、使用后易发生毒副反应、药物相互作用多、使用特殊管理级抗菌药物的患者在药学监护中应重点关注。如有毒中药马钱子过量服用可引起头痛、头晕、面部肌肉紧张、吞咽困难,进而发生典型的士的宁惊厥、痉挛、角弓反张,甚至死亡;乳香、没药过量服用可引起恶心、呕吐等胃肠道反应;地高辛有效治疗浓度与中毒浓度相近,需重点监测患者的血药浓度;口服华法林个体差异明显、相互作用复杂,其血药浓度易受遗传、年龄、食物、合并疾病、联合用药等因素影响,因此应重点监护患者服用此类药物后的临床反应。此外,患者在药物治疗过程中联合了其他的治疗,如血液透析、利尿、导泻、洗胃以及中医传统的汗、吐、下三法等,也会影响药物的药动学和药效学,应重点监护。

此外,中医学按照人体的精气阴阳气血的偏颇、功能活动的盛衰,结合人的体态壮瘦、性情变化,运用阴阳分类方法对体质进行分类,正常基本体质大致可分为阴阳平和质、偏阳质、偏阴质三种。在此基本体质分类基础上,结合中医的脏腑理论、气血津液理论等,进一步可以将人体分为更多、更加具体的体质类型,如脾虚体质、肝气郁滞体质等。中医药治疗过程中,遣方用药时应该注意患者的体质类型,熟悉患者各个脏腑功能的强弱。如患者治疗过程中需要使用白芍药养血敛阴,若患者平素是脾虚便溏体质,处方就应该较体质平和的常人减少日剂量或者选用土炒白芍的炮制品,以减少其寒凉伤脾气的副作用,土炒增加健脾止泻的作用。我们也可根据患者病情、身体状况、用药情况等,确定患者的药学服务级别(一般可分为三个级别:一级、二级和三级药学服务),对患者实施不同级别的药学监护,并根据患者的病情变化进行动态调整。医院中药临床药师根据患者的药学服务级别及时制订相关用药监护计划,为患者提供基础药学服务和药学专业技术服务。

二、药学监护内容

(一)监护患者病机演变与治疗效果

中药临床药师应通过药学查房和临床查房收集的各种资料,如患者的临床症状、体征、舌象、脉象、实验室检查结果等,对患者病因、病性、病机、病势进行综合分析,判断疾病的发展转归和药物的治疗效果。如果治疗无效或疗效不佳,中药临床药师则应从药物作用机制及特点的角度出发,协助临床医师找到治疗方案失败的原因,重新调整给药方案。如淋证患者,初起多因湿热为患,临床医师辨病为热淋,辨证为湿热下注,确定治疗原则为清利湿热,利水通淋,处方以八正散为主,用药:车前子(包煎)10g、瞿麦15g、萹蓄60g、滑石(包煎)15g、山栀子8g、炙甘草10g、木通6g、生大黄15g、灯心草3g,三付,水煎服,每日一付,早晚餐前服用。患者服完药后,淋证症状略有改善,但是出现水样腹泻,每日7~8次。中药临床药师从方剂使用及中药特点两个角度出发,给中医师提出如下建议:①八正散清热通淋,用于治疗热淋、血淋属于湿热下注者,然而原方煮散服用,三餐后及睡前,一天服用四次,本患者早晚餐前各一次,服药频次不够,症状改善不明显。②患者服药后腹泻,可能原因是萹蓄属于蓼科植物,大量服用可致泻,中药理论认为其苦寒易伤脾胃,脾胃虚寒者忌用;常规剂量10~30g,患者使用60g,超出常规剂量。生大黄虽然有致泻的副作用,但若用量不大,且煎煮时未后下,煎煮时间足够长,导致腹泻可能很小。③基于以上认识,建议临床:减少萹蓄至10~15g;车前子可以增加至15g,滑石粉可以增加至30g,这样既可以增加治疗淋证的疗效,也可以通过"利小便,实大便"来改善腹泻的症状;建议在调整各个药物剂量的同时,逐渐增加患者的服药频次,每次200ml,每天3~4次,同时紧密监测患者大、小便情况,体温及血、尿常规等。再如对风温肺热病(非重症社区获得性肺炎)患者,应重点监护患者"痰"(痰色、痰量、痰质)的改变;壮热的持续时间、热势、退热时间、热型的改变;咳嗽的发作持续时间、咳嗽的剧烈程度是否减轻,使用中西药治疗前、后,舌象、脉象的改变。实验室及影像学指标是否好转等,以判断药物的治疗效果。

(二)监护患者用药依从性

用药依从性是指患者的服药时间、剂量、疗程与医嘱给药方案的一致程度。良好的患者用药依从性可增强药物疗效、促进疾病转归,尤其在治疗方案有效的情况下,患者用药依从性是影响疗效的决定性因素,因此这也是药学监护的内容之一。患者的用药依从性不但与患者自身的年龄、文化程度、个人信仰、经济收入、对疾病的认知程度等有关,还与用药种类多、用药方案复杂、易发生不良反应等有关。

中药临床药师主要通过以下方式监护患者用药依从性:

1. 询问患者服药种类、服药时间、服药剂量等信息,获取患者最近的服药情况,对患者的依从性进行监护。

2. 经验性的对患者生理指标,包括血压值、血糖值、血脂值、血药浓度等进行监护。

3. 通过定期计数患者剩余药品的数量或者记录患者定期配药的时间,再与完全依从标准值比较,从而监护患者在此时期内的依从性情况。

(三) 监护药物治疗过程

指对药物治疗方案实施的过程是否恰当、规范进行监护。临床中有些护士可能对一些注射剂的给药顺序、配制时间、滴注速度和操作规范等方面不太了解,中药临床药师应针对以上问题进行监护,避免由于使用不当而造成药物的疗效降低和不良反应发生。如使用中药注射剂时,应监护护士是否严格按照药品说明书推荐的调配要求、给药速度和疗程使用;监护特殊人群和初次使用中药注射剂患者,尤其是给药后 30 分钟内的用药反应。

(四) 监护药物不良反应

在药物的使用过程中,我们应对那些易发生不良反应的药物和易发生不良反应的人群进行重点监护,注意发现药物不良反应的早期症状,以避免严重药物不良反应的发生或一旦发生药物不良反应能及时发现、判断、处置。

易发生不良反应的药物多为治疗窗窄、毒副作用大、含毒性成分中药或中成药、中药注射剂、中西药物之间易发生配伍禁忌的药物。

易发生不良反应的人群多为老年人、儿童、孕妇、肝肾功能不全者、过敏体质者和长期服用药物者。

针对以上情况,中药临床药师应该注意:

1. 了解患者的用药史和过敏史,并向临床医师和患者建议一些预防药物不良反应发生的措施 如严重低钾血症患者,应高浓度快速纠正低血钾,但高浓度钾溶液对血管壁的刺激可导致静脉炎的发生,建议静脉补钾浓度不超过 0.3%,滴注速度不超过 40~60 滴/分。

2. 监测药物发生不良反应的症状 如服用他汀类药物可引起患者非特异性肌肉或关节疼痛,血糖升高;超剂量、长期连续服用何首乌及其成方制剂可引起肝损伤,出现全身乏力、消化道症状(食欲不振、厌油等)、黄疸表现(尿黄、目黄、皮肤黄染等)等症状。

3. 监测实验室指标、血药浓度 如雷公藤制剂、黄药子、苍耳子等药物可引起肝细胞损害,血清 ALT 和 AST 升高,在使用中应监测患者肝功能;地高辛有效治疗浓度和中毒浓度较近,应监测患者血药浓度以免中毒。

三、药学监护的工作模式

药学监护的工作流程图见图 2-5-1。

1. 收集整理患者资料 药师与患者建立联系后,收集并整理患者的相关资料,以预防、发现患者的用药问题,避免不合理用药而产生的不良后果。主要包括以下几方面内容:

(1) 基本资料:姓名、地址、年龄、性别、职业、宗教信仰等。

(2) 医疗信息:身高、体重、现病史、既往疾病史、生命体征、通过四诊(望、闻、问、切)收集的临床资料、各种实验室检查结果、影像学检查等。通过对比当前和以前的实验室检查结果和影像学检查变化,作为判断药物是否有效或产生毒副作用的参考依据。

(3) 药物治疗信息:既往用药史和目前用药情况、药物过敏史、患者用药依从性、患者对药物治疗和病情的理解程度、对治疗的疑问和关心的问题。

(4) 行为/生活方式信息:如饮食、运动、娱乐、吸烟、饮酒、日常活动等方面。

（5）社会/经济信息：如生活、工作、经济状况、医疗保险类型等方面。

获取以上信息途径主要通过药学查房或药学问诊、患者家庭成员或其他医护人员、病历或其他医学记录三方面获得。其中药学查房或药学问诊是收集患者基本资料的最佳途径，通过药学查房或药学问诊，有助于建立患者与药师之间的联系，有助于明确患者的需求和预期的治疗效果。

2. 确定当前的诊疗问题　在综合以上患者资料的基础上，药师确定患者的健康状况、患者的药学需求和目前诊疗中存在的问题。其问题主要包括以下几方面：

（1）所选择的药物不适当，有配伍禁忌或证候禁忌。

（2）药物剂量、剂型、疗程、给药途径、用法不适宜。

（3）重复用药。

（4）已发生的和潜在的药物不良反应、药物间的相互作用、药物与疾病、药物与食物、药物与实验室检查间的相互作用。

（5）未能达到药物治疗目标。

（6）患者依从性差，或对现有药物治疗缺乏了解。

（7）患者因药物治疗出现经济问题。

3. 设定治疗目标　中药临床药师应针对患者病情、目前的诊疗问题与医生、患者共同设定治疗目标，该目标应明确、合理、可衡量，并应该有达到治疗目标的时间计划。该药物治疗目标应有可操作的指标以供监测，可以是客观的（如糖尿病患者血糖的测量值），也可以是主观的（癌症患者利用疼痛等级表对疼痛进行自我分级），但每次评价治疗目标的测量方法应该是相同的，以保证其结果的可比性。

4. 设计药物治疗方案　针对患者的治疗目标，根据中医的辨证论治与治法、药物的药效学与药动学、患者的相关资料（身高、体重、病情、用药依从性、经济状况等）等与医生共同设计合理的药物治疗方案，确定最适宜的药物、剂量、剂型、给药途径、用药频次及用药疗程。该方案应根据现有的中医诊疗路径、中医诊疗方案、治疗指南、临床研究结果、专家共识等循证医学证据并结合自身的经验来制定。当多个治疗方案摆在药师面前时，既需要根据现有的临床证据，对其疗效、安全性进行评价，同时也要根据患者自身的治疗风险、生活质量、知识水平以及经济能力等因素权衡利弊，选择最适合该患者的治疗方案。

5. 设计药物治疗方案的监护计划　针对选定的药物治疗方案，为达到治疗目标或预防、解决药物治疗问题而设计合理的、详细的监护计划。该监护计划应从疗效和安全性两方面制定，根据患者的药物治疗目标，确立疗效监测的指标和时间，根据药物常见和严重的不良反应结合患者自身的情况以及合并用药等风险，确立需要重点监测的安全性指标和时间。

6. 实施药学监护计划　中药临床药师按照设计的监护计划监测患者的临床症状和体征、生化和血液学数据、血药浓度水平、药品不良反应等内容，并做好相关记录。

7. 评估药物治疗方案效果　根据监护计划，收集可靠、有效的数据，评估患者治疗目标是否已经达到，是否出现药物不良反应。如果治疗目标达到了，药学监护的作用就达到了，考虑患者是否结束或制定下一阶段的治疗目标。如果未达到，对未达到药物治疗目标或出现药品不良反应进行分析，找出原方案治疗失败的原因，重新调整药物治疗方案，针对调整后的方案重新设计药学监护计划并执行。

第三节 药 历 书 写

一、药历的概念与作用

药历是目前临床药师最常用的药学监护文档记录,是开展临床药学工作必不可少的重要资料,也是为患者进行个体化药物治疗的重要依据,是目前我国临床药学服务工作值得使用和提倡的有效记录形式。

中国药学会医院药学专业委员会在《中国药历书写原则与推荐格式》中指出"药历是药师在临床实践中形成的一种很好的药物治疗过程记录","药历是药师在临床药学实践中形成的全面、客观记录和评价,当然也应包括药师对患者进行的与医疗有关的教育与指导,以及对药物治疗过程的干预"。因此,药历是指中药临床药师在参与患者临床用药实践过程中形成的患者药物治疗过程的记录、中药临床药师对药物治疗过程的干预、评估以及对患者的用药指导和教育记录,它包括门诊药历、住院药历和社会药房药历。

通过书写药历可以:

1. 真实记录反映患者用药的整个过程,及时发现和解决患者在药物治疗过程中的问题。

2. 记录与评估药物治疗方案,对不合理用药问题进行干预,确保患者药物治疗的安全性、有效性、经济性。

3. 有助于积累临床药学资料,学习医生临床思维,提升中药临床药师的临床药学实践水平。

4. 记录药师的工作方向和工作量,体现药师的职业价值。

二、药历的主要内容

中药临床药师在开展临床药学实践过程中,并不是对所有的患者都必须建立药历,而是根据临床实际需要,对药物治疗情况复杂或病情较重,需重点监护的患者建立药历并作记录。在书写药历的过程中,主要应用文字叙述,简明扼要、系统地对患者整个发病和药物治疗过程进行记录。药历的主要内容包括:患者基本情况、药物治疗过程、治疗方案分析、治疗过程监护、用药建议与采纳情况、药物治疗总结等。在药历书写中应重点突出药学监护内容、用药分析以及用药建议与采纳情况。

1. **患者基本情况** 该项内容包括患者一般资料和临床情况两方面,可通过翻阅病历或临床查房、药学查房时问诊获取(具体内容与技巧,还可以参照本书临床查房及药学查房相关章节)。

(1)患者一般资料:包括患者姓名、性别、年龄、出生年月、职业、民族、体重或体重指数、病案号、住院日期、出院日期、工作单位、不良嗜好、联系方式等。其中性别、年龄、身高、体重较为重要,是影响药物吸收、分布、代谢、排泄的重要因素,也是正确选择有效药物、剂量调整的依据。此外,患者的职业与不良嗜好对疾病的进展与药物治疗也有一定的影响。如使用头孢哌酮、头孢拉定、头孢曲松、头孢克洛、甲硝唑、替硝唑、奥硝唑、塞克硝唑等药物后饮酒或进食含乙醇的制品则会产生双硫仑样反应。

(2)患者临床情况:包括主诉、现病史、既往病史、既往用药史、个人生活史、婚育史、月经史、家族史、过敏史、体格检查、中医四诊、入院诊断等。

1）主诉：指患者自述自己的症状和（或）体征、发生时间、性质，以及持续时间等内容。好的主诉需精炼准确，遵循客观、实事求是的原则。

2）现病史：指围绕患者的主诉详细询问疾病发生发展及诊治过程，重点写明疾病诱因、原因、时间、形式，始发症状，主要症状和伴随症状（部位、性质），病情发展与演变过程，检查、诊断、治疗经过，所用过的中、西药物的名称、剂量、用法和用药时间以及其他特殊疗法，治疗反应及症状、体征等变化及现在症状（结合"十问歌"的内容，做好问诊记录），对有鉴别诊断意义的阴性表现也应该列入。

3）望、闻、切诊：主诉、现病史及其他病史资料主要是通过问诊手段获取，而此处主要是记录通过中医的望、闻、切这三种传统诊法收集疾病的相关资料。临床上只有将四诊合参，才能确保中医辨证施治准确性。望、闻、切诊的具体病史收集内容如下：①神色形态：包括神志、精神、体态及气色；②声息气味：包括语言、呼吸、咳喘、呕恶、太息、呻吟、肠鸣及各种气味；③皮肤毛发：包括毛发的疏密、色泽、分布；肌肤温度、湿度、弹性以及有无斑疹、疮疡、瘰疬、肿块、水肿等；④舌象：舌苔（苔形、苔色、津液），舌质（舌色、瘀点、瘀斑），舌体（形、态），舌底脉络（颜色、形态）；⑤两手寸口脉，寸、关、尺三部，浮、中、沉取结果，必要时切人迎、趺阳脉，两周岁以下小儿可写指纹情况；⑥头面、五官、颈项的望、闻、切诊；⑦胸、腹部的望、闻、切诊；⑧腰背、四肢、爪甲的望、闻、切诊；⑨前后二阴及排泄物的望、闻、切诊。

4）体格检查：记录西医查体的阳性体征和有鉴别诊断意义的阴性体征，各科或专科特殊检查情况均可记录在此。具体内容是对患者身体形态结构和技能发展水平进行检查的记录，包括形态指标测量、生理机能测试、各种实验室检查（血常规、尿常规、肝肾功能生化检查指标等）、仪器检查（心电图、X 线、CT 检查等）等。

5）既往病史：指患者既往的健康状况和过去曾经患过的疾病，特别是与现病有密切关系的疾病，及传染病接触史等。

6）既往用药史：记录患者既往长期、大量使用的中、西药情况，一些特殊药物的使用情况（如各种剂型的糖皮质激素、抗凝药、中成药、中药汤剂、中药膏滋剂等）。特别是要着重记录患者入院前服用药品或其他保健品，包括药品名称、剂量、服用方法、服用时间、服药后的疗效、不良反应等。

7）家族史：指明确的家族性疾病的危险因素，包括父母、兄弟、姐妹健康状况，有无与患者类似疾病，有无家族遗传倾向的疾病等，如遗传性葡萄糖-6-磷酸脱氢酶（G-6-PD）缺乏症患者，因 G-6-PD 基因突变，导致该酶活性降低，红细胞不能抵抗氧化损伤而遭受破坏，容易引起溶血性贫血。食用蚕豆、服用或接触某些药物（包括许多中药制剂）、感染等均诱发血红蛋白尿、黄疸、贫血等急性溶血反应。因此，家族史问诊中务必要仔细询问那些可能影响药物药效学及药动学的家族遗传性疾病。

8）过敏史：指药物、食物及其他物品的过敏史。中药临床药师应仔细询问，对有过敏史的患者需要特别注意记录过敏名称、临床表现、处置情况等。

9）入院诊断：指主诊医师根据患者入院时情况，综合分析做出的诊断，包括中医诊断与西医临床诊断，其中中医诊断又包括中医病名诊断与中医辨证分型。

2. 初始治疗方案分析　针对患者本次入院时的初步诊断及具体病情所涉及药物治疗原则进行阐述，并对其治疗方案进行分析，包括初始治疗方案、病情分析、治疗原则及用药分析等几个方面。分析应建立在对疾病诊断及其诊疗原则相对了解、熟知的基础上,通过对患者病情的分析,辅以实验室检查等了解医生的诊断思路,结合相关诊疗规范、治疗指南、中医诊疗方案、中医临床路径等分析其治疗原则。

用药分析是药师对患者的初始治疗方案中所涉及的中、西药物作安全性、有效性、合理性、经济性的评价。主要记录内容如下:

(1)对于中药的分析:主要根据中药学、中医基础学、方剂学、中药炮制学、中药药理学等中医药知识,对首次中医药治疗方案中使用的方剂,进行理、法、方、药的分析。一般情况下针对患者主诉主要考虑下列因素:①中医病名是什么?②相应对应的西医病名范畴是什么?③中医辨证分型如何?④确定的中医基本治疗原则是什么?⑤选择的基本处方是否合理(需要与方剂学或古籍记载基本方的功效主治进行比较)?⑥具体用药是否合理,用法用量是否适宜,有无配伍禁忌、证候禁忌,中药的配伍和炮制是否满足方剂辨证用药的需要?⑦临床医师用此方、此药拟解决的实际临床问题是什么?

(2)对于西药的分析:主要根据药理学基础知识,从药效学、药动学及药物治疗学等方面进行分析,分析患者用药有无指征、药物选择的适当性、剂量与用法的正确性、选用剂型与给药途径的合理性、是否存在重复给药现象、治疗药物之间(包括西药与西药,西药与中药之间)是否有潜在临床意义的相互作用和配伍禁忌、药物的不良反应情况等问题。

3. 初始治疗监护计划 根据初始治疗方案制订药物治疗监护计划,防止潜在的用药问题发生。实施过程应该分为以下几步:

(1)找准切入点,逐项监护:从有效性、安全性、合理性兼顾经济性的角度出发,监测治疗效果。关注医生容易忽视、疏漏的地方,如有报道的高风险药物应该提高警惕,根据已知的药物不良反应结合个体情况进行预测和规避,分析联合用药之间的相互作用,最大限度地降低不良反应和有害的药物相互作用的发生。中药和方剂的安全性监护应该主要在传统中药药物警戒理论的指导下开展,将中药与方剂的传统用药禁忌、注意事项与现代临床实践有机地结合起来。中药临床药师在日常药学监护过程中,应该正确理解传统药物警戒理论,准确地将其与现代医学监护指标汇通,确保传统中药安全用药理论在临床实践中、在保障用药安全方面能够发挥切实的作用。如临床中使用狗脊,中药临床药师应该掌握狗脊的传统药物警戒是"肾虚有热,小水不利或短涩赤黄,口苦舌干,法皆忌之"。因此,对于临床中有小便频数,但是小便量少,涩滞不通,口苦口干的患者,中药临床药师应该建议医师慎用,或者配伍其他药物再用。进一步理解此传统药物警戒的描述,中药临床药师应该对那些有前列腺增生症合并慢性前列腺炎的老年男性患者和有慢性泌尿系感染及膀胱功能紊乱的老年女性患者,在急性感染期使用狗脊时进行重点监护。

(2)制定监护指标:根据治疗方案中使用的西药、中药分析出有关疗效与安全的监护点,制定切实、可行的监测指标。

(3)按时间节点实施:每个监测项的时间间隔,是每天、每两天,还是每周,应该详细、具体记录。

治疗过程中新出现的临床诊断、治疗原则、治疗方案、用药分析与药物治疗监护计划在"药物治疗日志"中记录。

4. 初始用药建议 药师对患者初始用药中存在不合理现象提出合理的用药建议,并将医师采纳情况与结果记录在药历中。如薏苡仁有生薏苡仁和炒薏苡仁两个品种,炒薏苡仁药性偏平和,长于健脾止泻;生薏苡仁药性偏寒凉,长于利水渗湿,清热排脓,除痹。应根据患者病情与治疗原则,建议医师使用合理的炮制品种。再如红霉素类、氟喹诺酮类与氨茶碱同用时,因前两者是肝药酶 CYP450 的抑制剂,可使氨茶碱的血药浓度升高,故合用时建议医师减少氨茶碱的用量,并监测氨茶碱的血药浓度,避免不良反应的发生。

5. 初始用药指导和教育　根据具体病情、用药目的,对患者进行药物使用方法、用药注意事项等教育和指导,该内容简单记录即可,详细内容则以用药教育单形式发给患者。如患者为外感风寒表虚证,治以解肌发表,调和营卫,桂枝汤治之。在服药过程中,嘱托患者应:①温服汤剂,服完药后喝一碗热稀粥,以助桂枝汤发汗;②并告知患者待周身微微出汗即可,汗出后不再服用该药;③在服药过程中应该禁食生冷、黏滑、肉面、五辛(具体指葱、蒜、韭、薤、兴渠或香菜)、酒醪、臭恶等食物。再如对服用华法林的患者,药师应告知服药后的益处、风险与饮食禁忌。指导呼吸科患者正确使用吸入装置。

6. 药物治疗日志　是指对用药监护患者住院期间诊疗过程的连续性记录,旨在体现疾病变化与药物治疗的呼应。记录的间隔时间不作要求,但住院患者病情发生变化或更改用药时应注意记录。书写时,首先要标明记录时间(年、月、日),然后另起一行记录具体内容。书写内容应避免对病程记录的简单抄写。

每日的药物治疗日志,具体内容包括:

(1) 记录药师在参与患者药物治疗中发现存在或潜在的问题,提出合理化用药建议、医师采纳情况及结果。

(2) 记录药学监护的结果。如药物治疗疗效监护、药物发生不良反应监护、药物治疗方案执行情况监护等。

(3) 记录治疗方案终止或修改内容、原因,分析新方案的合理性。并制定、实施修改后方案的药学监护计划和用药指导。

7. 出院带药的用药宣教　为患者出院后维持与巩固治疗提出用药建议。包括口服药物的用法用量、服药期间饮食的注意事项、需要定期检查的项目、可能出现的不良反应并根据住院期间的药物不良反应提醒患者今后应避免使用的同类药物、药物的保存方法、何时来医院随访等内容。

8. 药物治疗总结　药物治疗总结是中药临床药师对患者住院期间整个药物治疗过程的小结,内容应简单明了。包括:

(1) 整个药物治疗过程回顾性分析与总结。

(2) 药师在本次治疗中参与药物治疗工作的总结。

三、药历的书写要求与格式

(一) 药历书写基本要求

1. 药历书写应当客观、真实、准确、及时、完整、规范。

2. 药历书写应当文字工整、字迹清晰、表述准确、语句通顺、标点正确。

3. 手写药历的书写应当使用蓝黑墨水、碳素墨水。

4. 书写过程中出现错误时,应当用双线划掉,在旁边书写正确内容并签名,不得采用刮、粘、涂等方法掩盖或去掉原来的字迹。

5. 应当使用中文和医药学术语。通用的外文缩写和无正式中文译名的症状、体征、疾病名称等可以使用外文。药品名称应使用通用名称。

6. 药历书写一律使用阿拉伯数字日期和时间,采用 24 小时制记录。

7. 药历应当按照规定的内容书写,并由中药临床药师本人签名。

（二）药历书写格式

药师在实际工作中对药历记录的内容,因建立药历的目的和用途不同会有差异。国内尚未对药历具体内容和格式有统一的规定,也未界定其法律地位。在这里我们重点介绍住院患者药历的常见格式（表 2-5-1）。中药临床药师也可根据各类疾病的治疗指南、患者特点,结合药师自身实际情况进行修改,但一般应该注意适当加入中医药临床望、闻、问、切四诊的内容,注意药历书写过程中有关中医药辨证治疗的内容尽量使用中医药传统术语表述。

表 2-5-1 住院患者药历

教学药历首页

建立日期:＿＿＿＿＿年＿＿月＿＿日　　　　建立人:＿＿＿＿＿

姓名		性别		年龄		科别	
出生日期				职业		民族	
工作单位				籍贯		住院号	
住院时间				出院时间			
手机号:			联系地址:				
身高(cm)			体重(kg)			体重指数	
不良嗜好(烟、酒、药物依赖)							

主诉:

促使病人就诊的最主要、最明显的症状体征及其持续时间,如头痛发热两天。主诉三要素是疾病部位、病变性质与自发病至就诊的时间。确切的主诉可提供诊断疾病的线索,并可初步估计可能是哪一系统与哪一性质的疾患。

现病史:

包括七方面的内容,即:

(1) 起病情况:时间、地点、环境、急缓;

(2) 主症特点:部位、程度、性质、持续时间与影响因素(加重、缓解);

(3) 病因诱因:病因诸如外伤、中毒、感染、过敏、遗传、长期服用某有毒中药等;诱因诸如气候、环境、情绪、起居、饮食、自主停服或加大服用某药;

(4) 发展演变:主症变化或新症出现;持续性还是间歇性? 进行性还是渐好性?

(5) 伴随症状:常是鉴别依据,不要轻易放过任何一个细微伴随症状;

(6) 诊疗经过:应该详细询问诊治经过,何时何地进行过何种检查? 中药临床药师在此处尤其应该详细询问,用过何种药物(包括通用名、商品名、规格、剂量、疗程)? 实施过何种治疗? 疗效如何? 疗效评判尽可能采用定量材料或体征变化结果。尽可能将主要治疗药物的疗效情况均详细询问、记录;

(7) 一般情况:在现病史的最后,应记述患者患病后的精神、体力状况、食欲与食量改变、睡眠与大小便情况。

此外,中药临床药师还应该根据患者就诊时的情况所感到的痛苦与不适,以及病情相关的全身情况进行详细问诊,即问现在症。一般根据"十问歌"的内容进行问诊,具体内容包括:一问寒热二问汗,三问头身四问便,五问饮食六胸腹,七聋八渴俱当辨,九问久病十问因,再兼服药参机变,妇女尤必问月经,迟速闭崩皆可见,再添片语告儿科,天花麻疹俱占验望、闻、切诊：

(1) 神色形态：包括神志、精神、体态及气色；

(2) 声息气味：包括语言、呼吸、咳喘、呕恶、太息、呻吟、肠鸣及各种气味；

(3) 皮肤毛发：包括毛发的疏密、色泽、分布；肌肤温度、湿度、弹性以及有无斑疹、疮疡、瘰疬、肿块、水肿等；

(4) 舌象：舌苔(苔形、苔色、津液)，舌质(舌色、瘀点、瘀斑)，舌体(形、态)，舌底脉络(颜色、形态)；

(5) 两手寸口脉，寸、关、尺三部，浮、中、沉取结果，必要时切人迎、趺阳脉，两周岁以下小儿可写指纹情况；

(6) 头面、五官、颈项的望、闻、切诊；

(7) 胸、腹部的望、闻、切诊；

(8) 腰背、四肢、爪甲的望、闻、切诊；

(9) 前后二阴及排泄物的望、闻、切诊。

体格检查：

是指医务工作者(主要是医师)运用自己的感官或借助于简单的诊断工具(如听诊器、叩诊锤)进行检查以发现病情变化的一种重要手段。体格检查按一定的顺序进行，以免重复或遗漏，通常先观察一般情况，然后检查头、颈、胸腹、脊柱、四肢、肛门、生殖器、神经系统等。必要时，一些专科的特殊检查也需要记录在此。此外，入院前有关实验室检验结果及器械诊断结果均应该详细记录在此处

既往病史：

(1) 既往健康状况，是否长期服用一些保健品；

(2) 外伤手术史、预防接种史；

(3) 曾患疾病，包括已经治愈或尚未痊愈的各种疾病，以及各种传染病，中药临床药师还需要详细问诊曾患疾病的治疗情况，患者对哪些药物治疗敏感？使用哪些药物治疗时曾出现过明显的不良反应？有无发生过集体药害事件？有无做过一些个体化药物治疗的基因检测？结果如何？

既往史的记录顺序一般按年月先后顺序排列，也可以按照该疾病所涉及的系统与目前主要问题系统的相关度排列。患者的既往用药史情况一般记录在相应的疾病描述之后

既往用药史：

住院近 3 个月内使用的药物情况

家族史：

主要包括双亲与兄弟姐妹及子女健康情况，即直系与旁系情况，特别应该注意有无同样疾病或者对同样一种药物不能耐受等；若双亲已故，应询问并记录其死因；有无传染病；有无遗传病，如血友病、白血病、家族性甲状腺功能低下等。中药临床药师应该特别关注患者是否存在药物代谢障碍的一些家族性遗传疾病，如遗传性葡萄糖-6-磷酸脱氢酶(G-6-PD)缺乏症，苯丙氨酸羟化酶缺乏症(PKU)等

个人史及婚育史：

个人史包括社会经历、职业和工作条件、习惯及嗜好、生活条件、有无冶游史及性病、文化经济、业余爱好、应激史等。其中个人平素饮食嗜好及生活起居，对中医体质的形成非常重要，常影响着机体在病理状态下对中药药性的选择。因此，中药临床药师应该详细询问，结合其他临床资料，将其体质进行初步分型，有助于指导治疗主要疾病的中药选择。

婚姻史包括未婚和已婚、结婚年龄、配偶健康状况、夫妻关系、性生活情况等。

月经与生育史包括初潮年龄、月经周期和行经天数，经血的量和色，经期症状，有无痛经和白带等，末次月经日期、闭经日期、绝经年龄等。生育史包括妊娠和生育的次数和年龄，流产情况，男性应该询问有无生殖系统疾病。对于育龄期妇女，用药期间对其月经生育史的询问尤其重要，因为许多中药，诸如具有活血化瘀作用的方剂和中药，均会影响到月经的气、量、色、质及胎儿的发育

过敏史：
过敏史(药物、事物和其他接触物)，中药临床药师应该仔细鉴别患者描述的药物"过敏史"，明确其为药物性皮疹，还是过敏性哮喘? 甚至有的患者将使用某药后出现的一般不良反应，认定为对某药过敏，中药临床药师应该对此进行详细询问，反复核实，缜密推敲，以明确药物反应类型，为下一步的临床合理用药提供一份准确可靠的病例资料
药物不良反应及处置史：
系指患者入院前曾发生的药物不良反应与处置手段、结果
入院诊断：
中医诊断：①包括中医病名诊断与证型诊断;②中医病名诊断尽量与主诉的内容保持一致，与西医诊断应该可汇通;③中医病名诊断可以有多个存在;④中医疾病病名与证型病名，应该尽量遵循《中华人民共和国国家标准——中医临床诊疗术语疾病部分》和《中华人民共和国国家标准——中医临床诊疗术语证候部分》。 　　西医诊断：严格按照现代医学的相关诊断标准与要求，尽量将第一诊断与主诉一致。中药临床药师对于西医诊断内容，一般以临床医师的病历书写内容为准。
出院诊断：
中医诊断：包括中医病名诊断与证型诊断，是指对入院诊断明确后的诊断整理结果，不是指患者出院时的即刻诊断。 　　西医诊断：出院时已经明确的临床诊断或仍然存在的疑难问题，详细参考临床医师的病历书写内容

住院期间主要治疗药物：

　　包括用药目的、药品名称、用药剂量、用法、用药日期，可以列下表记录：

用药目的	药品名称	用药剂量	用法	开立日期	停止日期

病例特点描述：

　　系指对病人主诉、病史特点、用药史、相关检验检查结果等信息的概括性描述

初始药物治疗方案：

　　系指根据本次入院诊断所涉及的初始药物治疗方案。包括中西药结合治疗方案，一般是根据患者住院病历中首次病程记录下面的首次诊疗计划整理出来的初始药物治疗方案。此方案一般由主治及以上医师制定

初始治疗方案分析：

　　(1) 系指对初始治疗药物方案所进行的分析。治疗过程中新出现的临床诊断及治疗方案分析，在"药物治疗日志"中记录。

　　(2) 对初始治疗方案进行分析时，一定要结合相关疾病的临床治疗学及有关学会制订的最新指南或专家共识，评价监护患者的治疗方案适宜性，并提出相应的建议方案。

　　(3) 对于中医治疗方案的分析应该结合疾病的病因病机、治疗原则、治疗方法，评价内容包括中医药治疗的各种技术手段(如中药注射剂、中成药、中药外治法及针灸治疗等)。

　　(4) 最好将中西医的治疗原则分别评估

续表

初始药物治疗监护计划：

　　（1）系指根据初始治疗方案所制定的药物治疗监护计划。一般根据初始治疗时所使用的药物，分析其安全性与有效性。

　　（2）治疗过程中根据新出现的临床诊断、治疗方案所制定的药物治疗监护计划，在"药物治疗日志"中记录。

　　（3）中药学监护计划的制订：先分析出基本处方（如羚角钩藤汤加减），再结合具体用药，分析出临床医师处方拟解决的问题，根据实际处方，从选方、选药、剂型、服法等方面提出中药学建议，并且依据患者病情及处方用药，从有效性与安全性两个方面提出具体，可执行的药学监护计划。

　　（4）西药的监护计划按照西药的药理学、药物学知识及相关疾病的治疗学提出：重点关注中西药物在药效学与药动学上的相互作用。

　　（5）具体格式参照如下：

①中药学监护计划：

②西药学监护计划：

③综合监护计划及中药临床药师建议：

④患者用药指导和教育：

⑤中医调摄：

药物治疗日志

　　1. 药物治疗日志主要内容

　　（1）日志部分需记录入院时间和入院诊断；

　　（2）患者住院期间病情变化与用药变更的情况记录（含治疗过程中出现的新的疾病诊断、治疗方案、会诊情况）；

　　（3）对变更后的药物治疗方案的评价分析意见与药物治疗监护计划；

　　（4）用药监护计划的执行情况与结果（包括药师参与情况与结果）；

　　（5）出院带药情况。

　　2. 每次记录应有学员签名，并注明记录时间（年、月、日），危重病人要记录时刻。

　　3. 药学带教老师每周不少于两次对药物治疗日志进行点评，并用红色笔填写点评意见。

　　4. 一般每3天书写记录1次，危重病人随时书写记录

药物治疗总结

　　1. 患者治疗过程总结

　　2. 药师在本次治疗过程中参与的工作及发挥的作用

临床带教老师评语

　　对完整教学药历的评语

药学带教老师评语

　　对完整教学药历的评语

第四节 实例分析

建立日期:<u>2015</u>年<u>10</u>月<u>16</u>日　　　　　　　　　　　　建立人:×××

姓名	张××	性别	男	出生日期	1953年×月×日	住院号	×××××
住院时间	2015年10月16日			出院时间	2015年10月29日		
籍贯	内蒙古	民族	汉	工作单位	管理已退休		

家庭电话 0473-××× 手机号 186×××××	联系地址:内蒙古乌海市海勃湾区 邮政编号:016000

身高(cm)	171	体重(kg)	72	体重指数	25.65
血型	不详	血压(mmHg)	167/98	体表面积	1.833m²

不良嗜好(烟、酒、药物依赖)	吸烟10余年,每天1包,已戒烟20年

主诉:间断头晕、头痛5年。

现病史:患者于5年前无明显诱因间断出现头晕、头痛,伴耳鸣、失眠,无视物旋转,无恶心、呕吐,无心慌、汗出,无肢体无力。至当地医院就诊,查血压最高达180/114mmHg,未予特殊处理。入睡困难,每晚仅能睡4个小时,且睡眠中易惊醒,时有耳鸣如蝉。头晕、头痛反复发作,每于熬夜、劳累后症状加重,休息后或服用降压药(具体不详)后,症状有时可缓解。为求进一步诊治,遂来我院,门诊按"高血压病"收住我病区。患者自发病以来神志清,精神可,食欲好,体重无明显异常,大小便调。

无恶寒发热、平素活动后易汗出,口干,持续头晕,耳鸣如蝉,用手按压对耳门后耳鸣可轻微缓解,听力下降,行走时如踩棉花,偶有头部胀痛,纳佳,寐差,入睡难,无胸腹不适,小便略黄,大便调。

望、闻、切诊:

(1)神色形态:神识清,精神可,表情偏焦虑,面色略红,双目有神,形体偏胖,搀扶步行入病房;

(2)声息气味:语声高亢、洪亮有力,口气臭秽;

(3)皮肤毛发:毛发稀疏,头发斑白,尚有光泽;皮肤润泽,鼻梁及鼻根部肤色略显青黄,无斑疹、疮疡、瘰疬、水肿等;

(4)舌象:伸舌灵活,舌体略大,舌质红,舌苔薄黄,微腻,舌底脉络无异常;

(5)脉象:两手寸口脉,弦长而大,略滑;寸、关部弦长有力,偏浮滑、尺部弦而偏沉。人迎脉强于趺阳脉,趺阳脉和缓有力;

(6)头面、五官、颈项:头颅大小形态正常,面色时有红如醉酒,时有头脑热痛,颈项僵直;

(7)胸、腹部:胸部扁平,虚里搏动应手;腹部轻微膨隆,腹软,无包块及青筋暴露;

(8)腰背、四肢、爪甲:脊柱四肢无畸形;时有上肢及双侧手食指指尖麻木;

(9)前后二阴及排泄物:无阴囊肿大、无脱肛及痔瘘。大便调,小便微黄,量不多,臊味重,无咳嗽咳痰。

体格检查:

体温36.2℃,脉搏70次/分,呼吸20次/分,血压167/98mmHg。

神志清楚,颈软,无抵抗。双侧瞳孔等大,直径3mm,对光反射灵敏。双肺叩诊清音,呼吸音清晰,未闻及干湿啰音,无胸膜摩擦音。心前区无隆起,心尖搏动位置正常,心界无扩大,心率70次/分,心音有力,律齐,各瓣膜听诊区未闻及杂音,无心包摩擦音。腹软、无压痛。神经系统查体未见明显异常

续表

既往病史：

血糖升高史 3 年；动脉粥样硬化病史 3 年；高脂血症病史 3 年，未予药物及其他治疗。否认冠心病、脑血管病病史，否认消化性溃疡病史，否认慢性支气管炎、哮喘等肺部疾患；否认肝炎、结核等传染性疾病史；否认外伤手术史，否认输血史

既往用药史：

患者自诉血糖升高及血脂升高均未曾用药治疗

家族史：

父母已故（父亲肺癌，母亲肝癌），否认家族性遗传病史

个人史及婚育史：

生于内蒙古乌海市×××区，久居本地；职业为经济分析师，工作环境无毒物、粉尘、放射性物品接触史；口味偏重，嗜食肉制品；睡眠不规律，常熬夜书写材料；既往吸烟史 10 余年，1 包/天，已戒烟 20 年；无酗酒、吸食毒品等不良嗜好。

适龄婚育，育有 1 子，配偶有肝硬化病史，儿子体健

伴发疾病与用药情况：

患者自诉既往体健，并无其他疾病用药史

过敏史：

患者自诉无药物、食物及其他物品过敏史

药物不良反应及处置史：

入院前及住院期间均未曾发生药物不良反应

入院诊断及诊断依据：

中医诊断：眩晕病（肝肾阴虚，肝阳上亢证）。

中医辨病辨证依据：患者以"间断头晕、头痛 5 年"为主要症状，中医辨病为"眩晕"。患者老年男性，年老精亏，阴气自半，肝肾阴虚，脑髓失充，头目失养，精气水谷不能上承头脑，则可出现眩晕，耳鸣如蝉；肝肾阴虚，水不涵木，肝阳上亢、阳亢化风，上扰头目，也可突发头晕目胀，面色如醉，肢体麻木，甚则可发展为活动不利；肝阳上扰，气血上冲，则头脑胀痛，肝主疏泄，肝失疏泄，气郁化火，则急躁易怒。舌体略大，舌质红，舌苔薄黄，微腻，舌底脉络无异常为内热之征；两手寸口脉，弦长而大，略滑；寸、关部弦长有力，偏浮滑、尺部弦而偏沉。人迎脉强于趺阳脉，趺阳脉和缓有力为肝阳上亢，阳亢欲化风的表现。

综合脉症，四诊合参，此患者当辨证为肝肾阴虚、肝阳上亢证。

西医诊断：原发性高血压？高脂血症，2 型糖尿病？动脉粥样硬化症

西医诊断依据：

原发性高血压：老年男性患者，具有高血压病史 5 年，发病年龄晚，且根据患者的症状体征，考虑原发性高血压可能性大，但需除外继发性因素，并且须完善眼底检查、超声心动图、血管超声、尿常规及肾功能等检查以明确是否存在并发症。

高脂血症、动脉粥样硬化症：主要依据既往病史及检查情况诊断。

2 型糖尿病：血糖升高，可进一步行糖耐量试验（OGTT）、糖化血红蛋白等相关检验、检查，仔细追问病史以明确糖尿病的诊断及分型

出院诊断：

中医诊断：眩晕病（肝肾阴虚，肝阳上亢证）。

西医诊断：高血压、高脂血症、2 型糖尿病、颈椎病、睡眠呼吸暂停综合征、脂肪肝、动脉粥样硬化合并斑块、基底动脉狭窄、上颌窦炎、视网膜动脉硬化

续表

住院期间主要治疗药物：

治疗目的	药物名称	单剂量	使用方法	使用时间
抗血小板	阿司匹林肠溶片	100mg	qd8，po	2015. 10. 22−10. 30
调脂稳定斑块	瑞舒伐他汀钙片	10mg	qn，po	2015. 10. 22−10. 30
降低血压	苯磺酸氨氯地平片	5mg	qd8，po	2015. 10. 22−10. 30
	奥美沙坦酯片	20mg	qd8，po	2015. 10. 22−10. 30
降低血糖	阿卡波糖片	50mg	tid，po	2015. 10. 26−10. 30
改善微循环	丹参酮ⅡA磺酸钠注射液	80mg	qd8，ivgtt	2015. 10. 26−10. 27
	5%葡萄糖注射液	250ml		
	胰岛素注射液	4IU		
	丹参酮ⅡA磺酸钠注射液	80mg	qd8，ivgtt	2015. 10. 27−10. 29
	0.9%氯化钠注射液	250ml		
	前列地尔注射液	10μg	qd8，静脉入壶	2015. 10. 24−10. 29
	0.9%氯化钠注射液	100ml		

病例特点描述：

（1）老年男性，慢性起病，病程较长，病情缓。

（2）5年前无明显诱因间断出现头晕、头痛，伴耳鸣、失眠，无视物旋转，无恶心、呕吐，无心慌、汗出，无肢体无力。至当地医院就诊，查血压最高达180/114mmHg。头晕、头痛反复发作，每于熬夜、劳累后症状加重，休息后或服用降压药后，症状有时可缓解。

（3）既往史：发现血糖升高3年，未予特殊处理，自诉有动脉粥样硬化病史，无食物或药物过敏史。

（4）查体：BP 167/98mmHg，神志清楚，颈软，无抵抗。双侧瞳孔等大，直径3mm，对光反射灵敏。双肺呼吸音清，未闻及干湿啰音，心率70次/分，律不齐。腹软、无压痛。

（5）辅助检查：结果待回

初始药物治疗方案：

1. 中医内科护理常规，Ⅱ级护理，监测血压。

2. 完善各项化验，查24小时动态血压、24小时动态心电图、头部MRI、头部MRA、超声心动图等常规检查以协助诊疗。

3. 住院期间，中医药治疗以汤剂为主，总的治疗原则：以滋补肝肾，平肝潜阳为主，根据证型变化配合凉肝息风、清肝泻火、养心安神等治法

初始治疗方案分析：

西医诊断和治疗方案分析：患者为老年男性，高血压诊断明确，需完善眼底检查、超声心动图、血管超声、尿常规及肾功能检查明确并发症。然而高血压分为原发性高血压和继发性高血压。继发性高血压常见于：

（1）肾实质性高血压：患者既往无肾炎、肾盂肾炎、糖尿病肾病病史，无蛋白尿、血尿、贫血及肾功能异常，故可排除此病

续表

（2）肾血管性高血压：患者腹部血管杂音听诊未闻及血管杂音，肾动脉超声未提示肾动脉狭窄，故可排除此病。

（3）原发性醛固酮增多症：患者仅表现为高血压，无肌无力、周期性麻痹、烦渴、多尿等表现，故证据不足，可完善血钾、RAAS 功能试验、肾上腺 CT 检查进一步明确。

（4）嗜铬细胞瘤：患者血压升高为持续性、非阵发性，不伴心悸、头痛、出汗及面色苍白，故不支持。必要时可完善血、尿儿茶酚胺及 VMA 或肾上腺 CT 检查。

（5）皮质醇增多症：患者仅表现为高血压，无向心性肥胖、皮肤紫纹、毛发增多、血糖升高等表现，故不支持此病。

（6）主动脉缩窄：患者无双上肢血压不对称或上下肢血压差别过大，胸骨旁、肩脚间区、腋部及腹部血管听诊未闻及血管杂音，故可除外此病。患者发病年龄晚，虽自诉无高血压家族病史，但仍考虑原发性高血压可能性大。患者自诉体健，平日不服用药物，待检查结果完善后再接受药物治疗，故初始治疗主要以改善生活方式，适当增加锻炼，完善相关检查为主。

中医初始诊疗方案分析：

中医诊断本病为眩晕，病变部位在头窍，病变脏腑与肝、肾相关，病机为本虚标实。辨证为肝肾阴虚，肝阳上亢证。治疗时当以滋补肝肾之阴，平抑上亢之阳；若肝阳化风，则需配合潜阳息风；若风火上扰，则需配合清火息风；若久病气血不足，则需配合补益气血等。中医基本方剂当以《杂病证治新义》天麻钩藤饮加减

初始药物治疗监护计划：

首次治疗方案中未用西药，故未制订相应的监护计划

2015-10-17 入院第二天

主诉： 偶有头晕、头痛，无视物旋转，无恶心、呕吐，大便正常，小便可，饮食、睡眠可。

查体： BP 160/96mmHg，神志清楚，颈软，无抵抗。双侧瞳孔等大，直径 3mm，对光反射灵敏。双肺呼吸音清，未闻及干湿啰音，心率 72 次/分，律齐。腹软、无压痛。神经系统查体未见明显异常。

检查结果： 肌酐 80μmol/L，肌酐清除率 95.26ml/min；生化示：总胆红素 38.27μmol/L、血清总胆汁酸 10.6μmol/L、糖 6.63mmol/L、总胆固醇 6.51mmol/L、甘油三酯 2.48mmol/L、高密度脂蛋白胆固醇 0.99mmol/L、低密度脂蛋白胆固醇 3.89mmol/L、载脂蛋白-B 1.54g/L、钠 134mmol/L；凝血：D-二聚体定量 0.74mg/L；糖化血红蛋白 7.5%；肿瘤标志物、肺癌组合、24 小时尿蛋白、甲状腺功能、血常规、尿常规、便常规、尿微量白蛋白、术前检查未见明显异常。

用药方案调整：

中药处方：

天麻 20g	钩藤（后下）20g	生石决明（捣碎、先煎）20g	炒栀子 12g
生杜仲 15g	桑寄生 15g	川牛膝 15g	黄芩 12g
夜交藤 20g	茯神 20g	益母草 12g	红景天 20g
川芎 20g	葛根 30g	炙甘草 6g	

三付，水煎服，每日一付，早、晚餐前分服，每次服用 200ml。

用药分析：

空腹血糖检测（FBG）是诊断糖代谢紊乱的最常用和最重要的指标，正常值：3.9~6.1mmol/L。患者目前 FBG 6.63mmol/L，为 FBG 增高而有未达到诊断糖尿病标准，即目前处于空腹血糖受损（IFG）阶段。因患者既往有血糖升高病史，但无糖尿病症状，现在空腹血糖和糖化血红蛋白均高，故给予 OGTT 明确诊断。

患者既往高血压病史 5 年，未给予药物治疗，入院时血压偏高，高血压诊断明确，患者待检查结果完

续表

善后,再接受药物治疗。

患者甘油三酯及胆固醇升高,对于高血压合并血糖异常的患者,血脂异常是此类患者心血管不良事件发生的高危因素。根据《中国 2 型糖尿病合并血脂异常防治专家共识(2011 年)》不论基线 LDL-C 水平如何,应立即选用他汀类调脂药,血脂控制目标:LDL-C<2.07mmol/L(80mg/dl);若经最大耐受剂量的他汀类调脂药治疗后仍未达到上述治疗目标,建议将 LDL-C 比基线降低 30% ~ 40%,或合用胆固醇吸收抑制剂等其他调脂药,故建议患者使用他汀类降脂药物。患者拒绝使用,嘱患者饮食清淡,注意运动,以治疗性生活方式改变为基础,积极控制血脂水平。

中医药治疗分析:

患者为肝肾阴虚,肝阳上亢之本虚标实之证,治以平肝息风为主,配合清热活血,补益肝肾。

基本方剂:临床以《杂病证治新义》天麻钩藤饮加味。

方证分析:肝阳偏亢,风阳上扰,以致头部胀痛、眩晕;肝气不疏,肝郁化火,血热不藏魂,故夜寐多梦,甚至失眠;舌红苔黄、脉弦、滑均为肝阳、肝热之象。

病机分析:肝肾不足,肝阳偏亢,生风化热。

配伍原则:以天麻、钩藤、石决明之平肝息风降逆之效,用以为君;山栀子和黄芩清热泻火,使肝经之热不致偏亢,用以为臣;益母草活血利水,牛膝引血下行,配合杜仲、桑寄生能补益肝肾,强筋骨,改善头晕及头重脚轻,行走如踩棉花的症状;夜交藤、茯神安神定志,俱为佐使药,改善睡眠。

该患者的症状体征符合上述方证,因患者长期从事文案工作,颈椎病严重、眼睛干涩、时常头痛,故加用葛根(解肌,治疗项背强痛),川芎(辛温发散,能上行头目、祛风止痛,为治头痛的要药);长期饮食、睡眠不规律,致倦怠乏力、神经衰弱,故加用红景天(健脾益气、益气生血,兼有活血化瘀之力),炙甘草(针对该患者的倦怠乏力、拘挛疼痛,长于补脾和胃、益气复脉、缓急止痛,调和药性)。

天麻钩藤饮原方使用牛膝,意在补肝肾、强筋骨及引血下行,而川牛膝却长于活血祛瘀、祛风利湿、宣通关节。中药临床药师认为此处使用川牛膝有待商榷。高血压患者处方中的杜仲宜用生品,避免使用盐炒杜仲。

药学监护:

1. 血糖控制情况影响着心血管疾病患者的预后,因此血糖管理是心血管疾病综合防控的重要内容之一。根据《中国成人 2 型糖尿病预防的专家共识》,制定该患者血糖控制目标为:HbA1c<7.0%,FPG<7.0mmol/L,餐后 2 小时血糖(2hPG)<10mmol/L。

2. 葛根常规用量 10 ~ 15g,该方用至 30g,超过中国药典的常规使用量,注意观察患者的项强有无缓解,大便情况。有报道认为,与降压药物、降糖药物同用时,宜减少用量,提示医生对该药的剂量调整。据报道,个别人服用葛根会出现药物性肝炎、心律失常、溶血反应、过敏反应等不良反应,应密切关注患者用药期间的症状体征变化。

3. 夜交藤属于蓼科植物的藤茎,对于脾虚便溏者应该谨慎使用,应该监测患者的排便情况。

4. 红景天偏于温补,对于肝肾阴虚、肝阳上亢的高血压患者使用时,应该避免过大剂量,同时应该监测其可能导致内热上炎、扰乱心神,而加重头晕、失眠等症状

2015-10-19 入院第四天

主诉:偶有头晕、头痛,无视物旋转,无恶心、呕吐,大便正常,小便可,饮食、睡眠可。

查体:BP 167/102mmHg,神志清楚,颈软,无抵抗。双侧瞳孔等大,直径 3mm,对光反射灵敏。双肺呼吸音清,未闻及干湿啰音,心率 69 次/分,律齐。腹软,无压痛。神经系统查体未见明显异常。

检查结果:胸片示:双肺纹理增多增厚,心影饱满。腹部超声示:中度脂肪肝。

用药方案调整:

10 月 16 日处方减去夜交藤、炒栀子、黄芩,加用苦参 15g、生龙骨 30g、生牡蛎 30g、夏枯草 30g;调整

剂量,桑寄生 15g 改为 10g,葛根 30g 改为 60g,红景天 20g 改为 30g,益母草 12g 改为 20g,钩藤 20g 改为 30g,川牛膝改为怀牛膝,具体处方如下:

天麻 20g　钩藤(后下)30g　生石决明(捣碎,先煎)20g　夏枯草 20g　生龙骨(捣碎,先煎)30g　生牡蛎(捣碎,先煎)30g　苦参 15g　赤芍 20g　益母草 20g　红景天 30g　葛根 60g　杜仲 15g　桑寄生 10g　怀牛膝 15g　茯神 20g　炙甘草 6g

三付,水煎服日一付,早、晚餐前分服,每次服用 200 毫升。

用药分析:

患者既往高血压病史 5 年,未予系统诊治,入院查血压一直偏高,追问患者否认家族高血压病遗传史,予患者完善继发高血压检查,以鉴别继发因素导致高血压的可能。患者查糖化血红蛋白及空腹血糖均升高,予尽快完善 OGTT 以明确糖尿病情况。结合患者检查血脂升高及脂肪肝,嘱患者低盐低脂饮食,加强体育锻炼。

中药处方调整分析:

患者上炎之火已有下行,故减黄芩、炒栀子清热泻火之药;自诉睡眠可,且医师考虑何首乌易致肝损伤,故减夜交藤。

加用夏枯草(泄肝火,降血压,散郁结,消肿定痛,现代常用于高血压病属肝阳上亢,适合该患者的症状特点);家属诉患者平日失眠严重,性情暴躁,故加用生龙骨、生牡蛎(两者皆为重镇安神的常用药,平肝潜阳作用强,常用于治肝阳上亢所致的头晕目眩、烦躁易怒);患者自诉小便不利,故加用苦参(可清热利尿,治疗湿热蕴结膀胱之小便不利、灼热涩痛)。

药学监护:

1. 中药方剂调整加用药物夏枯草、苦参、龙骨、牡蛎均易损伤脾胃,提醒患者在用药过程中注意需顾护脾胃,饮食宜熟软及易消化食物,忌生冷黏腻食物,并提醒医师上述药物不宜大量久服。

2. 密观患者症状体征,检测血压、血糖、食欲、小便情况

2015-10-21 入院第六天

主诉:劳累后头晕、头痛症状加重,无视物旋转,无恶心、呕吐,大便正常,小便可,饮食、睡眠可。

查体:BP 130/90mmHg,神志清楚,颈软,无抵抗。双侧瞳孔等大,直径 3mm,对光反射灵敏。双肺呼吸音清,未闻及湿啰音,心率 75 次/分,律齐。腹软,无压痛。神经系统查体未见明显异常

2015-10-24 入院第九天

主诉:偶有头晕,无头痛,饮食睡眠可,二便正常。

查体:BP 150/81mmHg,神志清楚,颈软,无抵抗。双侧瞳孔等大,直径 3mm,对光反射灵敏。双肺呼吸音清,未闻及干湿啰音,心率 69 次/分,律齐。腹软,无压痛。神经系统查体未见明显异常。

检查结果:

血清皮质醇(0AM)3.19μg/dl;血清皮质醇(8AM)33.82μg/dl;尿游离皮质醇(24 小时)67.84μg/24h。颈部血管超声示:双侧颈内动脉粥样硬化合并斑块形成;颅脑 MRA 检查:基底动脉狭窄可能;肾上腺 CT 示:双肾上腺 CT 平扫未见明显结构异常。脂肪肝。颅脑 MRI 检查示:颅脑 MRI 未见明显异常。垂体 MRI 检查:垂体信号欠均匀,余未见异常,建议必要时动态增强扫描。

用药方案调整:

西药:

奥美沙坦酯片每次 20mg,po,qd8,10.22—10.30;

苯磺酸氨氯地平片每次 5mg,po,qd8,10.22—10.30;

瑞舒伐他汀钙片每次 10mg,po,qn,10.22—10.30;

阿司匹林肠溶片每次 100mg,po,qd8,10.22—10.30;

前列地尔注射液 10μg+0.9% 氯化钠注射液 100ml,入壶滴注,qd8,10.24—10.29。

中药:

继续以补肝肾,平肝潜阳为主要治则,方以天麻钩藤饮加减,具体用药同前。

用药分析:

患者血压升高病史 5 年,查继发高血压检查未见明显异常,故予患者苯磺酸氨氯地平片(5mg)、奥美沙坦酯片(20mg)降压治疗,并积极监测血压;患者查血脂高,脂肪肝,双侧颈内动脉粥样硬化合并斑块形成,予患者瑞舒伐他汀钙片(10mg)降脂及稳定斑块,阿司匹林肠溶片(100mg)抗血小板聚集;患者头晕,头痛,考虑与其基底动脉狭窄有一定关联,给予前列地尔注射液给予改善微循环,并予查 TCD 以明确颈内及脑动脉情况。

药学监护:

1. 患者自诉之前从未服用过降压药物,注意监测患者的血压变化情况,以便对其降压药物用药剂量进行调整。

2. 患者自诉之前从未服用过降脂药物,告知患者本药睡前服用可增强其降脂效果,该药常见不良反应为肝功能异常,有时见横纹肌溶解,密切监测肝功和肌酶变化,如若出现肌痛等症状应告知医师,以便进行药物调整。

3. 告知患者阿司匹林为抗血小板药,常见不良反应为胃肠道不适,同时有胃肠道出血风险,注意自行监测有无黑便等消化道出血症状;因本品为肠溶制剂,建议患者早餐前服用,可减少其在胃里停留时间,以避免不良反应的发生

2015-10-26 入院第十一天

主诉: 偶有头晕,无头痛,饮食睡眠可,二便正常。

查体: BP 150/81mmHg,神志清楚,颈软,无抵抗。双侧瞳孔等大,直径 3mm,对光反射灵敏。双肺呼吸音清,未闻及干湿啰音,心率 69 次/分,律齐。腹软、无压痛。神经系统查体未见明显异常。

检查结果: 甲状腺超声示:甲状腺实性结节。

OGTT 结果示:

检测项目	空腹	0.5 小时	1 小时	2 小时
血糖(mmol/L)	5.64	12.60	15.02	13.39
胰岛素(mU/L)	9.80	38.80	90.95	133.30

用药方案调整:

西药:

阿卡波糖片每次 50mg,po,分别在三餐时,同第一口饭嚼服,10.26—10.30;

5% 葡萄糖注射液 250ml+丹参酮ⅡA 磺酸钠注射液 80mg+胰岛素注射液 4IU,iv,qd8,10.26—10.27。

中药:继续以补肝肾,平肝潜阳为主要治则,方以天麻钩藤饮加减,具体用药同前。

用药分析:

根据患者的血糖检测结果可知,该患者的空腹血糖正常,但是餐后血糖异常,故给予患者阿卡波糖片,其可抑制小肠壁细胞和寡糖竞争,而与 α-葡萄糖苷酶可逆性地结合,抑制酶的活性,从而延缓碳水化合物的降解,造成肠道葡萄糖的吸收缓慢,从而降低餐后血糖的升高。

患者自述工作紧张时血压升高明显,夜间常打鼾及张口呼吸,时憋醒,予患者行睡眠呼吸暂停监测以明确睡眠呼吸暂停对血压的影响,嘱患者适当休息,避免过度劳累;患者查甲状腺左叶实性结节,追问患者既往行甲状腺细针穿刺病理检查未见异常。

药学监护:

1. 告知患者在服用阿卡波糖治疗期间,由于结肠内碳水化合物酵解增加,蔗糖或含有蔗糖的食物常

续表

会引起腹部不适,常有胃肠胀气和肠鸣音,偶有腹泻,极少见有腹痛。如果不控制饮食,则胃肠道副作用可能加重。

2. 阿卡波糖具有抗高血糖的作用,但它本身不会引起低血糖。但该患者在静脉输液中同时使用了胰岛素,可能会出现低血糖,告知护士加强输液期间的巡视,一旦出现低血糖症状,应使用葡萄糖纠正,而不宜使用蔗糖

2015-10-27 入院第十二天

主诉:偶有头晕,无头痛,饮食睡眠可,二便正常。

查体:BP 150/81mmHg,神志清楚,颈软,无抵抗。双侧瞳孔等大,直径 3mm,对光反射灵敏。双肺呼吸音清,未闻及干湿啰音,心率 69 次/分,律齐。腹软、无压痛。神经系统查体未见明显异常。

用药方案调整:

西药:

5% 葡萄糖注射液 250ml+丹参酮ⅡA磺酸钠注射液 80mg,iv,qd8,10.27—10.29。

用药分析:

患者昨天在使用丹参酮ⅡA磺酸钠注射液静脉输液时,出现低血糖症状。药师分析认为低血糖事件的发生,与在溶媒中加用胰岛素相关,原因:胰岛素比重小,葡萄糖比重大,胰岛素浮于液体上层,分布不均一,导致输注量最后胰岛素含量剧增;输液器的材质对胰岛素有吸附作用,同时胰岛素随着输液存在洗脱,初始阶段:吸附为主,中间阶段:达到动态平衡,最后阶段:洗脱为主,导致输注量最后胰岛素的浓度高于标准浓度。且该患者餐后刚服用阿卡波糖片,阿卡波糖片和胰岛素的降糖作用相互重叠,造成了患者的血糖波动过大,造成了低血糖事件的发生。

同时药师认为胰岛素在血液中半衰期短,仅有几分钟,而皮下注射吸收慢、作用时间长;胰岛素为多肽结构,易受理化因素影响,与许多药物存在配伍禁忌,一般不提倡胰岛素与其他药物混合滴注。药师建议通过皮下注射胰岛素,增强外周组织对糖的利用,促进糖原的合成,从而降低血糖,医师接受药师建议,停止在静脉输液中加入胰岛素。

药学监护:

密观患者今日输液时症状体征,观察是否还会出现低血糖症状,以便及时处理

2015-10-29 入院第十四天

主诉:头晕、头痛较前明显好转。饮食睡眠可,二便正常。

查体:BP 130/81mmHg,神志清楚,颈软,无抵抗。双侧瞳孔等大,直径 3mm,对光反射灵敏。双肺呼吸音清,未闻及干湿啰音,心率 70 次/分,律齐。腹软、无压痛。神经系统查体未见明显异常。

辅助检查:

睡眠呼吸暂停监测回报:符合睡眠呼吸暂停综合征(重度)。

耳鼻喉科会诊建议:①CPAP(持续正压呼吸治疗仪)治疗;②盐酸羟甲唑啉,2 喷/次,tid,不超过 7 天;③鼻腔冲洗;④随诊,必要时行鼻窦 CT,择期手术行鼻腔扩容术。

10.28 日血糖监测:(mmol/L)

空腹	早餐后 2 小时	午餐后 2 小时	晚餐后 2 小时	睡前	机动
5.4	6.2	8.4	6	4	5.6,7

用药方案调整:

西药:盐酸羟甲唑啉喷雾剂,2 喷/次,tid,不超过 7 天

续表

　　中药临床药师交待患者如何正确使用盐酸羟甲唑啉喷雾剂,使用喷雾剂期间应加强监测患者的血压与心率变化,以便随时调整药物治疗。

　　患者近期症状缓解明显,血压、血糖控制较好,医师准予其出院。中药临床药师嘱其出院后适当休息、避免劳累,规律服药,并且对其进行了出院用药教育,嘱患者2周后门诊随诊。

　　出院带药:

阿司匹林肠溶片[100mg×30]每次100mg,po,qd(06);

瑞舒伐他汀钙片[10mg×7片]每次10mg,po,qn;

奥美沙坦酯片[20mg×7片]每次20mg,po,qd8;

苯磺酸氨氯地平片[5mg×7]每次5mg,po,qd8;

强力定眩片[0.35g×72片]每次1.40g,po,tid;

阿卡波糖片[50mg×30]每次50mg,po,tid;

盐酸羟甲唑啉喷雾剂[5mg:10ml]2喷/次,喷雾,tid

药物治疗总结

　　1. 出院时对完整治疗过程的总结性分析意见　患者老年男性,主因"间断头晕、头痛5年"入院,5年前发现血压异常升高,最高可达180/114mmHg,未予系统治疗;此后头晕、头痛症状反复发作,若熬夜、劳累后症状加重,现为求进一步诊治,收入我科治疗。入院后进一步完善相关检查,患者既往高血压病史5年,未给予药物治疗,入院时血压偏高,高血压诊断明确;糖化血红蛋白异常,经OGTT诊断为2型糖尿病;甘油三酯及胆固醇升高,对于高血压合并血糖异常的患者,血脂异常是此类患者心血管不良事件发生的高危因素。故诊断为"高血压、高脂血症、2型糖尿病、颈椎病、睡眠呼吸暂停综合征、脂肪肝、动脉粥样硬化合并斑块、基底动脉狭窄、上颌窦炎、视网膜动脉硬化"。根据《中国2型糖尿病防治指南(2013年版)》,在没有明显糖尿病血管并发症但具有心血管疾病危险因素的2型糖尿病患者中,采取降糖、降压、调脂(主要是降低LDL-C)和应用阿司匹林治疗,以预防心血管疾病和糖尿病微血管病变的发生。此次治疗,给予患者阿卡波糖50mg tid控制血糖,血糖控制在空腹血糖6~7mmol/L,餐后2小时血糖9~11mmol/L;以阿司匹林抗血小板凝集;以瑞舒伐他汀钙片降脂进行冠心病二级预防;以前列地尔注射液、丹参酮ⅡA磺酸钠注射液扩张血管、改善微循环;以苯磺酸氨氯地平片、奥美沙坦酯片控制血压。

　　患者舌质红,苔薄黄,微腻,脉弦滑,中医辨证为肝肾阴虚、肝阳上亢之本虚标实证,肝阳偏亢,风阳上扰,以致头部胀痛、眩晕;肝阳偏亢,影响情志,故夜寐多梦、甚至失眠;生风化热,舌红苔黄,脉弦。治则以平肝息风为主,配合清热活血,补益肝肾,故以天麻钩藤饮为基本方加减。

　　2. 中药临床药师在本次治疗中参与药物治疗工作的总结　密切关注患者症状改善情况、血压、血糖等指标变化,指导患者正确服用阿卡波糖的方法,并告知患者所用中、西药物的相关不良反应及注意事项;与医师讨论治疗期间,处方中部分中药饮片的合理选择。

　　3. 患者出院后继续治疗方案和用药指导　患者出院后继续冠心病二级预防治疗,并服用降糖药控制血糖、降压药物控制血压。

　　(1) 阿司匹林为抗血小板药,建议患者早餐前服用,常见不良反应为胃肠道不适,同时有胃肠道出血风险,注意监测有无黑便等消化道出血症状。

　　(2) 阿托伐他汀钙为降血脂药,建议患者睡前服用,阿可增强其降脂效果。因本药常见不良反应为肝功能异常,有时见横纹肌溶解。所以告知患者应定期监测肝功和肌酶。

　　(3) 阿卡波糖为降糖药,本品应与餐中第一口食物同嚼服,或餐前即刻整片吞服。因本品可使蔗糖分解速度更加缓慢,服用本品时,由于结肠内碳水化合物酵解增加,蔗糖或含蔗糖食物会引起腹部不适,甚至腹泻,故常见不良反应为胃肠胀气、腹泻、胃肠道和腹部疼痛等

（4）苯磺酸氨氯地平片、奥美沙坦酯片为降压药，建议晨起空腹服用。本药常见不良反应为颜面潮红、心悸、水肿。用药期间，告知患者不能自行进行剂量调整，以免造成血压波动，如需剂量调整，应在医师指导下进行。

4. 治疗需要的随访计划和应自行监测的指标 定期监测血压、血糖、糖化血红蛋白、血脂、肝功能、肌酶。

该患者高血压合并糖尿病、血脂异常，根据指南推荐：血压控制目标为<140/80mmHg，可根据患者用药后的血压状况，制定个体化的血压控制目标，考虑患者同时存在多种心血管危险因素，可考虑将其血压控制在<130/80mmHg；血糖控制目标为：$HbA_1c<7.0\%$，$FPG<7.0mmol/L$，餐后 2 小时血糖（2hPG）<10mmol/L；血脂控制目标为 LDL-C<2.07mmol/L（80mg/dl）。

警惕他汀类药物可能造成的不良反应，故复查肝功能并注意是否有肌痛乏力等症状，如果出现上述症状，停用瑞舒伐他汀钙片并及时就诊。

服用中药期间，应该注意饮食清淡，避免食用腥臭、黏腻等不易消化的食物。同时，密切监测胃肠道症状及食欲情况，若出现恶心、纳差等不适，应该及时看中医师，调整中药处方

【实践思考题】

1. 什么是药学监护？什么是药历？

2. 药学监护的目的与意义是什么？

3. 中药临床药师在药学监护中的职责有哪些？

4. 哪些情况是药学监护的对象？药学监护的主要内容有哪些？

5. 请简述中医药治疗过程中，药学监护的工作模式。

6. 请简述中医药治疗监护药历书写的独特之处。

（何颖 毛敏）

【参考文献】

［1］王育琴,李玉珍,甄健存.医院药师基本技能与实践.北京:人民卫生出版社,2013

［2］高清芳,刘高峰,颜青.临床药学工作指南.第 2 版.北京:人民卫生出版社,2011

［3］陆进,常明.药学临床实践指南.北京:化学工业出版社,2007

［4］中国药学会医院药学专业委员会.医疗机构药学工作质量管理规范.北京:人民卫生出版社,2013

［5］中国药学会医院药学专业委员会.中国药历书写原则与推荐格式.北京:人民卫生出版社,2013

［6］田德禄.中医内科学.北京:人民卫生出版社,2004

［7］万学红,卢雪峰.诊断学.第 8 版.北京:人民卫生出版社,2013

［8］国家药典委员会.临床用药须知.北京:中国医药科技出版社,2012

［9］张冰.临床中药学（新世纪全国高等中医药院校创新教材）.北京:中国中医药出版社,2012

［10］雷载权,张廷模.中华临床中药学.北京:人民卫生出版社,1998

［11］谢宗万.中药材品种论述.上海:上海科学技术出版社,1984

第六章 病例讨论

【本章学习要点】

1. 掌握病例讨论的概念、种类以及临床疑难病例讨论的过程；
2. 熟悉病例讨论的特点、作用，病例讨论的记录；
3. 了解常见病例讨论的要点。

第一节 概 述

一、病例讨论的概念

1. 病例讨论的含义　病例讨论是指在临床医疗活动中，针对某些特殊病例（包括罕见病例、疑难病例、危重病例、多学科交叉病例等）诊治过程中的疑难之处或者不明确的地方，进行多学科医务工作者共同商讨的医疗行为。

2. 病例讨论的对象　病例讨论的对象一般是住院患者，目前常见的病例讨论包括死亡病例讨论、疑难病例讨论、术前病例讨论等。对于诊断、治疗、预后存在较大风险的病例，科室或医院往往组织不同级别的讨论，由副主任医师以上职称人员主持，并有相应的记录，特殊情况由医务部门主持或邀请其他医院专家参加。

目前由于临床药学工作起步晚，资深中药临床药师少，中药临床药师真正参与并发表意见的临床科室病例讨论较少，但很多医院已经逐步认识到临床药学学科的特殊专业知识对病例讨论的重要性，以及病例讨论对中药临床药师学习成长和积累临床经验的重要性，于是开始在临床药学工作组内开展病例讨论工作。本章讲述的病例讨论主要围绕中药临床药师参与临床药学组内的病例讨论和参与临床科室的病例讨论两大类展开。

二、病例讨论的分类

（一）临床药学病例讨论

1. 病例讨论的含义　临床药学病例讨论是临床药师组织的，根据实际药学监护工作和教学工作的需要，对自己临床工作中遇到的典型病例，进行总结归纳，并在临床药学组内集中分析讨论的药学活动。

2. 病例讨论的内容　讨论内容主要围绕着疾病的诊断与治疗，具体包括疾病发生的病因与诱因，发展过程、诊断与鉴别诊断、治疗和预后的相关问题，其中重点是治疗药物的安全性和有效性问题。

3. 病例讨论的方法　组织临床药学病例讨论,首先要搜集典型病例。中药临床药师要善于在临床实践中,发现存在"用药相关问题"的典型病例,"用药相关问题"范围很广,既包括用药选择问题,又包括所选药品如何正确使用的问题;既有用药的适应证问题,又有用药的禁忌证问题;既有疗效观察问题,又有不良反应监测的问题;既有普遍性问题,又有与具体病人或药品相关的特殊性问题等。其次,中药临床药师把发现有"用药相关问题"患者的临床资料以 PPT 的形式,先做好书面整理,再拿到组内病例讨论会上汇报,系统地介绍该病例的既往史、现病史、入院和诊疗经过,把自己发现的问题有条理地陈述出来,每个问题都应有相关依据,加上自己的分析理解和解决思路。然后,全体中药临床药师一起讨论、发表意见,讨论过程中安排专人做好书面记录。最后是资深中药临床药师进行点评和总结,对经过反复讨论得出比较一致的结论,安排汇报的中药临床药师可在适当的时机,反馈给被讨论患者的主治医师或护士,有些特殊的用药教育,中药临床药师还应该在药学查房时告知患者。资深中药临床药师总结有分歧的问题或其他遗留问题,要求汇报病例的中药临床药师再次进行深入的查阅文献或是通过其他途径设法解决,如有结果可在下次讨论会上做简单介绍。临床药学组内病例讨论,如果讨论病例存在其他疑问,也可邀请相关临床、检验、病理等科室专家参与,进行多学科的疑难病例讨论。病例讨论记录资料要存档在药学部临床药学组内。

(二) 临床科室病例讨论

临床科室病例讨论是临床医生组织的,对临床工作中遇到的疑难和(或)复杂病例进行总结归纳、分析讨论的医疗活动。讨论内容主要围绕着疾病的诊断与治疗,以疾病的诊断与鉴别诊断、寻找临床症状与体征之间的因果关系为主,当然这一切也是为了解决疾病的治疗相关问题。临床科室病例讨论主要分为汇报、讨论和总结三部分,讨论重点是疾病的诊断和鉴别诊断,或非常规治疗。该讨论以临床医师为主,中药临床药师参与讨论其中的治疗药物相关的问题。中药临床药师可切入讨论的内容包括两方面:一方面是在讨论患者治疗药物的安全性和有效性时,临床药师可以发表自己的意见,以供医生参考;另一方面,中药临床药师对于一些药源性疾病的诊断与鉴别诊断,也可以从药物的药理学或者毒理学角度提出自己的见解,协助临床医生诊疗。如患者在服用含有较大剂量生麻黄的汤剂时,出现了多源性的室上性心律失常。对于这样一个新的临床体征,医生是应该考虑心脏实质脏器疾病的诊断?还是应该考虑药物因素的影响?此时,中药临床药师即可以结合患者的生理病理状态与生麻黄的药性特点及现代药理研究,提出自己的分析意见及后继解决办法。

在临床科室病例讨论中,中药临床药师应该利用该机会,熟悉和学习临床诊疗内容及实践方法,巩固临床理论基础、通过临床鲜活的病例,了解疾病诊疗发展动态,以弥补传统药学专业药师临床理论的欠缺,培养良好的临床诊断、治疗思维。

三、病例讨论的特点和作用

(一) 发现知识短板,鞭策中药临床药师持续学习

中药临床药师是治疗团队中的一员,是临床诊治医师的合作者。中药临床药师应参与疾病治疗,促进临床合理用药,提高医疗质量和药物治疗水平。然而,目前的中药临床药师大多拥有的是化学专业知识为主的传统药学教育背景,要成为一位名副其实的中药临床药师,还缺少临床知识与经验,特别是中医临床实践。也就是说,药师因为所学专业限制,缺乏对于疾病的认识和疾病与药物的联系。中药临床药师通过病例讨论,就会对自己的知识架

构与临床实践需求之间的差距有个较清楚的认识,会把临床知识学习放在首位,具体内容有中西医诊断学、中西医内科学、生理学、病理学、临床检验学、微生物学、免疫学、医学统计学和循证医学等,只有补充这些知识短板,才能建立疾病与药物联系,也就是将自己所学的药学知识运用到疾病当中去,这是个实践的过程,也是与临床联系的过程。病例讨论就是对临床实践的总结与提炼,发现问题,鞭策中药临床药师补充欠缺的临床知识,并对药学知识再加强,将理论联系实际,做不仅懂药,而且懂用药的中药临床药师。

(二) 参与讨论发言,锻炼中药临床药师表达能力

药师和临床医师相比,缺乏经常归纳整理的训练,更缺乏口头表达的锻炼。在临床实践中,一方面,中药临床药师发现的问题比较局限,不能与病人的整体病理生理等临床情况有机结合,更难以估计这一局部问题在病人整体状况中占多大比重,对患者的转归有多大的影响,因此欲言又止,缺乏表达交流信心;另一方面,中药临床药师的发言机会相对较少,语言表达锻炼也不多,其语言的逻辑性、连贯性以及清晰性等方面有待提高,在临床实践中发现确实存在的用药问题,也较难在短时间内组织语言,清晰而简洁地表述出来。而临床医师在日常工作的问诊、查体、病历书写和病例汇报中,既锻炼了归纳整理的能力,又具备了较系统的口头表达思路和能力。中药临床药师通过参加病例讨论,积极发言,可逐步提高语言表达能力。

中药临床药师通过日常医疗活动中的观察,发现存在的问题。高年资药师引导青年药师掌握正确汇报病例要领,并作出示范,统一模式和流程。尤其是对于实习与进修阶段的中药临床药学专业的学生或中药临床药师,在病例讨论前应当先完善自己的准备资料,在准备得比较充分之后,再面对包括高、中、初三级药师(医生),先介绍患者的一般资料,然后介绍关键的病史(包括现病史、既往史、个人生活史、婚育史、家族史等)及体格检查、辅助检查、用药情况、药物治疗后反应等情况。介绍要条理分明,口齿清楚。然后再提出问题,表述自己的观点,增强中药师"敢于说出口"的信心。中药临床药师发言之后,高年资的中药临床药师和(或)临床医师应在表达技巧和专业技术方面给予实习与进修的学员一定指导,帮助其在原有基础上不断改进提高。病例讨论为中药临床药师提供更多的发言锻炼机会,困难的问题可由高年资中药临床药师(医)提供帮助或指出解决方法供其查阅文献,有利于锻炼他们发言的条理性和逻辑性,提高其独立思考、全面分析及处理问题的能力。

(三) 巩固临床知识,建立临床诊疗思维方式

中药临床药师作为临床治疗团队的一员,应该逐步培养和建立临床思维方式,利用各种资源综合分析病人的总体情况,从中分析发现形式多样的"药物相关性问题"。中药临床药师在病例讨论会之前带着任务深入临床,必然会认真地参与到临床查房等各类医疗活动中,尽力通过临床实践发现"药物相关性问题"。例如,中药临床药师发现病人是否存在可疑的药物不良反应,必须首先认真阅读相关药品的说明书,继而观察与不良反应相关的病人的症状、体格检查、实验室检查等指标的异常,还要分析各种使用药品的药效学及药动学特点和对治疗不利的相互作用,排除其他影响因素,最后把自己的观点归纳整理,找出依据,提出问题。这些过程,不仅锻炼了中药师系统分析的思维方式,更需要其学会与病人、医护人员交流,锻炼阅读病历和各种文献的能力。中药临床药师与病人和医护人员交流的勇气和能力都有了明显提高,与病人交流的频率也增多了,对病历资料及对各种常规检查、检验报告的阅读能力也有了明显提高。通过这些工作可以使中药临床药师更加全面了解药学基础知识,学会把从书本上学习到的知识应用于临床,做到理论与实践真正相结合,对培养中药临床药师的临床思维能力有积极作用。中药临床药师通过提前分析病例,寻找病例中遇到问题的解决方法,熟悉临床的诊疗内容及实践方法,巩固临床理论基础、通过查找文献了解疾病诊疗发展动态。这样可以弥补药学专业学生在大学期间的临床基础理论知识的欠缺,有利于其在实践工作中,快速培养良好的临床思维。

(四)多个学科讨论,有利于交流经验取长补短

由于每个中药临床药师的专业知识基础水平不一样,看待疾病的角度不同,在病例讨论过程中,可能会出现观点不一致的情况,会引起讨论,这样做是有益的,从而有利于澄清一些事实。药师由于所学是药学专业,思考问题可能会有一些局限性和偏向性,会把某一些现象归结为某一种药物引起的效应或不良反应,很难主动换一种想法。因此,通过讨论,各抒己见,集思广益,以便得出正确的结论。

由于药师既往工作的特点,使得他们通常关注药品的通用名、商品名和药品的单剂量。通过病例讨论,药师就会更加关注药物的作用机理、分类、适应证、用法用量、药代动力学和不良反应等。每个药师可以把自己所查到的文献资料和学习心得,介绍给大家进行分享。例如,在病例研讨会中,药师们把气雾剂的使用方法进行了认真的复习,同时参加讨论的药师中有工作多年的中药临床药师,经验丰富,他们把在下临床过程中关于气雾剂和吸入剂使用的宣教感受也介绍给大家,他们认为,这种特殊剂型通常用于老年患者,有时患者的自我治疗能力或理解能力较差,所以,不仅要教会患者如何使用,还要教会家属怎样使用,这样才能更好地保证患者用药效果。通过这样的交流与讨论,可以使中药临床药师学习到药物临床使用方法和经验,为开展临床药学工作奠定基础。

(五)专家点评总结,提高中药临床药师的综合能力

医师的诊疗工作是有级别的,实行"三级查房制度",即住院医师有问题向主治医师请示,主治医师有问题要向主任医师请示,主任医师有问题可以进行组内或科内的病例讨论,甚至申请进行医院内的大会诊、大讨论。而在中药临床药师的成长过程中并没有类似医师的"三级查房制度"。所以,在药师下临床的过程中,通常是孤军奋战,有了问题只能靠自己的能力去解决。在病例讨论时,参加人员不仅包括药师,还有临床专家、护师等。在各种医务人员发言之后,临床医师进行点评,把讨论中存在的错误或忽视的问题指出来,内容可引起中药临床药师的注意,并且把病例讨论后每个问题进行阐述,对讨论时发言的,包括中药临床药师在内的各类医务人员的观点进行逐一点评。这样,每个药师不仅可以掌握疾病的正确治疗方法,还可以了解到科学前沿的新内容,逐渐培养了分析解决医学问题的综合能力。

第二节 病例讨论的规范形式

一、病例讨论的过程

(一)病例汇报

中药临床药师进行病例汇报主要包括以下几方面内容:

1. 基本情况 患者的姓名、性别、年龄、身高、体重、职业、费用情况、住院科室、住院时间等。

2. 主诉和现病史 主诉是病人自述自己的症状和(或)体征、性质,以及持续时间等内容,好的主诉需精炼准确,可以用病人自己描述的症状,不用诊断用语,要与现病史一致,遵循客观、实事求是的原则;现病史是记述患者病后的全过程,即发生、发展、演变和诊治经过,具体包括:患者起病情况与患病的时间,发病急缓,原因或诱因;主要症状的特点,应全面记述,包括出现的时间、部位、性质、持续时间和程度、缓解或加剧的因素等;病因与诱因,尽可能了解疾病有无明显的病因和诱因;诊治经过,即本次就诊前已经接受过的诊断检查及其结果,治疗所用药物的名称、剂量、给药途径、疗程及疗效,应记述清楚,以备确定治疗方案时参考。既往用药情况也是中药临床药师应汇报的重点,特别是有关中草药、中成药、含西药成分的中药制剂及中药保健品的使用情况应该详细汇报;病程中的一般情况,包括病后的精神、体力状态、饮食情况、睡眠与大小便等,对评价病人的一般全身情况,采取何种辅助治疗也十分有用。

3. 既往史 患者既往的健康状况和过去曾经患过的疾病等方面的问题,中药临床药师要重点汇报患者的药物过敏情况及既往发生的药物不良反应或药物不良事件情况。

4. 主要诊断 患者本次就诊的主要临床诊断,以便对患者的治疗用药情况进行分析。

5. 治疗经过 详细汇报患者本次治疗住院的全部药物治疗情况,包括中药饮片、中成药、西药以及患者的自备药品的使用情况(所用药物的名称、剂量、给药途径、疗程及疗效等),以及患者使用药物后的主要病情变化(症状、体征以及理化检查的变化),中药临床药师应表述清楚,重点突出。

6. 治疗转归 交代患者最后的治疗转归情况。

7. 用药问题 汇报的临床药师要把自己发现的"用药相关问题"表达出来,具体包括用药选择问题、正确使用的问题、用药的适应证问题、用药的禁忌证问题、疗效观察问题、不良反应监测的问题、与具体病人或药品相关的特殊性问题等,同时把自己查阅的相关资料及初步想法表述出来,以供其他人员参考。

（二）疑点讨论

针对汇报病例的中药临床药师提出的"用药相关问题"展开讨论,畅所欲言,然后一般按照初、中、高三级药师分别发言,并以初级临床药师发言为主,充分给予锻炼机会,一方面,初级药师发现的问题比较局限,不能与病人的整体病理生理等临床情况有机结合,更难以估计这一局部问题在病人整体状况中占多大比重,对患者的转归有多大的影响,因此欲言又止,缺乏表达交流信心。另一方面,初级药师的发言机会相对较少,语言表达锻炼也不多,其语言的逻辑性、连贯性以及清晰性等方面有待提高。通过临床药学组内的病例讨论锻炼,中药临床药师才能更有能力和信心深入临床实践。

（三）**药师建议**

本节(病例讨论的规范形式)以上内容主要是针对临床药学组内的病例讨论展开讲解的,而本段"药师建议"是针对中药临床药师参与临床科室病例讨论展开讲述的。

中药临床药师参加临床科室病例讨论,发表药学相关建议,可从以下几个方面考虑:

1. 药物安全性 对患者的用药情况进行全面回顾,针对患者目前一些用疾病发展规律不好解释的症状、体征或异常理化检查结果进行分析,考虑患者目前是否存在药源性疾病或是药物不良反应。

2. 药物适宜性 具体包括患者用药与临床诊断的相符性,药物剂量、用法和疗程的正确性,选用剂型与给药途径的合理性,是否有重复给药现象,是否有潜在临床意义的药物相互作用和配伍禁忌等。

3. 其他方面 药物的经济性,药物的供应等。

(四) 点评总结

各级别药师发言之后,资深中药临床药师或主任进行点评总结,把讨论中存在的错误或忽视的问题指出来,提醒各位药师注意,并且把病例讨论后每个问题进行阐述,对讨论时发言药师的回答进行点评。最后是进行点评和总结,总结是提炼出目前研究比较清楚的用药问题,达成共识,让中药临床药师不仅掌握疾病的正确治疗方法,还了解到科学前沿的新内容,培养了分析解决问题的综合能力。

二、病例讨论的记录

(一) 记录要求

对临床药学组内病例讨论和中药临床药师参加的临床科室病例讨论都要及时、详细、真实记录,记录的具体内容包括病例讨论时间、地点、参加人员(姓名及职务)及主持人,汇报病例主要内容,参与讨论的各类医务人员发表的意见以及最后的点评总结。

(二) 记录格式

记录形式可参考表 2-6-1。

表 2-6-1 临床药师参加病例讨论记录格式表

日期　　　　　时间　　　　　病区　　　　　临床药师

姓名		病案号	床号	药历号
性别	年龄	药物过敏史或其他特殊情况		
目前诊断				
病史、用药史概要及病程记录				
主要医疗或药学问题				
药学会诊/讨论意见				
遗留问题及解决方式/随访情况				

（三）记录总结

对病例讨论的记录定期总结,撰写病例讨论报告,并归纳讨论中一些共性的"用药相关问题",可以使中药临床药师更加全面了解药学基础知识,把从书本上学习到的知识应用于临床,做到理论与实践的真正结合,对培养中药临床药师的临床思维能力有积极作用。

第三节　常见病例讨论的要点

一、病例讨论前准备

有关各种病例讨论前,中药临床药师的衣着要求和纪律要求可参照本书临床查房及药学查房相关章节。

二、用药医嘱讨论

（一）中药用量

"中药不传之秘在于量",中药用量自古以来就比较神秘。目前,我国各种中药工具书记载的中药用量不统一,《中国药典》的规定用量范围与临床实际存在相当的差距,临床上常常出现超出药典用量的现象,这与药材品种、产地、季节、加工炮制,不同的用法,患病群体的体质差异、药物之间的相互作用、管理不规范等因素密切相关。中药用量的科学性、合理性,不仅对中医临床疗效至关重要,而且与中药不良反应或毒副作用紧密相关。因此,在临床病例讨论中,中药临床药师首先需关注的就是中药用量,具体包括中药饮片用量、中成药用量以及毒性中药用量等。

1. 中药饮片用量　中药饮片用量是指处方中每味药物的剂量,是处方的一个重要组成部分。在处方中,每一味中药的用量并不是固定不变的,而是要根据患者的证候情况随时调整,但也不是无章可循。因此,中药临床药师在病例讨论中考虑中药饮片用量是否合适,可以从以下几个方面着手。

（1）熟悉常见中药饮片的常规用量,如一般干燥饮片用量9～10g,如黄芩、川芎、苍术等;新鲜药物用量15～30g,如鲜生地、鲜芦根、鲜茅根等;质地较轻的饮片用量1.5～3g,如灯心草、细辛、木蝴蝶等,或3～4.5g,如干姜、肉桂、水蛭等;质地较重的饮片用量10～15g,如制首乌、熟地等,或15～30g,如石膏、龙骨、牡蛎等;贵重中药的用量,如牛黄0.15～0.3g,麝香0.03～0.1g等;还有其他用量表示,如蜈蚣1条,生姜3片,竹茹1个等。

（2）根据患者年龄不同,中药饮片用量不同,青壮年患者用量可适当大些,老年人用量应减少,婴幼儿按年龄或体重比例换算剂量。

（3）疾病初起或体质较强的患者中药饮片用量可大些,体弱久病的人用量要适当减少,对于肝肾功能不正常患者应适当调整中药饮片剂量。

（4）同样的中药饮片入汤剂的剂量比入丸散的剂量要大,复方配伍比单味使用中药饮片用量要小。

（5）同一味中药在不同方剂中使用剂量不同,其功效有所偏向,临床病例讨论中中药临床药师要结合患者的实际情况,选择最合适的中药用量。如升麻的功效为"疏散退热,透疹,清热解毒,升举阳气",小剂量使用升麻1~6g主要起疏散退热、升举阳气的效果,如济川煎用1.5~3g,普济消毒饮用2g,大补汤用1.2g,补胃汤用1.8g;而升麻要发挥"清热解毒"的作用则须大剂量使用,如黄连升麻汤,升麻用至45g,可清热解毒,治疗口疮。又如同为枳实与白术两药组成的枳术汤和枳术丸,前者枳实用量倍于白术,以消积导滞为主,后者白术用量倍于枳实,以健脾和中为主。

由此可见,中药临床药师要有扎实的中药学和方剂学的基础,这样才能理解中医师的用药,同时对其中药饮片用量把关。

2. 中成药用量 中成药是在中医药理论指导下,以中药饮片为原料,按规定的处方和标准制成具有一定规格的剂型,可直接用于防治疾病的制剂。中成药的处方是根据中医理论,针对某种病证或症状制定的,因此使用时要依据中医理论辨证选药,或辨病辨证结合选药。

对于有明确使用剂量的中成药,应勿超剂量使用。有使用剂量范围的中成药,老年人使用剂量应取偏小值。理想的剂量要求有最大的疗效、最小的不良反应。临床使用中成药的用量要根据患者的年龄、体质、病程、发病季节等具体情况全面考虑。老年人一般气血渐衰,对药物耐受减弱,特别是作用峻烈的药物易伤正气,应适当低于成人量。小儿患者用药量表详见第2篇第3章表2-3-1"中国药典按成人剂量折算小儿用药剂量表"。体弱患者不宜用较大剂量,久病患者应低于新病患者剂量。老人及身体极度衰弱者用补药时,开始剂量宜小,逐渐增加,否则因药力过猛而使患者虚不受补。凡病重患者用药量宜大,以增强疗效;病较轻患者用量宜小,以免伤正气。此外,在中成药用量方面,对南北水土不同、生活习惯及职业等因素都应予以考虑。

3. 毒性中药用量 历代本草书籍中,常在每一味药物性味之下,标明其"有毒"或"无毒"。"有毒"与"无毒"也可合称为"毒性",也是中药性能的重要标志之一。"毒性"有广义和狭义之分。广义毒性是一切药物的总称,如金元医家张子和曰:"凡药皆有毒也,非止大毒、小毒谓之毒。"张景岳《类经》也言:"药以治病,因毒为能,所谓毒药,以气味之有偏也。"药物偏性即为毒性。狭义毒药是指治疗量与中毒量十分接近,治疗作用峻猛强烈,易引起中毒的药物,本段所言毒性中药即为狭义上的毒药。

现代毒性中药材是指按已经公布的相关法规和法定药材标准中标注为"大毒(剧毒)""有毒"的药材。其中属于大毒的,是国务院《医疗用毒性药品管理办法》(1988年)颁布的28种毒性药材,包括砒石(红砒、白砒)、砒霜、水银、生马钱子、生川乌、生草乌、生白附子、生附子、生半夏、生南星、生巴豆、斑蝥、青娘虫、红娘虫、生甘遂、生狼毒、生藤黄、生千金子、生天仙子、闹羊花、雪上一枝蒿、红升丹、白降丹、蟾酥、洋金花、红粉、轻粉、雄黄。2015年版《中华人民共和国药典》载有毒性药材和饮片共计83种,其中有大毒的饮片10种,有毒的饮片42种,有小毒的饮片31种。因为毒性中药的作用峻猛,安全范围小,容易引起中毒,因而要严格控制剂量。既要注意每次用药剂量,还要注意用药时间,防止药物在体内蓄积中毒,同时还要注意个体差异,如孕妇、老人、儿童、体弱者要考虑机体特点。使用此类药,通常从小量开始,逐渐加量,而需长期用药时,必须注意有无蓄积性,可逐渐减量,或采取间歇给药,中病即止,防止蓄积中毒。2015年版《中华人民共和国药典》中标有"毒"的中药在特殊人群中及不同剂型中的用量及注意事项见表2-6-2。

表 2-6-2　有毒中药饮片用法用量表

药品名称	毒性	用法用量	孕妇禁忌	其他注意事项
丁公藤	小毒	3～6g用于配制酒剂,内服或外搽	禁用	有强烈的发汗作用,虚弱者慎用
九里香	小毒	6～12g		
土鳖虫	小毒	3～10g	禁用	
大皂角	小毒	1～1.5g,多入丸散用。外用适量,研末吹鼻取嚏或研末调敷患处	忌服	咯血、吐血者忌服
小叶莲	小毒	3～9g,多入丸散用		
川楝子	小毒	5～10g。外用适量,研末调涂		
飞扬草	小毒	6～9g外用适量,煎水洗	慎用	
水蛭	小毒	1～3g	禁用	
北豆根	小毒	3～9g		
艾叶	小毒	3～9g外用适量,供灸治或熏洗用		
地枫皮	小毒	6～9g		
红大戟	小毒	1.5～3g。入丸散服,每次1g;内服醋制用。外用适量,生用	禁用	
两面针	小毒	5～10g。外用适量,研末调敷或煎水洗患处		不能过量,忌与酸味食物同服
吴茱萸	小毒	2～5g。外用适量		
苦木	小毒	枝3～4.5g;叶1～3g。外用适量		
苦杏仁	小毒	5～10g,生品入煎剂,后下		内服不宜过量
金铁锁	小毒	0.1～0.3g,多入丸散服。外用适量	慎用	
南鹤虱	小毒	3～9g		
急性子	小毒	3～5g	慎用	
草乌叶	小毒	1～1.2g;多入丸散用	慎用	
重楼	小毒	3～9g。外用适量,研末调敷		
鸦胆子	小毒	0.5～2g,龙眼肉包裹或入胶囊吞服。外用适量		
猪牙皂	小毒	1～1.5g,多入丸散用。外用适量,研末吹鼻取嚏或研末调敷患处	禁用	咯血、吐血患者禁用
绵马贯众	小毒	4.5～9g		
绵马贯众炭	小毒	5～10g		
蛇床子	小毒	3～10g。外用适量,多煎汤熏洗,或研末调敷		
紫萁贯众	小毒	5～9g		
蒺藜	小毒	6～10g		

续表

药品名称	毒性	用法用量	孕妇禁忌	其他注意事项
榼藤子	小毒	10~15g		不宜生用
鹤虱	小毒	3~9g		
翼首草	小毒	1~3g		
三颗针	有毒	9~15g		
千金子	有毒	1~2g,去壳去油用,多入丸散服。外用适量,捣烂敷患处	禁用	
千金子霜	有毒	0.5~1g,多入丸散服。外用适量	禁用	
土荆皮	有毒	外用适量,醋或酒浸涂擦,或研末调涂患处		
山豆根	有毒	3~6g		
干漆	有毒	2~5g	禁用	对漆过敏者慎用
天南星	有毒	外用生品适量,研末以醋调或酒调敷患处	慎用	生品内服宜慎
木鳖子	有毒	0.9~1.2g。外用适量,研末,用油或醋调涂患处	慎用	
仙茅	有毒	3~10g		
半夏	有毒	内服一般炮制后使用,3~9g。外用适量,磨汁涂或研末以酒调敷患处		不宜与川乌、制川乌、草乌、制草乌、附子同用;生品内服宜慎
甘遂	有毒	0.5~1.5g,炮制后多入丸散用。外用适量,生用	禁用	不宜与甘草同用
白附子	有毒	3~6g,一般炮制后用,外用生品适量捣烂,熬膏或研末以酒调敷患处	慎用	生品内服宜慎
白屈菜	有毒	9~18g		
白果	有毒	5~10g		生食有毒
全蝎	有毒	3~6g	禁用	
华山参	有毒	0.1~0.2g	慎用	不宜多服,以免中毒;青光眼患者禁服;前列腺重度肥大者慎用
朱砂	有毒	0.1~0.5g,多入丸散服,不宜入煎剂。外用适量	禁用	不宜大量服用,也不宜少量久服,肝肾功能不全者禁用
两头尖	有毒	1~3g。外用适量	禁用	
芫花	有毒	1.5~3g,醋芫花研末吞服,一次0.6~0.9g,每日1次。外用适量	禁用	不宜与甘草同服
苍耳子	有毒	3~10g		

续表

药品名称	毒性	用法用量	孕妇禁忌	其他注意事项
附子	有毒	3～15g,先煎、久煎	慎用	不宜与半夏、瓜蒌、瓜蒌子、瓜蒌皮、天花粉、川贝母、浙贝母、平贝母、伊贝母、湖北贝母、白蔹、白及同用
京大戟	有毒	1.5～3g,入丸散服,每次1g;内服醋制用。外用适量,生用	禁用	不宜与甘草同用
制川乌	有毒	1.5～3g,先煎、久煎	慎用	不宜与半夏、瓜蒌、瓜蒌子、瓜蒌皮、天花粉、川贝母、浙贝母、平贝母、伊贝母、湖北贝母、白蔹、白及同用
制天南星	有毒	3～9g	慎用	
制草乌	有毒	1.5～3g,先煎、久煎	慎用	不宜与半夏、瓜蒌、瓜蒌子、瓜蒌皮、天花粉、川贝母、浙贝母、平贝母、伊贝母、湖北贝母、白蔹、白及同用
苦楝皮	有毒	3～6g。外用适量,研末,用猪脂调敷患处	慎用	肝肾功能不全者慎用
金钱白花蛇	有毒	2～5g;研粉吞服,1～1.5g		
洋金花	有毒	0.3～0.6g,不宜丸散;亦可作卷烟分次燃吸(不超过1.5g/日),外用适量	禁用	外感及痰热咳喘、青光眼。高血压及心动过速者禁用
牵牛子	有毒	3～6g,入丸散服,1.5～3g/次	禁用	不宜与巴豆、巴豆霜同用
轻粉	有毒	外用适量,研末掺敷患处。内服0.1～0.2g/次,1～2次/日,多入丸剂或装胶囊服,服后漱口	禁服	不可过量,内服慎用
香加皮	有毒	3～6g		不宜过量
狼毒	有毒	熬膏外敷		不宜与密陀僧同用
臭灵丹草	有毒	9～15g		
商陆	有毒	3～9g。外用适量,煎汤熏洗	禁用	
常山	有毒	5～9g	慎用	有催吐副作用,量不宜过大
硫黄	有毒	外用适量,研末用油调涂敷患处。内服1.5～3g,炮制后入丸散服	慎用	不宜与芒硝、玄明粉同用

药品名称	毒性	用法用量	孕妇禁忌	其他注意事项
雄黄	有毒	0.05~0.1g,入丸散用。外用适量,熏涂患处	禁用	内服宜慎,不可久用
蓖麻子	有毒	2~5g,外用适量		
蜈蚣	有毒	3~5g	禁用	
罂粟壳	有毒	3~6g	禁用	易成瘾,不宜常服;儿童禁用;运动员慎用
蕲蛇	有毒	3~9g;研末吞服,1~1.5g/次,2~3次/日		
蟾酥	有毒	0.015~0.03g,多入丸散。外用适量	慎用	
川乌	大毒	一般炮制后用	禁用	生品内服宜慎,不宜与半夏、瓜蒌、瓜蒌子、瓜蒌皮、天花粉、川贝母、浙贝母、平贝母、伊贝母、湖北贝母、白蔹、白及同用
马钱子	大毒	0.3~0.6g,炮制后入丸散	禁用	不宜多服久服、生用;运动员慎用;有毒成分能经皮肤吸收,外用不宜大面积涂敷
马钱子粉	大毒	0.3~0.6g,入丸散	禁用	不宜多服久服、生用;运动员慎用;有毒成分能经皮肤吸收,外用不宜大面积涂敷
天仙子	大毒	0.06~0.6g	禁用	心脏病、心动过速、青光眼患者禁用
巴豆	大毒	外用适量,研末涂患处,或捣烂以纱布包擦患处	禁用	不宜与牵牛子同用
巴豆霜	大毒	0.1~0.3g,多入丸散用。外用适量	禁用	不宜与牵牛子同用
红粉	大毒	外用适量,研极细粉单用或其他药味配成散剂或制成药捻	禁用	只外用,不内服,不宜久用
闹羊花	大毒	0.6~1.5g,浸酒或入丸散。外用适量,煎水洗	禁用	体虚者禁用,不宜多服、久服
草乌	大毒	一般炮制后用	禁用	生品内服宜慎,不宜与半夏、瓜蒌、瓜蒌子、瓜蒌皮、天花粉、川贝母、浙贝母、平贝母、伊贝母、湖北贝母、白蔹、白及同用
斑蝥	大毒	0.03~0.06g,炮制后多入丸散用。外用适量,研末或浸酒醋,或制油膏涂敷患处,不宜大面积用	禁用	内服慎用

以上对中药饮片用量、中成药用量以及毒性中药用量三个方面分别进行了阐述,但是在现代化的中医医院,患者使用的中药复杂,品种多,在病例讨论中,中药临床药师不仅要关注单一药品的用量,而且要关注有无重复的中药成分,整体分析用量是否合适,特别是对于毒性中药。如阳虚水泛的患者,中药汤药以真武汤加减,同时静脉输注参附注射液,汤剂和中药注射剂中都含有附子,因此需注意防止附子过量而引起中毒,仔细甄别患者有无乌头碱中毒的神经系统、心血管系统、消化系统等不适症状。

(二) 中药疗程

中医对服药有"中病即止,不必尽剂"之说,就是指对症服药,药到病除后,还没有服完的药物就不必再服用。如患有外感,常用辛温解表或辛凉解表之剂以发散解表,服药后汗出、热退、咳止、表解,人体的营卫气血得以调和,病体也就复原,此时治疗的目的已经达到,如果再继续服药,则矫枉过正,势必有损脏腑之气,也可能由此引发其他疾病,体质衰弱的人则更有"大汗亡阳"之虑。又如服用泻利药,大小便通利后就应停止服用,不然,津液亏耗,元气大伤,后果不堪设想。另外,肝肾功能不全患者对于药物的吸收、分布、代谢及排泄的整个过程都会产生影响,主要影响是会导致无法正常排泄药物,即使正常使用药物,也会使药物体内浓度过高,从而加重相关脏器损害,因此,要尽早明确疾病诊断和治疗目标,辨证论治,合理用药,并坚持少而精、中病即止的用药原则。

在中医临床实践中,患者使用中药后,若短时间内即出现了明显的不良反应,临床医生比较容易想到是由中药引起的,但某些中药比较特别或是毒性较低,不一定马上出现明显的不良反应,但长期使用则会引起蓄积中毒,一旦中毒症状明显时,药物对身体已经造成了损害。因此,在病例讨论中,中药临床药师要提醒临床医生注意"中病即止"的用药原则,密切关注中药的使用疗程,另外也要能联想到临床中患者一些不太好解释的临床情况是否为长期大量使用某些中药导致的不良反应。例如,桃仁对呼吸系统有毒性作用,甚至可引起呼吸麻痹;泽泻、雷公藤、毛冬青、鱼胆,以及含有水解型鞣质的中药如五倍子、诃子、石榴皮、地榆等对肝脏有不同程度的毒性,皆可以导致肝脏损害,出现肝大,黄疸和中毒性肝炎等症状;长期服用甘草,可引起水钠潴留、水肿及高血压等;马兜铃科植物如关木通、寻骨风、细辛、朱砂莲、青木香、木防己等,因煎煮成分中含有马兜铃酸,长期或大量使用时可因损害肾小管而出现急、慢性肾功能不全,有些最终还可转化为肾癌;一些中药如朱砂、轻粉、砒石、雄黄等,含有汞、铅、砷等有毒的金属离子,长期使用会引起人体心、肝、肾以及神经、骨髓、血液等重要组织器官的严重中毒损害,甚至会危及生命。

(三) 给药时间

中医认为,人体的活动有很强的时间规律。《素问·生气通天论篇》说:"平旦人气生,日中而阳气隆,日西而阳气已虚,气门乃闭。"古代的"子午流注"更是集中反映了人体气血流注的时间规律。不同的病证、不同的方药,应该选择在不同的时间给药。

1. 宜饭前服用的中药 治疗沉疴痼疾的药物,饭前服用可使药力积留腹中徐徐奏效;健胃、消食药宜饭前半小时服,如大山楂丸、保和丸等;病在胸膈以下,如胃、肝、肾等疾病的汤剂;制酸药,饭前服用可以减少胃酸分泌,并增强对胃黏膜的保护。

2. 宜饭后服的中药 对胃肠刺激大的药物,如清热解毒、破瘀消积、活血化瘀类药物;病在胸膈以上者,如眩晕、头痛、目疾、咽痛等。

3. 宜空腹服的中药 泻下药物,空腹服用可使药物直接作用于肠道,以利排泄;滋补类药物,宜清晨空腹或睡前半空腹服用,如地黄丸等;驱虫药物空腹服用,药力更佳。

4. 宜午前服用的中药 凡是需要借助人体阳气驱邪的方药,如采用扶阳益气、温中散寒、温阳利水等治法的方药,如金匮肾气丸、右归丸、附子理中丸等,宜于一日之阳气上升之时服用,可凭天时阳旺,阳气充盛之势,增强阳性药物及升发性药物的药效;发汗解表药,此时可顺应阳气升浮之力,驱邪外出,如麻黄汤、桂枝汤、葛根解肌汤、九味羌活汤;益气升阳药,在午前服用可"使人阳气易达",如补中益气汤,参术调中汤等。

5. 宜午后或傍晚时服用的中药 凡是需要借助阴气驱邪的方药,如采用滋阴补血、收敛固涩、重镇安神、定惊息风、清热解毒等治法的方药,如当归地黄汤、诃子散、天王补心丹、黄连解毒汤等,宜于一日之阴气渐长之午后或傍晚服用。

6. 宜睡前服的中药 安神类、涩精止遗类药物,如朱砂安神丸、酸枣仁汤、金锁固精丸等。明代医学家王肯堂在《证治准绳》中记载了大量须入夜临卧时服的药,如下蓄血之抵当丸、润肠通便之脾约丸。

7. 宜在疾病发作前服用的中药 平喘药,宜在发病前2小时服用;截疟药宜在发作前3~5小时给予。

8. 根据患者个体差异服药 一旦发现病情,宜立即服药;对于病情危重的患者可增加服药次数,昼夜不停,使药力持续,利于顿挫病势;在应用泻下等药时,若药力较强,要注意病者个体差异;调经止痛药应在月经来潮前5~7天服用,以增活血化瘀之效。

(四) 中药剂型

中药汤剂是中医临床应用最早的一种剂型,由于其制备简便,加减灵活,奏效迅速,特别适应中医辨证施治的需要。因此,目前临床应用非常广泛。中药汤剂优点多,但是其弊病也显而易见,如煎药效率低、劳动强度大、药液易焦化、不卫生、味道苦等,也制约了其在现代社会中的应用。随着现代制剂技术的发展,目前中成药剂型种类繁多,剂型不同,使用后产生的疗效、持续的时间、作用的特点会有所不同。因此,在病例讨论中,中药临床药师要根据中药剂型的不同特点来正确选用,下面分别详细阐述各种常见中药剂型的特点。

1. 固体制剂 固体剂型是中成药的常用剂型,其制剂稳定,携带和使用方便。

(1) 散剂:系指药材或药材提取物经粉碎、均匀混合而制成的粉末状制剂,分为内服散剂和外用散剂。散剂粉末颗粒的粒径小,容易分散,起效快。外用散剂的覆盖面积大,可同时发挥保护和收敛作用。散剂剂量易于控制,便于婴幼儿服用。但也应注意散剂由于分散度大而造成的吸湿性、化学活性、气味、刺激性等方面的影响。如六一散、黛蛤散、七厘散等。此外,古时候还有"煮散"的剂型,与此处的散剂不同,应该予以区别对待。

(2) 颗粒剂:系指药材的提取物与适宜的辅料或药材细粉制成具有一定粒度的颗粒状剂型。颗粒剂既保持了汤剂作用迅速的特点,又克服了汤剂临用时煎煮不便的缺点,且口味较好、体积小,但易吸潮。如感冒清热颗粒、逍遥颗粒、稳心颗粒等。

(3) 胶囊剂:系指将药材用适宜方法加工后,加入适宜辅料填充于空心胶囊或密封于软质囊材中的制剂,可分为硬胶囊、软胶囊(胶丸)和肠溶胶囊等,主要供口服。胶囊剂可掩盖药物的不良气味,易于吞服;能提高药物的稳定性及生物利用度。如藿香正气软胶囊、通心络胶囊、养胃舒胶囊等。

(4) 丸剂:系指将药材细粉或药材提取物加适宜的黏合剂或其他辅料制成的球形或类球形制剂,分为蜜丸、水蜜丸、水丸、糊丸、蜡丸、浓缩丸等类型。其中,蜜丸分为大蜜丸、小蜜丸,水蜜丸的含蜜量较少;水丸崩解较蜜丸快,便于吸收;糊丸释药缓慢,适用于含毒性成分或药性剧烈成分的处方;浓缩丸服用剂量较小。丸剂是中成药的传统剂型,指导其使用的时候一定要遵循传统的制剂理念,结合中成药的组成与患者的病理状态合理使用。

(5)滴丸剂:系指药材经适宜的方法提取、纯化、浓缩,并与适宜的基质加热熔融混匀后,滴入不相混溶的冷凝液中,收缩冷凝而制成的球形或类球形制剂。滴丸剂服用方便,可含化或吞服,起效迅速。如复方丹参滴丸、都梁滴丸、穿心莲内酯滴丸等。

(6)片剂:系指将药材提取物、或药材提取物加药材细粉、或药材细粉与适宜辅料混匀压制成的片状制剂。主要供内服,也有外用或其他特殊用途者。其质量较稳定,便于携带和使用。如功劳去火片、三金片、血塞通片等。

(7)胶剂:系指以动物的皮、骨、甲、角等为原料,水煎取胶质,经浓缩干燥制成的固体块状内服制剂,含丰富的动物水解蛋白类等营养物质。作为传统的补益药,多烊化兑服。如阿胶、龟鹿二仙胶、霞天胶等。

(8)栓剂:系由药材提取物或药材细粉与适宜基质混合制成供腔道给药的制剂。既可作为局部用药剂型又可作为全身用药剂型,用于全身用药时,不经过胃,且无肝脏首过效应,因此生物利用度优于口服,对胃的刺激性和肝的副作用小,同时适合不宜或不能口服药物的患者。如肛泰栓、前列安栓、复方沙棘籽油栓等。

(9)丹剂:系指由汞及某些矿物药,在高温条件下烧炼制成的不同结晶形状的无机化合物,如红升丹、白降丹等。此剂型含汞,毒性较强,只能外用。有些传统的内服中药丸剂,因其制作复杂,药品稀有,疗效显著,也有称为"丹"的,如天王补心丹、摩罗丹、定坤丹等。

(10)贴膏剂:系指将药材提取物、药材和(或)化学药物与适宜的基质和基材制成的供皮肤贴敷,可产生局部或全身作用的一类片状外用制剂。包括橡胶膏剂、巴布膏剂和贴剂等。贴膏剂用法简便,兼有外治和内治的功能。近年来发展起来的巴布膏剂,是以水溶性高分子材料为主要基质,加入药物制成的外用制剂,和传统的中药贴膏剂相比,能快速、持久地透皮释放基质中所包含的有效成分,具有给药剂量较准确、吸收面积小、血药浓度较稳定、使用舒适方便等优点。

(11)涂膜剂:系指由药材提取物或药材细粉与适宜的成膜材料加工制成的膜状制剂。可用于口腔科、眼科、耳鼻喉科、创伤科、烧伤科、皮肤科及妇科等,作用时间长,且可在创口形成一层保护膜,对创口具有保护作用。一些膜剂尤其是鼻腔、皮肤用药膜亦可起到全身作用。

2. 半固体剂型

(1)煎膏剂:系指将药材加水煎煮,取煎煮液浓缩,加炼蜜或糖(或转化糖)制成的稠厚状半流体制剂。适用于慢性病或需要长期连续服药的疾病,传统的膏滋也属于此剂型,以滋补作用为主而兼治疗作用。如蜜炼川贝枇杷膏、益母草膏、夏枯草膏、丹栀妇康煎膏等。

(2)软膏剂:系指将药材提取物、或药材细粉与适宜基质混合制成的半固体外用制剂。常用基质分为油脂性、水溶性和乳剂基质。如青鹏软膏、冰黄肤乐软膏、积雪苷膏等。

(3)凝胶剂:系指药材提取物与适宜的基质制成的、具有凝胶特性的半固体或稠厚液体制剂。按基质不同可分为水溶性凝胶和油性凝胶。适用于皮肤黏膜及腔道给药。

3. 液体制剂

(1)合剂:系指药材用水或其他溶剂,采用适宜方法提取制成的口服液体制剂,是在汤剂基础上改进的一种剂型,易吸收,能较长时间贮存。如四物汤合剂、肠泰合剂、茵莲清肝合剂等。

（2）口服液:系指在合剂的基础上,加入矫味剂,按单剂量灌装,灭菌制成的口服液体制剂。口感较好,近年来无糖型口服液逐渐增多。如复方鲜竹沥口服液、蛇胆陈皮口服液、养阴清肺口服液等。

（3）酒剂:系指将药材用蒸馏酒提取制成的澄清液体制剂。酒剂较易吸收。小儿、孕妇及对酒精过敏者不宜服用。如五加皮酒、杜仲酒、史国公酒等。

（4）酊剂:系指将药材用规定浓度的乙醇提取或溶解而制成的澄清液体制剂。有效成分含量高,使用剂量小,不易霉败。小儿、孕妇及对酒精过敏者不宜服用。如复方牙痛酊、消肿止痛酊、复方土槿皮酊等。

（5）糖浆剂:系指含药材提取物的浓蔗糖水溶液。比较适宜儿童使用,糖尿病人慎用。如复方阿胶糖浆、急支糖浆、消咳喘糖浆、滇白珠糖浆等。

（6）注射剂:系指药材经提取、纯化后制成的供注入体内的溶液、乳状液及供临用前配制成溶液的粉末或浓溶液的无菌制剂。药效迅速,便于昏迷、急症、重症、不能吞咽或消化系统障碍患者使用。如丹参注射液、柴胡注射液、双黄连粉针(冻干)等。

4. 气体剂型　系指将药材提取物、药材细粉与适宜的抛射剂共同封装在具有特殊阀门装置的耐压容器中,使用时借助抛射剂的压力将内容物喷出呈雾状、泡沫状或其他形态的制剂。其中以泡沫形态喷出的可称泡沫剂。不含抛射剂,借助手动泵的压力或其他方法将内容物以雾状等形态喷出的制剂为喷雾剂。可用于呼吸道吸入、皮肤、黏膜或腔道给药。如金喉健喷雾剂、伤科灵喷雾剂等。

（五）综合选择合理的治疗方案

中药临床药师在病例讨论中利用药物经济学的原理研究帮助临床医生选择最佳治疗方案、完善药物治疗方案,以期用最小的成本获得最大的效益,促进合理用药。如通过药物经济学研究,可评价同一药物的不同剂型、不同给药途径,以及同类药物的不同品种及不同药物配伍方案等,通过比较分析,从中选择比较合理的治疗方案。

三、用药安全讨论

（一）中药的不良反应

在病例讨论过程中,中药临床药师要特别关注患者在疾病的诊断、治疗、预防等过程中,由于使用中药而导致人体器官功能失调或组织损害而出现的反应,发现相关问题及时与临床医生沟通,提高中药临床使用的安全性。下面分别阐述中药导致的常见不良反应的主要表现。

1. 中药致肝损害　2003—2008 年我国药源性肝损害调查结果显示:中药引起的肝损害占所有药源性肝损害的 20.97%,以中成药常见,单一药物以雷公藤、三七、何首乌、黄药子报道较多。2008 年10 月,国家不良反应监测中心发布了痔血胶囊导致肝损害的不良反应信息通告。中药肝损害的特点与其他化学药引起的肝损害相似,具有一定的潜伏期,主要表现为发热、乏力、食欲缺乏及黄疸,有的患者可同时出现皮疹、肾损害等其他脏器表现。

中药引起肝损害的病理分型及临床表现包括:肝内胆汁淤积型,临床表现类似于病毒性肝炎的胆汁淤积型或梗阻性黄疸,除血清胆红素升高外,ALT>2 倍正常值或 ALT/AST 小于

2 倍,常见症状为乏力、食欲缺乏、厌食、腹胀、恶心呕吐、尿黄、肝区不适等,常见易引起胆汁淤积型肝损害的中药有贯众、茴香、苍耳子、石蒜、淫羊藿等;肝细胞损害型,轻度损害一般不出现症状,或症状轻微,ALT 和 AST 轻度升高,中度损害表现为恶心、呕吐、厌食、厌油、黄疸、肝区疼痛、肝大、ALT 和 AST 明显升高,严重损害可出现大块肝细胞坏死,类似急性重型肝炎;肝纤维化是中药引起的肝脏损害,有炎症反应、肝组织免疫系统反应,同时加速肝纤维化,疲乏乏力是早期常见症状之一,伴有食欲减退、恶心、呕吐、腹胀、肝区隐痛等。

2. 中药致肾损害　国内学者从 20 世纪 40 年代就发现雷公藤中毒致死的人体及实验动物出现胃肠道、心、肝、肾充血、出血,心肌、肾小管变性坏死等病理改变。随后也有含关木通的药物引起急性肾功能衰竭(ARF)的报道。据 1960—1996 年国内文献分析表明,关木通、斑蝥、泽泻、蜂蜜、蜈蚣、鱼胆、雷公藤、苍耳子、山豆根、马桑果、丢了棒及含汞的中成药,引起肾损害的报道最多。中成药、中药注射剂、中草药引起泌尿系统不良反应的发生率分别为 9.9%、1.6%、5.1%。鱼胆中毒肾损害发生率为 98.2%,急性肾功能衰竭发生率达 89.3%;斑蝥引起肾损害发生率和死亡率达 34.2%;雷公藤引起肾损害的发生率达 25.5%,死亡率达 14.7%。

中药引起肾损害的主要临床表现包括:急性肾功能衰竭,指在超剂量服用具有毒性的中药后 1 天至数周内发生,常伴有恶心、呕吐等胃肠道症状,继而出现氮质血症、少尿,甚至无尿,临床表现为少尿期、多尿期、恢复期,及时停药并给予对症支持治疗常可恢复,预后一般较好,但也有少数重症患者死亡,容易引起急性肾功能衰竭的中药有雷公藤、苍耳子、益母草、海马煎剂等;慢性肾功能衰竭,指在少量、长期或间断性反复服用含肾毒性的中药后,多数起病缓慢隐匿,往往经数月乃至数年才进入终末期,临床表现呈非特异性,如夜尿增多、无力、疲倦、恶心、呕吐等,容易引起慢性肾功能衰竭的中药有黄药子;马兜铃酸肾病,指服用某些含有马兜铃酸的中药引起的肾损害,以慢性肾功能衰竭居多,临床特征包括患者早期表现为严重贫血、轻度蛋白尿和管型尿,半数患者血压正常,但肾活检发现肾皮质从深层到浅层的间质发生广泛纤维化,萎缩的肾小管和肾小球逐渐增加,含有马兜铃酸的中药包括马兜铃(马兜铃果实)、青木香(马兜铃根)、天仙藤(马兜铃茎)、广防己(木防己)、汉中防己(异叶马兜铃)、寻骨风(锦毛马兜铃)、朱砂莲、关木通等。

3. 中药致心血管系统损害

(1) 心律失常和传导阻滞:某些中药由于用量大、用药时间过长、药物过敏等原因,可直接损害心肌,或兴奋迷走神经,使心肌应激性增高。临床以心律失常、心电图损害为特点,甚至可因心脏和呼吸麻痹而死亡。可引起该类损害的中药包括:含乌头碱类药物,如川乌、草乌、附子、雪上一枝蒿、铁棒锤、雪莲花等;含强心苷类药物,如洋地黄、夹竹桃、罗布麻、万年青、北五加皮等,使用不当易发生类似洋地黄中毒反应;含蟾酥的六神丸、喉症丸等中毒可致心律失常;雷公藤口服可引起心悸、胸闷、气短、心律失常等,严重中毒时血压可急剧下降,甚至出现心源性休克或室颤而危及生命;丹参具有拟交感及直接兴奋心肌的作用,可引起细胞膜电位改变,从而引起频发室性期前收缩;其他报道引起心律失常的还有瓜蒂、龙骨、槟榔、蜈蚣、鹿茸、苍耳子、八角枫、罂粟壳等。

(2) 影响血压稳定性:番泻叶煎服可致血压升高或降低,过量可对延髓加压或降压中枢造成影响,使血压骤然恶性升高或降低;人参大剂量应用表现为血压升高并伴有失眠、过敏、欣快、不安等;麻黄、细辛等中毒表现为心率加快、血压升高等;桔梗可产生低血压反应;山慈菇可引起昏迷、休克,血压下降等。

4. 中药致消化系统损害

(1) 胃肠道症状:胃肠道症状是中药发生副作用和中毒时出现较早的症状,而且各系统的不良反应又多伴有胃肠道症状,一般可见胃脘不适、恶心呕吐、食欲减退、腹痛腹胀腹泻等,常见的引起胃肠道症状的中药有大戟、马鞭草、决明子、青木香、苦参、白矾、白附子等。

(2) 急性胃黏膜病变:急性胃黏膜病变是一组胃黏膜糜烂或急性溃疡为特征的急性胃黏膜浅表性损伤,常引起消化道出血。中药引起胃黏膜病变的表现为服中药后出现上腹不适、隐痛、烧灼感、食欲减退、腹胀、恶心、呕血等。

5. 中药致呼吸系统损害　中药可致多种呼吸系统损害,其形成机制复杂,主要与过敏反应及毒副作用有关,如口服万年青可发生过敏性肺炎,柴胡、甘草、麻黄、地龙、五味子、丹参制剂以及蓖麻子、红花外敷均有致哮喘的可能。需注意,同一药物在不同的个体可引起不同的肺损害反应,同一临床表现也可由不同药物所致,各类临床表现之间可相互重叠。

中药导致的呼吸道症状,主要表现为咳嗽、呼吸困难、喘息甚至呼吸衰竭,如肉桂、两面针可引起咳嗽;白果、苦杏仁、闹羊花、曼陀罗、商陆、五味子、乌头类可致呼吸困难、六神丸、小活络丸、半夏中毒表现为声音嘶哑、胸闷、呼吸困难;苍耳子、百部、山豆根、瓜蒂可致呼吸衰竭;马钱子、藜芦、曼陀罗可影响延髓呼吸中枢引起呼吸困难,甚至呼吸衰竭;五味子、罂粟壳可引起呼吸抑制;苦杏仁、桃仁、白果、亚麻子含有氰苷,水解后释放氢氰酸,可抑制兴奋的呼吸中枢产生止咳平喘的作用,过量会引起呼吸中枢麻痹,可致死。

6. 中药致免疫系统损害　文献分析表明,药物所致变态反应报道涉及的中药达150种,可分为单味中药及其制剂、中成药及复方制剂、有效成分制剂三大类。单味中药及其制剂致敏者近60种,其中过敏反应发生频率较高的有三七、天花粉、水蛭、乳香、没药、鸦胆子、雷公藤、番泻叶、蜈蚣等。

中药成分中可诱发过敏反应的物质很多,如蛋白质、多肽、多糖等大分子物质具有完全抗原性;另外某些小分子物质作为半抗原在体内与蛋白质结合表现出完全抗原性,如小檗碱、丹参酮等。据报道,中药不良反应中过敏反应占30% ~40%,在过敏反应中,过敏性休克约占15.32%,剥脱性皮炎及大疱性表皮坏死松解型药疹占3.47%,过敏性紫癜占3.47%,过敏性肾炎占1.16%。中药变态反应是一种较常见、较严重的副作用。

中药变态反应中,皮疹的发生率占60.2%,以荨麻疹型、猩红热型、麻疹型药疹居多。

(1) 荨麻疹型药疹:表现为大小不等的水肿性风团性皮疹,呈皮肤色或红色,可单独出现,也可作为全身变态反应的一个症状。可引起荨麻疹型药疹的中药有辛夷、鹿茸、黄芪、山药、黄连、穿山甲、四季青、蒲公英、五味子、穿心莲、仙鹤草、西洋参、白芥子等。

(2) 猩红热样或麻疹样药疹:该药疹成弥散性鲜红色斑或红色斑疹,密集对称分布、瘙痒、伴发热等症状。可引起猩红热样或麻疹样药疹的中药有丹参、远志、黄连、黄芪、防风、乳香、续断、蜈蚣、三七、全蝎、板蓝根、何首乌、夏枯草、炮山甲、牛蒡子、地锦草等。

(3) 其他:固定性药疹,表现为局限性圆形或椭圆形红斑,鲜红色或紫红色,水肿,如砂仁、何首乌、天麻等可诱发;剥脱性皮炎,表现为全身皮肤鲜红肿胀,伴有渗液、结痂、大片状鳞屑剥脱;还可见中毒性表皮坏死松解型药疹、多形性红斑型药疹、寻常性银屑病、接触性皮炎、光敏性皮炎、血管性水肿等病症的发生。

（二）中药的禁忌证

1. 配伍禁忌 配伍禁忌，指某些药物在复方中禁止或不宜配合运用。早在《本经·序例》的"七情"中就有"勿用相恶、相反者"的论述，这也是后世配伍禁忌的基本原则。但相恶与相反所导致的后果各有不同。相恶配伍只是降低药物的某些性能，有些药物通过减低其某些性能可以减轻或消除它的副作用而更有利于病情，则是一种可以利用的配伍关系，所以并非绝对禁忌。而相反配伍，则可能危害患者的健康，甚至危及生命。故相反的药物原则上禁止配伍应用。五代后蜀韩保昇在修订《蜀本草》时，首先统计七情数目，提到"相畏者七十八种，相恶者六十种，相反者十八种"，后人所谓"十八反"之名，实源于此。相畏在中药"七情"中的含义，已如前节所述。但自宋代以来，一些医药书中，出现畏、恶、反名称使用混乱的状况，与《本经》"七情"中"相畏"的原意有异。目前，中医药界共同认可的配伍禁忌，主要有"十八反"和"十九畏"。

2. 妊娠用药禁忌 妊娠用药禁忌，主要讨论妊娠禁忌药。妊娠禁忌药就是指在妇女妊娠期间，应该禁忌使用的药物。

药物对妊娠的影响，古代医药学家早有所认识，如在《神农本草经》中即已载有6种具有堕胎作用的药，梁代《本草经集注·诸病通用药》专记了堕胎药一项，主要还是从妊娠禁忌药的角度来认识、对待，而不是在寻求堕胎的有效药。

妊娠禁忌药物，主要是根据其能引起堕胎或中止妊娠而提出来的。随着对妊娠禁忌药的认识逐渐深入，对妊娠禁忌机制的认识也在逐步加深。归纳起来，主要包括对孕妇和胎儿两方面的影响：即对母体不利和产程不利；对胎儿发育影响及小儿生长不利。因此，无论从用药安全的角度，还是从优生优育的角度来看，都是应当给予高度重视的。

妊娠禁忌药，根据其对妊娠危害程度的不同，临床上应区别对待。一般分为禁用与慎用两类。属禁用的多系毒性剧烈、药性峻猛及堕胎作用较强的药物；慎用药则主要是活血祛瘀、行气、攻下、温里等类药中的部分药物。

禁用药：水银、砒霜、雄黄、轻粉、斑蝥、马钱子、蟾酥、川乌、草乌、藜芦、胆矾、瓜蒂、巴豆、甘遂、大戟、芫花、牵牛子、商陆、麝香、干漆、水蛭、虻虫、三棱、莪术等。

慎用药：牛膝、川芎、红花、桃仁、姜黄、牡丹皮、枳实、枳壳、大黄、番泻叶、芦荟、芒硝、附子、肉桂等。

在临床上对于妊娠禁忌药，尤其是禁用药类，如无特殊必要，应尽量避免使用，以免医疗事故发生。就是慎用类的药物，孕妇患病非用不可，也应注意辨证准确，掌握好剂量与疗程，并通过恰当的炮制和配伍，尽量减轻药物对妊娠的危害，做到临床用药的安全有效。

（三）潜在的中药相互作用

各种中药之间常有相互作用，这种相互作用有时能增强药效、降低毒副作用，起到积极的治疗作用；有时则相反，会带来严重的、甚至致命的后果，下面对潜在可能发生的中药相互作用分别介绍。

1. 增效作用 一种药物能增强另一种药物的作用，使其总效应大于各药效应之和，称为增效作用。通常有增效作用的药物多属同一药理类别的中药，例如：①石膏与知母均能解热，石膏解热作用快，但维持时间短，知母解热作用慢而维持时间较持久，故两者配伍能增强解热效应。②黄连与黄芩均能清热燥湿，单用黄连时金黄色葡萄球菌及痢疾杆菌等对其易产生耐药性，但由黄连、黄芩等组成的黄连解毒汤，则不易产生耐药性，而且复方的抑菌效力比单味药强 10 余倍。③茯苓与泽泻均能利尿,由茯苓、泽泻等组成的五苓散,其利尿作用强于单用其中的任何一种药物。④茵陈与大黄均能利胆退黄,若茵陈、大黄、栀子三药同用,其利胆(排胆与泌胆)作用比分别单用上述药物时,明显增强。⑤吴茱萸有镇吐作用,并能协同生姜加强镇吐作用,若两药合用,则能增强止呕作用。⑥槟榔与南瓜子均驱绦虫,槟榔对绦虫的头节与未成熟节片敏感,南瓜子则能麻痹绦虫的中段与后段节片,若两药合用,可增强驱虫效力。⑦芍药中的芍药苷与甘草中的总黄酮类成分均能镇静、镇痛、解痉、抗炎和松弛平滑肌,二者合用能增强止痛作用。⑧全蝎与蜈蚣合用,可增强息风止痉作用,并且还可减少单味药的用量,以减少毒性作用,确保用药安全。⑨黄芪能增加机体的免疫功能,如与党参合用,比单用黄芪作用更明显。⑩牛黄能抑制血管通透性而有抗炎作用,若与麝香、蟾酥合用时(六神丸),这种作用显著增强,效力为单用的 8 倍。由上可见,同时给予两种或两种以上具有相同药性的中药,往往总的作用比每种中药单味应用时的效应之和大得多。这种效应对药性平和的中药可大大增强药效;对药性峻烈的中药又易产生意外事故。所以,增强药效能影响药物的治疗作用,有时亦能上升到有害或致命的水平,也可能存在增强其中的一种药物的毒性反应而不增强任何疗效的情况。

2. 减毒作用 一药能减低或消除另一药物的毒性或副作用,以减轻对人体的不良反应,称为减毒作用。降低中药毒性的主要途径是与有毒物质结合或吸附以及减少其体内的吸收。例如:甘草水解后可释放出葡萄糖醛酸,能与含有羟基或羧基的毒物结合而解毒;甘草甜素对毒物有吸附作用,减少了胃肠道对毒物的吸收,故称甘草能解百药毒。例如:①附子具有一定毒性,中毒时可见流涎、恶心呕吐、腹泻、四肢及全身发麻等,若与甘草同煎,可使其毒性大大降低,四逆汤煎剂与单独附子煎剂的小鼠半数致死量(LD_{50})相差 4.1 倍,这主要是复方煎剂中甘草有减轻附子毒性的作用。②吴茱萸有小毒,甘草水制可解其毒性,因甘草酸在体内分解成葡萄糖醛酸,可与吴茱萸的有毒物质相结合而解除之。③砒霜、雄黄、天南星的毒性均能被甘草缓解。

一种药物能增加其他药物的排泄速度,也是降低毒性的途径之一。例如:①全蝎中毒可致头痛、头晕、心悸,严重时可见呼吸困难、发绀、昏迷、甚者呼吸中枢麻痹而死亡。若配玄明粉内服,可促使毒物加快排出,以降低毒性。②甘草长期大量服用,可出现水肿、血压升高、钠潴留、血钾降低、四肢无力、痉挛麻木、头痛头晕等不良反应,若配适量的泽泻、茯苓等利尿药,可预防或减轻滞钠排钾、水肿等副反应。

另外,有些中药的解毒机制尚未明确。例如:①生半夏中毒时,可见舌、咽喉强烈的麻辣感、发痒、烧灼、肿痛、流涎、言语不清、张口困难,严重者可致四肢痉挛、窒息、呼吸困难,甚至死亡。若用白矾水溶液浸半夏,能破坏其有毒成分,降低其毒性;与生姜配伍也能减轻其毒性。②常山能刺激胃肠道,并作用于呕吐中枢,引起呕吐,与槟榔配伍能减轻常山所致的恶心呕吐等副作用。③将柴胡中提取的粗皂苷与甘草中提取的 FM_{100} 合用,可降低柴胡皂苷的毒性,缓和其对肠道的刺激作用。④苦参对乌头碱所致的心律失常有对抗作用。⑤铅丹中毒可用昆布、海藻煎汤内服。⑥苍耳子中毒可用板蓝根水煎服,解其毒性。

3. 降效作用 一种药物能降低或消除另一种药物的效应,称为降效作用。造成这种情况有不同的作用机制。一是:两种作用相反的中药同时或相继使用时可导致两药疗效的降低或消失。例如:①麻黄碱能收缩血管而升高血压,且对中枢神经系统有明显兴奋作用,多服有烦躁不安、失眠等现象。因具有拮抗镇静催眠药的中枢抑制作用,故不宜与镇静催眠的中药同用,如酸枣仁等;若与抑制血管运动中枢、使外周血管扩张、血压下降、且有明显镇静效应的钩藤配伍必然也会降低钩藤的药效。②吴茱萸能使外周血管扩张而降低外周血管的阻力,有降压、利尿作用;甘草长期服用可出现水肿、血压升高,又有抗利尿作用,故甘草能使吴茱萸的降压作用消失。二是:一种药物能增加其他药物的排泄速度,因而显著降低他药的治疗效能。然而在临床上很少为了治疗目的而精确控制某药的排泄速度,多用增加他药剂量的方法。例如:利尿药常具有增加其他药物排泄的作用,故能明显地降低他药的效能。三是:当两种药物在同一煎液中混合,有时其中的一种药物可使另一种药物失去药效,使其不能达到预期的治疗效果。例如:①磁石、代赭石、铁落等含铁的中药易与药物中含有鞣质、苷类的中药(如何首乌等)起化学反应,生成一种不溶于水的鞣酸铁及其他成分,使药效降低。②五倍子所含的鞣酸,若遇到含生物碱的黄连、黄芩等,鞣酸和生物碱发生化学反应,生成盐,造成了鞣酸的损失,也影响了生物碱的利用,故降低了治疗效果。③肉桂与赤石脂混煎时,其吸收度明显降低,说明混煎液中肉桂的有效成分含量已减少;先煎赤石脂,去渣再加肉桂煎时,其吸收度明显高于混煎液;将赤石脂单煎液先用 NaOH 试液调 pH 至中性再过滤,再加肉桂煎煮者,所得煎液吸收度与肉桂煎液接近,说明赤石脂对肉桂的某些有效成分有吸附作用,同时其酸性对肉桂成分的溶出也有影响。

4. 增毒作用 两种药物合用,能增强或产生毒副作用,称为增毒作用。其中有些反应仅于给药后数小时内发生,有些于数日或数周内应用时发生,也有的在其中的一药突然停用时发生。例如:①芫花能刺激肠黏膜引起剧烈的水泻和腹痛,并有利尿作用。其与甘草合用时,其利尿与泻下作用明显减弱,并且毒性增强。②《备急千金要方·卷二十六》云:"食生葱即啖蜜,变作下利;食烧葱并啖蜜,壅气而死",近几年亦有因食葱拌蜜而中毒致死的报道。

四、中西药联用讨论

中西药各有特长,相互配合使用,往往能收到较好疗效。但是,由于中西药物本身特点,使得中西药物间可能存在化学、物理的反应,降低疗效,或者出现药理毒理作用,对患者产生危害。可见,中西药联用需谨慎,在病例讨论过程中,中药临床药师要对此进行关注,充分了解中药与西药各自的特点及相互作用机制,因势利导,充分发挥中药与西药的优点,在中西药联用时注意病证结合以及联用的配伍禁忌,以达到增强疗效,减少不良反应的目的。

中西药体外配伍发生的理化性质的改变往往比较直观,容易避免,而体内发生的相互作用则往往不易察觉,容易被忽视。中西药联合应用时,在药代动力学方面,药物的吸收、分布、代谢、排泄等相互影响而改变,可使体内药量或血药浓度增减而致药效增强或减弱;在药效学方面,中西药相互作用表现在同一受体部位或相同的生理系统上中西药物作用的相加、协同或拮抗。如相同受体上的中西药相互作用是受体激动剂和受体阻断剂间的拮抗作用,中药洋金花片、华山参片的主要成分为东莨菪碱、莨菪碱及阿托品等,可拮抗 M 胆碱受体激动剂;又如生理系统的中西药物相互作用可产生效应的减低或增强。根据中西药物相互作用对临床治疗的影响,可以分为有益的和不良的相互作用。

(一)有益的相互作用

中西药物合理联用可产生有益的相互作用,能起到优于单独使用中药或西药的治疗效果。

1. 增强疗效 中西药合理联用,可起到协同增效的结果。如金银花能加强青霉素对耐药金黄色葡萄球菌的抑制作用;又如甘草中的甘草酸具有糖皮质激素样作用,与氢化可的松配伍,在抗炎、抗变态反应方面有协同作用,并可抑制氢化可的松在体内的代谢灭活,使其血药浓度升高,增强疗效。

2. 降低毒副反应　有的西药治疗作用明确,但毒副作用较大,与中药联用可减轻毒副作用。如黄芪、人参、女贞子等,与西药化疗药联用可降低患者因化疗药而导致的白细胞降低等不良反应;又如抗肿瘤药氟尿嘧啶与环磷酰胺,临床常见呕吐、恶心等严重胃肠道反应,联用海螵蛸、白及的复方制剂,既能止血消肿,又能保护胃黏膜,防止出现严重的胃肠道反应,临床上用于治疗消化道肿瘤有较好疗效。

(二) 不良的相互作用

中西药配伍不当会发生不良的相互作用,导致药效降低或失效,甚至产生严重的毒副作用。

1. 发生化学反应,降低疗效　中西药联用发生化学反应,出现沉淀、形成络合物、螯合物等而降低药物的吸收。如含有槲皮素成分的中药与含有铝、镁、钙、亚铁盐类的西药配伍时,槲皮素为五羟基黄酮类,可与上述金属形成螯合物,降低疗效;中西药联合用药可因发生中和反应、吸附作用而使药物失效,含有机酸的中药与碱性西药以及含有生物碱的中药与酸性西药合用时会出现中和反应,如山楂、五味子、乌梅、山楂丸等治疗消化道溃疡时,如与制酸西药复方氢氧化铝、复方铝酸铋、乐得胃等同服,会发生酸碱中和反应而影响其疗效。

2. 药理作用相加产生毒副作用　有些中西药均具有较强的药理作用,合用后药理作用相互加强产生毒性作用,像强心苷有较强的生理效应,过量会引起中毒,而中成药六神丸、救心丹等含有蟾酥、罗布麻、夹竹桃等强心苷成分,不宜与洋地黄、地高辛、毒毛旋花子苷 K 等强心苷类同用。如地高辛和六神丸并用可出现频发性室性期前收缩,能增强强心作用的麻黄、鹿茸等也不宜与强心苷同用。

3. 药效学上的拮抗作用　若中西药配伍不当,会使两者在疗效上发生拮抗作用,甚至产生严重的毒副作用。甘草、鹿茸具有糖皮质激素样作用,有水钠潴留和排钾效应,还能促进糖原异生,加速蛋白质和脂肪的分解,使甘油、乳酸等各种糖、氨基酸转化成葡萄糖,使血糖升高,从而减弱胰岛素、格列本脲等降糖药的效果,因此含有甘草、鹿茸的中成药,如人参鹿茸丸、全鹿丸等,不宜与磺酰脲类降糖药联用。

第四节　案　例　分　析

一、案例介绍

患者马某,女,84 岁,主因"右上腹不适伴发热 1 个月余"收入院。

现病史:患者 2015 年 11 月 4 日出现发热,T_{max} 37.8℃,伴右上腹不适、乏力、全身肌肉酸痛、无寒战、咳嗽咳痰、鼻塞流涕、胸闷胸痛、腹痛腹胀、头晕头痛,自服酚麻美敏片后症状改善不明显。11 月 6 日患者上述症状加重,就诊于××医院,查血常规 WBC 13.55×10^9/L,N%76.9%,腹部 CT 提示肝右叶低密度影,考虑为肝脓肿,收入留观病房,予头孢类抗菌药物(具体不详)抗感染,配合保肝、补液等治疗 18 天,仍间断发热,T_{max} 39.8℃,偶有恶心呕吐,呕吐胃内容物。11 月 25 日收入该院感染科病房,先后予注射用头孢哌酮钠/舒巴坦钠 1 周,头孢他啶+甲硝唑1周抗感染治疗,配合支持治疗,介入科会诊考虑脓肿液化不完全未行穿刺引流,12月3日复查腹部CT提示肝右叶多发肝脓肿,较前缩小,但患者仍右上腹不适,间断发热,体温在38℃左右,为求进一步系统治疗,收入院。入院症见:发热,体温38℃左右,午后明显,汗不多,右上腹不适,按之痛甚,腹胀,时有恶心,口干口苦,不欲饮水,喜热饮,纳差,眠安,小便色黄,大便调。

既往史:高血压病史20余年;2型糖尿病病史20余年,三餐前予生物合成人胰岛素注射液R 10IU控制血糖,自诉血糖控制尚可;2014年10月诊断为肝脓肿,予抗感染治疗20天后好转;2015年7月诊断为肝脓肿,予抗感染治疗1个月以及穿刺引流后痊愈。

入院查体:T 37.5℃,P 86次/分,R 20次/分,BP 150/90mmHg。双肺呼吸音清,未闻及干湿啰音。心率86次/分,律齐,未闻及病理性杂音。腹膨隆,左中上腹压痛,肝区压痛,叩痛阳性,双下肢无水肿。舌暗红苔少,脉弦涩滑数。

目前治疗:

中医方面,予喜炎平注射液500mg+NS 500ml,ivgtt,qd,中药汤药口服,具体方法如下:

黑附片15g	干 姜10g	炙甘草6g	当 归20g
白 芍30g	川 芎15g	生白术20g	茯 苓20g
泽 泻15g	生黄芪20g		

西医方面,先后予头孢哌酮舒巴坦及头孢他啶联合奥硝唑抗感染治疗,胰岛素降糖,谷胱甘肽1.2g,ivgtt,qd保肝治疗。

讨论目的:患者仍发热,讨论下一步的治疗方案。

二、案例讨论与分析

住院医师:患者西医治疗原则为抗感染、保肝、控制血糖等。患者目前无胆道感染、肝脏邻近腹腔感染、血流感染相关证据,因此考虑为高龄糖尿病患者免疫力低下引起的隐源性肝脓肿,常见的病原菌为肺炎克雷伯菌、大肠埃希菌、厌氧菌等,目前经验治疗先后予头孢哌酮钠/舒巴坦钠及头孢他啶联合奥硝唑抗感染治疗,注意监测患者体温、血象及C反应蛋白(CRP)的变化。中医方面,目前治以温阳活血、健脾利湿,予四逆汤、当归芍药散加减。经目前方案治疗三天,患者未见明显好转,治疗存在困难。

主治医师:抗感染方面,患者在外院曾予头孢哌酮钠/舒巴坦钠抗感染治疗,我院继续使用该药经验覆盖常见病原菌,同时注意完善耐甲氧西林金黄色葡萄球菌(methicillin resistant staphylococcus aureus,MRSA)和肺炎克雷伯菌碳青霉烯酶(klebsiella pneumonia carbapenemase,KPC)耐药基因、G试验和GM试验,排除球菌和真菌感染,另外考虑患者长时间使用三代头孢,不能排除产广谱β-内酰胺酶(extended-spectrum β-lactamases,ESBLs)的肠杆菌感染,因此可考虑升级为碳青霉烯类药物抗感染治疗。中医方面,患者虽有发热,但患者自诉长期以来喜热饮,以饮烫饮为适,目前尤其明显,舌为暗红,因此考虑患者为阴证,同时存在瘀血和寒湿,因此入院予四逆汤合当归芍药散加减,但效果不明显。

中药临床药师:患者诉服用前方中药时,稍有麻舌感、心慌,半小时后不适症状消失,考虑为中药附子引起的不适,若仍使用附子需注意其剂量,同时向煎药室反馈,适当延长其先煎时间;喜炎平注射液为穿心莲内酯总酯磺化物,有清热解毒功效,患者目前虽发热,但热毒表现不明显,是否可考虑暂停其使用;抗感染方面,患者既往多次使用β-内酰胺类药物,效果欠佳,而氟喹诺酮类药物莫西沙星能覆盖肝脓肿常见的病原菌,且该药组织穿透性佳,适合治疗各类脓肿或其他药物不易到达部位感染,能否更换为莫西沙星抗感染治疗。

主任医师:患者肝脓肿诊断明确,目前已予头孢哌酮钠/舒巴坦钠联合奥硝唑抗感染治疗三天,但体温未见下降,因此升级为美罗培南1g ivgtt q8h,1周后注意复查腹部B超,全面评价治疗效果。中医方面,患者虽有阴证表现,但结合患者其他症状、舌脉综合考虑,患者目前无使用四逆汤的指征。患者目前以腹胀、发热为主症,属于中医"鼓胀",患者病程较长,寒热错杂、虚实并见,治以平调寒热、消痞散结,同时利水渗湿,使泛滥之水从小便而出,方可用李东垣的中满分消丸加减。

科室主任总结:患者已发热1个月余,病情较重,急需控制患者的感染情况,予美罗培南抗感染治疗;中医方面,暂停使用喜炎平注射液,中药在中满分消丸的基础上加生黄芪、当归益气活血,若脘腹胀满减轻可减少利水渗湿中药。

【实践思考题】

1. 临床上常见的病例讨论种类有哪些? 中药临床药师可以参加哪些病例讨论?
2. 请简述病例讨论的特点、作用及参加流程。
3. 在参加病例讨论时,中药临床药师应该如何做好记录?
4. 中药临床药师切入病例讨论的要点有哪些?

(范峥 毛敏)

【参考文献】

[1] 梅全喜,曹俊岭.中药临床药学.北京:人民卫生出版社,2013

[2] 张冰.临床中药学(新世纪全国高等中医药院校创新教材).北京:中国中医药出版社,2012

[3] 曾晓芳,郑斌.临床药师参加病例讨论的体会.海峡药学,2008,20(12):185-186

第七章 / 临床会诊

【本章学习要点】

1. 掌握临床会诊的基本概念和分类;
2. 了解中药临床药师在临床会诊中的职责与角色;
3. 熟悉中药临床药师临床会诊的程序与基本步骤;
4. 熟悉中药临床药师会诊意见的记录形式;
5. 掌握中药临床药师临床会诊的主要内容。

【工作流程图】

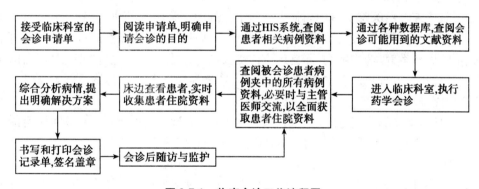

图 2-7-1　临床会诊工作流程图

第一节　概　　述

一、临床会诊的概念与分类

会诊(consultation)是指几个不同专科,有一定资历的医务人员共同诊断疑难病症的医疗行为。广义上,会诊也常用于比喻几个方面共同研究解决生产、工作上出现的疑难问题。本章所介绍的会诊仅指医院工作中的临床会诊。

临床会诊根据实际工作需要的不同,可以从不同的角度来进行分类。根据参与会诊科室的不同,可分为内科会诊、外科会诊、耳鼻喉科会诊、医技科室会诊等;根据参与会诊医务工作者的专业方向不同,可以进一步细分为心血管专科会诊、内分泌专科会诊、泌尿外科会诊、临床药学会诊等;根据参与会诊医务工作者的范围大小,可分为科内会诊、科间会诊、全院会诊、院外会诊等。此外,还可根据会诊的方式不同分为床边会诊、电话会诊、网络会诊、远程会诊等。本章所述临床会诊主要是指中药临床药师参与所在医院临床科室诊治疾病工作的一部分,其包括科内、科间及全院范围内的临床药学会诊。由中药临床药师主导或参加的临床会诊主要是指医药专业共同研究和解决临床中与使用中药(包括中药饮片、中成药、中药注射剂)或中西药联用相关的问题,使患者用药更加趋于安全、经济、有效。

二、临床会诊的目的与意义

国际上,许多欧美发达国家的临床药师工作开展较为成熟,药师们具有深厚的可以改善患者的健康状况与生命质量的药物治疗知识以及确保获取最佳治疗效果的药物治疗经验与判断能力。在医疗系统中,临床药师是药物治疗的专家,他们可常规提供药物治疗评估服务,如抗菌药物的应用与监测,抗凝药物的运用与监测,抗哮喘的使用管理及慢病患者复杂药品的使用管理;临床药师可以在会诊过程中为医师提供合理的用药建议,并在诸多方面帮助医院规避医疗风险。近几年,西药临床药学工作在全国范围内日益深入开展。尤其是抗感染专业临床药师,在国家卫生部门促进临床合理使用抗生素的整治工作中成为了不可替代的角色。抗感染专业的临床药师主要是通过参与相关科室的临床查房,每月抗生素处方点评和抗生素使用病例会诊等实际工作来发挥作用的。国内西药临床药学快速发展的同时,在中医院或综合性医院从事中药临床药学工作的中药临床药师也日趋增多,而且他们的专业素养近几年也得到了极大地提升。中药临床药师日常参与临床查房、药学查房、开展药物宣教、出院用药教育、药物咨询、不良反应监测及参与疑难病例讨论等临床治疗工作,他们逐渐受到医院相关管理部门及临床科室的重视,受邀参加患者用药会诊及药物不良事件会诊的机会也逐渐增多。

中药临床药师参加临床会诊,主要可以解决以下4个方面的问题:①识别目前治疗方案中潜在的中药相关问题:如根据原方主治来确定中药处方所选基本方,是否是最佳方剂?方剂中各个药物配比及剂量是否为最佳?基原复杂的中药饮片是否选用了正品?根据炮制理论,各中药饮片选用是否合理?②解决实际发生的中药相关性问题:如处方大剂量使用乌头类药材,出现的心律失常;长期使用马钱子粉,出现肌肉抽搐,需要监测患者血液中的士的宁浓度;患者在使用盐酸胺碘酮抗心律失常的同时,因服用了含有大黄(后下或冲服)的汤剂,结果剧烈腹泻,血钾下降;以及各种有毒中药饮片在临床中使用不当时出现的中毒抢救等。③预防中药使用过程中潜在的相关问题:过去中医师处方后,并无专门的医务工作者对患者的服药过程及服药后,进行监测指标明确和模式固定的安全性监测,有效性监测也往往只是非常粗糙的感性认识。中药临床药师应该对部分疑难病例会诊患者或者使用了一些特殊中药制剂及中医药治疗手段的患者进行特殊的监护,以防止因峻烈中药使用不当或中西药联用不当所导致的严重后果。④辅助制定特殊人群的中药给药方案,提供个体化的中药临方炮制,确保中医药个体化治疗的准确实施。因为许多中药的有些功效是在特定的炮制方法下,一定的给药途径和给药剂量下才体现出来的,并非所有中药的一切功效都能在汤剂中或常规服用剂量下体现出来,而目前各大医院中的中药饮片品种和中药剂型均有限,以及有些医师对中药饮片了解有限,担心中药的副作用而不敢处方足量饮片,尤其是对于经典方剂中的有毒饮片。因此,临方炮制和生产特殊制剂(如膏方、散剂等)的工作显得尤其重要,而这些均需要通过中药临床药师会诊后,根据药材性质、制剂特点及治疗情况等信息综合分析判断,给医师提出正确的处方调整及制作建议后方可实施。为了做好临床会诊,中药临床药师必须积极培养出独特的中医临床思维,掌握一定的现代医学基础知识,熟练中药治疗学知识及扎实的中药药物学知识,要善于沟通,乐于为临床医师及患者提供药学专业服务。具体实践工作中,以临床医师会诊的资质规定为参考,参加临床会诊的中药临床药师应该是主管中药师及以上职称为宜。目前,国内开展中药临床药学工作较早的有些中医院或综合医院,已经开始开展专科中药临床药师的培训工作。因此,有关中药临床会诊工作一般由专科中药临床药师或中药临床药学专家来完成。

第二节 临床会诊的规范形式

一、临床会诊的基本流程

1. 会诊前准备工作 中药临床药师参与临床会诊的工作重点不在于进行临床诊断与中医辨证分型,而是要根据临床医师确定的中、西医诊断及中医辨证分型结果,评价临床治疗策略。具体内容又包括先初步分析整体治疗原则和具体治疗方法,然后重点对目前认定的治疗原则和治疗方法指导下的药物治疗方案,尤其是中药及中西药联合治疗方案进行详细而具体的评价,并且从疗效性、安全性及经济性三方面提出合理的建议。中药临床药师要想出色完成一个临床会诊,除了在平素学习工作过程中要积累大量的中、西医临床知识及中、西药物治疗学知识外,还必须在参加会诊前做好大量的准备工作。首先,在仔细阅读会诊申请单后,明确临床科室提出会诊申请的目的,一般我们可以将会诊的目的归纳为上一节中所述的四大类问题。其次,我们需要通过医院信息平台(如 HIS 系统、病历系统等)仔细阅读会诊患者的有关资料,分析及整理好其治疗方药的有关信息,找出相关问题所涉及的药物治疗学知识点及关键药物品种。最后,查阅相关资料上的治疗学知识、中西药物信息等。在检索药物信息时,一定要注意信息来源的可信度。一般来说,现代医药信息以循证医(药)学研究的最新结果为最佳信息资料,传统中医药信息则以传统方剂与中药的考证文献为佳,若能结合临床实践的客观认识,使文献结果能真正达到溯本清源,那这样的文献资料使用价值就非常高。

2. 会诊的具体步骤 会诊时,中药临床药师首先要认真阅读患者的病例资料,这些资料可以从病房病历车上的纸质病历中获取,也可以通过医院信息平台获取。虽然目前在许多医院中,住院患者的电子病历运用发展迅速,但是纸质病历的作用仍然不容忽视,其必须由主管医师定期书写或打印,并且有固定的排列顺序。

一般而言,住院期间病历资料排列顺序,由上至下依次是:①体温单;②长期医嘱单(多份时,按"N→1"次序叠放);③临时医嘱单(多份时,按"N→1"次序叠放);④住院记录;⑤首次病程记录;⑥病程记录(承接在首次病程记录之后,不分作另页),如果有手术内容,相关的"手术同意书""麻醉记录单""手术记录单""手术护理记录单"应当夹在术前最后一次病程记录与术后首次病程记录之间;⑦检验及检查报告单;⑧特殊检查、特殊治疗等各类知情同意书;⑨会诊邀请单;⑩其他原始医学文书,如病重(危)通知单、抢救记录、专家会诊记录等具有相关人员签名的原始文书;⑪有关护理记录;⑫住院病案首页;⑬住院证;⑭前次住院病历、门诊病历或急诊病历等;⑮外院诊疗资料;⑯有关医疗证明(患者工作单位的介绍信,外院诊断书,医疗、行政、司法部门的医疗文件副本等)。

出院后病历资料装订顺序,由上至下依次是:①病案首页;②出院记录或死亡记录;③住院证;④住院病历;⑤首次病程记录;⑥病程记录(承接在首次病程记录之后,不分作另页),如果有手术内容,相关的"麻醉记录单""手术记录单""手术护理记录单"应当夹在术前最后一次病程记录与术后首次病程记录之间;⑦死亡病例讨论记录;⑧手术同意书;⑨特殊检查、特殊治疗等各类知情同意书;⑩会诊邀请单;⑪其他原始医学文书,如病重(危)通知单、抢救记录、专家会诊记录等具有相关人员签名的原始文书;⑫有关护理记录;⑬检验及检查报告单;⑭长期医嘱单;⑮临时医嘱单;⑯体温单;⑰有关医疗证明(患者工作单位的介绍信、外院诊断书、医疗、行政、司法部门的医疗文件副本等);⑱前次住院病历、死亡病例的门诊病历或急诊病历;⑲随访记录。

通过阅读会诊患者的病例资料,药师需要了解患者的一般情况(如性别、年龄、体重、是否怀孕或哺乳、平素中医体质及饮食嗜好、遗传性家族疾病史等),药物过敏史,疾病诊疗经过,病情演变过程,重要脏器(如心、肝、肾)功能,目前使用了哪些中西药物,中药汤剂的具体服法用量及睡眠、目前饮食、大小便情况。

掌握好患者一定的病例资料后,联系会诊申请单,正确理解申请医师申请会诊的目的,然后围绕会诊目的,先初步形成一些具体的药学问题。形成的问题越具体,最终越有利于解决会诊申请者的实际治疗问题。初步形成的问题除部分在会诊者的脑海中已有现成的答案外,大部分需要中药临床药师去接触患者,询问和察看患者,并且查阅相关文献资料后才能作出全面、正确的解答。

中药临床药师到床旁查看患者时,注意围绕会诊问题,将望诊、闻诊、问诊、切诊四种查体手段有机地结合起来,收集病例资料。一般而言,客观的体征比主观的症状更准确、更有临床意义,但是获取体征资料往往需要中药临床药师熟练掌握一些临床查体技能,要求中药临床药师在早期专业课临床实践时刻苦训练体格检查基本功,并且掌握部分体征的主要临床意义。中药临床药师在早期会诊时,倘若对查体技能掌握还不够娴熟,可以参考病例资料所记录的查体结果,或者与主治医师一起查看患者。看舌象时,一定要注意环境光线及患者饮食的影响,若怀疑有染苔现象时,应该用压舌板将附着于舌体表面的物质揩去。切脉前应该先准备好脉枕,让患者的寸口充分外展,患者取卧位,静躺5~10分钟,在安静的环境中,诊脉者调整呼吸后方可开始诊脉。诊脉时,同时观察患者的眼神及面色,以有利于诊脉后能做到色脉合参。每次诊脉的时间至少应在一分钟以上,一则有利于仔细辨别脉象的节律变化,再则切脉时初诊和久按的指感有可能不同,对判断方药的疗效有一定的临床意义,所以诊脉的时间要适当长一些。

关于会诊时的床旁问诊,倘若是有关药源性疾病的会诊,一定要紧扣会诊目的,围绕已经初步形成的具体药学问题,进行有针对性的问诊,问诊的具体内容应该以问题为导向,以寻求解决方法为目的展开。例如,某患者服用中药汤剂后剧烈腹泻,但是临床医师并不能用患者疾病本身的发展演变及常见泻下类中药的使用来解释这一现象,请中药临床药师会诊。中药临床药师会诊时,就应该以"服用中药后为什么会腹泻?"这样一个问题为导向,围绕审查出处方中非典型致泻饮片,中药饮片的具体煎煮方法,患者的具体服药方法、频次及剂量,服药后的饮食调摄及合并使用其他中成药、保健品及西药的情况等关键步骤进行调查及问诊,目的是为了找出与腹泻可能存在因果关系的因素,并且提出防治措施建议。如果请求会诊的目的是协助选择最佳炮制品及有毒饮片剂量、特殊制剂等,问诊的内容可能需要更加广泛,一般除针对具体药学问题问诊以外,还需要围绕"十问歌"(详见临床查房)的内容进行全面详细问诊。

床旁查看完患者后,中药临床药师需要围绕会诊问题,综合分析调查患者所得全部病例资料,结合自己的药物治疗学及药物学专业知识,提出观点明确、可行性较强的解决方案,并且按照一定的格式书写在会诊记录单上。现在许多医院都使用了电子病历系统,因此会诊的结果往往需要先在电子病历系统中在线书写,然后打印出来签名盖章。

会诊完成后,中药临床药师还需要与医师、患者保持紧密联系,了解自己的会诊方案是否被临床采纳;如被采纳,效果如何;有无其他新的问题出现。倘若会诊建议中有一些特殊的临方炮制、中药制剂及给药方式等,中药临床药师还应该协助临床医师联系药学部相应的负责部门,以便会诊医嘱能够得到及时、正确地执行;对于特殊给药方式,有时还需要中药临床药师床旁指导护士操作。

综上,中药临床药师参加临床会诊必须经过以下六步:①提取会诊申请信息;②查阅治疗学相关文献;③查阅被会诊患者的病例资料;④床旁查看患者,收集患者实际临床资料;⑤综合分析所获信息,提出明确的解决方案及下一步的防治计划,并且书写和打印会诊记录单,签名盖章;⑥会诊后随访和监护。只有当患者存在的药学相关问题被彻底解决后,药师的会诊才算结束。

3. 会诊的基本程序　中药临床药师参加临床会诊时,应该按照其所在医院的会诊制度规定,遵循一定的程序。会诊根据其范围和性质的不同,又可分为科内会诊、科间会诊、全院会诊与院外会诊,现将其基本程序分述如下:

(1) 科内会诊:专科中药临床药师应所在专科临床医师的邀请,参与本科室治疗疾病的某些过程,即科内会诊。中药临床药师应该将自己的临床查房、药学查房、药学咨询等工作中所获得的信息,提供给临床,参与解决中医药治疗过程中的某些具体问题。

(2) 科间会诊:一般情况下,科间会诊会先由相关科室提出书面申请或口头、电话、院内网络邀请,无论哪一种方式最终都需要申请科室提交正式的书面申请单。接到临床科室的正式会诊通知后,药师一方面要仔细阅读会诊单介绍的患者病情及会诊的目的,另一方面要分清会诊申请是紧急会诊,还是普通会诊。若普通会诊,按照前面所介绍的会诊六大步骤进行即可。若紧急会诊,中药临床药师在接到会诊通知的同时,应该及时联系会诊科室,到科室内进一步向主管医师详细了解患者的有关情况,询问本次会诊需要药学人员协助解决的主要问题,并摘录病例中有关用药、检查等基本信息,必要或条件允许时可直接向患者或家属问诊。有些用药问题,还需要向主班护士或执行医嘱的护士调查。

(3) 全院会诊:即全院大会诊,一般由临床科室向医务部(处)提出申请,医务部(处)接到申请后正式行文通知,组织相关临床科室及医技科室的医务工作者,集中在院内一个比较便利及宽敞的空间,一般为申请科室的教学室或院内大会议室中进行,整个会诊过程由医务部(处)具体负责人主持,住院及以上医师负责会诊过程及发言内容的记录。有些医院的院内大会诊又称为全院的疑难病例讨论,首先由申请科室主管患者的医师汇报病情,然后是上级医师总结患者此次会诊前的诊疗情况,提出诊疗的疑难点,归纳出申请会诊的目的。按照申请会诊医师提出的会诊目的,主持人依次宣布参加会诊的相应临床医师发表自己的见解。一般与会诊目的紧密相关的医师先发表,先提出有关诊断技术、方法、思维及结果判定的建议,当诊断问题比较明确,治疗主线比较清晰时,中药临床药师可以就患者目前的治疗方案及所用药物的有效性及安全性进行评述,并且对可能产生或已经产生的新方案及用药情况进行评述,提出有意义的药学建议。此外,药学部门在药品管理及临床药学实践中,也可以就某些合理用药问题,按程序向医务部(处)申请全院药学会诊。例如在处方点评过程中发现制草乌、制川乌、黑顺片等炮制后的乌头类药材有的医师处方先煎,有的未注明,药师应该全面收集相关资料,咨询同行的看法,并积极与本院临床专家交流。从现有的文献资料及传统处理办法来看,炮制后的乌头类药材是否需要先煎在各地不同时期处理方法不一致,存在学术界不同的看法,但是此问题又是现实工作中影响乌头类饮片疗效与安全性的常见问题。为此,中药临床药师应该正式向医务部(处)提出全院药学会诊申请,并邀请院内负责中医药医疗技术与安全的主管院长参加。药师将收集的相关资料在全院会上作发言,参会的医护专家充分发表意见,1~2名中药临床药师负责记录。会诊最后一般可达成共识,由医务部(处)形成正式文件,发到各科室执行。

(4)院外会诊:有些中药临床药学工作开展比较早、基础雄厚、专业特色鲜明、而且药物治疗经验较丰富的医院,中药临床药师有可能被邀请参加院外的药学会诊。此外,知名中药学专家被邀请参加一些医疗事故的鉴定,还有一些用药问题的电话咨询及部分特殊情况下的药学保障工作都属于院外会诊的内容。有关中药问题的院外会诊对中药临床药师的专业技术水平要求相当高,最好由从事中西医结合专科临床药学工作5年以上,副高及以上职称的中药临床药师来承担。在院外会诊的经典药学问题,经过药学专业人员认真分析与总结后,也可以带到本院药物治疗监测委员会上进行讨论与学习,以提高院内药品的管理水平和促进合理用药。

综上,中药临床药师无论参加哪一种形式的会诊,均应该按时参加,有些可单独执行,也可组成小组参加。会诊过程中,药师应该先仔细听取临床医务人员介绍病情和疑难问题,在明确领会临床需求的基础上,客观、全面地提出自己的观点。回答问题一定要客观谨慎,实事求是,防止因未全面考察综合情况或对问题理解不全面而对临床产生误导。

二、临床会诊的记录与随访

1. 会诊意见的书写 中药临床药师参加会诊所提出的意见必须如实记录在临床会诊的病历及药师的药学会诊记录本上,许多医院必须先将会诊意见录入到电子病历系统中,然后打印签字盖章,存放在病历资料中。关于会诊意见的书写内容与格式,目前国内外尚无固定模式。有人建议会诊意见可采取临床药师教学药历的思维模式,即SOAP模型。SOAP是经过对患者主、客观资料进行全面总结分析,评估前期药物治疗效果,然后作出下一步治疗计划的一种模型。

中药临床药师的会诊思维模式一般都会包括中医学的辨证思维、现代医学的逻辑思维、中西药物治疗学思维。申请会诊单及会诊意见记录的内容必须包括申请会诊的科别及医(药)师签名、患者病情及诊疗情况概要、申请会诊的理由和目的、会诊科别、接到会诊申请单日期、会诊日期、所采集对协助诊疗有重要意义的病情资料、会诊意见、会诊药师签名盖章。根据会诊申请单及会诊意见的主要内容,各大医院可以制定符合各自医院风格的固定会诊单书写格式,参见表2-7-1。

表 2-7-1 临床会诊记录单

××××医院 临床会诊记录单				
姓名:	性别:	年龄:	申请科室:	床号:
邀请科室:		会诊药师:		申请时间:

简要病历及诊疗经过:

　　患者主因××××入住我科,入院后……

申请会诊的理由和目的:

×××科医师:

会诊时间: 　年　月　日　时　分

会诊意见:

　　敬阅病史,查看患者,床边仔细询问患者……

会诊药师:

　　会诊申请单上有关项目应逐项填写清楚,应做到具体而简明扼要。申请会诊尽可能不迟于下班前 1 小时,急症会诊及特殊情况可随时进行。会诊意见的书写一般急性病在 24 小时内完成;慢性病 3 天内完成;危重急症应随时进行,尽快书写。

　　2. 会诊后随访评价　中药临床药师的会诊意见可从药学角度为临床提供参考,利于医疗团队结合患者实际情况作出综合判断。不论会诊意见是否被临床医师采纳,都需要对该患者的诊疗过程进行追踪。从提升专业素养的角度出发,中药临床药师还应该为会诊患者建立药历,如果发现自己的会诊意见需要修改,应及时与相关医生联系讨论,避免造成不良后果。尤其对于会诊经验不足的中药临床药师,调整会诊意见的概率比较大,会诊后的随访与评价就显得十分重要了。

　　会诊结束后,中药临床药师应该对药学会诊相关内容进行补充和整理,包括临床专家对疾病的分析判断、会诊中涉及的中/西医药学知识、查阅的文献资料及药师对会诊患者疗效进行随访；对观察或修正会诊的意见等情况，在药师自己的药学会诊记录本上进行详细记录，为以后可能遇到的类似情况积累临床经验。同时，中药临床药师应该通过多种形式对药学会诊进行评价，逐步建立科学的药学会诊评价体系，定期对药学会诊的内容设定指标进行回顾性分析，在一定范围进行问卷调查。对于药学会诊中典型案例的用药问题，可通过医院药事管理委员会会议、临床科主任会议进行交流，组织全院性的学术讲座或沟通会议，出版《中药临床药学通讯》等形式反馈信息。

三、临床会诊的制度建立与质量评估

当中药临床药师在专业技术水平上已具备临床会诊的能力时，应该积极参加相关科室及全院会诊，以加速积累临床经验，不断促进自己的业务能力提升。同时，医院医务部（处）与药学部（或药剂科）也应该逐步完善本院的临床药学制。只有当临床药学制在各自医院得到大力推广后，中药临床药师参与临床会诊的工作才能得到制度上的保障。临床药师制的推广和合格中药临床药师的培养应该同步进行，切忌等待制度完善之后才开展工作。既往各个医院的临床会诊制度主要是针对临床医师和部分检查科室的医技工作者的，倘若中药临床药师参加药学临床会诊，医务部（处）就必须调整临床会诊制度。在会诊制度中，对中药临床药师的职责及会诊范围等进行明确规定。甚至对某些特殊的中药治疗问题，应该强制规定必须有中药临床药师的药学会诊，如某些有毒中药饮片导致的药源性疾病或不良反应；某些个体化特殊制剂的制备等。

临床会诊制度的建立和完善由医务部（处）完成，其主要内容应该包括各种会诊的程序、会诊医务人员的资格，各种会诊相应的范围，申请会诊单的主要内容，会诊意见的主要内容、格式及书写要求，各种会诊的时限要求，会诊质量的评估与改进措施等。临床会诊质量的监督与评估一般由医务部（处）完成，可以每季度对全院会诊情况进行评估分析，并且将评估结果公布在医院《医务简报》上，在院周会时进行通报，以促进各部门临床会诊工作的规范。

第三节 临床会诊的内容与技能

本节主要介绍中药临床药师参加临床会诊时，最常见的五类药学问题。因为每类问题都有专门的教材或章节仔细介绍，为避免内容重复，在此只做概述，以期为中药临床药师的会诊开阔思路。

一、中药药源性疾病的会诊

药源性疾病是指人们在防治疾病过程中所用药物引起的疾病或综合征，是由于用药而引起的药物不良反应。也就是说，药源性疾病是由于药物本身、药物使用者、药物接受者等方面的原因，造成药物对人体健康的直接损害。一般将中药（包括中药汤剂、中成药、中药注射剂）或中西药相互作用引起的、与治疗作用无关的，并能导致机体某一（几）个器官、某一（几）个局部组织发生功能性、器质性损害的不良反应，称为中药药源性疾病。

中药药源性疾病根据发病的快慢，可以分为急性中药药源性疾病和慢性中药药源性疾病，后者尚包括致癌作用或致突变作用。按照药物剂量及用药方法分类，可以分为三类：

（1）与剂量有关的反应：药物制剂差异、药代动力学差异、药效学差异所导致的可以预测和逆转的不良反应。

（2）与剂量无关的反应：过敏反应、免疫学反应、药物遗传学的影响。

（3）与用药方法有关的反应：长期用药，骤然停药所致反跳现象；联合用药时，中、西药或中药之间的在药效、药动学上的相互影响现象；给药途径不当，如天竺黄大量煎服或小剂量做丸散，对胃肠道无明显影响，但若大剂量冲服，在某些病理状态下可导致不完全肠梗阻。

目前，中药药源性疾病的诊断还存在许多实际困难，中药临床药师在会诊过程中，若要考虑中药药源性疾病时，必须注意以下四个原则：

（1）必须追溯出用药史，若无明确的中药使用史，则诊断不成立。

（2）必须确定用药时间与出现反应时间的关系，慢性药源性疾病的发生比较隐匿，往往需要在更大范围的人群中来观察。

（3）必须排除药物以外的因素，如果患者的疾病发展过程中的症状可以解释目前的临床现象，则应该先考虑疾病因素的影响，而不能用先入为主的药源性疾病因素去解释一切。

（4）必须考虑到中药药源性疾病往往是患者在特定的生理、病理状态，联合使用多种中西药制剂等复杂治疗环境下产生的。分析出某种或某几种中药导致某种药源性疾病时，往往指的是其在药源性疾病发病机制中起主要或决定性作用。

在临床会诊中，中草药引起的药源性疾病可涉及人体的各大系统，其中最常见的是药源性胃肠疾病、药源性心律失常、药源性肝损害及药源性肾损害，先将其中部分中药及其导致的疾病类别总结如表 2-7-2。

表 2-7-2 部分中药及其导致的疾病

类别	药 物 名 称
药物过敏反应	所有中药饮片皆有可能，尤其是含动物蛋白成分较高者；各种中药注射剂，如穿心莲注射液、茵栀黄注射液、复方地龙注射液、双黄连粉针等
药源性皮肤病	山道年、茴香、肉桂、丁香、麻黄、乌头、白蒺藜、斑蝥、蓖麻子、巴豆、鸦胆子以及含有重金属的矿物药等
药源性肺部疾病	肌注大剂量延胡索可抑制呼吸中枢；不合理使用垂丝柳、乌头、细辛、全蝎、苦杏仁、八角枫等可能抑制呼吸
药源性心血管疾病	麻黄、蟾酥、雪上一枝蒿、八厘麻、夹竹桃、香加皮、川乌、草乌、附子、铁棒锤、洋金花、曼陀罗、华山参、藜芦、罂粟壳易致药源性心律失常；大剂量甘草制剂、罗布麻叶可分别导致血压升高、降低
药源性胃肠疾病	芫花、京大戟、甘遂、巴豆、商陆、牵牛子、大黄面、番泻叶、芦荟、千金子、续随子、砒石、雄黄、槟榔、苦楝根皮、胡椒、防己、瓜蒂、藜芦等使用不当可以引起剧烈腹泻或呕吐
药源性肝损害	黄药子、山豆根、苍耳子、刺蒺藜、千里光、青鱼胆、雷公藤、棉籽、杜蘅、艾叶、蓖麻子、鸦胆子、白及、防己、川楝子、虎杖、地榆、贯众、金果榄、肉豆蔻、冬青叶、土荆芥、大风子、铜绿、铅丹等
药源性肾损害	关木通、青木香、木防己、朱砂莲、马兜铃、寻骨风、细辛、天仙藤、鸦胆子、斑蝥、芫花、樟脑等
中草药的致癌与促癌作用	含槟榔碱类、双稠吡咯啶类、血根碱类、积雪草苷、苏铁素、黄樟醚、β-细辛醚、鞣质、莽草酸、斑蝥素、巴豆油等成分的中草药致癌性强

二、中药个体化用药服务会诊

中药个体化用药服务主要包括以下几个方面：

1. 中医药治疗过程中使用了特殊中药饮片，如马钱子、香加皮、乌头类中药饮片等，中药临床药师为临床治疗提供血药浓度监测及药物调整服务。

2. 临方炮制　目前各地区使用的饮片种类皆有限，有许多平素很少使用，但具有很重要临床价值的传统饮片，因缺乏法定炮制标准而在市场上无流通。当临床治疗需要这些"冷备饮片"时，中药临床药师应该负责搜集有关文献资料，整理出合理的炮制方法，并且联系药学部有关工作人员，一起完成个体化临床炮制。

3. 临方制剂　中医方剂与中药饮片的功效有时是在特定的剂型或给药方式下才能得到最佳体现，并非所有方药的功效都能在汤剂中得到尽善尽美的体现，如火麻仁、柏子仁等润肠通便的药物在丸剂中通便的效果要明显优于汤剂；蔓荆子祛风热、止头痛的功效，在散剂中的效果明显优于汤剂，然而目前通过辨证论治后处方的中药，常规给药方式是只有汤剂，又中成药品种有限，根本做不到一人一方的个体化治疗。因此，临方制剂对于中医药的个体化治疗来说就显得异常重要了。有些慢性虚损性疾病需要长期服用补益类中药，汤剂服药量大、煎煮麻烦、胃肠道刺激还较大，不宜长期服用，而膏滋则是此类疾病最理想的剂型。

上述三种情况是目前中药临床药师参与临床个体化治疗服务的三个主要方向。临床医师可以通过提出会诊申请，让中药临床药师协助完成中药个体化用药服务，以确保中医药治疗的最佳疗效。

三、中药与西药联合使用的会诊

中西药联用在我国医师的日常医疗活动中非常普遍，已经遍及各个临床学科成为我国用药的优势与特色。中西药联用得当、合理，可相互为用，取长补短，使疗效增强，病程缩短，药物毒副作用减少，尤其是对一些慢性疾病，疑难重症的治疗，有时可取得意想不到的效果。中西药联用的特点有协同增效、降低毒副反应、减少药物剂量。中西药联用的相互作用主要表现在药动学上的相互作用与药效学上的相互作用两个方面，尤其是中药汤剂在药效学上与西药存在较明显的相互作用。表 2-7-3 从这两个方面总结中西药联用产生相互作用的常见环节，详细内容可以参考与本书配套的其他教材。

表 2-7-3　中西药联用相互作用环节及实例

类别	相互作用环节	常 见 实 例
在药动学上的相互作用	影响吸收	影响药物透过生物膜：中药中的某些成分如鞣质、药用炭、生物碱、果胶及金属离子等易与西药结合或吸附，特别是以丸散入药的中成药与固体形式口服的西药相互作用更明显，前者可导致后者某些药物作用下降
		影响药物在胃肠道的稳定：中成药中含有某些重金属或金属离子，当与一些具有还原性的西药配伍使用时，会生成不溶性螯合物，影响药物在胃肠道的稳定性，甚至造成毒副反应

续表

类别	相互作用环节	常见实例
在药动学上的相互作用	影响分布	中药的某些成分在血液中与西药竞争与血浆蛋白结合,有些成分可导致西药的游离浓度增高,增加西药在机体中的表观分布容积,一些治疗安全范围窄的西药的中毒概率大大增加
	影响代谢	酶促反应:中药酒剂、酊剂中含有一定浓度的乙醇,乙醇是常见的酶诱导剂,可增强肝药酶的代谢活性
		酶抑反应:如贯叶连翘所含成分可显著抑制 CYP3A4 的代谢活性,影响环孢素(如环孢素软胶囊)或香豆素类抗凝药(如华法林)等的代谢,增加药物的不良反应发生
	影响排泄	增加排泄:碱性中药由于与酸性药物发生相互作用,可大大加快药物排泄速度,导致药效降低
		减少排泄:酸性较强的中药饮片可以酸化体液环境,使尿液 pH 降低,不利于显酸性的药物及代谢产物排泄;但可以促进弱碱性的药物及代谢产物排泄
在药效学上的相互作用	协同作用	了解中药传统功效表述的现代生理、病理学意义,将有助于分析中、西药联用在药效学上的相互作用。如具有较强解表发汗作用的中药麻黄、荆芥等与解热镇痛药对乙酰氨基酚、布洛芬、洛索洛芬钠、吲哚美辛等合用,可导致发汗太过,导致电解质紊乱,甚至虚脱
	拮抗作用	既要避免中药传统功效的现代药理作用与所联用西药疗效相反,又要避免中药的副作用与联用西药疗效相反。如甘草具有"假性醛固酮增多"的副作用,可以导致高血压、低血钾,因此不宜大剂量、长时间与降压药联用,尤其是排钾利尿降压剂
	产生毒副作用	有些中、西药具有较强的或类似的药理作用,而且他们的治疗窗较窄,联用时药效增强,易产生毒性。如含强心苷成分的中药饮片或中成药,香加皮、蟾酥、罗布麻、夹竹桃、六神丸、麝香保心丸等,与洋地黄毒苷、地高辛、西地兰、毒毛旋花苷 K 等强心苷同用时,中毒概率大大增加

四、有毒中药合理使用的会诊

毒性中药是指毒性剧烈,治疗剂量与中毒剂量相近,使用不当会致人中毒或死亡的中药。国务院 1988 年 12 月 27 日颁布《医疗用毒性药品管理办法》及《中国药典》《中国药典临床用药须知》中规定 28 种药材为毒性中药,毒性中药品种为:砒石(红砒、白砒)、砒霜、水银、生马钱子、生川乌、生草乌、生白附子、生附子、生半夏、生南星、生巴豆、斑蝥、青娘虫、红娘虫、生甘遂、生狼毒、生藤黄、生千金子、生天仙子、闹羊花、雪上一枝蒿、红升丹、白降丹、蟾酥、洋金花、红粉、轻粉和雄黄。对其用法用量、注意事项及处方管理办法均有详细介绍。

毒性中药饮片是指毒性中药材经过加工炮制后可直接用于中医临床的药品。含毒性中药饮片的处方,每次处方剂量不得超过两日极量,处方保存两年备查,对处方未注明"生用"的应给付炮制品,不属于毒性饮片。中药临床药师若参加有关毒性中药饮片临床使用会诊时,一定要严格遵照上述管理办法要求,确保毒性中药既能在临床治疗活动中发挥独特的作用,又尽量避免毒性中药毒副作用的发生。

此外,2015 年版《中国药典》收载毒性药材和饮片共计 83 种,其中有大毒的饮片 10 种,有毒饮片 42 种,有小毒饮片 31 种。下面对毒性药材及饮片的毒性、用法用量、孕妇禁忌、使用注意事项进行总结,归纳见"有毒中药饮片用法用量表",以协助中药临床药师完成有关毒性中药饮片的会诊(见表 2-6-2)。

五、特殊人群用药的会诊

特殊人群主要包括老年人、妊娠期患者、哺乳期患者、婴幼儿患者、肝功能不全患者、肾功能不全患者及长期罹患慢性疾病的患者(如慢性心力衰竭患者、糖尿病患者等)。这些人群因为各种原因导致其生理、病理变化不同于普通成年人。因此,在使用中药治疗时应该注意药物品种的选择、治疗剂量的调整及最佳剂型的选择等。中药临床药师可以通过临床会诊的方式,参加一些特殊人群治疗方案的制订。也可以通过临床会诊的方式,参加一些中药不良反应或用药错误的判定和处理。对于任何一种特殊人群的药学会诊,中药临床药师均应该格外小心谨慎,应该充分考虑影响临床疗效的各个因素,避免肤浅草率的处理,而且会诊后,无论临床医师是否采用会诊意见,中药临床药师均应跟踪随访患者以积累治疗经验。有关特殊人群的中药合理应用原则、具体内容及实例分析,请参阅本教材的第 2 篇第 9 章的相关内容。

第四节 案 例 分 析

一、案例介绍

患者石×,男,34 岁,主因"心悸,胸闷、憋气 30 余天,发热、全身黄染 17 天",入住××医院中医××科。

主任医师查房时,发现患者无胸闷、喘憋症状,夜间可以平卧,脑利钠肽(BNP)仍然偏高,同意继续抗心衰治疗。然而患者高热、黄疸不能用目前的心衰病情解释。消化科会诊意见:目前无自身免疫性肝炎的依据,可以排除诊断。感染科会诊意见:目前暂不考虑常见肝炎病毒所致感染,未分型肝炎病毒感染待排除;必要时行肝脏穿刺活检。中医诊断患者为阳黄,辨证为湿热内蕴,瘀热互结,以茵陈蒿汤和大柴胡汤加减,清泻里热、利湿退黄。具体用药如下:

茵陈蒿 30g	炒栀子 10g	生大黄 10g	郁金 15g
泽泻 15g	虎杖 20g	竹叶 15g	枳实 10g
清半夏 10g	柴胡 20g	黄芩 10g	滑石块 20g
茯苓 15g	盐车前子 15g		

五付,水煎服日一付,早、晚餐后分服,每次服用 200ml。

上级医师同时建议主治医师请专科中药临床药师会诊,展开药物调查,以明确是否存在药物性肝病。主治医师向中药临床药学室发出会诊申请单,中药临床药师接受申请单,经过会诊前准备工作,床边问诊及查体,与经治医师交谈患者目前病情,综合分析所有临床信息后,最后书写会诊结果。整个会诊记录单如表 2-7-4。

表 2-7-4 临床会诊记录单

××××医院 临床会诊记录单

姓名:石××	性别:男	年龄:34 岁	申请科室:中医××科	床号:17
邀请科室:药学部临床药学科		会诊中药临床药师:××		申请时间:××××

简要病历及诊疗经过:

　　患者主因"心悸、胸闷、憋气 30 余天,发热、全身黄染 17 天",入住××医院中医××科,入院时肝功能:TBIL 197.2mmol/L,DBIL 127.3mmol/L,ALT 129IU/L,AST 45IU/L,当地医院超声心动显示:扩张性心肌病等,其余传染性肝炎指标未见异常,请消化内科、肝胆外科等多学科会诊后,考虑土霉素引起的肝损害待排除外,特请药学部中药临床药师会诊,开展药物调查,以协助下一步诊疗。

　　多谢!

申请会诊的理由和目的:

　　患者病情复杂,肝脏损害严重,损害原因不明,请中药临床药师协助诊疗。

中医××科医师:×××

会诊时间:2015 年 05 月 05 日 13 时 15 分

会诊意见:

　　敬阅病史,查看患者,床边仔细询问患者相关情况后,将调查资料及相关建议汇总,整理如下:

　　1. 患者男性,34 岁,发现高血压 1 个月余,未规律服用降压药,5 月 17 日因"房颤,心功能不全"入住当地医院治疗,5 月 20 日生化显示:ALT 189.2IU/L,AST 78IU/L,GGT 226IU/L,TBIL 26.0mmol/L,DBIL 26.0mmol/L,住院早期抗感染治疗使用青霉素,住院期间未发现使用肝毒性较大的胺碘酮注射液复律有问题,此时转氨酶升高更多考虑心衰,肝脏瘀血为主所致。

　　2. 6 月 1 日,患者寒战,高热,偶有咳嗽、咳痰,当地医院考虑呼吸道感染,先后予以美罗培南、哌拉西林等抗生素抗感染治疗(具体详见外院出院收费单),口服新癀片(含 NSAIDs 类成分:吲哚美辛)3 片/次,3 次/日及吲哚美辛栓,必要时直肠用药退热,无纳差及黄疸;6 月 5 日左右(具体时间患者已记不清,外院病历资料亦记录不详)静脉点滴左氧氟沙星注射液 0.4g 后出现恶心、呕吐,纳差,胃肠不适,有自服土霉素(常规剂量及服法,但具体剂量不详)的经历,6 月 7 日生化显示:ALT 390.3IU/L,AST 162.2IU/L,GGT 1242.8IU/L,TBIL 69.1mmol/L,DBIL 45.96mmol/L,TBA 206.6mmol/L,继则出现黄疸,结合后来的(包括在我院的)诊疗经过,考虑此时的胆汁淤积性肝病主要与肝脏瘀血的基础上使用左氧氟沙星相关,目前有较多文献报道此药的肝毒性(包括致命的肝衰竭、肝炎、黄疸)。

　　3. 6 月 17 日入住贵科后,自免肝、常见病毒肝检验及肝胆外科、消化科、感染科会诊,已排除常见肝病,目前表现仍以胆汁淤积为主,考虑黄疸与药物(左氧氟沙星注射液)可能相关。

　　基于以上考虑及患者目前的状态,建议贵科:

　　1. 房颤的治疗,慎用静脉胺碘酮;若无房颤影响到血流动力学变化等危急情况时,尽量不要使用胺碘酮注射液;目前患者尿量可,心功能恢复,NT-proBNP 小于 4000,可以考虑减去口服托拉塞米,以减少对肝脏的影响,必要时可以使用静脉托拉塞米(口服剂量的一半即可);考虑到心衰的问题,建议调整激素(有水钠潴留的副作用),无自免肝可以停用,再继续观察。

　　2. 因胆汁淤积严重,根据说明书建议,抗感染药头孢哌酮钠/舒巴坦钠 3g q12h 可以调整剂量为 1.5g q12h,控制头孢哌酮 2g/d;若肾功能继续恶化,应根据肌酐清除率调整舒巴坦剂量。

　　3. 肝脏辅助治疗中,可以加用葡醛内酯片每次 100～200mg,3 次/日;熊去氧胆酸主要用于胆汁淤积性肝硬化及部分胆结石、胆汁反流性疾病,胆囊炎胆管炎急性期禁用,此患者可以暂时不用,退黄可以结合中药清利肝胆瘀热的方药。

　　4. 建议中药治疗时,避免使用黄药子、苍耳子、千里光、雷公藤、艾叶、白及、防己、川楝子、槲寄生、地榆、虎杖、贯众、金果榄、蚤休、肉豆蔻、合欢皮、铜绿等对肝脏有损害的药物治疗。患者目前的中药中含有虎杖,应该密切监测其对肝酶变化。

　　5. 退热时,慎重使用对乙酰氨基酚制剂,此药肝脏毒性较大。

会诊药师:×××

会诊结果随访:临床医师同意中药临床药师的会诊意见,考虑此患者的肝功能损害可能与左氧氟沙星相关,暂不考虑由土霉素导致;同时全部采纳了中药临床药师会诊提出的第1、2、4、5条处理意见,部分采纳了第3条处理意见;根据患者的四诊资料,去掉原中药处方中的虎杖,调整部分中药用量,具体如下:

茵陈蒿 30g　　炒栀子 10g　　生大黄 10g　　郁金 15g

泽泻 15g　　　竹叶 15g　　　枳实 10g　　　清半夏 10g

柴胡 10g　　　黄芩 10g　　　滑石块 20g　　茯苓 10g

盐车前子 15g　生甘草 8g

五付,水煎服日一付,早、晚餐后分服,每次服用 200ml。

调整治疗方案后,患者继续住院 10 天,其肝酶下降至正常,病情好转出院。

二、案例分析与点评

此会诊案例为中药临床药师协助中医科室医师参与药源性疾病诊疗的典型案例。参与此类会诊,对中西医结合专科中药临床药师的专业知识要求较高,一般的通科中药临床药师很难完成此类会诊。专科中药临床药师在接到会诊申请单后,第一步是先仔细阅读申请单要求,明确会诊目的为"调查导致患者肝功能损害的药物性因素及指导肝功能损害下的合理用药";第二步是通过 HIS 系统及电子病历等系统,全面阅读患者的基本资料,掌握患者入院后治疗的基本情况,并且整理患者入院前的用药情况,明确患者入院前哪些问题是药物使用情况不明确,需要床边问诊患者及其家属的;第三步是在复习患者住院病例资料后,发现与患者肝功能损害可能相关的药物有"土霉素"和"左氧氟沙星",在文献数据库中检索其相关的不良反应发生情况,筛选文献,阅读归纳基本知识,发现土霉素相关的肝病通常为脂肪肝变性,妊娠期妇女、原有肾功能损害的患者易发生肝毒性,一般在使用单剂量较大,周期较长的病例中常见,而报道左氧氟沙星肝毒性(包括致命的肝衰竭、肝炎、黄疸)的文献较多;第四步是进入会诊科室,床边查看患者,询问相关家属及查阅患者入院前及在院期间病历夹中的所有病例资料(此处非常重要,必须尽量全面、仔细,可通过各种途径获取临床资料),并且仔细梳理关系,最终确定患者的肝功能损害与"左氧氟沙星"关系更大;第五步是结合患者目前的疾病状态(房颤、心功能情况等)及治疗措施(抗感染、肝脏辅助用药等),全面分析正在执行的医嘱,对损害肝功能的中、西用药提出调整建议,如头孢哌酮钠/舒巴坦钠、虎杖等。对整个治疗过程中可能会使用的,有肝毒性的药物也应该提出警示,如胺碘酮、对乙酰氨基酚等;第六步是撰写如上表的会诊意见;第七步是会诊结果随访,总结会诊经验。本例会诊中,中药临床药师对会诊建议采纳情况及患者病情转归进行了仔细随访,直至患者病情好转出院。

【实践思考题】

1. 临床会诊的基本概念是什么?

2. 中药临床药师参加临床会诊主要能解决哪些问题?

3. 请简述中药临床药师参加临床会诊基本步骤。

4. 中药临床药师参加临床会诊的内容主要包括哪些?

(毛敏　顾焕)

【参考文献】

［1］王育琴,李玉珍,甄健存.医院药师基本技能与实践.北京:人民卫生出版社,2013

［2］张宪安.实用药源病学.北京:中国医药科技出版社,1997

［3］徐德生,郭霞珍.国家执业药师考试指南·中药学综合知识与技能.北京:中国医药科技出版社,2015.

［4］国家药典委员会.中国药典.北京:中国医药科技出版社,2015

［5］国家药典委员会.临床用药须知.北京:中国医药科技出版社,2011

［6］张冰.临床中药学(新世纪全国高等中医药院校创新教材).北京:中国中医药出版社,2012

［7］雷载权,张廷模.中华临床中药学.北京:人民卫生出版社,1998

［8］谢宗万.中药材品种论述.上海:上海科学技术出版社,1984

第八章 药学宣教及患者用药咨询与用药教育

【本章学习要点】

1. 掌握与各类人群的沟通技巧与方式；
2. 掌握药学服务人员礼仪要求；
3. 熟悉药学信息利用的方法；
4. 熟悉医生、护士及患者药学宣教的内容；
5. 熟练掌握对门诊、住院患者进行合理用药宣教的主要内容和方法；
6. 掌握对患者进行用药依从性教育的相关内容和沟通技巧；
7. 熟悉对患者进行用药安全性教育的主要内容。

【工作流程图】

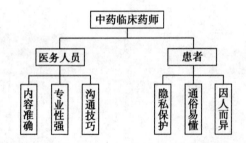

图 2-8-1 患者用药咨询与用药教育工作流程图

第一节 药学宣教的概述

药学服务(pharmaceutical care)是 1990 年由美国学者 Hepler 和 Strand 提出并倡导的,指的是临床药师应用药学专业知识向公众(包括医务人员、患者及其家属)提供直接的,负责任的,与药物使用有关的服务,包括药物选择、使用知识和信息,以期提高药物治疗的安全性、有效性与经济性,实现改善与提高病人生活质量的目标。药学服务要求临床药师工作从传统的以药物为中心的服务逐渐向以患者为中心的服务转化。药学部门要建立以患者为中心的药学管理工作模式,开展以合理用药为核心的临床药学工作,提供药学服务,提高医疗质量。其中药学宣教是药学服务中的重要组成部分,也是临床药师深入临床提供药学服务最直接有效的方式。

一、药学宣教的概念

药学宣教是指临床药师应用所掌握的药学知识和药品信息,包括药理学、药效学、药动学、毒理学、药物商品学、药品不良反应、用药安全、用药评价等,为医师、护士、患者提供药物治疗和合理用药等药学相关知识的宣传与教育。药学宣教是临床药师参与全程化、立体化药学服务的重要环节,也是药学服务的突破口,对保证临床合理用药具有十分重要的意义。根据药学宣教对象的不同,可以将其分为患者、医师、护士的药学宣教。

二、药学宣教的沟通技能

（一）沟通的意义

沟通是人与人之间、人与群体之间思想与感情的传递和反馈的过程,以求思想达成一致和感情的通畅。通过药学人员与患者的沟通,有助于建立一个相互信任的、开放的医患关系,确保药学服务的实施,保证患者安全有效使用药物,这是开展药学服务工作的关键。因此,药学人员为患者提供专业药学服务,不仅要求药学人员具备良好的药学教育背景、丰富的实践经验、合适的工作场所及信息支持外,还需具备良好的沟通和交流能力。

（二）沟通的对象

药学服务中存在的许多问题都是由沟通不当或缺少沟通引起的,结果不可避免地导致误传或误解。药物的使用从决策到实施,涉及医生、药师、护士、患者,缺一不可,因此药学服务中需要沟通的对象不止有患者和患者家属,还包括医生、护士和医疗管理人员等医务人员,从某种角度来说,与医生和护士的交流更加重要,更应该先行,医疗团队成员的意见一致后,才能使与患者和患者家属的沟通更加有针对性,成功率更高。

（三）沟通的技巧

沟通的对象不同,相应所使用的语言、沟通的内容、地点、时间、技巧都会发生变化,既是对同一类人群,也存在着教育背景、生活环境、生理病理情况、性别、年龄等诸多差异,这就需要药学人员应具备一定的应对不同群体以及个体的沟通能力。良好的交流沟通是一个双向的过程,它依赖于是否能抓住听者的注意力和正确地解释所掌握的信息。沟通成功与否,不仅在于沟通的内容,而且在于沟通的方式,药学服务人员要做到在药学服务中游刃有余,需培养出有效的沟通技巧。

1. 患者　由于患者的情况各异,咨询所涉及的专业角度不同,希望了解问题的深度也各不相同。因此,临床药师在接受咨询时,必须详细、全面了解患者的信息,问明患者希望咨询的问题,还可通过开放式提问了解更多患者的背景资料,以便从中判断患者既往用药是否正确、存在哪些问题,然后告知正确的用药信息。

（1）临床药师向患者提供咨询服务时,要注意到不同患者对信息的要求及解释上存在种族、文化背景、性别及年龄的差异,要有针对性地使用适宜的咨询方式方法,并注意充分尊重患者的个人意愿。

（2）对于一般患者的咨询,要以通俗性语言或容易理解的医学术语来解释,避免使用专业性太强的术语,力争做到使解释内容简明扼要、通俗易懂,从而便于患者能够正确理解和接受临床药师的咨询内容。

（3）对于老年人,由于其认知能力下降,因此向他们作解释时语速宜慢,还可以适当多用文字、图片形式以方便他们理解和记忆。对于女性患者,要注意问询是否已经妊娠或有无准备怀孕的打算、是否处在哺乳期和月经期。此外,患者的疾病状况也是不能忽视的问题,如肝、肾功能不全,会影响药物的代谢和排泄,容易导致药物蓄积中毒,引起药物不良反应。

(4)尽量为特殊患者提供书面材料,如第一次用药的患者,用药依从性低的患者,使用地高辛、氨茶碱、苯妥英钠等安全范围小、个体差异大的药物的患者。

(5)及时回答患者的问题,对于患者咨询的问题,能够当场给予解答的就当场解答,不能当场答复的,或者不十分清楚的问题,不要冒失地回答,要问清对方何时需要答复,待进一步查询相关资料,尽快给予正确的答复,拖延太久往往会失去咨询解答的意义。

(6)注意保护患者的隐私,在药学服务过程中,一定要尊重患者的意愿,保护患者的隐私,尤其不得将咨询档案等患者的个人信息资料用于商业目的或向他人公布。

2. 医务人员 临床药师本身就是医务人员。因此临床药师和其他医务人员,如医生、护士等地位平等,可以进行平等的沟通。如何让沟通达到效果,也需要注意以下技巧:

(1)沟通场所:与医务人员就患者药物治疗的沟通,尽量选择避开患者,在相对安静的环境下进行,尽量去除干扰因素,使交流更加轻松有效。

(2)沟通的方式:遇紧急情况下,如患者抢救时,临床药师与医生的沟通要简单扼要,抓住重点提醒医生注意,不要对医生有过多的干扰,以免影响患者的抢救。如果在一般情况下,临床药师与医师的沟通主要选在查房前后,针对患者的药物选择,治疗效果进行沟通。注意时机的选择,不能打断或是耽误别人的工作。

(3)沟通内容:医务人员之间具有相同的专业背景,因此彼此的交流中可以尽可能地采用专门的、准确的医学术语,保证沟通内容的准确性。

(4)实事求是:药物的使用关系到患者的健康,因此临床药师如果发现医务人员工作中的失误会影响到治疗的顺利进行并威胁到患者的健康,这时要果断地与相关人员进行沟通,或是委婉地"劝解"。不可因为任何原因对患者健康造成伤害,这也是对一名临床药师沟通能力和效果的最低要求。

三、药学信息化服务

药学信息服务(pharmaceutical information service)是指临床药师或其他药学工作者所进行的药学信息的收集、保存、处理、评价、传递、研究等相关的工作及活动。在现代药学服务中药学信息服务占据关键的地位。同时在药学领域中各种现代信息技术有的已被广泛应用,有的则显现出极大的应用潜力正在并终将改变药学各学科的工作模式和面貌。

药学信息服务工作的对象包括了医生、护士、患者、临床药师和社会公众等,最终的目的是实现病人的安全合理用药。如何向医、患人员提供高质量的药学信息服务,是目前药学专家和临床药师们越来越重视的问题,在工作实践中,无论是目前大力提倡的临床药学、药学信息检索服务,还是为患者提供的药疗保健咨询等,都成为医院临床药师日常工作的重要内容。卫生部等部门制定的《医疗机构药事管理规定》和《二、三级综合医院药学部门基本标准》中均对医院药学信息工作有了明确的规定,要求"建立药学信息系统,提供用药咨询服务"等,提供完善的药学信息服务。

药学信息的利用包括对专业药学信息的收集、整理、编辑、发布、保存等多个环节。就其内容而言包含药学领域所有知识数据,既包括与药物直接相关的药物信息,如药物作用机制、药动学、药物不良反应、药物相互作用、药物经济学等,也包括与药物间接相关的信息,如疾病变化、耐药性、生理病理状态等,还包括药品流通信息、药政信息。收集的来源包括互联网上的药学信息资源,药学书籍、期刊杂志等所包含的信息、参加各类药学学术会议和药学继续教育培训班获得的信息、临床资料及从实践工作经验中所获得的信息。现代信息和互联网技术是拓展药学服务工作的重要手段。

(一) 药学文献检索(含传统中药、方剂、本草考证文献等中药学信息服务内容)

1. 电子资源的采集　近年来电子资源的发展速度越来越快,数量激增,种类日益丰富。中医药系统许多单位图书馆都建立了自己的电子资源体系,电子资源建设在中医药图书馆信息资源建设中的重要性逐渐加大,经费占用比重也越来越大。电子资源多被构建成为与印刷型文献交叉、渗透、互补的完整的文献信息资源保障体系。中医药图书馆电子资源主要包括中/外文数据库、电子图书、电子期刊等。

(1) 常用数据库介绍

1) 中文数据库

①中国中医药数据库(TCMARS):是中国中医科学院中医药信息研究所与浙江大学计算机科学与技术学院合作开发的中医药数据库检索系统,目前数据库总数40余个,数据总量约110万条。它是多类型的中医药数据库,以其充实的数据成为中医药学科雄厚的信息基础。所有的数据库都可以通过中医药数据库检索系统提供中文(简体、繁体)版联网使用,部分数据提供英文版,所有数据库还可以获取光盘版。

链接地址:http://cowork.cintcm.com/engine/windex.jsp

②中国期刊网系列数据库(CNKI):是中国学术期刊电子杂志社编辑出版的以《中国学术期刊(光盘版)》全文数据库为核心的数据库,目前已经发展成为"CNKI数字图书馆"。收录资源包括期刊、博硕士论文、会议论文、报纸等学术与专业资料;覆盖理工、社会科学、电子信息技术、农业、医学等广泛学科范围,数据每日更新,支持跨库检索。

链接地址:http://www.cnki.net

③万方数据知识服务平台:是中国科技信息研究所万方数据公司开发的,海纳中外学术期刊论文、学位论文、中外学术会议论文、标准、专利、科技成果、特种图书等各类信息资源,资源种类全、品质高、更新快,具有广泛的应用价值。其中,万方中医药知识系统是综合性中医药数据库服务平台。

链接地址:http://g.wanfangdata.com.cn

④维普中文科技期刊数据库:是科学技术部西南信息中心下属的一家大型的专业化数据公司。重庆维普资讯的主导产品《中文科技期刊数据库》是我国第一个期刊数据库。其分三个版本(文摘版、全文版、引文版)和八个专辑(社会科学、自然科学、工程技术、农业科学、医药卫生、经济管理、教育科学、图书情报)定期出版。

链接地址:http://lib.cqvip.com

⑤人大复印报刊资料全文数据库:是中国人民大学资料中心主办,有53年历史,精选全国各报刊上所发表的资料,具有很高的学术性和权威性,以其精选、精编的专业化、学术化特点兼具教学和科研双重功能。

链接地址:http://ipub.zlzx.org

⑥中国生物医学文献数据库:是中国医学科学院医学信息研究所开发研制的综合性医学文献数据库,收录了1978年以来1600多种中国生物医学期刊,以及汇编、会议论文的文

献题录,年增长量约 35 万条。

链接地址:http://www.sinomed.ac.cn

2)外文数据库

①ProQuest 科学期刊全文数据库:提供科学领域基础与应用方面的各类研究信息,到 2012 年 12 月收录了 1600 多种刊物(其中包括 1300 多种全文刊,700 多种含有影响因子),所提供期刊来自 450 多家出版机构。该数据库涵盖科技领域中包括生物学、遗传学、医学在内的 100 多个学科。

链接地址:http://search.proquest.com

②EBSCO 系列数据库:EBSCO 出版公司是世界上最大的全文期刊数据集成出版商,通过 EBSCOhost 平台可以访问超过 375 种全文和辅助研究数据库,从科研院所到公共图书馆用户,从政府部门到企事业单位,从学术、企业、医药研究人员到临床医生,满足成千上万最终用户不同层次的信息需求。每年高达 97.6% 的用户续订率。内含 Academic Search、ALTHealth Watch、Natural&Alternate Treatents、DynaMed、MEDLINE with Full Text 等数据库。

链接地址:http://search.ebscohost.com

③Ovid 电子期刊数据库:Ovid Technologies 是全球著名的数据库提供商,在国外医学界被广泛应用。通过 OvidSP 平台可访问 LWW 医学电子书、Ovid 电子期刊全文数据库、循证医学数据库、美国《生物学文摘》、荷兰《医学文摘》及 MEDLINE 等数据库。

链接地址:http://www.ovid.com

④PubMed/Medline 系列数据库:是美国国立医学图书馆(U. S. National Libaray of Medicine,简称 NLM)提供的著名生物医学数据库 Medline(联机医学文献分析和检索系统)及其他几个相关数据库。该系统收录 1950 年以来 1600 万篇生物医学文献题录及文摘。

链接地址:http://wwww.ncbi.nlm.nih.gov/pubmed

　　　　　http://pubmed.cn/

⑤Springer 数据库:德国 Springer-Verlag 是世界上著名的科技出版集团,通过 Springer LINK 系统提供学术期刊及电子图书的在线服务。目前 Springer LINK 所提供的全文电子期刊共包含 441 种学术期刊,其中 390 种为英文期刊,400 种期刊可以进行全文检索和全文下载。按学科分为医学、化学、物理学和天文学等 11 个"在线图书馆"。

链接地址:http://link.springer.com

⑥SCI-Expanded 科学引文索引数据库:是 Thomson Reuters 科技集团为广大科研人员提供的一个被全球学术界广泛使用、最具权威的索引型数据库包括五大引文库 SCIE、SSCI、A&HCI、CPCI-S、CPCI-SSH 和两个化学数据库(CCR、IC)。其内容涵盖全球 10 000 多种各学科中最具声望的研究型期刊及 120 000 多个国际会议的会议录。

链接地址:http://www.webofknowledge.com

⑦OCLC-WorldCat 数据库:创立于 1967 年,总部设在美国的俄亥俄州,是世界上最大的提供文献信息服务的机构之一,它是一个非赢利的组织,以推动更多的人检索世界上的信息、实现资源共享并减少使用信息的费用为主要目的。

链接地址:http://www.oclc.org/worldcat.en.html

(2)网络中医药信息资源的采集:开放存取资源是图书馆电子资源采集的重要组成部分,并呈现不断发展增多的趋势。全面了解开放存取资源的现状及发展趋势,有效利用开放存取资源,充分发挥了网络开放性效益,提高信息利用价值。网络中医药资源采集的途径主要有以下几种。

1)利用综合性搜索引擎查找:搜索引擎是一种最常见的 Web 检索工具,其优点是数据量大,网页更新快,关键词检索功能强,查全率高,尤其在检索分类不明确的主题或专指的知识点时优势明显。中外文常用的搜索引擎有百度、搜狐、Google 等。使用搜索引擎可采用两种方法。一是利用关键词来检索,直接在检索框内输入检索词,点击搜索按钮,可进行相应信息检索,并在屏幕上列出检索结果;二是通过学科分类,按目录查找。利用这些搜索引擎所搜集到的中医药信息类型丰富,简单易学但专业性差。

2)利用中医药专业搜索引擎查找:在国内,常用的中医药学专业搜索引擎如下。

①中医药在线:是中国中医科学院中医药信息研究所创办的国内第一家提供中医药学信息服务的专业化信息网站。该网站建立了中医药行业中最大的文献数据库;将政府、医疗、科研、教育等中医药动态信息快速准确地进行网上传递交流;是中医药行业科技文献及信息资源最丰富的网站之一。

链接:http://www.cintcm.com

②中医 E 百网:是中医古籍经典文献、国学经典阅读及全文检索免费网站。网站设有专业期刊、中医药学教材、中医古籍、中医药数据库、国学经典、中医药图书信息、文章和专题检索类目,目前该网站开放了 634 部中医经典古籍的全文检索。

链接:http://www.tcm100.com

③中医世家:是一个收集、学习中医的全公开免费的资源网站。其内容包括业内相关新闻、中医书籍、中药材介绍、中药方剂、名医介绍、医案心得,以及一些与疾病有关的专栏。网站上的书籍、资料均可免费下载。

链接:http://www.zysj.com.cn

④OALIB-开放存取图书馆:致力于为学术研究者提供全面、及时、优质的免费阅读科技论文。免费使用下载的英文期刊论文,这些论文大部分来自国际知名的出版机构,其中包括 Hindawi,PlosOne,MDPI,Scientific Research Publishing 和部分来自 Biomed 的高质量文章等,其论文领域涵盖数学、物理、化学、人文、工程、生物、材料、医学和人文科学等领域。

链接:http://www.oalib.com

⑤中医药门户网:2006 年成立,由山西中医学院主办。网站设有中医药论坛、古籍数据库、中药数据库等 9 个栏目。中医药论坛侧重于学术、临床的在线交流;中医药门户侧重于文化、知识的推广与普及;中医药博客是面向会员的个人主页平台。古籍数据库、中药数据库可以下载中医药文献资源。

链接:http://www.zhongyiyao.net

⑥古方中医网:致力于弘扬国医国粹,普及传统中医药知识,推广中医药文化与特色,扩大中医药的影响,推动中医药理论与实践结合,成为弘扬中医药的网络基地。

链接:http://www.cn939.com

⑦中医瑰宝苑:是提供中医药专业知识的网站,无偿向社会传播传统中医文化。该网站设有中医经典、伤寒金匮、古今医著、古今医方、医论医话、古今医案、音频视频、中医资讯等栏目。

链接:http://www.zygby.com

2. 本草文献的考证 考证并从而确定历代本草中所收中药材的原植(动)物品种,不但对如实反映用药的历史事实,研究不同历史时期药物品种的变迁情况有所帮助,而且特别对正确地继承古人药物生产和临床用药经验有现实意义。本草单味药的品种考证,是澄清中药材混乱品种重要手段之一,因为它能从复杂的异物同名品种中区分哪个是经受过长期历史考验的传统的药用品种,为确定药材正品提供文献依据。另外,古本草中有不少药物现在知名而不知物,如能加以彻底考证清楚并予以利用,这也是对古代药学遗产的一种发掘。运用本草考证方法来研究中药材复杂品种,是以历代本草为依据,讨论药物的历史渊源,从而正本清源,明确中药正品、地区习用品、其他异物同名及伪品的性质和界限,以达到维护临床用药安全有效的目的。

(1) 具体方法:推荐谢宗万提出的"四个步骤,二十四个环节"的考证方法。简言之,从实地调查入手,摸清原植物、动物形态、采收加工、药材特征、产地分布、生态习性、药名由来、用药历史及实际疗效。然后系统钻研本草、重视原文,搜集旁证,探讨时代背景,药物分类位置,重视历史本草不同版本药图的分析。对特产药材,查考方志,文字训诂,剖析深透及产地方言,需弄清。最后是普遍联系,全面分析,重点突破,说理充分。既尊重历史,又重视中药品种在不同历史发展阶段中的变迁,提倡师古不泥,古为今用,以疗效为核心,形态为基础,择优选正,去伪存真。用此方法进行中药材品种的本草考证,有事半功倍之效。

(2) 文献查阅:既然是中药材品种的本草考证,则对本品在历代本草中的记述一定要系统查阅,广为摘录。凡是重要的本草书籍,都要一一查看,而且还要对有关记载进行逐字逐句的核对。遇有出入之处,都要一一记录,之后分析。

历代本草,种类众多,卷帙浩繁,查阅时应该注意掌握重点。对于宋代以前就有记载的药物品种,可以《证类本草》为核心,旁及其他。《证类本草》之所以重要,就在于它保存了宋代以前重要本草有关记载的精华,而且还保存了《本草图经》的药图,故后世有许多已经失传或散佚的古书,可从其引文中略窥梗概。这部书的优点还在于它忠实于古本草的原文,因此,它是中药品种本草考证的最重要文献。明代李时珍的《本草纲目》,这部书较《证类本草》晚出,所收药物品种远较《证类本草》多。它是集 16 世纪以前本草大成的杰出著作,当然更是必读之书。

(3) 书籍推荐:在核对有关本草佚文方面,有几部书值得推荐。

1) 吴其濬《植物名实图考长编》:该书二十二卷,收载药物 838 种,全为植物学、本草学历代文献摘录或转录文字。引文大多保存了古文献的本来面目,未擅加修改,因而能够从中看到很多古代本草的佚文。由于《长编》还转录了多种经、史、子、集以及不少地方志的资料,这些对品种考证来说,都是十分可贵的资料。

2) 马继兴主编《神农本草经辑注》,人民卫生出版社出版(1995):这部书把历来各种类书、方书、本草有关《神农本草经》条文加以比较互勘,并补充佚文,具有很高的文献价值和实用价值。

3) 唐·苏敬等撰,尚志钧辑校,《新修本草》(辑复本),安徽科学技术出版社出版(1981):这部书的复辑,对系统研究和考证唐代用药品种十分重要。

4) 江苏新医学院,《中药大辞典》,第 1 版 1997 年上海人民出版社出版,第 2 版 2006 年上海科学技术出版社出版:第一版收载中药 5767 味,对药物的正品和异名提供了文献出处,可供进一步考证品种时参考。第二版收载中药 6008 味,调整了部分药物品种来源,增补了有关栽培(饲养)技术、药材鉴定、化学成分、药理作用、炮制、现代临床等方面的成果。

5）国家中医药管理局，《中华本草》，上海科学技术出版社出版(1998)：收载中药8000多味，集我国历代本草与现代科学研究中药成果之大成。

利用电脑查阅现代期刊文献比较方便，遗憾的是我国浩瀚的古代中医药文献，尚未能做到系统进入电脑文献数据库。为此，在这方面仍然要依靠查阅大量的图书资料。况且，古文献还有版本等问题。

总之，引用文献应尽量引用第一手原始文献，以保证准确。鉴于不少古本草由于历经磨难已经亡佚，不得已而求之于第二手材料是可取的。至于第三手材料，则往往受多种因素的影响，特别是在长期手抄版刻的过程中，脱漏错讹更为多见，则其准确程度就非常难说了。做文献考证工作的，一定要重视这个问题。

（二）药学信息证据等级的判定

循证医学的一个重要的方面或环节是评价医学证据(医药学论述、文献或研究)。这不仅涉及对证据含义的理解，而且关系到证据的应用或利用。医学证据的评价指标至少应包括外在指标(载体的公认度、被引用情况和影响系数等)、程序指标(研究方案的科学性等)和内容指标(结果或结论的真实性等)。根据医学文献所用研究方法的类型，对文献的证据效力评等分级，再确定对文献的结果或结论的推荐力度，是程序评价的一个方面，被广泛地应用于循证性临床指南、医疗技术评价、大型医学证据报告和归同报告等的开发或撰写过程之中。另外，这方面的研究比较活跃和相对成熟，已经积累了比较丰富的资料。通过这些资料，分析评估指标的构成和要素，选择具有一定特点或代表性的标准给予介绍，有助于对医学证据评等分级标准的理解和应用。目前比较具有代表性的证据等级的判定标准有以下两种：

1. 美国AHCPR的标准　美国卫生研究和质量管理局(AHCPR，AHRQ)组织或资助的有关证据报告，较早(1992年)就在其研究方法中制定了证据等级标准。这个标准较易把握，随后的许多标准以其为基础进行调整和修改。

Ⅰa级：随机对照试验的Meta分析的证据；

Ⅰb级：至少1项随机对照试验的证据；

Ⅱa级：至少1项设计良好的非随机的对照试验的证据；

Ⅱb级：至少1项设计良好的准试验性研究的证据；

Ⅲ级：设计良好的非试验性研究，如对照研究、相关性研究和病例研究的证据；

Ⅳ级：专家委员会的报告，或权威人士的意见或临床经验。

2. 牛津循证医学中心的标准　该标准最为全面和复杂。它是基于科研设计的角度来评价证据级别的，不仅包含研究或论述的类型，还根据证据应用于治疗、预后、诊断、鉴别诊断等和经济学、决策分析等领域，分别制定不同的证据等级标准，而且在评等分级时，还涉及许多影响证据质量的其他因素。它对临床问题分成治疗、预防、病因、诊断、预后、危害及经济学七个方面，其标准如下：

1a级：齐性的随机对照试验的系统性综述；

1b级：窄可信区间的单个随机对照试验；

1c级：未治疗时，所有患者均死亡，而治疗后某些患者生还，或未治疗时某些患者死亡，而治疗后患者均未死亡；

2a 级:齐性的队列研究的系统性综述;

2b 级:单个的队列研究,或低(low)质量的随机对照试验(脱试或失访大于20%);

2c 级:"结局"研究(outcome research),或病因研究(ecological study);

3a 级:齐性的病例对照研究的系统性综述;

4 级:单个的病例对照研究;

6 级:系列病例分析,或低(poor)质量的队列或病例对照研究;

5 级:未经明晰地严格评价(explicit critical appraisal),或基于生理学、"归同"研究(bench research)或"第一原则"("first principle",临床经验)的专家意见。

四、药学服务礼仪

(一) 礼仪的概念

礼仪是指一定的社会道德观念与风俗习惯的客观体现,是表达礼节动作、容貌举止的行为规范和行为准则。它属于道德体系中社会公德范畴,是在人际交往中,以一定的、约定俗成的程序方式来表现律己敬人的过程,涉及穿着、交往、沟通、情商等内容,主要体现人们的高尚道德情操、品德修养、文明礼貌、平等尊重等基本要素,是现代社会一种重要的沟通思想、交流感情、加深了解、表白心意的人际交往形式,不仅客观反映社会文明程度、道德风尚和人们的生活习惯,而且生动展示了个人的文化修养、认知水准和沟通能力,是社会发展与进步不可缺少的润滑剂和推动器。

从个人修养的角度来看,礼仪是一个人内在修养和素质的外在表现,是形式美的标准要求。从交际的角度来看,礼仪是人际交往中适用的一种艺术、一种交际方式或交际方法,是人际交往中约定俗成的示人以尊重、友好的习惯做法。从传播的角度来看,礼仪是人与人之间相互沟通的重要技巧。

(二) 药学服务人员礼仪要求

药学服务礼仪是礼仪在药学服务行业的具体运用,是药学服务人员在自己的工作岗位上向服务对象提供的标准的、正确的药学服务行为,它包括药学服务人员的仪容和服饰、仪态、语言和岗位规范等基本内容。拥有良好的药学服务礼仪是药学服务人员必备的职业素质之一。

1. 精神饱满 这是药学服务人员最基本的素质要求。只有热爱本职工作,正确认识和理解本行业工作的意义,不断提高和增强专业水平,才能在工作中时刻保持这种良好的精神状态。

2. 热情耐心 必须以热情的态度接待患者,以亲切的目光迎接患者,以微笑服务患者,做到有问必答。当患者比较挑剔或有较多困难和麻烦时,保持热情和耐心,才有利于圆满地完成工作。

3. 举止优雅 要遵守仪态举止有度的原则。具体说来,则是要求药学服务人员的行为举止要自然大方、高雅脱俗、规范到位、得体适度,体现自己良好的文化教养,表达对患者的尊重、友好与善意。

4. 仪表端庄 药学服务人员着装应干净、整洁,一般会有统一、简洁大方的服务制服。不可化浓妆、喷浓烈的香水,同时避免过多和较大的首饰。表情应自然,目光应温和,友好、谦虚的表情永远都有吸引力,给人以亲切感,端庄的仪表有助于提高患者对药学人员的信任度。

5. 仪态规范　待人接物落落大方,患者进门须主动招呼,使用礼貌用语,语言要谦虚且富于情感。面带微笑,语调平和;举止庄重大方,不卑不亢。

第二节　医生合理用药宣教

【工作流程图】

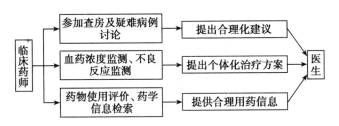

图 2-8-2　医生合理用药宣教工作流程图

一、医生合理用药教育的特点

(一) 医生的职业特点及知识背景

1. 技术性强,专科化程度高　医学特别是临床医学,既是一门自然科学,也是一门经验科学。提供医疗服务必须有专业知识和技术,只有受过正规的专门医学教育并获得执业资格的人,才能从事医疗服务。临床医生往往都要经过 5 ~ 7 年的全科医学的学习及实践,参加工作和经过 3 年住院医师培训后,固定在某个科室从事某专科的医疗服务,这样就造成了医师对某一专科领域药物治疗较为熟悉,而其他疾病治疗药物的掌握就相对薄弱,比如呼吸科医师对抗菌药物的使用较为熟悉,但对降糖药物的使用缺乏经验,遇到糖尿病患者,往往需要请内分泌科的专科医师会诊后方才采取相应的降糖治疗,但治疗效果的评估,治疗药物的安全性本科医生更是存在不足。

2. 工作强度高,心理压力大　由于医疗过程的连续性,医生的工作时间较长、劳动强度大,工作时间不固定,工作压力很大。医生经常面临急难危重病人,长期面对病人的顾虑、精神紧张、焦虑和烦躁等情绪变化,所以医生的精神负担和感情刺激较重。医药学领域是知识更新速度较快的一个领域,甚至每天都会有新的药物疗效以及安全性信息的更新,而医生的职业特点决定他们更关注疾病的诊断及预后,而忽略了相关药物资讯的获取与更新。

3. 职业风险系数高　医疗确诊率只有 70% 左右,各种急重症抢救成功率在 70% ~ 80%,相当一部分疾病原因不明、诊断困难,甚至有较高的误诊率或治疗无望。加之紧张的医患关系,使得医生急需一支具备较高专业素养的临床药师队伍,协助医生开展患者日常的药物治疗,提供药品安全使用的信息、合理的用药建议、优化个体药物治疗方案等。

(二) 医生合理用药的关注点及需求

临床药学是药学服务的核心,也是将来医院药学发展的必然趋势。随着新药的发展,用药品种的增多和处方配伍的复杂化,医师对药物的合理使用越来越重视。

由袁拥华等人组织的对一家大型三甲医院调查研究显示：①在临床中医生经常遇到的与药物有关的问题，80%医生首选其中四项"治疗药物的选择""药物相互作用""药物使用禁忌""药物不良反应"，其次为"食物对药物的影响""给药前后顺序""给药间隔时间或滴注速度"。②对临床药师的工作模式的调查，医生的选择结果分别是："参加病房医生查房，协助医生选择药物"（68%），"监测血药浓度，设计个体化药物治疗方案"（68%），"进行药学查房，帮助病人正确使用药物"（64%），"定期去病房收集不良反应，将不良反应的统计分析结果反馈给临床"（64%），"参加疑难病症讨论，进行科研方面的合作"（62%），"对本院用药的现状和不合理用药现象作定期评价"（58%），"对护士进行药品配伍、稳定性、保管和贮存等方面的培训和讲解"（58%），"参与院内用药品种的筛选和评审，对医院使用的药物品种进行再评价"（50%），"制定本院药物治疗原则"（38%）。

可见，临床医生对药物疗效/风险评估、新药信息、药物不良反应、药物相互作用、药物配伍禁忌等关注程度都比较高，遇到疑难问题或发生药物不良反应，也希望药师能参与进来，对药师下临床、对患者进行用药宣传持肯定态度，认为临床药师只有深入临床，了解掌握第一手临床信息，医药协同才可能提出适宜的给药方案，实现合理用药的目的。

根据临床需求，协助医生，促进和保证合理用药，提高疗效，避免不合理用药和滥用药物所造成的危害，减少药源性疾病，达到改善和提高患者生活质量的目的，是目前每个临床药师应该思考和急需解决的主要问题。

二、医生合理用药教育的内容

我国医师的用药咨询在西药内容方面主要涉及药物的药效学、药动学、药物相互作用、不良反应、禁忌证、药物中毒鉴别与解救，药品的选择，同一药品不同生产厂家、品牌的性价比，替代药品的评价，国内外新药动态和新药知识以及处方药和非处方药相关管理制度等，中药内容的咨询也越来越多，在参考西药经验的基础上更加突出中医药的特点，注重传统知识的传承发扬及与现代研究结果的结合。目前，药师可从以下几个方面向医师提供用药咨询服务：

1. 合理用药信息　合理用药的含义是指安全、有效、经济、适当地用药。药师以其专业优势，在合理用药方面掌握着更多、更新的信息，特别是在合理使用抗菌药物、药物的相互作用、药品的性价比、国外新药动态、老药新用、新药疗效评价及不良反应监测、中药品种与炮制、中药调剂应付等方面，为医师提供有效的帮助。

2. 新药信息　随着制药工业迅猛发展，新药不断涌现。新药品种的不断增多，在带给医师们更多治疗选择的同时，也带给他们更多的困惑；大量仿制药以及一药多名等现象，使得医师在开药时无所适从；药品生产企业和传播媒介对药品的误导宣传也干扰医师选药。为此需要药师给予医师以信息支持，使他们了解对新药系统评价的内容、最新的循证医学结果等信息，为临床合理用药提供依据。

3. 治疗药物监测信息　治疗药物监测（TDM）是药学服务的一项重要工作。目前TDM对象已经扩展到强心苷、抗癫痫药、抗心律失常药、解热镇痛抗炎药、平喘药、抗精神失常药、免疫抑制药、抗肿瘤药、抗生素9大类的30多个常用药物。通过治疗药物监测信息，为医师制订合理的治疗方案提供了有力的保障，真正实现用药的个体化。

4. 药品不良反应和禁忌证信息　药师在做好药品不良反应的发现、整理和上报工作的同时,及时搜寻国内外有关药品不良反应的最新进展和报道,汇集传统典籍等中的配伍禁忌、证候禁忌等,并提供给临床医师,开展药品不良反应和禁忌证等的咨询服务,将有助于提高医师合理用药的意识和能力,防范和规避发生用药的风险,为医师开展新药临床研究、药物经济学评价、药物流行病学的调研及国家药品分类管理提供参考资料,为解决医患纠纷提供科学的论证指导。同时,药师也有责任提醒处方医师随时防范禁忌证用药,尤其是医师在使用本专业、学科以外的药物时。

5. 不同产地生熟异制饮片的特性与疗效　长期临床实践表明,部分中药的功效与其产地有直接的关系。如牛膝有川牛膝与怀牛膝之分,川牛膝偏于活血通经、用于瘀血阻滞;怀牛膝偏于补肝肾、强筋骨,用于肝肾不足。另外,一些饮片生品与炮制品的功效有明显的差异,如生槐米偏于清热泻火多外用,炙槐米偏于凉血止血多内服;生蒲黄行血祛瘀,焦蒲黄长于止血等。但医生对处方应付及不同加工炮制品的功效了解不足,药师应及时关注处方医嘱中出现的问题,积极下临床了解医生的疑惑,及时提供相关的帮助与宣教。

第三节　护士合理用药宣教

【工作流程图】

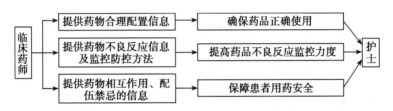

图 2-8-3　护士合理用药宣教工作流程图

一、护士合理用药教育的特点

在药学知识飞速发展和药物快速更新换代的今天,被动地遵医嘱给药已不能满足现代护理工作的需要,这就要求护理人员在临床实践中拓宽自己的用药知识,做好用药护理。

(一) 护士的职业特点及药学知识背景

医院有众多部门与安全合理用药相关,但护士是为患者配药、给药的直接操作者,在保证合理用药、安全用药方面可以起到非常重要的作用,管药、配药、给药(注射、口服、外用、患者自用)、用药后监护、不良反应的发现与处理等工作,均需要护士有一定的药学知识背景和处理药学问题的能力,但目前仍存在一些问题。

1. 药学知识方面　临床护士药学知识相对滞后,在校期间的药学理论学习偏于基础概念。药理学、药代动力学、药物化学等都是专业性很强的学科。同时护理专业所选用的药学类教科书是经过精简的,并非主修科目。因此仅凭教科书上学到的知识不足以满足当前护理工作的需要。

2. 正确读懂药品说明书　新药层出不穷,许多药品即使在最新的药物手册中都难查及,直接阅读药品说明书不失为了解药物相关知识的一种方便快捷的途径,然而临床护士对药品说明书的使用率较低,甚至存在对说明书内容不能完全理解的现象。

3. 护理用药方面知识　很多护士在工作中仅仅扮演着医嘱执行者的角色,认为用药正确与否是医生的责任,没有把护理学当成一门独立的学科,需要正确对患者进行药物知识宣教,特别是针对药物的特殊用法、不良反应、注意事项等方面。

4. 对药物不良反应判断　患者出现药物不良反应经常是护士在第一时间发现,这需要护士具备对药物治疗有效监护的能力,还需要具备对药物不良反应进行有效判断和处理的能力,若对药物的不良反应判断不准确,将引起严重的后果。

5. 对患者的药物宣教　作为用药的执行者,护士需要向患者做必要的讲解,但由于护士药学知识的不足,针对药物的特殊用法、不良反应、注意事项等情况,用药宣教往往不足。

(二) 护士的合理用药关注点及需求

护士是药物治疗的执行者和监护者。在施行药物治疗过程中,护士需要更多地获得有关药物的剂量、用法,注射剂配制溶媒、浓度和输液滴注速度,以及输液药物的稳定性及配伍禁忌等信息;同时,护士还需要获得合理用药、指导患者正确用药(包括用药的饮食宜忌等)以及用药监护等新信息、新知识。药师为护理人员提供科学合理的用药咨询,将有利于提高临床护理质量和药物治疗的效果。

黄宏春等对178名护理人员采用自行设计的问卷调查结果显示,护理人员对药物性状、规格和主要药理作用掌握较好,但对药物的血浆半衰期、使用药物的注意事项、药物不良反应等方面的知识缺乏了解。

一项针对大型三甲医院94名护士的调查结果显示,护理人员非常希望获得药学服务相关知识,尤其希望获得本科室常用药物的名称、作用、用法、不良反应及禁忌证、新使用药物的相关知识。且希望药剂师能深入临床,协助她们进行药学服务。这说明护理人员已经意识到自己知识的不足并认识到了药学服务在临床中的重要性,所以药剂师应深入临床向护理人员讲解合理用药方面的知识。

二、护士合理用药教育的内容

药物治疗是最常采用的一种治疗手段,在临床护理工作中,执行药物治疗是护士重要的职责之一,护士不仅仅是药物治疗实施者,而且是安全用药的监护者和病人正确用药的宣教者。在指导病人用药过程中,为了保证准确、安全而有效的给药,护士应详尽了解有关药物的药理知识,熟练掌握正确的给药方法和技术,告知病人和家属所使用药物的基本常识,教会病人正确使用和保管药物的方法,提醒病人使用药物的注意事项,了解病人用药的能力,使病人得到最佳的药物治疗效果。以下为药师给予护士的基本合理用药教育内容。

1. 本专业领域药物基本常识　①药品适应证或功能主治:可以帮助护士理解处方或医嘱用药的目的;②剂型、规格和剂量:药品的不同剂型、规格适用于不同的患者群或病情,用药剂量也往往与不同的病种、病情、给药途径、剂型等有关,应掌握药物的常用剂量;③用药时间:合适的用药时间和给药间隔时间一般是以药物的半衰期为参考依据制定的,正确给药对保障血药浓度的平稳有重要意义;④药物配制:包括溶媒选择、溶媒用量、配制器具、配制方法、配制顺序等内容,药物配制方法的正确与否直接影响用药安全;⑤给药途径和给药方法:同一药物可能存在多种给药途径,正确的给药途径和给药方法是安全有效用药的重要影响因素;⑥用药禁忌:重视药物的慎用证和禁忌证,安全用药;⑦用药注意事项:用药的注意事项,属于用药护理的范畴,需要得到充分的重视。

2. 正确的药品使用方法　①有关药物的正确的用药剂量、用法;②注射剂配制溶媒、浓度和输液滴注速度;③输液药物的稳定性;④药物配伍禁忌;⑤指导患者正确用药等方面。

3. 正确保存药品的方法　各种药品都有其相应的保存要求,应按药品包装说明的规定妥善保管。药物分为内服药、注射药、外用药和新型制剂,应将不同种类的药物分类放置,药瓶上应有标签。某些药物的化学性质不稳定,保存方法不当就会变质失效,应根据药物的性质妥为保存。如维生素 C、氨茶碱等,应装在有色密盖瓶中,放阴凉处;有的针剂如盐酸肾上腺素,放盒内用黑纸遮盖;容易被热破坏的药物,须放在冰箱内保存。

4. 药物不良反应的防控　提高护士对药物不良反应的认知度,掌握药物常出现的不良反应类型,提高护士发现、处理、上报不良反应的能力。

5. 饮食对药物的影响　很多食物对药物都有一定的影响,往往作用在药物引入体内的多个环节,如吸收、代谢、排泄等环节。需要注意的饮食及行为习惯有,饮酒、饮茶、食盐、吸烟、高蛋白饮食等都会对药物在体内过程产生影响。中医传统上对用药时的饮食宜忌也有很多讲究,如不同病证的治疗对生冷辛辣、膏粱厚味、腥发之物等饮食有不同的要求。

总之,护士是药物治疗的执行者和监护者。在施行药物治疗过程中,护士需要更多地获得有关药物的剂量、用法,注射剂配制溶媒、浓度和输液滴注速度,以及输液药物的稳定性及配伍禁忌等信息;同时,护士还需要获得合理用药、指导患者正确用药(包括用药的饮食宜忌等)以及用药监护等新信息、新知识。提高医疗服务质量、改善患者预后需要医护人员及临床药师的共同努力与协作,药师为护理人员提供科学合理的用药咨询,将有利于提高临床护理质量和药物治疗的效果。

第四节　患者合理用药宣教

辨证施治是中医诊断和治疗疾病的基本原则,是中医学的精髓。对疾病的治疗必须在辨证施治思想的指导下使用中药,才能做到有的放矢,发挥最佳疗效,正所谓药证相符,效若桴鼓。国家中医药管理局制定的《中成药临床应用指导原则》中明确规定:中成药临床应用应辨证用药、辨病辨证结合用药。因此中药临床药师在对患者进行合理用药宣教时,应教育患者不能盲目按照西医诊断或病名使用中药,而应注意在医生和药师的指导下合理用药。

一、常见疾病的辨证分型及患者用药宣教注意事项

(一) 感冒

1. 辨证分型　凡感受风邪或时行疫毒,导致肺卫失和,以鼻塞、流涕、喷嚏、头痛、恶寒、发热、全身不适等为主要临床表现的外感疾病,称之为感冒。因气候变化和病邪不同及体质强弱的差异,在证候表现上有风寒感冒、风热感冒、暑湿感冒、体虚感冒之别。

(1) 风寒感冒:主要症状为恶寒重,发热轻,无汗,头痛,四肢关节酸痛,鼻塞声重,打喷嚏,时流清涕,口淡不渴,咳嗽,咳痰清稀,咽喉疼痛不明显,舌质不红,舌苔薄白而润,脉浮紧等。治疗时应以辛温解表及宣肺散寒为法。汤药可以葱豉汤加味或荆防败毒散加减;中成药可酌情选用感冒清热颗粒、感冒软胶囊、正柴胡饮颗粒、荆防败毒丸等。

(2) 风热感冒:主要症状为发热重,恶寒轻,头痛,口干而渴,鼻塞,流黄浊涕,咽喉红肿

疼痛,舌边尖红,苔薄黄,脉浮数。治疗时应予辛凉清解及清肺透邪为法。汤药可以银翘散加减;中成药可酌情选用银翘解毒颗粒、双黄连口服液、清热解毒口服液、夏桑菊感冒颗粒、风热感冒颗粒、复方双花口服液等。

(3) 暑湿感冒:发于夏季,主要症状为发热,汗出热不解,面垢,鼻塞流浊涕。治疗时应予清暑祛湿解表为法。汤药可以新加香薷饮加减;中成药可选用藿香正气水(丸、软胶囊)、暑湿感冒颗粒等。

(4) 体虚感冒:多为年老多病,气虚或阴虚所致。主要症状为恶寒发热,头痛鼻塞,倦怠无力,气短懒言,并容易反复发作。治疗时应予辛凉清解及清肺透邪为法。汤药可以参苏饮或葳蕤汤加减;中成药可酌情选用参苏丸(胶囊)、玉屏风散等。

2. 患者宣教注意事项

(1) 服用发汗解表的感冒药后宜避风寒,或增衣被,或辅之以粥,以助汗出。

(2) 解表取汗,以遍身持续微汗为最佳。若汗出不彻,则病邪不解;汗出太多,则耗伤气津,重则导致亡阴亡阳之变。

(3) 汗出病瘥,即当停服,不必尽剂。

(4) 服用感冒药时忌生冷、油腻之品,多饮水,注意休息。

(5) 若外邪已入里,或麻疹已透,或疮疡已溃,或虚证水肿,均不宜使用。

(二) 便秘

1. 辨证分型　便秘是指大肠传导功能失常,导致大便秘结,排便周期延长;或周期不长,但粪质干结,排便艰难;或粪质不硬,虽有便意,但便出不畅的病证。中医认为,若胃肠受病,或因燥热内结,或因气滞不行,或因气虚传送无力,血虚肠道干涩,以及阴寒内结等,均可导致便秘,在证候表现上有实秘、虚秘之别,分为肠胃积热、气机郁滞、气虚便秘、血虚便秘、阴虚便秘、阳虚便秘等不同证型。

(1) 肠胃积热:主要症状为大便干结,腹中胀满,面红身热,口干口臭,舌质红干,苔黄燥,或焦黄起芒刺,脉滑数或弦数。治疗时应以泻热导滞、润肠通便为法。方药可以麻子仁丸、增液汤等加减;中成药可酌情选用清泻丸、九制大黄丸、牛黄清胃丸、新清宁片等。

(2) 气机郁滞:主要症状为大便干结,欲便不出,腹中胀满,胸胁满闷,食欲不振,嗳气呃逆,舌苔薄白,脉弦。治疗时应以顺气导滞、降逆通便为法。汤药可以六磨汤加减;中成药可酌情选用六味安消胶囊等。

(3) 气虚便秘:主要症状为排便乏力,难以排出,汗出气短,面白神疲,肢倦懒言,舌淡胖,或边有齿痕,苔薄白,脉细弱等。治疗时应以补气健脾,润肠通便为法。汤药可以黄芪汤加减;中成药可酌情选用便通胶囊、苁蓉润肠口服液等。

(4) 血虚便秘:主要症状为大便干结,努挣难下,面色苍白,头晕目眩,舌质淡,苔白,或舌红少苔,脉细数等。治疗时应以养血润燥,滋阴通便为法。汤药可以润肠丸加减;中成药可酌情选用通便灵胶囊、苁蓉通便口服液、麻仁润肠丸等。

(5) 阴虚便秘:主要症状为大便干结,口干舌燥,头晕耳鸣,形体消瘦,心烦失眠,潮热盗汗,腰膝酸软,舌红少苔。中成药可酌情选用苁蓉润肠口服液、滋阴润肠口服液等。

(6) 阳虚便秘:主要症状为大便艰涩,排出困难,面色㿠白,舌质淡,苔白,脉沉迟或沉弦等。治疗时应以温阳通便为法。汤药可以济川煎加减。

2. 患者宣教注意事项

（1）泻下剂作用峻猛,大都易于耗损胃气,中病即止,慎勿过剂。

（2）老年体虚,新产血亏,病后津伤,以及亡血家等,应注意攻补兼施,虚实兼顾。

（3）长期服用大黄、番泻叶、芦荟等含有蒽醌类成分的泻下药易导致结肠黑变病,并易形成依赖,如番泻叶长期服用后停服可出现戒断症状,表现为心烦失眠、焦虑不安,有疼痛感或蚁行感、面热潮红等。

二、药物不良反应的认知和应对方法

常见的药物不良反应及其应对方法是患者最为关心的问题,也是用药宣教中需要重点交代的部分。应教育患者加强对可能出现的不良反应的监测,出现不良反应后应及时处置,并在日常用药中加强对药物不良反应的预防。

1. 对患者进行不良反应相关知识的宣教

（1）了解常见中药不良反应的临床表现:

1）全身性损害:主要表现为过敏性休克、过敏样反应、寒战、高热等,如国家食品药品监督管理总局（China Food and Drug Administration,CFDA）发布的鱼腥草注射液、清开灵注射液等中药注射剂不良反应通报中,即可见引起过敏性休克的案例报道。

2）皮肤不良反应:主要表现为瘙痒、皮疹、荨麻疹、发疹型药疹、水疱、溃疡,严重者可致剥脱性皮炎、表皮松解型药疹、重症多形性红斑等,如CFDA发布的清开灵注射液不良反应信息通报即可导致大疱表皮松解型药疹及剥脱性皮炎等皮肤及其附件损害。

3）呼吸系统不良反应:主要表现为呼吸困难、发绀、喉水肿、支气管痉挛等。如苦杏仁中毒即可抑制呼吸中枢,引起呼吸衰竭。

4）消化系统不良反应:主要表现为恶心、呕吐、食欲减退、腹泻、腹胀、腹痛、便秘、溃疡性口炎、肝功能损害、黄疸等,如空腹服用熊胆胶囊即可导致食欲减退、消化不良、口苦、纳呆等不良反应症状,近年来的研究表明某些具有特殊基因的患者服用生首乌可引起药物性肝损伤。

5）心血管系统不良反应:主要表现为低血压、血压升高、心脏停搏、突发性期前收缩、心力衰竭等。如注射参附注射液即可引起血压升高。

6）神经系统不良反应:主要表现为头痛、头晕、抽搐、惊厥、昏迷、四肢麻痹、四肢痉挛、嗜睡、意识障碍等。如洋金花即可产生不安、激动、幻觉乃至谵妄等阿托品样兴奋症状。

7）泌尿系统不良反应:主要表现为肾功能异常、肾功能衰竭、尿少、血尿、尿失禁等。如关木通、细辛等含马兜铃酸中药即可导致肾功能损害。

8）血液系统不良反应:主要表现为贫血、出血倾向、紫癜、溶血等。如水蛭、银杏叶等中药即可导致出血倾向;大量快速静注含皂苷成分的中药,可导致红细胞破坏,引起溶血反应。

9）生殖系统不良反应:主要表现为功能失调性子宫出血、闭经、流产、死胎或胎儿发育异常、勃起障碍、早泄、精子数量减少等。如CFDA发布的雷公藤制剂不良反应通报中,即有导致闭经、精子数量减少等生殖毒性的报道。

（2）建议患者重点关注易发生不良反应的中药,包括毒性中药、中药注射剂等,以及临床报道发生不良反应较多的中药,如何首乌、甘草等。

（3）询问患者的药物过敏史,对曾经过敏的药物避免再次服用。部分慢性病患者应注意监测自身状况,如进行血压、血糖、血脂等指标的监测,肝肾功能不良的患者及服用可能损伤肝肾功能的药物时,应定期进行肝肾功能检查。

2. 协助患者对药物不良反应进行甄别和积极应对

(1) 发现患者出现不良反应后,应立即和临床医生进行沟通,及时进行对症处理和必要的救治。

(2) 追问不良反应发生的时间,分析药品不良反应的发生与用药有无合理的时间相关性,观察患者减量或停药后,不良反应是否消失或减轻,确定发生不良反应的药物。

(3) 教育患者尽可能详细描述不良反应的临床表现及症状变化等情况。

(4) 追溯用药史,包括西药、中药及保健品等信息,尽量避免遗漏重要用药信息。

(5) 询问患者的既往药物过敏史和家族过敏史。如"以前是否有过药物不良反应?""以前吃过这个药吗?"

(6) 分析不良反应症状可否用患者病情进展及其他治疗方法的影响来解释,排除药物以外的因素。

(7) 填写不良反应报表,及时进行不良反应上报。

3. 对药物不良反应的监测和处置

(1) 在服药的头几天,身体对药物有一个适应过程,可能出现不良反应。因此要特别注意对新增药物的不良反应监测。

(2) 教育患者加强对易出现不良反应药品的监测,如中药注射剂、毒性中药等。其中肝功能不良的患者应加强对含黄药子、生首乌、苍耳子等易导致肝损伤中药的监测,肾功能不良者的患者应加强对含细辛、雷公藤、含雄黄中成药等易导致肾损伤中药的监测。

(3) 提示患者可能出现的不良反应及其应对方法。如服用含大黄、番泻叶的患者可能出现腹泻、腹痛的不良反应,应及时减量或停药;服用熊胆粉、黄连等苦寒药物可能损伤胃气,出现胃部不适,纳差等不良反应,该类药应饭后服用以减轻对胃肠道的刺激;女性月经期应暂停服用红花、益母草等活血化瘀药,以避免月经量过多等。

(4) 一旦发现或怀疑出现药物不良反应,应立即停药并及时就医。

(5) 就医时,告知医生所有正在服用的药物,包括中药、西药和保健品,以便分析不良反应发生的原因。

4. 对药物不良反应的预防

(1) 辨证用药,采用合理的剂量和疗程。尤其是对特殊人群,如婴幼儿、老年人、孕妇以及原有脏器损害功能不全的患者,更应注意用药方案。

(2) 关注患者的过敏史。对有药物过敏史的患者应密切观察其服药后的反应,如有过敏反应,应及时处理,以防止发生严重后果。对出现过不良反应的药物应避免再次使用。

(3) 注意药物间的相互作用,在同时服用多种中药以及中、西药并用时尤其要注意避免因药物之间相互作用而可能引起的不良反应。

(4) 关注中药的服用禁忌,包括配伍禁忌、证候禁忌、妊娠禁忌、饮食禁忌等,减少不良反应的发生。

(5) 需长期服药的患者要加强安全性指标的监测。

(6) 遵医嘱用药,未经医生或药师的同意,不应擅自使用或停用任何药物,包括保健品等。

三、门诊患者宣教主要内容

门诊患者宣教主要内容包括如何正确地煎煮中药饮片、合理服用中药、正确存放药品、特殊剂型的正确使用等内容。

（一）中药饮片的合理煎煮

汤剂作为我国应用最早、最广泛的一种剂型,能够更好地适应中医辨证论治的需要,做到随证加减处方,同时具有吸收快、起效迅速、制备方法简单等优点。煎药是中药汤剂在使用前的最后一道工序,要达到和发挥中药汤剂的最大优点就要把好煎药关。明代医家李时珍在《本草纲目》中提到:"凡服汤药,虽品物专精,修治如法,而煎煮药者,鲁莽造次,水火不良,火候失度,则药亦无功。"清代医家徐灵胎在《医学源流论》中说:"煎药之法,最宜深讲,药之效不效全在乎此。"可见我国历代医家对中药煎煮方法的重视。中药的煎煮,不仅是有效成分的溶出过程,而且是药物中各种生理活性成分进行化学反应的过程,煎煮过程中诸多因素影响了复方汤剂有效成分的溶出效果,从而造成了临床疗效的巨大差异。因此中药临床药师应当对门诊患者进行饮片煎煮方法的宣教,使其掌握正确的煎药方法。

1. 煎药器具　煎药器具以砂锅、瓦罐为好,搪瓷、不锈钢次之。这些器皿的优点是导热均匀,且性质稳定,不易与中药发生化学反应。忌用铜铁锅,因其化学性质不稳定,易与中药中的鞣质、苷类、有机酸类成分等发生化学反应(如大黄、五倍子、何首乌、乌梅、五味子、黄芩等),使药液的颜色和化学成分发生变化。

2. 煎药用水

（1）煎药用水的种类:古人对煎药用水的选择颇为讲究,根据不同的疾病和不同的药材,注重选择不同的煎药用水。如《本草纲目·卷五》谓泉水性甘平,功能解热养阴、除烦止渴、通利小便、安定五脏,宜煎养阴药、安神药等。又如《伤寒论》中枳实栀子豉汤以清浆水煎煮,取其性凉善走,调中开胃之意。还可以根据疾病需要加入酒、蜜、醋等作为煎药溶媒。现代,中药汤剂的煎煮多以水为溶媒。煎煮用水最好采用经过净化和软化的饮用水,以减少杂质混入,防止水中钙、镁等离子与药材成分发生沉淀反应。

（2）煎药用水量:煎煮中药时所用的加水量直接关系到中药有效成分的溶出情况。药多水少,会造成"煮不透,煎不尽",有效成分煎出不完全,稍有蒸发,药汁即干涸,甚至药物有效成分可因局部高温而被破坏。药少水多,虽能增加有效成分的溶出量,但汤液量过大,不宜病人服用,况且若为减少汤液量而延长煎煮时间,根据浸出扩散分式可知,溶液浓度达到与溶质平衡时,延长煎煮时间不能增加溶出物的量,反使溶液中杂质增多,且由于受热过久使某些有效成分被破坏,从而影响药效。正如李时珍所言:"剂多水少,则药味不出;剂少水多,又煎耗药力也。"可见,加水之多少,贵在适宜,少则药性不出,多则久煎而耗散药力,不可不究。

煎药加水量应适当,一般为药材量的 5～8 倍,或加水浸过药面 2～10cm。一般中药煎煮两次,第二煎加水量为第一煎的 1/3～1/2。但是根据饮片性状的不同,煎煮用水量也有差异。如药材的质轻与质重,疏水与亲水,以及花类、叶类、根类、矿物类等不同性状的药物,其加水比例各有差别。一般认为,质地疏松体积较大的药材,如花、草、叶等饮片,在浸泡和煎药过程中吸水量大,如红花、大青叶、蒲公英等;质地坚实的根茎类、种子类药材,因含淀粉、黏液质较多,在浸泡和煎煮过程中吸水量也较大,如山药、薏苡仁、车前子等;而骨角类、贝壳类、矿物类药材虽然同样质地坚实,但由于疏水性强,因此在浸泡与煎煮过程中吸水量小,如龙骨、牡蛎、珍珠母、磁石、自然铜等。

3. 煎前浸泡

（1）浸泡目的：中药煎煮前应加水浸泡，使药材组织润湿浸透，以利于有效成分的溶解和浸出。一般用冷水浸泡，不宜用热水浸泡，以免使药物变性。大多数中药饮片为植物干品，有一定的体积和厚度，在煎煮前需放置容器内进行冷水浸泡，以使药物的表面湿润、变软、植物细胞膨胀，使药物有效成分部分溶出，在组织内产生渗透压而扩散到组织细胞外部水中，同时可避免在加热煎煮时药材组织内所含蛋白质固化、淀粉糊化而影响药物有效成分的煎出，从而对药效产生影响。

（2）浸泡方法：浸泡一般宜用冷水，如果开始就用沸水浸泡或煎煮，则药材表面组织所含蛋白质受热凝固，淀粉糊化，妨碍水分渗入药材细胞内部，影响有效成分的煎出。通常浸药的水量应使水面超过药面 3~5cm，根据药材性质、质地的不同，浸泡方法应略有调整。一般质地坚硬黏腻的药材吸水量少，浸泡加水可少些；质地疏松的药材吸水量大，浸泡加水可多些。

（3）浸泡时间：浸泡时间一般以 30~60 分钟为宜，以药物浸透变软为准，以确保药材组织的充分润湿和浸透。具体浸泡时间可根据药材的性质而有所调整，一般花、茎、全草为主的药材浸泡 30 分钟，根、根茎、种子、果实等为主的药材可浸泡 1 小时。根据季节的不同，浸泡时间也应略作调整，一般春冬季节浸泡时间宜长些，夏秋季节浸泡时间宜短些。需要注意的是夏季泡药，由于环境温度高，应防止药材变质，对含淀粉多的药材和含蛋白质丰富的动物药尤应特别注意，以免引起药物有效成分酶解或药品的霉变。

4. 煎药火候　煎药火候通常分为文火和武火。

文火就是弱火，是指温度上升缓慢，水分蒸发较慢的火候。需要注意的是，文火是用来表示温度上升的速度的，不是表示温度的高低的。通常味厚滋补药宜文火久煎。武火就是急火，是指使温度上升及水液蒸发迅速的火候。通常解表药宜用武火速煎，使药液沸腾后可再用文武火交替煎煮。中药煎煮时，一般先用武火即大火将药液快速煮沸，然后用文火即小火慢慢煎煮。煎煮的火候和时间，要根据药物的性能而定。通常来讲，解表药、清热药宜武火煎煮，时间宜短；滋补药宜用文火慢煎，时间宜长。

5. 煎煮时间　煎煮时间在中药复方汤剂煎煮过程中非常重要，适宜的煎煮时间对提高药物临床疗效有重要意义。煎煮时间太长，则药物的某些成分被破坏或散失；煎煮时间不足，则药物的某些成分不易溶出。

煎煮时间与药材成分的性质、药材质地、投料量的多少等有关，如含骨胶质的动物甲骨类药物，因骨胶质在常温下不溶于水，则需要较长时间加热，使其水解成为溶于水的胶原碎片，才能溶解于药汁中。含芳香挥发性有效成分的药物，煎煮时间则不宜过长，以避免芳香成分丧失，损失药性，降低药效。坚硬的根茎类及补益药宜久煎，以使有效成分溶出。

煎煮时间与处方的功效相关。一般来说，解表药头煎 10~15 分钟，二煎 10 分钟，这样煎出的药汁挥发性成分损失小，发散力强；滋补药头煎 30~40 分钟，二煎 25~30 分钟，如需三煎，15 分钟，这样煎出的药汁浓稠，患者服用后药力较持久；一般性药，头煎 20~25 分钟，二煎 15~20 分钟。汤剂煎得后，应趁热滤过，尽量减少药渣中煎液的残留量。

解表剂如银翘散、荆防败毒散、桑菊饮、香薷饮等，其药多质轻芳香，部分药材如荆芥、薄荷等还含有挥发油成分，长时煎煮会使其药性失散，减弱或失去作用，因此煎煮时间宜较短。如《温病条辨·上焦篇·风温》关于银翘散的煎煮方法论述道："香气大出，勿过煎。肺药取轻清,过煎则味厚而入中焦矣。"补益药如八珍汤、肾气丸、三才汤等,药性多滋腻厚重,煎煮时间过短则溶液不易渗透入药材内部,难以充分提取出有效成分,因此煎煮时间宜长,一般需文火慢煎40分钟以上,取其味厚重浊,直达脏腑之作用,以补虚填损。需要注意的是煎药时间太长,会使药的味道难以下咽,而且变成了过沸水,水分子集团增大,影响水分子对细胞壁的渗透性。如果是花或叶为主的药,煎药时间应再缩短。

6. 一般煎煮方法 将药材置于煎药锅中,加水浸泡30~60分钟。一般中药煎煮两次,第二煎加水量通常为第一煎的1/3~1/2。将两次煎煮的药液去渣滤净后合并,分两次服用。

7. 特殊煎煮方法 在汤剂处方中有些药材性质特殊,不能与方中群药同时入煎,应分清情况,区别对待,并应在处方上注明其特殊煎法。归纳起来有先煎、后下、包煎、烊化、另煎、兑服、泡服、煎汤代水、煮散等不同煎煮方法。

(1) 先煎:主要指某些药物因其性质特殊,在煎药时应先煮沸一段时间,再下其他药物同煎。需要先煎的药物包括:①金石、矿物、贝壳、角甲类中药,因其质地坚硬,有效成分不易煎出,应打碎先煎20~30分钟,以使有效成分充分溶出,如磁石、赭石、生石膏、龙骨、牡蛎、海蛤壳、瓦楞子、珍珠母、石决明、紫贝齿、龟甲、鳖甲、寒水石、紫石英、海浮石、青礞石、花蕊石、自然铜等。②部分有毒中药,需要先煎1~2小时,达到减毒的目的,如乌头、附子等。③有些植物药先煎才有效,如天竺黄、藏青果、火麻仁、石斛等。石斛含内酯型生物碱,只有久煎后的水解产物才能起治疗作用。

(2) 后下:主要指某些药物在煎煮过程中,其有效成分易挥发或易被破坏的,一般在中药汤剂煎好前5~15分钟放入。需要后下的药物包括:①气味芳香,含挥发油较多的中药,如薄荷、藿香、豆蔻、砂仁、青蒿、香薷、木香、沉香、檀香、降香、玫瑰花、细辛等。煎煮15分钟后,挥发油损失一半,煎煮30分钟后挥发油几乎全部损失。因此通常含挥发油的中药在中药汤剂煎好前5~10分钟入煎即可。②有效成分受热易被破坏,不宜久煎的中药,如钩藤、大黄、番泻叶、苦杏仁等。钩藤含钩藤碱,煎煮20分钟以上可使其含量降低,降压作用减弱;大黄含大黄苷,其泻下作用比苷元强,故不宜久煎,以免导致苷类的水解;苦杏仁含苦杏仁苷,久煎能部分水解,产生氢氰酸并随水蒸气逸散,减弱止咳作用。因此该类药材通常在群药煎好前10~15分钟入煎。

(3) 包煎:主要指某些药物因其性质特殊,需要用纱布包裹后与其他药物同煎。需要包煎的药物包括:①粉末类、细小种子类中药,这些药物体积虽小,但总表面积大,颗粒的疏水性强,易浮于水面或沉于锅底,如松花粉、蒲黄等花粉类中药;葶苈子、菟丝子等种子果实类中药;六一散、黛蛤散、滑石、青黛等细粉类中药。②含淀粉、黏液质较多的中药,在煎煮过程中易粘糊锅底焦化,如浮小麦、车前子、秫米等。③附绒毛中药,煎煮过程中易使绒毛脱落,混入汤液中刺激咽喉,引起咳嗽,如旋覆花。

(4) 烊化:某些胶类或糖类中药,如与方中群药同煎,不但使煎液黏度增大,影响其他成分的扩散,而且其本身亦会被其他药渣吸附而损失。因此可置于煎好去渣的药液中加热溶化,或加适量水或黄酒加热溶化后,再兑入其他药液中服用。需要烊化的药物包括阿胶、龟甲胶、鳖甲胶、鹿角胶、饴糖、蜂蜜等。

(5) 另煎:又称另炖,主要指某些贵重中药,为更好地煎出有效成分,同时避免被其他药物吸附而损失,应单独另煎,取其汁液另服或兑入煎好的药液中服用,如人参、西洋参、鹿茸、羚羊角等。

(6) 冲服:主要指某些特殊药材为防止散失,提高药效,常需研为细末制成散剂,服药时加入汤剂中服用或用温开水冲服。需要冲服的药材包括：①某些用量较轻的贵细药材，如麝香、牛黄、冰片、珍珠、羚羊角、猴枣、马宝、鹿茸、人参、蛤蚧等。②某些特殊药物，根据病情需要，为提高药效，也常研成散剂冲服，如用于止血的三七、花蕊石、白及、血余炭，用于息风止痉的蜈蚣、全蝎、地龙、僵蚕，用于制酸止痛的乌贼骨、瓦楞子、海蛤壳、延胡索等。③某些药物的有效成分遇高温易产生毒性或被破坏，或难溶于水，只能做散剂冲服，如朱砂、雷丸、鹤草芽等。④部分液体药物也须冲服，如竹沥汁、姜汁、藕汁、鲜地黄汁等。

（7）泡服：又称焗服，主要指某些有效成分易溶于水或久煎易破坏药效的药物，可以用适量开水或处方中其他药物的滚沸煎液趁热浸泡，加盖闷润，减少挥发，半小时后去渣服用。如藏红花、番泻叶、胖大海等。

（8）煎汤代水：主要指为防止某些药物与其他药物同煎而使煎液混浊，难以服用，宜先煎取其上清液代水，再煎煮其他药物，如灶心土等。此外，某些药物质轻用量多，体积大，吸水量大，如按常规煎煮，煎出的药液量很大，患者不易服用，如加水太少，药材无法浸透，导致大部分有效成分不能煎出，达不到应有的治疗效果，对这类中药也须煎汤代水用，如玉米须、丝瓜络、金钱草等。

（9）煮散：先将方药研为细散状，再以水煮药散，连汤带药一并服用，如风引汤等。细散状饮片的煎出效果较普通饮片增加，但产生疗效成分溶出增加的同时，引发副作用的成分溶出也可能增加。因此需要谨慎权衡用药，谨慎选择用量。

（二）中药的合理服用

正确使用药物是确保临床用药安全有效的必要条件。口服是中药的主要给药途径，主要包括中药汤剂和中成药。中药的服用需要注意服药的剂量、时间、次数、温度等因素。

1. 用药剂量 包括药物的首次剂量、维持剂量，每日用药次数，疗程等。

2. 服药时间 晨起、餐前、餐中、餐后、睡前服用等，以及部分中药的特殊服药时间，如煎汤代茶饮药物可时时频服。

3. 自备和自理中成药的正确使用 中药师应特别关注住院患者自带药品（自备药）和自我给药（自理药）。教育患者不能擅自使用自备药，必须按照医院的规定，经过有关医生同意才能使用，以避免出现不必要的配伍禁忌等，并提醒患者自备药的相关药物不良反应。对住院患者的自理药，应指导其正确地识别药品、正确地使用药品，且应给患者讲解服药后的注意事项。服药时间根据中医天人相应的思想，人体的生命活动与自然界的时间变化具有同步节律，因此中药的服药时间也应和自然界的阴阳消长、人体疾病的盛衰和病理生理节律一致。《素问·生气通天论》言："阳气者，一日而主外，平旦人气生，日中而阳气隆，日西而阳气已虚，气门乃闭。"说明人体阳气随昼夜推移而呈盛衰变化。《灵枢·顺气一日分为四时》云："以一日分为四时，朝则为春，日中为夏，日入为秋，夜半为冬"。将每日24小时分为4个阶段，夜半至黎明为阴中之阳，黎明至中午为阳中之阳，中午至黄昏为阳中之阴，黄昏至夜半为阴中之阴。因此药性不同，治疗的疾病不同，服药的时间也各不相同。

（1）空腹服：活血化瘀药宜空腹服药，如仲景之桃核承气汤，其强调"先时"，后世医家在应用活血化瘀之剂时亦多注明"食前"或"空心服"，体现了《神农本草经》之"病在四肢血脉者，宜空腹而在旦"的思想。峻下逐水药空腹服可使药力直达病所，如《伤寒论》中的十枣汤方后注明要求清晨空腹服下。此外，驱虫药空腹服可使药效更佳；攻积导滞药空腹服可使泻下之力更强。

（2）饭前服：补益药宜饭前服以利于吸收，如六味地黄丸、参苓白术散等；健胃消食药宜饭前服,如保和丸、大山楂丸等;制酸药宜饭前服,以减少胃酸分泌,增强对胃黏膜的保护;病在胸腹以下,如肝、肾等脏器疾病宜饭前服,旨在发挥最佳效力。

（3）饭后服:对胃肠道有刺激的药物及苦寒伤胃之药宜饭后服;病在胸膈以上,如头痛、眩晕、目疾、咽痛等宜饭后服,使药效停留于上焦,便于发挥药效。

（4）清晨服:利水蠲饮祛湿剂可于清晨服,如通阳利湿之鸡鸣散即宜于五更时服药,盖因水湿之邪一般多留于阳分、气分,清晨进药,既可借营卫之气行阳之际载药直达病所,又可因清晨人体阳气旺盛,增强药物温行水湿之力。此外涌吐药如常山饮、七宝饮等亦宜清晨服用,因为"平旦至日中,天之阳,阳中之阳也,此天气在上,人气亦在上",此时服药效力更佳。

（5）清晨至午前服:凡需借助阳气扶正祛邪的方药,均宜清晨至午前服,此时处于阴中之阳、阳中之阳,阳气渐旺,有助于发挥最大药力,扶助正气,驱除病邪。如东垣认为"午前为阳之分,当发汗;午后阴之分,不当发汗"。因而发汗解表药宜取清晨至午前分温三服,病瘥即止,如桂枝汤、麻黄汤、桂枝加葛根汤、九味羌活汤等即宜午前服。临床曾有病例治疗一气虚外感患者,初诊常规早晚分服,三日不愈,反夜汗不寐。后悟此因逆天时,违背了《素问》:"日西而阳气已虚,气门乃闭,是故暮而收拒"之理。于是改为卯时、午前分服,当晚汗止,感冒亦随之而愈。盖取午前人体阳气升浮外达之际,腠理易开、外邪易除,加强药物的透邪之力。此外凡温补肾阳、温阳健脾等的方药,亦宜清晨至午前服,借助阳气充盛之势增强扶正祛邪之药效,如金匮肾气丸、附子理中丸、右归丸等。

（6）午后至夜晚服:具有滋阴潜阳、清热解毒、重镇固摄的中药,应在午后至夜晚服,此时为阳中之阴、阴中之阴,药物擅长发挥养阴、清热、摄纳、潜藏的功效。例如寒下之剂宜午后至夜晚分服,得效即止,盖因寒下之剂多用大苦大寒之品峻下热结,寓"釜底抽薪""急下存阴"之意。东垣认为"乃当日巳午之后,为阴之分下之";李梴亦谓伤寒潮渐热不纳食者,巳午以后下之尤好,杂病皆同。皆为取午后人体气机下降之时协助泻下药从内从下夺其病势之意。

（7）睡前服:安神药宜睡前服,如酸枣仁汤、朱砂安神丸、天王补心丸等;涩精止遗药宜睡前服,以便增强治疗梦遗滑精之效;部分缓泻药宜睡前服,以便翌日清晨排便;治疗夜汗出、夜半腹痛者,均宜睡前服用。

（8）疾病发作时服:截疟药宜于疟疾发展前 2 ~ 4 小时服用;平喘药宜于哮喘发作前两小时服用。

（9）其他:急性病应立即服药;慢性病宜定时服药;调经药应于经前或经期服用;呕吐、惊厥、石淋、咽喉病须煎汤代茶饮者,均可不定时服药。

4. 服用次数

（1）分服:即将一天的药量分次服用。中成药多遵照说明书服用。汤剂通常采用一日两次的服法;年老体弱、久病体虚患者,宜采用少量多次的服药方法,可分为 3 ~ 4 次服用。此外由于治疗疾病的需要,部分药物可日三夜一服用。如麦门冬汤治疗的咳逆症,因肺阴虚内热多于夜间加剧,故夜间需加服一次;奔豚汤治疗奔豚气上冲胸,腹痛,往来寒热,发作频繁,故日三夜一服用以利于控制症状。

（2）顿服:本法是指将一剂药量一次服完。顿服法服药量大力峻,起效较快,多用于正气未虚的急重症治疗,年老体虚患者慎用此法。如《金匮要略》中的大黄牡丹皮汤,方后注云:"右五味以水六升,煮取一升……顿服之",其意是指集中药力,直趋下焦而泄热邪。此外如桑杏汤、瓜蒂散等也宜顿服。

（3）频服：指少量多次，频频服用的方法。本法多用于病变在上焦者，如咽喉病，旨在服药时取少量多服的方法，即少饮慢咽，多次饮用。目的是使药力能持续作用于咽喉，达到清解热邪之功。如《伤寒论》中治疗少阴咽痛的半夏汤和苦酒汤。此外，止吐药宜小量多次频服；重病、急病可间隔四小时左右服药一次，昼夜不停，以使药效持续。

（4）连服：是指在短时间内连续给予大剂量药物的服用方法。连服可在短时间内使体内药物浓度达到较高水平，多用于急病和危重症的治疗。

5. 服药温度

（1）温服：一般汤剂均适宜温服，对于丸、散、胶囊、片剂等固体剂型，除有特殊规定外，通常用温开水送服。温服一方面可和胃益脾，避免损伤脾阳，如补益类的汤药以及散寒的当归四逆汤等；另一方面可减轻药物对胃肠道的刺激，如乳香、没药、瓜蒌子等。

（2）热服：适用于解表药、寒证药以助药力。如解表药需趁热服用，服后须温覆衣被，或啜热稀粥以助发汗，如桂枝汤、麻黄汤。治疗寒证用热药宜热服。如出现真热假寒之证也应寒药热服。

（3）冷服：通常适用于解毒药、止吐药、热证药、清热祛暑药。如中毒患者服用热药易促进毒药扩散，因此冷服为宜。治疗热证用寒药宜冷服，如玉女煎清胃滋阴，治水亏火盛、烦热干渴，即宜冷服。如出现真寒假热之证也应热药冷服，以防格拒药势。此外如蚕矢汤、鸡鸣散等古人亦要求冷服。

6. 服药剂量与疗程　汤剂一般每日一剂，煎煮后分两次服用；病重者可以每日服用两剂，病情较轻者或慢性病可隔日一剂。发汗药、泻下药等药力峻猛者，一般得汗下或泻下为度，不必尽剂，以免耗伤正气。毒性大的药物当中病即止或逐渐减量，不宜长时用药。中成药通常依照说明书或遵医嘱服用。如果忘记服药，应在记起时立即补上。但如果时间已接近下一次用药，就不要再服用，应重新按平常的规律服药。千万不要一次服用双倍剂量。

7. 中成药的服药方法　丸剂、散剂、片剂、胶囊剂等固体剂型通常直接以温开水送服，其中大蜜丸可咀嚼服用，或搓成小丸服用，老人、儿童及吞咽困难的患者可将药片等碾碎服用，但应注意缓控释制剂不可碾碎，以免影响药物的生物利用度，如雷公藤缓释片等。颗粒剂用开水冲服。口服液、糖浆剂可直接服用。煎膏剂可以用温开水化开后服用。胶剂可用水或黄酒加热熔化后服用，或兑入煎好的药液中加热烊化服用，如阿胶、鳖甲胶、鹿角胶等。

8. 服药的药引　药引是指根据病情的需要和剂型的功效特点，选用适当的中药饮片或辅料，经煎煮或加热后配合成药或成方使用的物质。药引可引药归经、直达病所，具有提高药效、照顾兼证、扶助正气、调和药性、制约偏性、矫味矫臭之功效，与中药适当配合，可收到相得益彰的效果。如《医学读书记》曰"兵无向导，则不达贼境；药无引使，则不通病所"，并记载"酒入药为引者，取其活血通经，姜入药为引者，取其发表注凝，小枣入药为引者，取其消散开胃，大枣入药为引者，取其宁心利水，灯心入药为引者，取其得睡神归，葱白入药为引者，取其发散诸邪勿住，莲实入药为引者，取其清心养胃和脾。"因此中药临床药师在指导患者服用中药时，可根据病情特点和中药的功效主治、药性特征，建议患者适当选用药引。

临床常用的药引有酒、醋、盐、米汤、生姜、葱白、苏叶、荆芥、薄荷、菊花、金银花、芦根、西瓜汁、藕汁、萝卜汁、竹叶、灯心草、白茅根、玉米须、赤小豆、橘皮、牛膝、乌梅、人参、大枣、蜂蜜、红糖、饴糖、梨汁、荸荠汁、麦冬汁、竹沥水等，均可随证加减。例如活血祛瘀、消肿止痛的牛黄醒消丸、七厘散、云南白药，治疗风寒湿痹的大活络丸、再造丸、独活寄生丸，治疗气血瘀滞症的乌鸡白凤丸、七制香附丸等，宜用温黄酒或白酒送服，取其温通经络、活血行瘀之功效,黄酒一般用15~20ml,白酒酌减。凡治疗风寒表证、脾胃虚寒、呕吐呃逆等病证的中成药,如治风寒表实咳嗽的通宣理肺丸、温中散寒的附子理中丸、和中解表的藿香正气水等,宜用生姜煎汤送下,取其解表散寒,温中止呕之功效,一般用生姜3~5片,水煎取汤送服。米汤具有温养脾胃、顾护胃气的功效,还可减少药物对肠胃的刺激,因此凡脾胃虚弱,素有胃肠道疾患的患者,以及服用治疗身体衰弱的补益类中成药如十全大补丸、人参养荣丸等,宜用米汤送服,小米、大米汤汁均可。

9. 饮食宜忌　提示患者服用中药期间应注意饮食的宜忌。如服药期间应忌食生冷、油腻、辛辣刺激、腥膻及不易消化的食物,某些特殊疾病和药物还应注意特殊饮食禁忌等,例如肝阳上亢者应忌食胡椒、辣椒、蒜、酒等辛热助阳之品,服用含人参的药物应忌食萝卜等。此外在服药期间可根据病情、药性和食物的特性,选择适当的食物,如风寒感冒患者宜食用生姜、葱白等,以助散寒解表,气血虚弱患者宜食用大枣、龙眼肉等补益气血等。用药期间避免饮用含乙醇的饮料,也不宜喝浓茶。

(三) 正确存放药品

药物的保存方法对其稳定性和疗效都有影响,因此需要向患者交代药物的贮存条件。中药中大都含有淀粉、糖类、蛋白质、脂肪、纤维素、鞣质、黏液质等成分,如果贮存不当极易发生霉变、虫蛀、变色、走油、气味散失、风化、潮解、粘连等变质现象,使中药降低或丧失药效。因而中药临床药师有责任向患者提供正确贮存药品的方法,以确保临床疗效和患者的用药安全。

1. 中药饮片的贮存

(1) 干燥:中药材的含水量超过15%时,容易发生虫害、霉变等变质。故对含水量高的药材,可通过晾晒、风干、低温烘干、石灰干燥剂等方法降低含水量。

(2) 低温:霉菌和害虫在低温环境下不易生长,且不易发生走油、粘连、熔化、气味散失、腐烂等变质反应,因此可将动物类药材、种子果实类药材及含糖和黏液质较多的药材放在阴凉处(如冰箱)密封保存。如代煎汤药应放在冰箱中冷藏保存,服用时再予以加热,鲜药如鲜地黄、鲜石斛、鲜茅根等应冷藏保存,鲜地黄应冷冻贮存等。

(3) 避光:部分花叶类药材(西红花、玫瑰花、月季花、款冬花、大青叶、薄荷等)在光照时易发生变色,应贮藏在暗处及陶瓷容器、有色玻璃瓶中,避免阳光直接照射。

(4) 密封:种子类药材(麦芽、薏苡仁、赤小豆等)应密封保存以防虫防鼠;含挥发油药材(当归、独活、薄荷、藿香、佩兰等)宜密封保存以防止挥发油散失;容易风化(芒硝等)和挥发(冰片等)的药材,可密封保存于瓷瓶、玻璃瓶中。

(5) 防虫防蛀:桑螵蛸、露蜂房等动物药保存前要蒸熟,避免虫卵孵化;刺猬皮、蛇类、土鳖虫、白僵蚕等动物类药材及瓜蒌、龙眼肉、枸杞子、大枣等含糖和黏液质较多的药材均需注意防虫蛀。

(6) 对抗同贮:该法是中药材传统贮存方法之一。明代陈嘉谟著《本草蒙筌》中便有人参和细辛,冰片同灯心草同贮的记载。该法主要是利用一些有特殊气味,能起到防虫防变质作用的药材与容易虫蛀、变质的药材同贮。例如将花椒与鹿茸、蛇类、蛤蚧、地龙、海马等动物类药材一起存放,可防止动物类药材虫蛀变质;将泽泻与丹皮一起存放,泽泻不易虫蛀,丹皮不易变质;藏红花与冬虫夏草同贮;细辛与鹿茸同贮;人参与细辛同贮等。

2. 中成药的贮存

(1) 固体制剂:包括中药片剂、丸剂、颗粒剂、胶囊剂等,这类药物贮存不当易发生受潮、发霉、变色、虫蛀等情况,影响治疗效果。因此宜用瓶装或薄膜包装,并注意密封。

(2) 煎膏剂:此类药通常是加水煎煮,去渣取液浓缩后加蔗糖或蜂蜜熬制而成,因而往往含有大量的糖类、淀粉等,贮存不当易霉变、酸败。一般应密闭贮存于阴凉干燥处,夏季可密封后放入冰箱贮存。

(3) 硬膏剂:包括膏药和橡皮膏,前者须加热烘软后方可使用,后者应有一定的黏附力才能贴用。因此在贮存时应避热、避光、避风,以延缓药油老化,避免黏性降低。

(4) 胶剂:指动物的皮、骨、甲、角等用水煎取胶质,浓缩成干胶状的内服制剂。胶剂贮存忌高温,忌过分干燥和潮湿的环境。

(5) 丹剂:指用汞、硫黄等矿物,经过加热升华提炼而成的无机化合物,具有剂量小、作用大、含矿物质等特点。这类药在光照、高温、露天放置在空气中等条件下可发生化学反应,不仅颜色和表面性状发生变化,而且会析出毒性很大的汞。所以应避光密封保存于室内阴凉干燥处,切忌露天放置,以免变色、变质影响药性。

(6) 药酒:指用白酒或黄酒将药材浸泡而制成的澄清液体制剂。中药药酒含醇量较高,醇为良好的防腐杀菌剂,所以药酒不易霉坏,保存时注意密闭存放于阴凉处,避免乙醇挥发。

(四) 特殊剂型的使用

中成药剂型种类繁多,既有汤、丸、散、膏、丹、酒、胶、露等传统剂型,又有片剂、颗粒剂、胶囊剂、气雾剂、注射剂等现代剂型。除常用的丸剂、散剂、片剂、颗粒剂、胶囊剂等口服剂型外,尚有气雾剂、滴眼剂、滴鼻剂、栓剂、凝胶剂、泡沫剂等外用剂型及直肠和阴道给药等特殊剂型需要在临床使用时向患者特别交代。

1. 气雾剂 系指将药材提取物、药材细粉与适宜的抛射剂共同封装在具有特殊阀门装置的耐压容器中,使用时借助抛射剂的压力将内容物喷出呈雾状、泡沫状或其他形态的制剂。其中以泡沫形态喷出的可称泡沫剂。不含抛射剂,借助手动泵的压力或其他方法将内容物以雾状等形态喷出的制剂为喷雾剂。可用于呼吸道吸入、皮肤、黏膜或腔道给药,临床使用时应注意根据说明书的具体要求用药。如复方丹参气雾剂为口腔喷雾,心痛舒喷雾剂为喷于舌下黏膜,金喉健气雾剂为喷于咽喉处,伤科灵喷雾剂、云南白药气雾剂为喷于患处皮肤等。

2. 滴眼剂 用药前要先查看滴眼剂,确保清亮、透明,无变色、浑浊、絮状物和其他杂质,通常眼药水打开一个月后就最好不要再继续使用。滴眼药前应先清洁双手,如果眼内分泌物较多可用生理盐水清洗干净。滴眼药时将头后仰或平躺,用拇指和示指轻轻将下眼睑向下拉,形成小囊,将滴管靠近眼睑,但不要触及,滴入眼药后上下转动眼球,轻轻闭上眼睛,避免用力眨眼,用手指按压鼻侧内眼角泪囊处1~2分钟,避免药液通过鼻泪管流进鼻腔,最后用干净的纸巾擦去多余的药液即可。常用的如熊胆眼药水、麝珠明目滴眼液、珍视明滴眼液等。

3. 滴鼻剂 使用滴鼻剂前应先清洁双手,擤净鼻腔分泌物。滴药时可坐在靠背椅上,头向后仰,或取平卧位,在颈下放一枕物,头尽量后仰,使头部与身体呈垂直姿势,鼻孔向天。将滴管靠近鼻腔,但不要触及,滴入药液后保持仰卧姿势30秒,再向左右各偏移30秒,然后再坐起或站立做低头姿势,用手指轻轻按压鼻翼避免药液流出,使药液与鼻黏膜充分接触。常用的如滴通鼻炎水。

4. 舌下含服剂及咽喉含片

(1) 舌下含服剂:常用的有速效救心丸、复方丹参滴丸、冠心丹参滴丸等。用药时应保持口腔湿润,将滴丸放于舌下,合并双唇,避免搅动舌头,直至滴丸完全溶解,在用药过程中应避免吃喝吞咽、抽烟等动作。

(2) 咽喉含片(丸):常用的有草珊瑚含片、金嗓子喉宝、清咽滴丸等。用药时应保持口腔湿润,将片剂(或丸剂)含于口中,合并双唇,直至药片(丸)完全溶解,在用药过程中应避免吃喝、抽烟等动作,不可咀嚼或吞咽药片(丸)。

5. 直肠及阴道用制剂

(1) 直肠用制剂:包括栓剂、膏剂,如马应龙麝香痔疮栓(膏)、野菊花栓等。在使用栓剂前应先除去外包装,戴橡胶指套或一次性塑料指套,左侧卧位并弯曲右膝,将栓剂尖端朝前,尽量推入直肠深处;膏剂可使用附带的给药器注入药膏。此外应注意尽量在排便后用药,天气炎热时如遇栓剂变软而影响使用,可放入冰箱中冷藏数分钟直至变硬再行使用。

(2) 阴道用制剂:包括栓剂、泡沫剂、凝胶剂,如治糜灵栓、舒康凝胶、保妇康栓(泡沫剂)等。用药时取仰卧位,将膝部提起,使给药装置保持水平,尖端略向下倾斜,将给药装置尽可能深地插入阴道。使用阴道用栓剂可用附带的给药器或戴指套的手指将药放入阴道深处;使用凝胶剂或泡沫剂可直接将药瓶颈插入阴道,用手指挤压瓶体,将药液挤入阴道深处。阴道用制剂应注意在睡前用药,在用药期间尽量避免冲洗阴道。

6. 外用固体制剂

(1) 软膏剂:是将药材提取物或药物细粉与适宜的基质混合制成具有适当稠度的半固体外用制剂,多用于皮肤、黏膜或创面,使用时外涂患处。如京万红软膏,治伤软膏,青鹏膏,白脉软膏等。

(2) 硬膏剂:又称膏药,包括橡皮膏和黑膏药。橡皮膏系以橡胶为主要基质,与树脂、脂肪或类脂性物质(辅料)和药物混匀后,摊涂于布或其他裱背材料上而制成的一种外用制剂,使用时可直接贴敷,如麝香壮骨膏、活血止痛膏等。黑膏药系以植物油将药物炸至一定程度,去渣,煎至滴水成珠,加入黄丹等搅匀、冷却制成的硬膏,使用时需加温软化后贴于患处或穴位上,如狗皮膏、暖脐膏等。外用膏药时需注意长时间贴敷可能会有皮肤过敏现象的发生;皮肤破溃或感染处禁用;部分含毒性药材的膏药不宜长期大面积使用。

(3) 外用散剂:系将药材或药材提取物经粉碎、混匀制成的粉状制剂。外用时吹敷或直接涂于患处。如冰硼散、外用溃疡散、锡类散等。

(4) 外用丸剂:可将丸剂以冷开水或米醋化散,外敷于患处,每日数次,常保潮润,直至红肿消退。如红肿已将出脓或已穿烂,切勿再敷。如六神丸。

(5) 外用丹剂:亦称丹药,是用水银、硝石、雄黄等矿物药经高温烧炼制成的不同结晶形状的无机化合物,常研粉涂撒疮面,治疗疮疡痈疽,亦可制成药条、药线和外用膏剂应用。如红升丹、白降丹等。

(6) 锭剂:是将药物研成细粉,或加适当的黏合剂制成规定形状的固体剂型,有纺锤形、圆柱形、条形等。可供外用与内服,内服通常研末调服或磨汁服,外用则磨汁涂患处。常用的有紫金锭、万应锭、蟾酥锭等。

(7) 熨剂:将外包装袋剪开,取出药袋,晃动数次,使药物充分松散,接触空气,手摸有热感时,置于固定袋内,覆盖于痛患处并加以固定,直至热感消失,产热过程中,如有结块,用手轻轻揉散。如寒痛乐熨剂。

7. 外用液体制剂

(1) 搽剂:系指将药材用乙醇、油或其他适宜溶媒制成的外用搽涂患处的液体制剂,通常不可用于皮肤、黏膜破损处。如骨友灵搽剂、筋骨宁搽剂、妇洁搽剂等。

（2）洗剂：系指药材经提取制成的供皮肤或腔道清洗或涂抹用的液体制剂。洗剂一般以水为溶媒，用于创伤和腔道清洗的洗剂应注意保持无菌，用于阴道冲洗的洗剂易改变阴道pH，破坏正常菌群的平衡，不宜长期使用，如复方苦参洗剂、皮肤康洗液等。

8. 茶剂　是将药物与茶叶（或不含茶叶）经粉碎加工而制成的粗末状制品，或加入适宜黏合剂制成的方块状制剂。茶剂用时以沸水泡汁或煎汁，不定时饮用。大多用于治疗感冒、食积、腹泻，近年来又有许多健身、减肥的新产品，如刺五加茶、午时茶、绞股蓝茶等。

四、住院患者合理用药宣教

在患者住院期间，中药临床药师应该向患者及其家属进行如何正确使用药物的宣教，运用药学专业知识为患者提供药学服务，避免或减少不良反应的发生。对于老人、儿童及失明、智力缺陷等具有认知和沟通障碍的患者，应着重对其家属进行特殊药品使用方法和注意事项的交代，确保药物的正确使用。在患者住院用药过程中，中药临床药师不仅要对药物的不良反应进行密切关注和监测，还应及时对患者进行用药宣教，帮助患者正确认知药物的不良反应，并掌握合理应对的方法。

对于某些病情比较复杂的住院患者，其用药方案也大多较为复杂，而患者往往不了解自己的用药方案，对药物的功效主治、治疗目的及用药注意事项等缺乏认知。因此中药临床药师应该在患者住院期间进行用药方案的讲解。通常在确定治疗方案或药物治疗方案有调整的时候，需要对患者进行用药方案讲解。

1. 用药方案讲解的目的　通过对用药方案的讲解，一方面可以提高患者对用药方案的接受能力和用药依从性，增强患者对治疗的信心和对医务人员的信任，更好地配合临床治疗；另一方面可以提高患者对所患疾病和所用药物的认知水平，了解安全用药的知识，有助于对药物的安全合理使用。

2. 用药方案讲解的内容

（1）患者疾病的进展情况，目前需要解决的主要问题及并发症的情况，医生拟定的药物治疗方案及治疗目的。

（2）药物的基本信息：包括药物的类别、功效主治、剂型规格、用法用量等。部分中药存在一品多规、名称近似易混淆等情况，应提醒患者正确区分。如藿香正气水还有颗粒剂、片剂、合剂、口服液、滴丸、胶囊剂、软胶囊剂等多种剂型规格，其中藿香正气水中含有40%～50%的乙醇，应注意避免与头孢类药物合用。牛黄清心丸则有万氏牛黄清心丸、局方牛黄清心丸和同仁牛黄清心丸，三者名称相近，但组方各不相同，服用方法和注意事项也有所不同，例如万氏牛黄清心丸中含有朱砂，局方牛黄清心丸中含有朱砂和雄黄，均不宜长期大剂量服用。

（3）所用药物的常见不良反应和使用注意事项。如含朱砂、雄黄等重金属中药不宜长期大量服用，以免引起蓄积中毒，强力枇杷露等含罂粟壳等成分的药物不可过量服用，以免形成依赖性。以及与药物相关的用药禁忌、饮食宜忌等注意事项。

（4）对说明书外用药的讲解。说明书外用药是指药品使用的适应证、剂量、疗程、途径或人群等未在药品监督管理部门批准的药品说明书记载范围内的用法。在临床药物治疗中，说明书外用药普遍存在，而中医药辨证论治的诊疗原则和同病异治、异病同治的基本理念，导致其遣方用药十分灵活，因此临床上也普遍存在说明书外用药的情况。例如金匮肾气丸温肾助阳,癃闭病可借其恢复膀胱气化功能,因而该药说明书中有治疗小便不利的功能主治;然而遗尿症也可借其恢复肾气的固摄作用,此用法说明书中虽未提及,但在临床上却广泛使用。又如六味地黄丸功效为滋阴补肾,说明书中标注可用于肾阴亏损,头晕耳鸣,腰膝酸软,骨蒸潮热,盗汗遗精,消渴,但实际在临床上却有着更为广泛的用途,如除了治疗糖尿病及其并发症外,还可用于高血压、慢性肾炎、月经不调、更年期综合征、黄褐斑、前列腺增生、甲状腺功能亢进、牙周炎、口腔溃疡等。

说明书外用药在临床药物治疗中发挥着重要作用,具有其存在的合理性。但也由此引发药品安全性、有效性、医疗责任和伦理学等一系列问题。因此在使用过程中应尊重患者的知情权,在对住院患者进行用药方案讲解时,必须与患者进行深入沟通,对说明书外用法的依据、利弊、可能出现的不良后果及预防措施等进行讲解,取得患者的理解和同意。

3. 对特殊患者的用药方案讲解　当面对具有认知障碍和沟通障碍的患者、老人、儿童等,需对其家属进行用药方案的讲解,交代使用药物的注意事项,督促其协助患者正确使用药物,积极配合临床治疗。

五、出院患者合理用药教育

(一) 患者出院用药依从性教育

用药的依从性是指患者的用药行为与医嘱或健康指导一致的程度。有研究表明,遵照医嘱用药的患者不足半数,不坚持用药不仅会导致疾病治疗的延误,还有可能使病情加重,导致患者住院甚至死亡。用药依从性与患者的用药心理、经济状况、知识层次和认知水平等因素相关,为保证患者出院后安全有效地使用药物,提高患者的用药依从性,中药临床药师应根据治疗方案,针对患者进行用药教育,特别要注意加强对重点患者出院后的随访。

1. 中药临床药师必须和患者建立良好的信任关系　同患者建立良好的信任关系,得到患者的心理认同,有助于提高患者的用药依从性,这在心理学上被称为医疗联盟。中药临床药师必须具备丰富的专业知识,在和患者的沟通过程中应注意体现自身良好的职业素养和道德水平,充分取得患者的信任。在用药教育过程中,中药临床药师应注意了解患者及其家属的教育需求,并向患者解释其疾病的进展状况和药物治疗方案的预期目的,帮助患者加强对疾病治疗的信心,提高对医务人员的信任度,从而改善患者的用药依从性。

2. 注意和患者的沟通方式和技巧　中药临床药师应掌握和患者沟通的方式和技巧,学会利用多种方式和不同层次、不同类型的患者沟通。在沟通方式上,除了用对话的方式对出院患者进行用药教育,还可以尽量为患者提供书面用药指导,上面详细且通俗地介绍患者出院后所用药物的名称、规格、功效主治、用法用量、服药时间、药品贮存方法及其他注意事项等,并特别交代日常需要注意的用药禁忌、饮食宜忌、生活方式等问题,必要时可让患者复述药品用法及注意事项等,以确认其掌握程度。对于部分特殊剂型的使用方法,中药临床药师可以进行现场技术示范,使患者的认知更为直观有效。在沟通技巧上,应注意倾听和同理心,专注、耐心地聆听患者的述说,注重进行换位思考,尽量站在患者的角度考虑和处理问题。注意口头语言沟通的技巧,尽量使用通俗易懂的语言进行简单、明了、直接的陈述,避免使用专业术语,并注意适当的肢体语言的运用。

3. 对患者进行安全用药知识的教育　对药物可能出现的不良反应及其应对方法预先做出提示,以消除患者疑虑,避免患者在用药过程中因出现不适症状而擅自停药。如服用泻下药可能出现腹痛、腹泻等反应,服用苦寒药可能出现纳差、恶心等反应等,及有过敏体质的患者对某些药物可能存在过敏反应等。对需要定期监测肝肾功能、血压、血糖等指标的患者,应进行重点提示。

4. 教育患者合理选择用药疗程 药物治疗疾病时,通常需要满足一定的给药疗程,过早停药可能影响疾病治疗效果,甚至引起疾病复发,因此应教育患者遵医嘱严格按疗程服用,不能擅自减量或停药。例如使用三联疗法杀灭幽门螺杆菌时,必须保证足够的用药时间,否则不仅无法根除幽门螺杆菌,还有可能使细菌产生耐药性。但是对于含有毒性成分的中药,长期服用可能导致蓄积中毒、肝肾功能损伤等不良反应的发生,应注意中病即止。如牛黄解毒片含有雄黄,安脑丸中含有朱砂,长期服用可能导致重金属蓄积中毒。需要教育患者不可随意延长用药时间或增加剂量。

5. 教育患者进行用药效果自我评估 药物发挥疗效的时间长短不同,部分用于治疗慢性病的中药需要长时间用药才能见效。临床药师应告知患者所服药物的预期效果和起效时间,让患者学习自行评估用药效果,以免患者因治病心切,在药物起效前或疗程不足时就随意加量或停药、换药,甚至反复更换医生就诊,不仅延误疾病治疗,还导致医疗资源的浪费。

6. 注意用药教育的个体化,以提高特殊患者的用药依从性 例如老年人的记忆力和理解力都有所减退,因此对老人的用药教育应进行多次重复,反复强化,同时老年患者往往身患多种疾病,需要同时服用多种药物,根据这一情况,中药临床药师可以制作书面的药物服用时间表,并标注用药注意事项,便于老年人日常参阅。对儿童及存在沟通障碍的患者,应注意对其监护人进行用药教育,嘱咐其协助患者正确用药。对妊娠妇女及肝肾功能不良的患者,应着重提示用药禁忌和加强肝肾功能监测等注意事项。

(二)患者出院用药安全性教育

中医药的发展和临床应用具有悠久的历史,形成了完整的理论体系,部分中药因其疗效确切、服用方便、不良反应相对较少等特点,在临床上得到广泛应用,受到患者的青睐。但值得注意的是,现在社会上流传着"中药没有副作用""有病治病、无病强身"等错误观点,从而导致部分患者长期、盲目、大量滥用中成药,不仅不能使中药发挥防病治病、保健康复等应有的作用,反而造成了资源浪费,甚至引起严重不良反应和不良事件的发生。因此对患者进行中药的用药安全性教育,促进中药的合理使用,是中药临床药师的重要职责所在。

1. 中药的安全合理应用教育

(1)中药临床应用基本原则:中药临床药师首先应告知患者,中药必须在中医理论的指导下辨证用药、辨病辨证用药,根据病人的表现,依据中医理论,辨认、分析疾病的证候,针对证候确定具体治法,再依据治法遣方用药,即所谓"法随证立,方从法出"。因此中药的临床应用需要在临床医生和药师的诊断和建议下使用,不能仅根据西医诊断和个人理解选用药物。

(2)联合用药原则

1)中成药之间、中成药和汤剂之间的联合用药:当病情复杂,单用汤剂或单用一种中成药不能满足所有证候时,可以联合应用。多种中成药与汤剂的联合应用,也应符合"七情"配伍用药规律,遵循药效互补及增效减毒原则,如附子理中丸和四神丸合用,可增强温肾助阳、涩肠止泻的功效。功能相同或基本相同的中成药和汤剂原则上不宜叠加使用,尤其是药性峻烈的或含毒性成分的中药应避免重复使用,如大活络丸、风湿骨痛胶囊、虎力散胶囊均含有制草乌,不宜叠加使用。合并用药时,应注意中成药和汤剂的各药味、各成分间的配伍禁忌,如"十八反""十九畏"配伍禁忌。此外一些病证可采用中药的内服与外用药联合使用,如妇科用药、跌打损伤等外科用药等。

2）中药与西药的联合用药：中西药的合理联用可起到增强疗效、降低毒副作用的协同作用。如黄连、黄柏与四环素、痢特灵、磺胺脒联用，可增强治疗菌痢的效果；醒脑静注射液联合纳洛酮治疗中重度酒精中毒，具有催醒时间短、临床应用安全等优势；扶正补益类中药与肿瘤化疗药联合使用，可增强机体免疫机能，减轻化疗药的不良反应症状。但是不合理的中西药联用也可导致毒副作用增加或药效降低。如蟾酥及含有蟾酥成分的六神丸等中成药含有蟾毒配基、蟾毒素等成分，结构类似强心苷，具有洋地黄样作用，与西药地高辛联用可导致强心苷中毒。山楂、乌梅、五味子等富含有机酸的中药可使尿液酸化，与磺胺类药物配伍可降低后者在尿液中的溶解度，引起结晶或血尿等。

（3）恰当使用毒性中药：有学者检索了1998—2008年国内所有中药不良反应文献，列出了20种常见的引起严重不良反应及药源性疾病的中药饮片，其中10种为毒性中药，可见毒性中药引起不良反应的概率大于一般中药，在临床中应慎重使用。首先应正确认识中药的毒性，严格控制有毒药物的用药剂量和服用时间，在中医药理论指导下辨证施治；其次应加强对患者的宣传教育和指导，建议患者在医生指导下服用药物，并注意服药方法，如服用乌头类中药时，应避免大量饮酒，减少不良反应的发生；第三应注意特殊人群的用药宣教。如雷公藤制剂具有生殖毒性，育龄期人群应避免服用；含马兜铃酸类药材可导致严重肾损害，肾功能不良患者及老人、儿童应避免使用等。

2. 特殊人群的出院用药安全性教育

（1）妊娠期及哺乳期妇女使用中药安全性教育：妊娠期及哺乳期妇女用药不仅要考虑药物的疗效，还必须考虑药物对胎儿或乳儿的影响。某些药物能够透过胎盘屏障影响胎儿生长发育，甚至导致胎儿畸形或流产；而部分药物能够通过乳汁分泌进入婴儿体内，从而对哺乳期婴儿的安全性造成影响。因而妊娠期妇女应尽量避免不必要的用药，必须用药时也必须在医生指导下，尽量使用安全性较高，已知对胎儿影响小的药物，避免使用妊娠禁忌品种。目前关于中药是否能从乳汁分泌的研究很少，建议哺乳期尽量使用毒性较小，药性较为缓和的中药，并注意指导哺乳期妇女注意用药时间和哺乳时间的间隔，如可以建议乳母采取哺乳后用药，距离下一次哺乳最少间隔2~3小时以上，必要时可暂停哺乳。

（2）老年人使用中药安全性教育：老年人常常身患多种慢性疾病，需要同时使用多种药物进行治疗，药物相互作用导致的不良反应发生率也相应增加；同时由于年龄增长所导致的生理改变和体质下降，使得老年人对药物不良影响抵抗能力也逐渐下降。因此对老年患者进行用药安全性教育，将成为预防和减少老年患者药源性疾病的重要措施，对于提高临床用药的有效性和安全性具有重要意义。老年人进行药物治疗时，首先应注意准确辨证，抓住各类疾病在不同阶段的主要矛盾，尽量精简用药品种，提高治疗的针对性；其次应尽量避免使用毒性、药性峻猛、克伐正气太过的药物，注意扶正与祛邪兼顾；此外应教育老年人避免滥用滋补药和保健品，应分清寒热虚实，根据个人体质的不同和疾病治疗的需要，在医生的指导下合理进补，要做到外感不补、无虚不补、补要对症、补不废动。

（3）儿童使用中药安全性教育：儿童因机体各脏器功能发育尚不完全，其药动学和药效学特征与成人相比差异显著。宋代钱乙的《小儿药证直诀》一书中，归纳小儿的生理病理特点为"脏腑柔弱，易虚易实，易寒易热"，对儿科临床有直接指导意义。儿科用药应当谨慎，因小儿形气未充，脏腑娇嫩，称之为"稚阴稚阳"，易为药物所伤，故凡大苦、大寒、大辛、大热之品，及攻伐、毒性、峻烈之品，皆应慎重使用，注意中病即止，要做到因人、因病、因时选用中药。此外,由于儿童的认知、理解、判断、表达等能力较弱,中药临床药师需要向患儿家长进行用药安全教育,并且密切监测药物的不良反应。

(4)肝肾功能不良患者中药安全性教育:肝、肾是药物代谢与排泄的重要器官,肝、肾的病变一方面会使机体对药物的吸收、分布、代谢、排泄等药动学过程发生改变,另一方面会改变机体对药物的反应性和耐受性,使药效学发生改变。因此必须重视对肝肾功能不良患者的中药安全性用药教育。对于肝功能不全的患者,应避免使用对肝脏有损害的中药,如黄药子、千里光、何首乌、雷公藤、昆明山海棠、苍耳子、川楝子、土茯苓、石榴皮、常山、五倍子等中药,及含有上述单味中药的中成药如壮骨关节丸、克银丸、复方青黛胶囊、雷公藤片、肤痒颗粒、痔血胶囊、白蚀丸等。对于肾功能不全的患者,应避免使用对肾脏有损害的中药,如细辛、广防己、马兜铃、关木通、雷公藤、斑蝥、蜈蚣、北豆根、乌头、牵牛子、山慈菇、朱砂、雄黄等中药,及含有上述单味中药的中成药如雷公藤片、六神丸、大活络丸、牛黄解毒片、天王补心丸、安脑丸、盘龙七片、桂附地黄丸、金匮肾气丸、附桂骨痛片、参附注射液等。

3. 注意中药的用药禁忌

(1)证候禁忌:是指某类或某种证候应避免使用某类或某种中药。凡用药与辨证不合,不利于疾病治疗的,都属于证候禁忌的范畴。如表虚自汗、阴虚盗汗者忌用发汗药;里热证者忌用温里药;里寒证者忌用清热药;脾胃虚寒、大便稀溏者忌用苦寒泻下药;阴虚津亏者忌用淡渗利湿药;邪实而正不虚者忌用补虚药;脱证神昏者忌用辛香走串的开窍药;妇女月经过多及崩漏者忌用破血逐瘀药等。此外部分单味药存在特殊服药禁忌,如体虚多汗、高血压、青光眼患者应慎用麻黄;水肿胀满,有钾低、水钠潴留症状的患者应慎用甘草;哺乳期妇女应慎用大剂量麦芽;肝功能不良者应慎用黄药子、生首乌、青黛等;肾功能不良者应慎用马兜铃科药材如马兜铃、青木香、细辛、关木通等。

(2)妊娠禁忌:是指某些中药具有影响胎儿生长发育,有致畸作用,甚至可导致堕胎,在妊娠期间应禁用或慎用。根据药性峻缓和毒性大小可分为禁用和慎用两大类。禁用类大多是毒性较强或药性峻猛的中药,如水银、砒霜、雄黄、轻粉、斑蝥、巴豆、马钱子、牵牛、大戟、商陆、甘遂、芫花、水蛭、虻虫、干漆、三棱、莪术、麝香等。慎用类大多是能祛瘀通经、破气行滞、辛热滑利的药物,如桃仁、红花、三七、大黄、芒硝、附子、牛膝、蒲黄、干姜、肉桂、枳实、瞿麦等。含有上述成分的中成药,也就相应成为妊娠禁用药和妊娠慎用药,禁用药如舟车丸(含峻下逐水、行气导滞之品)、牛黄解毒片(丸、软胶囊,含有毒性及泻下之品)、风湿骨痛胶囊(含制川乌、制草乌、红花)、痹祺胶囊(含马钱子)等,慎用药如牛黄上清丸(含大黄)、枳实导滞丸(含枳实)、丹七片(含三七)等。禁用的中药妊娠期间应避免使用;慎用的中药,基于《黄帝内经》中记载的"有故无殒,亦无殒也"的思想,可根据病情酌情使用。

(3)饮食宜忌:服用中药期间应注意对饮食的宜忌。首先要注意饮食禁忌,同时还可以通过恰当地选择食物,提高药物的疗效,以利于疾病治疗。

1)注意饮食禁忌:是指服药期间应避免同时服用某种食物。药食同源,因此食物也同药物一样具有某种偏性。通常在服药期间应忌食生冷、油腻、辛辣刺激、腥膻及不易消化的食物。具体来说,寒性病症应忌食生冷;热性病症应忌食辛辣油腻;头晕目眩、肝阳上亢者应忌食胡椒、辣椒、蒜、酒等辛热助阳之品;脾胃虚弱者应忌食油炸、黏腻、寒冷坚硬等不易消化之品;疮疡、皮肤病患者应忌食鱼、虾、蟹等腥膻发物。此外古代文献还记载了服用人参应少饮茶、忌食萝卜;黄连、甘草、桔梗、乌梅忌猪肉;茯苓、茯神忌醋;鳖甲忌苋菜;地黄、何首乌忌葱、蒜、萝卜;土茯苓忌茶;常山忌葱;薄荷忌鳖肉;甘草忌鲢鱼;蜜反生葱等。当然部分记载也有不够科学的地方,需要在临床实践中进一步观察研究,去粗取精、去伪存真。

2）选择适宜的饮食:在服药期间可根据病情、药性和食物的特性,选择适当的食物,以促进疾病的康复。如风寒感冒患者宜食用生姜、葱白等,以助散寒解表;风热感冒患者宜食用菊花、薄荷、淡豆豉等,以助疏风清热;中暑发热患者宜食用西瓜翠衣、冬瓜、绿豆、荷叶等,以助清热解暑;气血虚弱患者宜食用大枣、龙眼肉等补益气血;脾虚便溏患者宜食用薏苡仁、山药、白扁豆等健脾祛湿。

第五节　案例分析与点评

1. 案例简介

患者,男,42 岁,因新发现胃部占位病变,诊断为胃癌晚期,无手术指征入院。入院后该患者情绪容易激动、焦虑、睡眠差。症见:胃脘灼热、疼痛,食后疼甚,脘胀拒按,纳差,消瘦,面暗。舌脉:舌质红,苔黄腻,脉弦或数,属于热毒内蕴型。患者因担心治疗效果及化疗药物的不良反应,对医生制定的化疗方案不配合,中药临床药师建议医生同步联合中药华蟾素注射液治疗,减少患者的烦躁、焦虑,同时避免病情延误。

2. 沟通过程

（1）面向医生

中药临床药师:某某医生,你好。我是中药临床药师某某,之前我向你建议某某患者可以使用华蟾素注射液。现在我向你介绍下华蟾素注射液。

医生:哦,好的。

中药临床药师:这个药从中医角度来说,有清热解毒,消肿,止痛的功效,主要用于治疗中、晚期肿瘤,慢性乙型肝炎等。

医生:这个药用于抗肿瘤有什么依据吗?

中药临床药师:动物实验表明,华蟾素注射液对小鼠肝癌及肉瘤都有明显的抑制作用。同时能提高小鼠淋巴细胞比率,也可提高小鼠血清中 IgG、IgA、IgM 的含量,增强免疫功能。临床研究也表明,华蟾素不仅能增加化疗药物抗癌效果,提高化疗疗效,而且能够减轻化疗药物的毒副反应,增强患者免疫功能,延长患者生存期、改善患者生活质量。

医生:好的,谢谢。那它的用法是怎么样的?

中药临床药师:它有两种用法,一种是肌内注射,一次 2~4ml,一日 2 次;另外是静脉滴注,一次 10~20ml,用 5% 的葡萄糖注射液 500ml 稀释后缓缓滴注,一般用药 7 天,休息 1~2 天,4 周为一疗程。临床上一般都以静脉滴注为主。

医生:明白了。那这个药有什么不良反应吗?

中药临床药师:有的。说明书上写明"个别病人如用量过大或两次用药间隔不足 6~8 小时,用药后 30 分钟左右,可能出现发冷发热现象;少数患者长期静滴后有局部刺激感或静脉炎,致使滴速减慢,极个别病人还可能出现荨麻疹、皮炎等。"据文献报道,华蟾素注射液主要不良反应为过敏反应和静脉炎,其他比较少见的有药物热,白细胞降低。部分患者在药物热的同时还伴有血压急剧下降,甚至降至休克水平。特别需要说明的是,华蟾素导致药物热的特点是:用药 30 分钟后出现持续 2~4 小时的 38.8~40℃高烧,停药 3~4 小时体温下降至正常,再次用药 30 分钟后体温又升高,柴胡注射液和鱼腥草注射液无效,解热药吲哚美辛和氨基比林似乎有效。

医生:谢谢。那禁忌证是?

中药临床药师:因为这个药是中华大蟾蜍皮提取出来的水溶性成分,里面有效成分是吲哚类生物碱,有兴奋心脏作用,应避免与剧烈兴奋心脏的药物配伍。如地高辛、多巴胺、去甲肾上腺素等。

医生:别的还有需要注意的地方吗?

中药临床药师:从中医理论来讲,华蟾素注射液的药性偏寒,因此适用于热毒内盛所致的中晚期肿瘤和慢性乙型肝炎。

医生:好的。谢谢你了。如果有什么问题,我再向你咨询。

中药临床药师:不客气,有问题可以随时联系我。

（2）面向护士

中药临床药师:某某护士,你好,我是中药临床药师某某。根据患者的情况,刚才我和某某医师进行了沟通,我们建议要对某某患者进行使用华蟾素注射液的治疗。现在我向你介绍下有关华蟾素注射液静脉输入的一些问题。

护士:好的,谢谢。

中药临床药师:首先在输液前,要对患者进行静脉评估,选择最为合适的输液管。初次进行华蟾素输液的患者可采用PICC,以便对静脉进行保护,其余患者则使用静脉留置针,以便在最大程度上降低静脉穿刺的次数。其次,要控制输液速度和浓度,应严格按照说明书规定将10~20ml华蟾素注射液加至5%葡萄糖注射液500ml中缓慢静滴,滴速以不超过40滴/分为宜。

护士:明白,那还有其他需要注意的地方吗?

中药临床药师:哦,如果天气过冷的话,我建议对液体进行适当的加温,并做好穿刺侧肢体的保暖工作。

护士:嗯,如果病人医嘱中有其他西药注射液需要执行,那我们在输液顺序上有什么要求吗?

中药临床药师:如需要输注几种不同的药物时,注意华蟾素注射液与其他药物之间需用适量生理盐水冲管。单独使用时,在滴注完成后输入适当的生理盐水进行冲洗,避免药物黏附在患者的血管壁上持续刺激血管,引起静脉炎。

护士:嗯,谢谢,如果我们在执行医嘱过程中有什么问题怎么联系你?

中药临床药师:哦,我的电话是……,我的办公室在……,随时可以联系我。

（3）面向患者

中药临床药师:你好,某某先生,我是医院的中药临床药师,昨晚睡眠还好吗? 今天身体感觉如何呢?

患者:还行吧,就是睡眠不好。我比较担心后面的治疗,我不要化疗,因为化疗的药物都很毒。

中药临床药师:使用化疗药物的毒性,其实你不要太担心。因为不同人的体质,所引起不良反应的症状和程度都是不一样的,有些人可能比较明显,有些人很轻微,甚至感觉不到。为减轻化疗药物的毒副反应,主管医师准备联合使用中药华蟾素注射液。

患者:哦,原来这样。昨天医生告诉我说,给我使用华蟾素注射液,一开始我也以为这个药是化疗药呢。这个药是干嘛用的呢?

中药临床药师:华蟾素注射液属于中成药,它是从中药蟾蜍皮里面提取出来的水溶性药物。这个药物的药性是偏寒的,对于热性体质的肿瘤有较好的抗肿瘤效果。你的体质是偏热性的,所以比较适合使用这个药物。华蟾素注射液具有增强机体免疫力的作用,不仅能够增加化疗药的抗癌效果,而且能够减轻化疗药的毒副反应。

患者:那太好了。不过这个药有没有什么不良反应?

中药临床药师:华蟾素是从中药里提取的。和传统的很多化疗药物相比,这个药物的毒性算比较小的。目前来说,像恶心、呕吐、脱发、骨髓抑制等这一类的不良反应都还没有报道过。这个药的主要不良反应是静脉炎和过敏反应。

患者:"知道了,谢谢。那有什么办法可以预防吗?"

中药临床药师:关于静脉炎,在输液的时候,护士会采取办法尽可能避免。所以你在输液的过程中需要配合护士。如果出现过敏反应,你要马上告诉护士,护士会给你停药的。

患者:吃中药的时候,都需要忌口的。我平时需要注意些什么吗?

中药临床药师:你这个药是从单味中药蟾蜍皮里面提取的,药性偏寒凉,你的体质是属于热性的。所以在治疗的过程中,你避免吃一些热性的食物,比如……。你平时如果在服用一些兴奋心脏的药物,比如……,那在治疗期间,不要服用这一类药物。

患者:好的,谢谢你了。

中药临床药师:不客气,这是我们应该做的。如果您有什么不明白的,可以找我,我在……

3. 案例解析　通过中药临床药师深入临床科室,向医生宣讲华蟾素注射液的有效成分、功能主治、用法用量、禁忌、不良反应、注意事项等基本信息,让医生对该药物有基本了解。同时中药临床药师追踪查阅专业文献,及时向医生传递中药的最新研究进展,发挥中药在抗肿瘤中的作用,促进中药的合理应用。

在与护士沟通过程中,中药临床药师针对患者的静脉评估、输液的速度和浓度的控制、穿刺侧肢体的保暖、联合用药时输液顺序等有关华蟾素注射液的静脉输入情况进行了宣教。促进医院医护人员合理、安全用药,尽量避免因药物或护士操作不当引起患者的不良反应。

在与患者沟通宣讲中,患者为中年男性,胃癌晚期,无法行胃癌根治术后,医生建议患者进行化疗,减缓病情进展,延长患者生存期。但患者对化疗比较排斥,不愿配合。患者来自郊区农村,比较信任中医药,故中药临床药师建议主治医师可行中药治疗。中药临床药师分析患者病情及中医证候后,建议其可选用华蟾素注射液进行治疗,主治医师也接受了中药临床药师的建议。

同时由于患者对西药化疗的恐惧,拒绝化疗。中药临床药师与患者进行了沟通交流、思想疏导,并进行了用药教育。针对华蟾素注射液的来源、功效、适应证,可能出现的不良反应,注意事项以及患者提出的忌口问题等,中药临床药师都认真细致的告知患者,解除患者对华蟾素注射液的疑惑,让患者保持良好的心态和积极配合的治疗态度。

【实践思考题】

1. 药学宣教的对象有哪几类人群? 主要的宣教内容分别是什么?

2. 临床药师为临床提供药学信息服务时可参考的信息资源有哪些?

3. 作为临床药师如何提高患者出院用药的依从性?

4. 中药饮片合理煎煮的用药告知包括哪些内容?

5. 常用中药的服用主要包括哪些注意事项?

6. 哪些特殊剂型需要在临床使用时向患者特别交代？其使用方法和注意事项包括哪些内容？

7. 对患者进行不良反应相关知识的宣教时，主要应交代哪些方面的内容？

8. 需要对哪些特殊人群进行中药用药安全性教育的重点交待？

9. 中药的用药禁忌告知主要包括哪些方面内容？

（刘静　张碧华　章红燕）

【参考文献】

[1] 秦红兵. 药学服务技能. 北京：人民卫生出版社,2011

[2] 王育琴,常明. 药学服务咨询. 北京：科学技术出版社,2005

[3] 崔蒙,吴朝军,乔延江. 中医药信息学. 北京：科学出版社,2015

[4] 王艾萍,黄淑君,岑熙. 在护理工作中树立药学服务理念. 检验医学与临床,2011,8(21):2657-2659

[5] 王楠,倪江洪. 临床药师在参与临床药物治疗中如何与医师沟通. 中国药业,2011,20(4):59-60

[6] 刘进先,梁秀艳,张晓萌. 临床药学工作中临床药师与医师、护士、患者之间的关系. 中国药事,2003,17(2):99-100

[7] 陈国梅,周永其,杨忠惠. 用药宣教在药学服务中的作用. 中国执业药师,2013,10(4):53-56

[8] 倪静玉,王敏,陆晓燕. 我国护理人员对病人实施药学服务的现状及必要性. 护理研究,2011,25(7):1794-1796

[9] 王冬梅,王茂义,董亚林. 我院中药师开展药学服务的体会. 中成药,2008,30(11):17-19

[10] 叶云,消顺汉. 药学信息的服务与方式. 中国执业药师,2008,5(10):32-34

[11] 易洁梅. 医务人员对临床药学服务认知度情况的调查. 实用药物与临床,2012,15(3):191-193

[12] 都宏. 谈临床药师的沟通技巧. 中国医药导报,2010,7(29):112-113

[13] 杭晓华,王卓,胡晋红. 护理服务与药学服务. 解放军护理杂志,200,17(3):16-18

[14] 郑大喜. 从医生的职业特点看医院绩效评价与分配制度设计. 现代医院管理,2009,6(33):7-10

[15] 管红珍,彭智聪,付鹰. 循证医学中文文献证据等级标准的系统性综述. 药物流行病学杂志,2002,11(3):145-148

[16] 国家药典委员会. 临床用药须知. 北京：中国医药科技出版社,2012

[17] 王育琴,李玉珍,甄健存. 医院药师基本技能与实践. 北京：人民卫生出版社,2013

[18] 阚全程. 医院药学高级教程. 北京：人民军医出版社,2014

[19] 陆进,常明药学临床实践指南. 北京：化学工业出版社,2007

[20] 罗茂玉. 华蟾素注射液不良反应及防治措施. 海峡药学,2008,19(11):109-110

[21] 柳青,雷招宝. 华蟾素注射液的不良反应与合理用药. 中成药,2012,34(7):1409-1411

[22] 翟笑枫,王双双,岳小强,等. 华蟾素注射液寒热药性的临床研究. 中国药物与临床,2015,(3):305-307

[23] 周琴,左明焕,李泉旺,等. 基于中药寒热属性理论使用华蟾素治疗恶性胸腹水的临床研究. 北京中医药大学学报：中医临床版,2013,(4):11-14

[24] 巩仔鹏,陈涛,邓李蓉,等. 华蟾素注射液联合化疗抗肿瘤临床应用研究进展. 安徽医药,2010,(1):12-14

第九章 / 特殊人群的中药合理使用

【本章学习要点】

1. 了解老年人、儿童、妊娠期和哺乳期妇女、肝肾功能不全者的生理学和药动学特点；了解偏颇体质人群的中药合理使用。

2. 熟悉老年人、儿童、妊娠期和哺乳期妇女、肝肾功能不全者应慎用的中药；熟悉肝、肾功能检查的指标及中药剂量调整方法。

3. 掌握老年人、儿童、妊娠期和哺乳期妇女、肝肾功能不全者使用中药时应注意的事项。

4. 熟练掌握老年人、儿童、妊娠期和哺乳期妇女、肝肾功能不全者的中药应用原则。

第一节 老年人的中药合理使用

一、老年人的生理学和药动学特点

（一）老年人体质特点

1. 中医观点 人到老年肾气渐衰，脏腑老化，各脏腑的生理功能及调控代偿机制也日趋减退。《内经·灵枢·天年》所云："五十岁，肝气始衰，目始不明。六十岁，心气始衰，若忧悲，血气懈惰，故好卧。七十岁，脾气虚，皮肤枯。八十岁，肺气虚，魄离，故言善误。九十岁，肾气焦，四脏经脉空虚。百岁，五脏皆虚，神气皆去，形骸独居而终矣。"因此就会产生一系列的病理改变，首先表现为脏腑虚衰，不能充分发挥其职能，脏与脏之间相生及相互制约能力大减，常表现为：气虚、阳虚、阴虚、阴阳两虚，精津血液生成减少，运化升降失常，神明失聪，筋弛、骨萎、皮松、肉解、官窍不利等虚衰病理变化；其次是真气虚亏，卫外能力低下，易受外邪侵袭；再次由于脏腑功能低下，容易产生气滞、血瘀、痰浊停蓄和内毒积留。

2. 西医观点 老年人随着年龄的增长，会伴有相应的器官、组织结构的退化、生化功能减退，机体内环境稳定机制的下降等。老年人神经、内分泌、免疫等的生理、生化功能发生特征性变化，这些变化与老年人药物治疗的疗效与安全性密切相关。

（1）神经系统功能的改变：老年人脑的神经元数量、脑的重量逐年减少、脂褐素沉积、轴索萎缩、神经递质分泌失调、下丘脑衰老变化、代谢和脑血流量减少，神经传导速度减慢，反应迟钝，视、听、嗅觉功能衰退。

（2）心血管系统功能的改变：老年人心脏的脂肪与结缔组织增加，心肌萎缩，发生纤维样变化，使心肌硬化及心内膜硬化、瓣膜增厚、硬化、心脏充盈受限，特别是在运动时表现更为明显。老年人血管的变化特别是动脉的变化更明显，主要是由于血管长期受到进行性磨损、撕裂、钙沉积、血管胶原纤维交联等使血管弹性减弱，外周阻力增加，导致心脏射血阻力增加，射血时间延长。此外，心排血量的减少会影响到其他器官的血液灌溉，尤以肾脏和肝脏血流量减少显著，从而影响肝、肾对药物的转化和消除。

（3）内分泌系统功能的改变：老年人内分泌系统的功能也出现一定的变化，尤以女性更年期后卵巢退化，雌激素大幅度减少最为明显。而维持生命的垂体-肾上腺系统、垂体-甲状腺系统基本保持正常，只是敏感性有所改变。老年人的基础代谢也比较低，一般65岁人所需热量仅相当于25岁年轻人的80%。老年人对糖的耐量随年龄增长而降低。老年人糖耐量降低，加之胰岛素分泌减少，服用一定量葡萄糖后，血糖水平难以恢复正常，另外，许多药物如噻嗪类利尿药、糖皮质激素等均可影响血糖水平。老年人血糖升高时，在进行药物治疗前应认真分析其原因，制定合理治疗方案。老年人甲状腺功能低下可能与自身免疫有关。

（4）肾脏功能的改变：老年人肾脏改变主要是肾组织进行性萎缩，重量减轻，肾血流量减少，肌酐清除率下降。这些改变与肾血管改变及肾单位萎缩、数量减少有关，如肾小球表面减少，近曲小管长度及容量下降等。因此，老年人应使用以原形从肾脏排出的药物，如依他尼酸、呋塞米、布美他尼、噻嗪类利尿药、地高辛、氨基糖苷类抗菌药物等，应根据年龄和肾功能状况等适当减量，以避免毒性反应。老年人肾小管再吸收功能也因年龄老化而降低。

（5）肝脏功能的改变：肝脏是药物代谢的主要器官，绝大多数的药物是通过肝脏转化代谢的。肝功能障碍时，药物的体内全过程均有可能受到影响，主要表现为药物半衰期延长，毒性增加，血药峰浓度升高，不良反应增加。

（6）免疫系统功能的改变：胸腺作为中枢性免疫器官，合成、分泌胸腺激素，促进T淋巴细胞分化为各种不同功能的T细胞亚群，因而在免疫系统中具有举足轻重的作用。老年人外周血中T细胞总数和效应T细胞数降至青年人的70%，对T细胞有丝分裂原如植物血凝素和刀豆素等的反应性下降，淋巴细胞转化率降低，细胞毒T细胞（Tc）作用减退，T细胞成熟速度减慢，T细胞合成白介素-2（IL-2）的能力及对IL-2的反应下降，抑制性T细胞（Ts）数量及功能异常。T/B细胞比例失调。B细胞变化不明显，但亚型有一定改变，功能降低，应答能力下降。此外，老年人血清中自身抗体增高，如抗甲状腺球蛋白抗体、抗核抗体、抗丙种球蛋白抗体及癌胚抗原等滴度都随年龄而增高。因此，老年人患免疫缺陷性疾病如肿瘤等的机会比年轻人多。

（7）呼吸系统功能的改变：从30岁左右开始，呼吸系统的功能随着年龄的增长而渐渐衰退，60岁后这种变化更加明显。老年人肺组织弹性下降，顺应性减低，呼吸肌肌力下降、肋软骨钙化、胸廓顺应性下降、椎骨骨质疏松、椎骨间隙变小等使肺功能减退。老年人肺活量减少，功能残气量增加。70岁时肺活量为年轻人的75%，而功能残气量却增加了50%，老年人由于肺部毛细血管网减少，心脏血流量减少致肺血流量减少及通气/血流比的改变等，致使肺部气体弥散量随年龄增长而降低。60岁以后，年龄每增加1岁，动脉血氧分压减少133.3Pa。CO_2分压改变不明显，但老年人对CO_2的敏感性下降。

（8）消化系统功能的改变：老年人随着年龄的增长，胃黏膜萎缩，皱襞变浅，绒毛变短，上皮及腺体萎缩，主细胞、壁细胞和黏液颈细胞数减少。70岁以上的老年人中，这些细胞的数量仅为40岁以下青壮年的一半。老年人神经节细胞进行性减少，对胃肠道及食管平滑肌支配异常致使蠕动减弱。胃肠道运动及分泌功能失调易致功能性疾病。伴随着年龄增长，心排血量减少，也会导致胃肠道和肝脏血流量减少。65岁的老年人肝血流量仅为25岁时的

40% ～45% ,但由于肝功能的强大储备和代偿功能,肝功能不至于明显改变。此外,随年龄增长,肝微粒体代谢酶活性降低,对某些药物的代谢能力降低,易致不良反应。因此,老年人用药应特别注意。

(9) 脂肪组织与非脂肪组织的变化:一般来讲,随着年龄增长,脂肪组织在体重中所占的百分比增加,而非脂肪组织如肌肉、体液等的百分比减少。50 岁以后尤为明显,女性比男性变化更加显著。这些改变会影响许多药物在体内的分布容积。

(二) 老年人的药动学特点

老年人随着年龄的增长,会伴有相应的脏腑老化、功能低下、阴阳失衡等病理变化,这些改变导致老年机体对药物处置能力的变化,临床用药时应当充分考虑老年人药物体内过程的特点。

1. 药物吸收

(1) 胃酸缺乏:老年人胃黏膜变薄,胃腺萎缩,胃壁肌肉纤维萎缩,张力降低,胃酸分泌减少,较年轻人减少 25% ～35% ,导致胃液的酸性降低,胃液的 pH 升高。具有酸性成分的中药如五味子、山楂、山茱萸等在正常酸性胃液中较少解离,因而在胃中即被顺利吸收,起效快;而碱性成分的中药如麻黄、黄连等在老年人胃中解离减少,吸收增加。

(2) 胃排空速度减慢:老年人胃蠕动速度缓慢,胃排空时间延迟,使药物进入小肠的时间延迟,影响药物开始作用时间、血药浓度达峰时间及作用强度。

(3) 胃肠及肝脏血流量减少:由于老年人心输出量降低和胃肠动脉硬化,使胃肠道和肝脏血流量减少,65 岁者心输出量约降低 30% ,胃肠道和肝脏的血流量下降 40% ～50% 。胃肠血流量降低可影响并减慢药物的吸收速率。

(4) 肠肌张力增加、活动减少:老年人肠平滑肌萎缩,伸展力减退,因而肠肌及括约肌张力增加,肠蠕动减少,使药物在小肠内逗留的时间延长,吸收增加,可能增加药物不良反应的发生率。

(5) 联合用药的影响:老年人脏腑功能的减退,免疫功能低下,抗病能力减弱,常患有多种慢性病,因而常用多种药物治疗,由此导致药物与药物之间的相互作用,显著增加了引发药物不良反应的概率。如中药麻黄与单胺氧化酶抑制剂呋喃唑酮等联用,可引起血压升高,乃至出现高血压危象。含酶的中药及中成药,如神曲、麦芽、谷芽、山楂丸、保和丸等不宜与抗生素类西药同服。

2. 分布　药物吸收后,要分布到靶部位才能产生药物效应,许多因素可影响药物在体内的分布。其中机体构成成分、器官血流量、体液 pH、血浆蛋白结合及组织对药物的结合率等因素由于年龄的变化而改变,从而影响药物在体内的分布,水溶性药物表观分布容积减小,血药浓度增大,脂溶性药物表观分布容积增大,药物作用时间延长,血浆蛋白结合率高的药物,血药浓度增高。

(1) 机体构成成分的变化:随着年龄的增长,人体总水量的绝对值及所占百分比逐渐减少,有代谢活性的组织逐渐被脂肪所取代,男性脂肪可由 18% 增至 36% ,女性脂肪可由 33% 增至 48% 。

(2) 血浆蛋白结合:老年人血浆蛋白随年龄的增长而减少,直接影响药物与血浆蛋白的结合,使游离药物浓度增加,作用增强,易出现不良反应。如老年人在使用附子、肉桂、半夏等药物时,应适当减少用量。

（3）器官血流量：老年人心脏功能减退，心肌收缩无力，心血管灌注量减少，也影响药物的分布。

3. 代谢　肝脏是药物代谢和解毒的主要场所，老年人的肝脏重量比年轻时减轻15%，代谢分解与解毒能力明显降低，容易受到药物的损害，同时机体自身调节和免疫功能也降低，因而也影响药物的代谢。肝药酶的合成减少，酶的活性降低，药物代谢速度减慢，血浆半衰期延长，20岁年轻人地西泮半衰期为20小时，80岁以上老人约为90小时，其毒性反应也从1.9%升至7.1%~39%。如老年人在服用中药川楝子、黄药子、天花粉等具有肝毒性的药物时，应注意观察药物不良反应的发生，适当调整剂量或停药。

4. 排泄　肾脏是药物的主要排泄器官，老年人肾实质重量减少，肾单位仅为年轻人的一半，肾血流量及肾小球滤过率随增龄而降低。65岁的老年人肾血流量为年轻人的40%~50%，80岁老年人肾小球滤过率较年轻人下降约46%。肾小球随年龄的增长而逐渐出现纤维化和玻璃变性，肾小球基底膜增厚，肾小动脉壁弹力纤维明显增多增厚、弹性降低；肾小管细胞脂肪变性，基膜变厚，部分肾小管萎缩或扩张，肾小球、肾小管功能降低，肾血流量减少。因此老年人在服用药物时，应充分考虑肾脏对药物的排泄功能，特别是在服用肾毒性的药物如马兜铃、关木通、天仙藤时，应注意观察药物不良反应的发生，适当调整剂量或停药。

二、老年人合理使用中药的原则

（一）老年人用药规律

老年人的衰老是渐进的，是整体水平上的物质匮乏和功能低下，痰浊、瘀血是随五脏衰老逐渐形成的。其体质特点是虚和瘀，虚即肾虚、脾虚、脏腑气血津液皆虚；瘀即瘀血和痰浊。老年病用药当以补为主，兼补兼消，选用丸剂，以图缓收之功，老年人体质虚弱，功能低下，反应迟钝，抵抗力差。故老年病一般均有以下共同特点：病因多不明显，症状和体征不典型，病程长，恢复慢，并发症多。

在治疗时，峻补则体虚不受，骤攻则羸弱不支，不可一蹴而就。张仲景大黄䗪虫丸、薯蓣丸，药方宜大，药量宜小，补虚宜渐进，攻邪宜消磨。选用丸剂，缓缓图功。从现代医学观点看，药物代谢的主要酶系统，肝脏微粒体细胞色素P450酶的生成与活性随年龄增加而降低，药物代谢较缓慢，老年人肾脏的肾单元随增龄而减少，肾小球滤过率及肾血流量较年轻时减少50%左右，因而使药物的排泄受到限制。二者均可造成药物在血浆内的高浓度，使机体对药物的反应性增强。这也同样支持老年病用药宜方大量小，缓缓图功的观点。

（二）老年人选药原则

1. 要有明确的用药指征　用药前必须了解患者的病史及用药情况，经过望闻问切，辨证论治，认真分析做出正确诊断，明确用药指征，采用最合理的用药方案。

2. 减少用药种类　老年人进行药物治疗时，应选用较少的药物种类，使用较小的有效剂量为宜，必须合用的药物中成药不宜过多。在临床处方时应准确辨证，抓住病程中各个阶段的主要矛盾，精简药味，精心配伍，提高治疗的针对性，少用或不用"大而全"的汤剂。

3. 避免使用老年人禁忌或慎用的药物　老年人脏腑功能低下，有些常用的中药或成方制剂含有有毒物质，老年人不宜久服和多服。如六神丸、牛黄解毒片（丸）处方中含有雄黄，而雄黄中含有硫化砷；牛黄清心丸、磁朱丸处方中含有朱砂，朱砂成分中含有毒性物质硫化汞；舟车丸处方中有轻粉，而轻粉主含氯化亚汞；疏风定痛丸处方中含有马钱子，马钱子中含有毒性物质士的宁;三物备急丸、三物白散、九龙丹处方中有巴豆,而巴豆中含有巴豆毒素等。对于毒性中药如生川乌、生草乌、生马钱子、砒霜、斑蝥等,尽可能不用或慎用,以免克伐脏腑,增加不良反应的发生。

4. 防止滥用滋补药及抗衰老药　滋补药对老年保健具有一定的作用,尤其对老年体弱和病后体虚者具有较好的治疗和滋补作用。如能恰到好处地应用滋补药,可以起到延缓衰老和治疗的作用。老年人因脏器组织结构和生理功能的衰退,常常感到体力不如往年,总想用些滋补药来增强体质,但使用滋补药时应按需行补,不需不补。如果不通过辨证论治,不分气血、阴阳、寒热、虚实,滥用补药,很容易引起病情加重或诱发新的疾病。老年人的体虚,一般有阳虚、阴虚、血虚、气虚之别,有时还联合在一起,形成气阴两虚、阴阳两虚等病证。阳虚应服用温补型滋补剂,如肾气丸、右归丸等;阴虚应选用清补型滋补剂,如大补阴丸、左归丸等;气血两虚型应选用气血双补剂,如八珍汤,十全大补汤等。另外,具体病情还需具体分析,通过辨证应用补药,才能药到病除。使用滋补药时,还应按季节服用,"春暖平补""夏暑清补""秋燥润补""冬寒大补",只有在不同时节选用不同滋补剂,才能使体质得到增强,起到扶正固本的作用。

5. 避免随意合用中药和西药　许多老年人多病共存,老年人往往患有数种疾病,常常多药合用。过多随意合用中药和西药,不仅增加经济负担,减少依从性,而且还增加药物相互作用,增加药物不良反应的发生。如中成药复方丹参滴丸、乐脉冲剂中含有丹参,不宜与抗酸药配伍使用,也不宜与抗肿瘤药物配伍使用。

（三）老年人用药剂量的原则

1. 小剂量原则　老年人用药宜从小剂量开始,逐渐增大至最适宜的剂量,以获得满意的疗效。一般地说,为了保障治疗安全,60~69岁的老年人,中药用量应为成人的3/4,或取《中国药典》标准剂量的最轻量为好。70~79岁的老年人,用药剂量应为成人的3/4~1/2。80~89岁老年人,用药量应为成人量的1/2。90岁以上的老年人,应仿效儿童剂量给药。但特殊情况应具体分析。老年人使用某些中药时应酌情减量,如阿胶、熟地、首乌等汁厚滋腻,易滞胃膈;甘草、大枣、党参等甘味过重,易使人气壅中满;黄芩、黄连、黄柏苦寒燥剂,易伤脾阳;川芎耗气、红花破血;以上药物用量均不宜过大。若用保健药物,剂量应较治疗量轻,减少用药品种、次数和时间,纠正用药越多保险系数越大的错误观点以及"好药""贵药"对人有益无害的不正确观念。

还有些中药的作用与用量有关,如甘草1~3g能调和药性,5~15g能益气养心,大量服用或小量长期服用,可出现水肿、低血钾、血压升高等。大黄1~5g具有泻下作用,小剂量0.05~0.3g具有收敛作用。

2. 剂量个体化原则　老年人用药后反应的个体化差异比其他年龄的人更为突出,因此在选择给药剂量时应充分考虑个体差异,根据患者脏腑功能情况,特别是肝肾功能的情况来决定及调整给药剂量。

三、老年人慎用的中药

老年人随着年龄增长,机体气血虚衰,脏腑老化,机体各种功能减退,特别是肝细胞量减少,所含药物代谢酶的活性降低,导致肝脏解毒能力减弱,药物不良反应增大;另外,肾血流量及肾小球滤过率随增龄而降低,肾脏对药物的排泄功能减弱,导致药物蓄积,增加毒性反应。因此,老年人用药不仅要适当的减少用量,还应慎用或禁用某些药物。

1. 慎用清热药 老年人大都气血虚弱,各种生理功能呈进行性衰退,常易患感冒、咳嗽、肝胆疾病等病,而这些疾病一般都会呈现一些热象。在确有实热的情况下适当服用一些清热药,会有很好的疗效。但是有时候过多地使用清热药或者不经过四诊合参,辨证论治而不分虚实寒热,滥用清热药,反而使病情更加恶化。

清热类药物偏凉,脾胃功能较差、体质虚弱的老人随意服用,可能导致胃痛、呕吐或腹泻等。过多服用清热药会伤阳耗气,继而出现畏寒发冷,头昏身重,面色青黄,动则出汗,气短不续,嗜睡,精力不集中,思维能力下降,食欲不振,腹痛腹泻等症状,严重还会出现四肢水肿。

2. 慎用泻下药 便秘是困扰老年人的一种常见疾病,大多是因为身体代谢减慢,或身体过胖,腹部肌肉无力,肠蠕动减弱所引起的功能便秘。常见的泻下药有大黄、番泻叶、芒硝、牛黄上清丸等,这些药物大都属于寒凉药物,可泻热行滞,而老年人体质多虚,常用此类药物虽然能起到一时通便作用,但是会使老年人的身体更加虚弱,脏腑功能更加低下,进一步导致更严重的便秘。同时,也可能导致肠胃功能紊乱,有可能导致腹泻或者泻药性便秘。

3. 慎用壮阳药 老年人性功能逐渐衰退是一种生理现象,而胡乱进补壮阳药物,只能起到"饮鸩止渴"的作用,对身体极为不利。欲延缓性功能下降,可从调理饮食、适当锻炼等方面入手,靠外来药物来刺激性功能,往往是得不偿失的。

4. 慎用胶类药物 老年人胃肠消化功能日渐减弱,主要表现为饮食量减少,吸收能力尤其是对油腻食物的吸收能力减弱,而胶类中药比较黏腻,难以吸收,因此,老年人应慎用。如阿胶具补血滋阴、润燥、止血的作用,药性甘平,归肺、肝、肾经。临床应用于血虚证,为补血要药,多用治血虚诸证,而尤以治疗出血而致血虚为佳;也可用于出血证,为止血要药,治阴虚血热吐衄;还可用于热病伤阴之心烦失眠及阴虚风动,手足瘈疭等。对于气血不足的老年人来说,适量服用是可以的。但由于阿胶黏腻,有碍消化,而老年人体内多有瘀滞(如高黏血症、高脂血症),如过量服用阿胶,不但不能化去瘀滞之血,反而使瘀血更严重。对于高血压病、动脉硬化患者也不宜使用,因为阿胶能使血液流速减慢,从而使血液中的脂肪微粒沉积在血管壁上,造成更加严重的瘀滞。另外,患有表证的老年人也不应该服用阿胶,因为阿胶虽有补益作用,却助邪难化,使病情缠绵难解,且容易导致食积,不但不能达到滋补的目的,而且会造成新的病症。因此,脾胃虚弱、消化不良、体内有瘀滞以及有表证的老年人应慎用。

5. 慎用寒性药物 寒性药物对正气的损害作用很大。虚寒体质的老年人,常有肢体畏寒、小便清长、面色发白等特征,服用寒凉药物可加重阴阳失衡状态,对健康不利。

6. 慎用肝毒性药物 老年人的肝脏功能减弱,代谢分解与解毒能力明显降低,容易受到药物的损害,而中药是由各种化学成分所组成,这些成分在体内发挥药效的同时,也有发生不良反应的可能性,甚至对肝脏造成毒性损害。

中药的化学成分和药理活性非常复杂,因此,中药致药物性肝损伤原因较多。一般认为含生物碱类、苷类、毒蛋白类、萜类及内酯类、蒽醌衍生物类及重金属类中药,其药物性肝损害的发生率比较集中,并且含有碱类、苷类成分的药物肝损害发生率明显高于含有其他成分的药物。

常见的具有肝毒性单味中药:黄药子、雷公藤、苍耳子、麻黄、何首乌、苦楝子、川楝子、苍术、金不换、番泻叶、千里光等。

中药致药物性肝损伤的减毒方法主要有"炮制减毒"和"配伍减毒"等方式,如黄药子配伍当归、苍耳子配伍黄芪、川楝子配伍白芍、雷公藤配伍甘草后可明显减轻其对肝细胞的损害程度。

7. 慎用肾毒性药物　老年人身体各个脏器功能都有所衰退,肾脏的代谢功能减弱,对于一些毒性的排出能力不如从前,但是在临床治疗中,有一些确有明显药效作用,但是其中又含有毒性成分,因此,老年人特别是肾功能不全者在使用这些具有肾毒性的中药时应格外谨慎。

中药造成肾毒性的原因有多种:①用药量过大或长期用药造成蓄积中毒,如有报道过量服用益母草或车前草导致肾衰竭;长期服用雷公藤、木通等导致肾小管间质损伤及肾衰等;矿物药如雄黄等因含有重金属且排泄缓慢,小剂量服用也极易蓄积导致慢性肾损害。②品种混乱而导致中毒,如木通,有木通科植物木通和马兜铃科植物关木通之分,木通科植物木通无毒,而马兜铃科植物关木通可致急性肾功能衰竭;又如毛茛科植物黄花乌头的块根关白附含有次乌头碱等多种生物碱,毒性比天南星科植物独角莲的干燥块茎禹白附大。③药物相互作用导致肾损害,如山茱萸、五味子等与磺胺类药物合用时可致后者溶解度降低、析晶造成肾损害;大黄与复方甘草合剂联用可生成沉淀,损伤肾小管上皮细胞;注射用双黄连与葡萄糖配伍可产生不溶性微粒,在代谢中造成肾损伤。④炮制或煎制不当,一些中药毒性较大,需通过炮制降低毒性,如巴豆、苍耳子需通过炮制去除毒蛋白,若炮制不当则可造成肾脏损伤;还有一些药物对煎煮时间有要求,如乌头类药物应久煎以降低其毒性,而山豆根煎煮过久可增加其毒性。⑤少数过敏性体质及特异性遗传患者对药物的反应性不同,其出现肾毒性往往与药物的药理毒性及用法用量无关,完全由患者本身体质所致,例如胖大海本来无毒,而曾有报道有患者因咽喉疼痛泡服胖大海后出现血尿,患者的母亲也有泡服胖大海后血尿史。⑥药物污染,如残留农药、重金属离子、放射性元素、微生物等污染,对中药品质及用药安全性均有影响。⑦自行盲目用药,轻信游医、迷信单方,擅自把有毒药当做无毒药使用。

四、案例介绍

(一) 老年患者便秘诊疗案例

便秘是指由于大肠传导失常,导致大便秘结,排便周期延长,或周期不长,但粪质干结,排出艰难,或粪质不硬,虽频有便意,但排便不畅的病证。

病因:便秘发病的原因归纳起来有饮食不节,情志失常,年老体虚,感受外邪,病机主要是热结、气滞、寒凝、气血阴阳亏虚引起肠道传导失常。老年性便秘多属气血不足,津液亏耗,且胃肠机能低下,肠蠕动减弱,体液缺失,即阳气与阴津随年龄逐渐亏耗等老年生理特点,以致引起便秘。治法应首先考虑老年人的虚证,常见气阴两虚证。

【案例】某患者,女,62岁。

近3年来,患者由于患冠心病,动则心悸甚,故长期卧床养病,周身无力,腰膝酸软,饮食减少,大便干如球状,每逢大便倍感痛苦,甚至需用手掏粪,方得排解。舌苔薄白,脉细涩。初诊为肠燥便秘,服归蓉汤(当归、肉苁蓉、生首乌)5剂后未见效果。二诊又以五仁汤(桃仁、杏仁、柏子仁、松子仁、郁子仁、陈皮)5剂投之,仍效不明显。三诊考虑患者年老气衰,久卧伤气。诊为气虚便秘。

处方:黄芪 12g,白术 6g,党参 15g,当归 9g,升麻 6g,柴胡 6g,炙甘草 6g。

服上方 5 剂,患者大便日渐好转,大便通畅,日解 1 次。遂改用补中益气丸每次 1 丸,每日 2 次,用蜜水送服,以固疗效。

【案例讨论与分析】此为老年患者,久病卧床,周身无力,腰膝酸软,饮食减少,大便困难,虚秘无疑,先据其大便干结如球状,脉细涩,采用养血通便之归蓉汤治疗,效果不显,考虑可能通便力量不足,又改为专司润肠通便之五仁汤治疗,效果仍不显。细究患者年老久病体虚,卧床少动,脾胃气虚,又气失流动,清气不升,浊阴难降,为其病本,痛下更伤正气,因此前方无效,故此径用补中益气汤原方补中益气,不涉通便,终使清气得升,浊阴自降,顽秘得愈。

《景岳全书·秘结》:"秘结者,凡属老人、虚人、阴脏人及产后、病后、多汗后,或小水过多,或亡雪失雪、大吐大泻之后,多有病为燥结者,盖此非气血之亏,即津液之耗。凡此之类,皆须详察虚实,不可轻用芒硝、大黄、巴豆、牵牛、芫花等药,及承气、神芎等剂。虽今日暂得通快,而重虚其虚,以致根本日竭,则明日之结,必将更甚,愈无可用之药矣。"

(二)老年患者虚劳病症诊疗案例

虚劳又称虚损,是以脏腑亏损,气血阴阳虚衰,久虚不复为成劳主要病机,以五脏虚证为主要临床表现的多种慢性虚弱症候的总称。

【案例】某患者,女,82 岁。2015 年 1 月 15 日初诊。

失眠、烦躁、头晕、气短三年余,时有腰腿痛,痛时失眠更甚。

诊断:虚劳;证型:脾肾亏虚,精血不足。

处方:牛膝 15g,炙甘草 10g,吴茱萸 15g,续断 20g,白芍 30g,丹皮 10g,阿胶 8g,桂枝 10g,法半夏 20g,肉桂 5g,生姜 10g,麦冬 15g,当归 10g,川芎 10g,党参 10g。

二诊:患者诉:服用 3 剂后,头晕、烦躁加重、牙龈出血,腹胀不思饮食。

处方:上方加神曲 10g,吴茱萸 15g 减为 6g,肉桂 5g 减为 3g,当归 10g 减为 6g。

三诊:患者诉:3 剂药后,诸症好转,睡眠、烦躁症状改善明显,腹胀、牙龈出血症状消失。前方加酸枣仁 15g,五味子 8g。

服 3 剂后,患者诸症明显好转。

【案例讨论与分析】老年人体虚,肠胃功能弱,峻补则体虚不受,骤攻则羸弱不支,不可一蹴而就。药方宜大,药量宜小,补虚宜渐进,第一方中有较多的温补药,如肉桂、桂枝、党参,还有不易消化的胶类药阿胶,所以患者出现烦燥,头晕之燥热症,并有腹胀消化不良之症。经减少上述药物的剂量,加消食导滞药神曲,即可获满意之效果。

第二节　儿童的中药合理使用

一、儿童各年龄时段的生理学和药动学特点

儿童发育可分为新生儿期(自胎儿娩出脐带结扎~28 天)、婴儿期(自出生 28 天~1 岁)、幼儿期(1~3 岁)和儿童期(3~12 岁)4 个阶段。其中婴幼儿期的生长发育特别迅速,体重会比初生时增加 3 倍。各个脏腑器官的功能也逐渐地发育和完善,但并未发育成熟,在肌肤、筋骨、津液等方面均柔弱不足。由于此时的新陈代谢旺盛,吸收和排泄都比较快,所以对药物的敏感性也比较强。此时各种酶系统功能不完善,因此对那些在肝内进行生物转化

及经肾脏排泄的药物格外敏感。

　　儿童期正处于生长发育的时期,其解剖、生理和生化功能以及各器官和内分泌系统等与成人有较大差异,所以其对药物的耐受性、反应性等均与成人有明显的差异。儿童对疾病造成损伤的恢复能力较强,常常在生长发育的过程中对比较严重的损伤实现自然改善或修复;自身防护能力较弱,容易受到各种不良因素的影响而导致疾病发生和性格行为的偏离。

　　儿童尤其是婴幼儿的胃液 pH 与成人不同,婴幼儿胃酸过少,酸性药物的生物利用度会下降,而碱性药物或酸不稳定药物的生物利用度会提高。由于体表面积相对较大,皮肤角化层薄,婴幼儿的药物经皮吸收能力是成人的 3 倍,因此经常有新生儿局部用药导致中毒的报道。

二、儿童合理使用中药的原则

　　儿童使用中药应严格掌握适应证,根据儿童自身的特点,精心挑选疗效确切、不良反应小、服用方便、价格低廉的药物。选择合适的给药途径,严格掌握用药剂量。根据儿童的生理特点,注意给药方法,并严密观察儿童用药反应,防止不良反应的发生。

　　1. 用药要及时,且用量宜轻　儿童病势急,病情变化快,因此用药要及时。小儿脏腑柔弱娇嫩,对药物很敏感,因此处方要精,用量要小。

　　2. 宜用轻清之品　儿童临床上以感冒、咳嗽、肺炎、喘咳等病证最为常见。外邪初犯,出现表证,当先选用解表发汗之法。儿童脏气清灵,对大苦、大辛、大寒、大热、攻伐和药性猛烈的药物要慎用。若为风热表证,当以辛凉解表散邪的药物为主,如银翘散、桑菊饮;对外有表邪,内有火热之发热,仍以辛凉解表。顺其大热之势清而扬之,不宜用苦寒退热之品,以免遏邪气于里,攻伐正气,如属必用,则宜少量,中病即止。

　　3. 宜佐健脾和胃之品　儿童脾常不足,消化能力差,故应佐以健脾和胃、消食导滞之药,如山药、山楂、陈皮、六神曲、麦芽、鸡内金、白术等。用药应以治本为主,兼顾治标。由于儿童有饮食无度的特点,加之脾胃的功能没有完全发育成熟,所以一年四季都可以见到消化功能失调的疾病,临床上以腹泻、呕吐、营养不良、食积等最为常见。在治疗小儿腹泻时,采用燥湿、利水、导滞、理脾法,是最行之有效的方法。

　　4. 宜佐凉肝定惊之品　儿童属"纯阳"之体,《颅囟经》云:"凡孩子三岁以下,呼为纯阳,元气未散。"所谓"纯阳"并非纯阳无阴,也并未阳盛阴微。此体热病较多,且肝常有余,容易出现肝热抽搐、惊风之症。救治儿童疾病特别是外感病邪,出现壮热、烦躁、惊惕等症,则应在清热透解之时,佐以平肝息风之钩藤、蝉蜕、僵蚕、地龙等。

　　5. 不宜滥用滋补之品　儿童生机旺盛,宜饮食调理,不宜滥用滋补之品,否则会使机体阴阳失衡,伤及脏腑气机。现代人们生活水平不断提高,出现了很多儿童盲目服用保健品和滋补类药物的现象。中医认为"虚者补之",也就是说,滋补药的对象应该是有虚证的儿童,随意甚至滥用中药滋补剂,如人参、人参蜂王浆、冬虫草精、北芪精等,不但达不到效果,还有可能适得其反。例如,儿童感冒后容易食欲减退,若此时舌苔厚腻,口有异味,大便秘结,说明体内湿热重,绝不能给予滋补药。又如生长发育旺盛的儿童,若过多服用含有激素的食品或者补品,可引发性早熟,导致男孩子口唇边汗毛变粗、变长,阴茎变粗、易勃起;女孩子八九岁乳房就开始增大,阴蒂增大,乃至阴道流血等。

三、儿童用药的注意事项和常见的不良反应

1. 由于中药疗效好,副作用小,许多儿童常见病、疑难病中药疗效独特,因此现代临床使用中药治疗儿童常见病和疑难病应用很多。但由于中药的化学成分复杂,其安全性也只是相对而言,尤其是婴幼儿时期,身体各个方面尚未发育成熟,随便服用中药可能损害婴幼儿健康。因此,在对儿童使用中药时,要格外注意。

(1) 严格掌握适应证,药物应及时随证加减。儿童病情变化较快,用药应根据每次诊断结果对症下药或随前方加减变化,切不可为了省时省力,盲目跟从之前的用药,以免延误病情。

(2) 使用中成药时应辨证。辨证论治是中医诊断和治疗疾病的基本原则,临床实践中,辨证论治与辨病论治灵活结合,往往能取得更满意的临床效果。掌握药证相符是正确使用中药的关键,也是发挥中药的疗效和避免中药不良反应的关键。因此不能只按西医病名,而忽略中医辨证来使用中成药。比如双黄连口服液,为辛凉解表药,只适用于风热感冒引起的发热、咳嗽、咽痛,若用于风寒感冒则会使病情加重。同样,如果将辛温解表药用于风热感冒,则会导致热邪不解,咽喉肿痛加重,严重者可致口干、鼻燥和鼻孔出血等不良反应。

(3) 根据儿童特点,选择适当给药途径。应根据年龄、病情选用合适的剂型及给药途径,首选口服,给药种类及次数不宜过多,以免影响患儿休息。不要将药发给患儿自己服用,以免发生误服的情况。注射给药对小儿精神刺激较大,会造成一定的局部损伤,静脉注射较易发生不良反应,故应尽量少用。外用药应注意避免患儿用手揉入眼中或吃入口内。

(4) 服用中药汤剂的注意事项。为了避免中药成分对胃黏膜的刺激,服用中药的时间最好在饭后半小时到一小时,喝中药前后 1 小时避免喝茶、豆浆和牛奶,以免中药成分与鞣酸、咖啡因及蛋白质等发生化学反应,影响药物的疗效。在给儿童喝中药汤剂的时候,要检查一下汤药温度,过热会烫伤儿童的咽喉、食管或胃黏膜,过冷会造成胃部不适,且影响药效。服药时应避免加糖,以免影响药效。

(5) 新生儿应避免在其皮肤上粘贴膏药或医用胶布,否则很容易引起接触性皮炎。

2. 对于儿童来说,不同性别、年龄、身体素质、生理状况的患者,对药物的敏感性、反应性、耐受性也不相同,药物的不良反应在儿科用药中发生率很高,且多由注射剂引发。

(1) 皮肤损害:蒋志平等在分析 96 例儿科中药注射剂不良反应报告中指出,在使用莪术油注射液和喜炎平注射液时,常伴有皮疹、斑丘疹、荨麻疹、红斑疹、瘙痒、皮肤潮红等症状,皮肤及其附件损害有 71.9% 的发生率。

(2) 过敏性休克:中药注射剂茵栀黄主要成分为茵陈提取物、栀子提取物、黄芩苷、金银花提取物,崔绘芝在分析 38 例儿科中药注射剂的药物不良反应时发现,茵栀黄导致过敏性休克、心律紊乱 1 例。炎琥宁粉针适用于病毒性肺炎和病毒性上呼吸道感染,蒋志平等分析指出炎琥宁引起过敏性休克 1 例。

(3) 其他不良反应:有报道指出穿琥宁致暴发性肝功能衰竭 1 例,七叶皂苷钠致肾功能衰竭 1 例。

四、儿童慎用的中药

儿童特别是婴幼儿的中枢神经系统、内分泌系统及肝肾代谢功能尚未发育完善,对很多

药物的处理能力比较低,因此若中药使用不当,则会发生不良反应。随着中医中药的广泛应用,很多家长认为使用中药安全可靠,无毒无害,对于一些感冒、咳嗽等常见疾病,便自作主张,或听信他人的"偏方",还有一种"没事就吃中药调理调理"的想法,经常给孩子服用一些清热解毒类的中草药或说明书标示"禁忌尚不明确""不良反应尚不明确"的儿科中成药。其实,很多中草药中都含有复杂的化学成分,对于肝肾功能未发育完全的儿童来说,盲目使用中药,无疑是增加了患儿的肝肾负担。特别是含有有毒成分的中药,使用剂量不当会导致儿童的身体损害,甚至危及生命。因此,儿童用中药,特别是中成药,在使用时一定要辨证用药,并严格控制剂量,谨慎使用含有有毒成分的药物,才能更好地达到治疗目的。

儿童用中成药中有些含有雄黄、朱砂等毒性成分,还有一些含有经现代研究证明有一定副作用的中成药,如含细辛、冰片,对于这些中成药,儿童用药安全特别重要,内服时需谨慎。

含有雄黄的儿科中成药,例如:具有清热解毒、活血消肿之功效的小儿化毒散。

含有朱砂的儿科中成药,例如:具有祛风化痰、清热解毒之功效的小儿金丹片;具有清热散风、消食化滞、镇惊息风、化痰止咳之功的小儿百寿丸。

同时含有雄黄和朱砂的儿科中成药,例如:具有镇惊熄风功效的小儿惊风散;具有疏风镇惊、化痰导滞之功效的小儿至宝丸;具有清热解毒、祛风镇惊之功效的小儿清热片;具有清热镇惊、祛风化痰之功效的牛黄抱龙丸;具有镇惊安神、祛风豁痰之功效的牛黄镇惊丸等。

含有细辛的儿科中成药,例如:用于小儿惊风、痰湿壅盛的猴枣牛黄散;具有宣肺、止咳、平喘之功效的小儿咳喘颗粒;具有清肺、解表、化痰、止嗽功效的儿童清肺丸;用于呕吐泄泻、消化不良、感冒初起、小儿惊风、咳嗽痰多的小儿保安丸;具有退热安神、祛痰镇惊之功效的八宝镇惊丸。

含有其他慎用成分的儿科中成药,具有健脾化湿、消积止泻之功效,用于婴幼儿腹泻的小儿泄泻停颗粒,由于药物组成中含有川乌,不宜过量久服。具有祛风化痰、退热镇惊之功效,用于小儿惊风、发热咳嗽、呕吐痰涎的八宝惊风散,其药物组成中含有金礞石、珍珠、麝香、冰片等重镇和开窍的药物,不宜过服和久服。

第三节　妊娠期与哺乳期妇女的中药合理应用

一、妊娠期和哺乳期妇女的生理学和药动学特点

（一）生理学特点

1. 妊娠期妇女的生理学特点　妊娠是胚胎和胎儿在母体内发育成长的过程,妊娠后母体发生一定的变化,以适应孕育胎儿的需要。主要表现是月经停止来潮,脏腑经络之阴血下注冲任,以养胎元。因此,妊娠期间机体呈现"血感不足,气易偏盛"的特点。

在妊娠初期,多有喜食酸味、恶心呕吐、晨起头晕等现象。因血聚于下以养胎,肝藏血,体阴而用阳。血养胎后,常致肝阴不足,故肝虚而欲食酸味,用酸入肝而敛肝,以适应自身的需要。妊娠6个月后,胎儿渐大,容易滞碍气机之升降,使水道不利而出现轻度肿胀、倦怠、思睡等;同时,因血聚于下,阳气容易偏亢,加之胎儿是纯阳之体,故孕妇会自觉胸膈烦热。妊娠末期,由于胎儿先露部压迫膀胱与直肠,可见小便频数、大便秘结等现象。

2. 哺乳期妇女的生理学特点　哺乳期是指产后产妇用自己乳汁喂养婴儿的时期,通常

为10个月。孕妇生完孩子后,体内的激素水平有一系列的变化,雌激素、胎盘生乳素、孕激素都急剧下降,而催乳素持续升高,主要为产后泌乳做好准备。母乳是产妇气血所化。《胎产心法》说:"产妇冲任血旺,脾胃气壮则乳足。"产后,脾胃生化之精微除供应母体营养需要外,另一部分则随冲脉与胃经之气上行,生化为乳汁,以供哺育婴儿的需要。薛立斋说:"血者,水谷之精气也,和调于五脏,洒陈于六腑,妇人则上为乳汁,下为月水。"故在哺乳期,气血上化为乳汁,一般无月经来潮,也比较不易受孕。

(二) 药动学特点

1. 妊娠期妇女的药动学特点

(1) 药物的吸收:妊娠期胃酸分泌减少,胃肠活动减弱,口服药物吸收减慢,生物利用度下降。早孕呕吐也是影响药物吸收的原因。妊娠晚期血流动力学发生改变,影响皮下或肌内注射药物的吸收。此外妊娠时心排出量增加,肺容量增加,可促进吸入性药物如麻醉气体在肺部的吸收。

(2) 药物的分布:妊娠期孕妇血浆容积、体重、体液总量、细胞外液均增加,药物分布容积明显增加,对脂溶性药物具有重要意义。药物还会经胎盘向胎儿分布。妊娠期妇女的药物需要量应高于非妊娠期妇女。

(3) 药物与蛋白结合:妊娠期血浆白蛋白浓度降低,蛋白结合能力下降,药物游离部分增多,所以孕妇用药效力增高,药物被肝脏代谢及肾消除量增多,并能经胎盘输送给胎儿,给药时应考虑血药浓度及游离型和结合型的比例。

(4) 药物的代谢:由于激素的改变,药物代谢受到影响,不同的药物产生不同的效果。

(5) 药物的排泄:妊娠期多种药物的消除率相应加快,尤其是主要经肾排出的药物。在分娩期由于仰卧位时肾血流量减少而使药物由肾排出延缓,所以孕妇应采用侧卧位促进药物排泄。

2. 哺乳期妇女的药动学特点 哺乳期,药物可通过乳汁转运进入婴儿体内。药物可以通过五种方式进入乳汁:单纯扩散、易化扩散、主动转运、胞饮以及逆胞饮。药物在乳汁中的浓度受到药物的许多特征的影响,如药物的脂溶性、分子量、离子化程度、酸碱度及蛋白结合率等,分子量低、蛋白结合率低、脂溶性高、非离子化程度高的药物,易进入乳汁。因此,哺乳期妇女用药对哺乳儿安全性的影响不容忽视。

二、妊娠期妇女的中药应用原则

妊娠期间,发生与妊娠有关的疾病,称为妊娠病,也称胎前病。妊娠病的病源,不外乎外感六邪、情志内伤,以及劳累过度、房事不节、跌仆闪挫等。治疗妊娠病,以治病与安胎并举,补肾健脾为主,而慎重用药、选择对孕妇胎儿安全的药物以及孕期合理用药是防范风险的基本原则。

1. 慎重选药 凡峻下、滑利、祛瘀、破血、耗气、散气,以及一切有毒药品,都宜慎用或者禁用。但在病情需要的情况下,如妊娠恶阻也可以适当选用降气药物,所谓"有故无殒,亦无殒也"。惟必须严格控制剂量,并"衰其大半而止",以免动胎、伤胎。

2. 应用妊娠慎用或禁用药时应注意 ①强调治病与安胎并举:即在治病的同时进行护胎,禁忌药为不得已而为之,当与安胎药兼用。即便药性峻烈,只要辨证正确,使用得当,可以达到"病去胎安"的目的。②强调炮制和配伍应用:药物经过炮制和配伍,可起到增效减毒的作用。③注意胎龄问题:怀孕第4~7周是胎儿形成的重要阶段,对外来毒素最为敏感,用药不当易造成畸形。孕期10周以后胎儿形成,但各个脏器功能尚未完善,某些对母体不产生危害的药物却对胎儿仍可产生反应,造成某些功能异常,严重者可发生死胎。

3. 用药剂量和用药时间　把握用药时间和剂量,宜短不宜长,剂量不宜过大;及时调整用药剂量,紧急抢救或缓解病情后应及时调整到安全剂量。妊娠期间更应中病即止,内有积聚可用药物攻之,但仅能"衰其大半",以免损及胎儿。

4. 给药途径　首选口服给药,尽量局部用药,尽量避免全身用药。

5. 注意把握中西药物联用　因病情需要中西药物联合应用时,应以中西医双重理论为指导,首先要确定中、西药单用是否对母体及胎儿不利,同时还要注意联用后是否会危及母体和胎儿,要详细了解中西药物各自特性,扬长避短。以谨慎为宜。

三、哺乳期妇女的中药合理应用

药物哺乳期安全性研究的资料相对较少,应尽量选用比较成熟的药物,避免使用新药,极少种类的药物会对乳儿造成危险而需要暂时或完全停止母乳喂养。哺乳期需要绝对禁忌的药物是细胞毒性药物、放射性同位素和母亲滥用的药物。

目前尚没有中药能否进入乳汁的文献资料,从安全的角度出发,应假定能充分进入,故哺乳期的用药范围与妊娠期相同。必须服药时,须辨证用药,合理配伍,尽量减少用药量和用药时间。口服药物后2~3小时内应尽量避免或减少哺乳,避开母体血药浓度高峰期。还可采用外敷等外用、局部给药方式,控制用药范围。

若确需用药应注意:①必须使用毒副作用大的药物(如抗癌药、罂粟壳)时应停止哺乳,以免对乳儿产生严重的危害。②禁用番泻叶、大黄等泻药或停止哺乳,以免进入乳汁造成乳儿腹泻;含大黄为主的制剂,如大黄流浸膏、一清颗粒、枳实导滞丸、竹沥达痰丸、栀子金花丸、清肺抑火丸、麻仁丸、清宁丸、三黄片等也应禁用或停止哺乳。③生麦芽、穿山甲、木通等有通经下乳作用。④炒麦芽水煎服,芒硝外敷有回乳作用。⑤以清热、消肿止痛为治则,根据病情选择下列药物配伍:蒲公英、半枝莲、山慈菇、马齿苋、大黄、黄柏、芒硝、丹参、红花、莪术等,水煎外洗,每日一剂,可治疗急性乳腺炎,中医称乳痈。

四、妊娠期及哺乳期用药禁忌

妊娠期和哺乳期合理用药关系到孕妇和胎儿的安全与健康,是影响优生优育的重要因素。中药是我国特有的传统用药,早在古代医学的药性理论中已有妊娠禁忌中药的概念,不同的药对妊娠的危害程度是有所不同的。古代对妊娠禁忌药按禁忌程度不同,将其分为禁用、忌用、慎用三类。

禁用,程度最重,可以理解为"不允许"。这类药物多是剧毒药或大毒药,或药性作用峻猛之品,或逐瘀破血药,以及堕胎作用较强的药物。可能使某些患者产生不良后果,应严格禁止使用。

忌用,即畏惧、忌讳,程度次于禁。包括一般毒性药、药性较强的祛瘀通经药和泻下药,对孕妇可产生不良反应,不能不有所畏忌。

慎用,有谨慎、慎重之意,程度最轻。包括一些辛温香窜药、消导药和利尿药。这类药物毒性较小,药性也较为缓和,但对孕妇也存在不利影响,仍须谨慎使用。

根据中医理论,按禁忌药的药性和功能分析,归纳妊娠禁忌药有以下特点:

1. 药性方面　①大热之品:大热则易灼津伤阴耗血或热扰冲任而易损伤胎元,如附子、肉桂、干姜等;②大寒之品:因大寒则冲任胞脉气血凝滞,令宫寒胎冷而不长,如重楼、漏芦、牛黄、射干、牡丹皮等;③有毒之品:有毒之品可直接毒伤胎元,如雄黄、水银、轻粉、乌头、藜芦、天南星。

2. 功能方面 ①祛瘀破血药:因祛瘀破血可使血运加速,血不循环而妄行致伤损胎元。如水蛭、斑蝥、地胆、蜥蜴、三棱、桃仁、牛膝、红花、穿山甲、姜黄、乳香、没药、凌霄花、土鳖虫、血竭等。②攻下药:攻下之品易伤中气,使气不载胎,胎气下陷。如大黄、番泻叶、芦荟、芒硝等。③峻下逐水药:峻下逐水之剂易夺阴伤血,耗气损胎。如牵牛子、甘遂、大戟、芫花、商路、巴豆、千金子等。④通利除湿药:过于渗利水湿或祛风除湿易伤损阴液,进而影响血分而损及胎元;或使气机下陷,胎元不举。如滑石、木通、通草、瞿麦、虎杖、冬葵子、川乌、草乌、丁公藤、雷公藤、伸筋草等。⑤破气通窍药,行气破气、辛香走窜之品易致气机紊乱而伤动胎元,或影响血分而动胎。如枳实、麝香、冰片、皂角等。

通过《中国药典》2005年版和2010年版对妊娠禁用、忌用和慎用品种收载情况比较发现:①妊娠禁用品种,2005年版共收载38种,2010年版在2005年版的基础上增加了79种,共计达117种。其中牛黄解毒丸、牛黄解毒片、红灵散、痔康片、麝香保心丸在2005年版中为忌用,壮骨关节丸在2005年版中无妊娠禁忌记载,说明2010年版《中国药典》对用药安全更加重视;②妊娠忌用品种,2005年版共收载61种,2010年版在2005年版的基础上除了减少变更为禁用的5个品种外,另增加了18种,共计达74种;③妊娠慎用品种,2005年版共收载54种,2010年版在2005年版的基础上增加了90种,共计达144种。

第四节 肝功能不全者的中药合理使用

肝脏是药物代谢的主要器官,绝大多数的药物是通过肝脏转化代谢的。肝脏功能出现障碍,主要经肝脏代谢的药物其体内过程则会出现不同程度的影响。由于肝脏有强大的代偿功能,目前为止,肝脏功能出现障碍时对中药的体内过程的改变尚缺乏详细而全面的信息,中药在肝脏受损时剂量调整的资料也有限。

肝功能障碍是指各种诱因引起肝细胞功能缺陷甚至坏死,从而影响到肝脏的分泌、合成、代谢、解毒和免疫等功能,也可影响到药物的整个代谢过程。肝功能障碍可体现在黄疸、积聚和鼓胀等中医病名。

一、肝功能不全者的生理学特点和药动学特点

(一)肝功能不全者的生理学特点

肝功能不全根据发病的缓急可分为急性肝功能不全和慢性肝功能不全,根据肝功能损害的程度也可分为代偿期和失代偿期。

1. 根据病情缓急分类

(1)急性肝功能不全:急性表现常常可见有发热,乏力,食欲减退,黄疸和血清转氨酶升高(高于正常值2~30倍),而血清碱性磷酸酶和白蛋白受影响较小。一般可在短期内恢复(数周到数月)。但如果出现急性重型肝炎,尤其是急性肝衰竭、大量肝细胞坏死时,病情十分凶险。

(2)慢性肝功能不全:慢性肝功能不全的临床表现呈多样性,轻者可无明显症状,随着病情的加重,可出现纳差、乏力、恶心、呕吐、腹胀、黄疸、腹水甚至肝衰竭。

2. 根据肝功能损害程度分类

（1）代偿期：患者无明显的临床不适症状，或者无特异性症状，如低热、乏力、恶心、体重减轻、白细胞或血小板低下等症状。

（2）失代偿期：处于失代偿期的患者往往会出现一系列病理生理的变化。

1）门静脉高压症：严重肝功能不全时，一方面肝内门静脉血流受阻，另外一方面全身的高动力循环又引起门静脉血流量增多，导致门静脉压力增高，从而引起充血性脾大，腹水，侧支循环建立，继发食管胃静脉曲张等门静脉高压症。

2）侧支循环的建立与扩大：在门静脉高压时，交通支大量开放并扩张为曲张的静脉，主要形成的侧支循环包括食管与胃底静脉曲张、皮下静脉曲张、痔核等。

3）腹水形成：腹水的形成机制比较复杂，但门静脉高压是基本的始动因素。血浆胶体渗透压的降低，肾血管收缩，肾血流量的重新分布和肾素-血管紧张素-醛固酮系统（RAAS系统）的活性增强等多种因素都参与了腹水的形成。

4）内分泌变化：对内分泌系统的影响包括对性激素、皮质醇、甲状腺激素和抗利尿激素的影响。

5）血液系统的改变：对血液系统的主要影响为凝血障碍和贫血。

6）肝性脑病：由于肝功能的严重失调或严重障碍，代谢紊乱而导致中枢神经系统功能失调综合征，主要表现为神经、精神的异常，如意识障碍、行为失常、昏迷等神经系统症状。

（二）肝功能不全者的药动学特点

肝脏是人体主要的代谢器官和解毒器官。肝功能障碍时，药物的体内全过程均有可能受到影响，主要表现为药物半衰期延长，毒性增加，血药峰浓度升高，不良反应增加。

1. 对吸收过程的影响　一方面肝硬化致门脉高压是常伴有肠黏膜水肿瘀血，而影响到口服药物的吸收。但另一方面肝脏的首关效应会降低，药物的首关消除减少，药物的生物利用度增加。

2. 对分布过程的影响　肝功能障碍时，蛋白合成减少，且游离的脂肪酸、胆红素等竞争性抑制药物与血清蛋白的结合均使得游离药物浓度升高。对于蛋白结合率高的药物和治疗窗窄的药物，其游离药物浓度的升高，可能会导致严重的不良反应。

3. 对代谢过程的影响　肝功能障碍时因血流量降低，肝细胞的数量减少均使得肝脏的生物转化能力降低，药物半衰期延长，药物蓄积。药物的不良反应增加。

4. 对消除过程的影响　肝功能障碍会导致胆汁分泌的障碍，可完全或部分的阻断药物的胆汁排泄。

肝脏对药物处置的影响还与肝脏的病变部位和药物对肝药酶的影响有关。

二、肝功能不全者的用药注意事项

肝功能不全的病人，正常剂量的药物可能会使体内药物浓度过高而加重肝脏负担，导致肝功能进一步的损害，甚至发生肝衰竭而危及生命。肝功能不全者须密切注意用药的安全性，具体可参考以下几点：

1. 明确诊断　对尚未明确原因的肝功能不全者，须明确诊断，查明引起肝功能不全的原因，和可能引起的并发症，对症对因积极治疗原发疾病。

2. 谨慎使用有肝毒性的药物　用药前须详细了解药物是否有潜在的肝毒性，警惕药物合用导致的肝毒性增加,尽量避免使用对肝脏有损害的药物。

3. 掌握正确的用药方法 肝功能不全者容易并发多种病症,因此诊疗上联合用药是不可避免的,药物的联合使用,或者不正确的用药方式都会加重肝脏的负担。因此在用药中要注意正确的用药方法,不可随意滥用药物,不随意加减药物剂量或更改用药疗程。严格按照医嘱服药。细致观察原有的疾病变化和可能出现的不良反应。一旦出现不适症状及时告知医生,及时停用。

4. 禁止饮酒和高脂饮食 酒和高油脂的食物会加重肝脏负担,可能会加重肝脏损伤。

三、常见对肝功能可能有损害的中药

中药所致的肝功能损害是中药不良反应常见的类型,根据文献报道,常见的有肝毒性的药物如下表所示(表 2-9-1)。

表 2-9-1 常见的有肝毒性的药物

类别	可能造成肝损伤的物质基础	具体药物
植物类	生物碱类	千里光,土三七,延胡索,金不换,昆明山海棠,何首乌(含上述中药的复方制剂)
	萜类	川楝子,雷公藤,黄药子,苦楝,艾叶,决明,贯众(含上述中药的复方制剂)
	苷类	黄药子,香加皮,苍术,番泻叶,鸦胆子(含上述中药的复方制剂)
	蛋白类	苍耳子,蓖麻子,相思豆,望江南子(含上述中药的复方制剂)
	鞣质	五倍子,石榴皮,诃子(含上述中药的复方制剂)
复方制剂		复方青黛丸
动物类		蜈蚣,斑蝥
矿物类		含汞药物(朱砂,轻粉,白降丹);含砷药物(砒石、雄黄和代赭石);含铅药物(铅丹,密陀僧)

四、肝功能检查指标判读及中药剂量调整

(一)肝功能检查指标判读

检验肝功能不全的指标有多种,每一项指标所偏向的临床意义也不太一样。一般常用的指标包括丙氨酸氨基转移酶(ALT)、天冬氨酸氨基转移酶(AST)、胆红素(总胆红素 TBIl,直接胆红素,间接胆红素 DBIl)、白蛋白(Alb)、凝血酶原时间(PT)等。

1. 肝细胞损伤指标 肝细胞损伤的指标一般多以丙氨酸氨基转移酶(ALT)、天冬氨酸氨基转移酶(AST)、γ-谷氨酰转肽酶(γ-GT)来判定。ALT 和 AST 对肝细胞的损伤和损伤程度最为敏感。具体如下表所示(表 2-9-2)。

表 2-9-2　肝功能指标和参考意义

参考指标	临床意义
ALT 升高,AST 升高不如 ALT	病毒性肝炎急性期,药物或酒精引起的急性损伤
AST 升高大于 ALT	慢性肝炎
ALT 和 AST 正常,胆红素进行性升高	肝坏死前兆
ALT 正常,γ-GT 持续升高	肝炎转向慢性
慢性肝炎 γ-GT 持续高于正常值	肝炎活动期

2. 肝脏合成贮备功能指标　反映肝脏合成贮备功能的指标包括白蛋白(Alb)、前白蛋白(PA)、凝血酶原时间(PT)等。白蛋白和前白蛋白的减少提示肝脏合成蛋白质的能力减弱,出现低蛋白血症。凝血酶原时间延长提示肝脏合成凝血因子的能力降低,导致凝血功能障碍。

3. 肝脏分泌、排泄功能指标　反映肝脏分泌代谢功能的指标主要有胆红素和总胆汁酸。胆红素包括总胆红素(TBIl)、结合胆红素(IBIl)和直接胆红素(DBIl),其中结合胆红素的升高提示胆道排泄不畅,有梗阻。

由于肝脏功能的代偿能力比较强大,目前肝功能的检测方法尚不能够囊括肝脏所有的疾病,特异性和敏感性也有待进一步的提高。因此,在肝功能正常的情况下,也不能够排除肝脏无病变的可能。许多患者在肝脏损害达到一定程度的时候,才会出现肝功能检测指标的异常。而且某些检测指标受多种因素的影响比较,实际临床中应根据患者实际情况综合分析。

鉴于大多数的护肝药物多是通过肝脏代谢,在进行护肝治疗的同时可能也会增加肝脏的负担,因此在进行护肝治疗时,不可盲目选择多种护肝药物同时进行。一般可选择 2~3 种作用机制不同的药物进行护肝治疗,同时避免使用对肝脏有毒副作用的药物。

（二）肝功能损害时的药物剂量调整要点

1. 主要经肾脏代谢的药物,一般无需调整药物剂量。但肾毒性明显的药物,应谨慎使用,以防发生肝肾综合征。

2. 经肝肾双通道代谢的药物,在肝功能严重减退时药物的血药浓度可升高,代谢减慢,导致药物蓄积中毒。如果患者同时有肾功能减退,则更易导致药物不良反应的发生,因此应根据患者的病情调整用药方案,适量减少用药剂量。

3. 主要经肝脏代谢对肝脏无明显毒副作用的药物,虽然对肝脏的损害比较小,但因代谢速度降低,也可导致药物浓度过高,致使药物的其他不良反应发生率增加。在临床治疗过程中,也须根据患者病情调整剂量用药。

4. 主要经肝脏代谢肝功能减退时可有明显的毒性反应的药物,有肝功能异常或肝病患者应尽可能地避免使用。

第五节 肾功能不全者的中药合理使用

肾功能减退的患者接受药物治疗时,主要经过肾脏代谢的药物或其代谢产物便可在体内蓄积,从而导致药物过量而发生毒性反应,一些原本有肾毒性的药物更容易发生肾脏损害。因此,对于肾功能减退的患者,根据患者的情况调整用药方案是保证用药安全有效的必要措施。

一、肾功能不全者的生理学特点和药动学特点

(一) 肾功能不全者的生理学特点

慢性肾功能不全(CRF)是指原发性或继发性各种因素所致肾实质损害,临床出现以代谢产物潴留,水、电解质、酸碱平衡失调,全身各系统受累为主要表现的临床综合征。

1. 水、电解质、酸碱平衡紊乱　调节水、电解质和酸碱平衡是肾脏的基本功能。肾功能不全时,其排泄或代谢功能出现障碍,则会引起水、电解质和酸碱平衡不同程度的紊乱。轻中度 CRF 时,肾脏可较完全地排出代谢的废物;当肾功能丧失 70% 时,可出现部分水、电解质和酸碱的紊乱,当肾功能进一步下降时才会出现明显的临床表现。

2. 能量代谢障碍　CRF 患者的能量代谢紊乱几乎涉及代谢的每一方面,包括糖、脂肪、蛋白质和氨基酸。对糖的影响主要表现为胰岛素抵抗,肝脏葡萄糖输出量增加,胰岛素分泌异常和肾脏对胰岛素清除率下降。对脂肪代谢的影响主要表现为高三酰甘油血症和高胆固醇血症。对蛋白质和氨基酸的影响主要表现为合成下降,分解代谢增加及负氮平衡。

3. 各系统功能障碍

(1) 消化系统:CRF 最早和最突出的表现便是消化系统症状。根据 CRF 的严重程度可表现为食欲减退,恶心,呕吐,腹泻,水、电解质和酸碱的紊乱。

(2) 心血管系统:心血管系统疾病是 CRF 患者最常见的并发症和死亡原因。有研究显示,30% 的 CRF 患者可能有心功能不全的表现,85% 以上的患者经超声检查出现心脏结构的改变。另一组数据表明尿毒症透析患者心血管的病死率是一般人群的 20 倍,脑血管病死率则在 10 倍以上。CRF 的心血管系统疾病主要表现为高血压、动脉粥样硬化、心肌病、心肌炎、心功能不全等。

(3) 呼吸系统:CRF 患者早期可出现肺功能下降,进入尿毒症期,则可出现尿毒症肺、尿毒症性胸膜炎及肺钙化等。

(4) 神经系统:CRF 患者既可累及中枢神经系统,也可发生于周围神经系统。尿毒症期神经系统病变发生率可达86%。

(5) 血液系统:CRF 患者的血液系统异常可表现为贫血、出血倾向及血栓倾向。贫血可出现在每一个 CRF 患者身上,主要是由于肾脏产生红细胞生成素(EPO)不足所致。

(6) 运动系统:CRF 患者极易发生肾性骨营养不良。可表现为骨痛,自发性骨折,关节

炎,关节周围炎等。尿毒症晚期患者常有肌病,表现为严重肌无力,尤以近心端肌肉受累为主。

（7）皮肤变化:常表现为皮肤瘙痒,尿毒症患者可因贫血而表现为特有的面色苍白或黄褐色。

（8）免疫、内分泌系统:CRF可导致白细胞、淋巴细胞和单核细胞的功能障碍,导致免疫功能低下,一旦感染,机体清除病原的能力降低。有数据显示,CRF患者伴有感染,严重感染占尿毒症死亡率13.1%～35.7%。CRF对内分泌的影响,女性可表现为闭经,不育;男性患者可有阳痿,精子生成减少或活力下降。

（二）肾功能不全者的药动学特点

1. 对吸收过程的影响 肾功能衰竭的患者,药物的吸收速率和吸收程度均可降低,口服或肌内注射吸收均会减少。主要是由于肾脏损伤引发肾小管性酸中毒,改变体液渗透压而影响到药物的吸收。肾脏损伤引起微循环灌注不良,尿毒症时体液钾离子浓度变化,这些都影响了药物的吸收速率和吸收程度,进而改变峰值和达峰时间。

2. 对分布过程的影响 肾功能减退的患者,药物的分布情况可受多种因素的影响而不同,如血浆白蛋白降低,使得药物与蛋白结合减少,游离的药物增多,致使分布容积增大,但最终血药浓度仍较肾功能正常者略低。

3. 对排泄过程的影响 大多数的药物经肝脏代谢或肾小管分泌后极性升高,水溶性增加,成为易溶于水的代谢物自肾脏排泄,肾功能受损时,代谢物易在体内集聚,毒性就有可能升高。

4. 对消除过程的影响 药物的消除途径可分为经肾消除和非肾途径消除,肾功能减退时,对主要经非肾途径消除的药物无明显影响,或影响较小;而主要经肾脏代谢的药物则会出现药物的消除半衰期延长,使体内药物消除速率减慢和血药浓度升高。对于某些毒性反应大、治疗窗窄的药物,则必须要调整药物的剂量。

二、肾功能不全者的用药的注意事项

肾功能不全患者,按常规剂量用药时,往往会使体内药物浓度过高,从而会加重肾功能损害,甚至急剧恶化发展为尿毒症,严重者可危及生命。肾功能不全者应密切注意用药的安全性,可参考以下几点:

1. 避免和纠正患者本身的危险因素 某些患者本身为发生肾功能不全的高危因素,如高龄,心力衰竭,糖尿病,过敏,肾功能不全等。因此在临床中应避免或者纠正这些高危因素。

2. 谨慎使用有肾毒性的药物 对于明确有提示"肾功能不全者禁用或者慎用"的药物,CRF患者在使用时须特别注意和重视。尤其是提示禁用的药物。

3. 注意药物合用时肾毒性的叠加 凡合并用药有增加肾功能损害的风险时,均须严密观察可能发生的肾功能损害的不良反应。

4. 注意尿液的pH 某些酸性中药如乌梅、五味子等,可增加磺胺类等药物对肾脏的损害,应避免合用。

5. 养成良好的用药习惯　药物所致的肾功能损害与患者的用药习惯有很大的关系,为防止出现药物性肾功能损害,患者在进行药物治疗时,须详细告知医务人员自己的病史和过敏史,服药过程中须遵照医嘱服药,细致观察原有的疾病变化和可能出现的不良反应。一旦出现不适症状及时告知医生,及时停用。

三、常见肾功能可能有损害的中药

常见易引起不良反应的中药,植物类通常为含有生物碱类、苷类、酮/醛,或者是挥发油等,具体如下表所示(表 2-9-3)。

表 2-9-3　常见的可能有肾功能损害的药物

类别 　　具体药物	可能造成肾损伤的物质基础	具体药物
植物类	生物碱类	雷公藤,草乌,麻黄,乌头,附子,蓖麻子(含上述中药的复方制剂)
	蛋白类	巴豆,黑豆(含上述中药的复方制剂)
	苷类	洋地黄,土牛膝,芦荟,柴胡,苍耳子(含上述中药的复方制剂)
	酸/醛类	马兜铃,关木通,防己,商陆,青木香,天仙藤,寻骨风,朱砂莲(含上述中药的复方制剂)
	酮,酚,糖,酶类	棉花籽(含该药的复方制剂)
	挥发油类	土荆芥(含该药的复方制剂)
动物类		蛇毒类,斑蝥类,胆酸类,蜈蚣,鱼胆(含上述中药的复方制剂)
矿物类		砷,汞(砒霜,红矾,雄黄,朱砂,轻粉);铅(铅丹)(含上述中药的复方制剂)

四、肾功能检查指标判读及中药剂量调整

(一) 肾功能检查指标判读

肾功能的评估可有多种指标,包括血肌酐,血清尿毒氮,内生肌酐清除率,β_2微球蛋白等。其中内生肌酐清除率最具有参考意义。因肌酐几乎都通过肾脏排泄,且不受饮食、蛋白分解、代谢水平等因素的影响。结合患者的年龄和体重可定量准确地反映出患者的肾功能状况。目前我国根据肾功能损害的程度将 CRF 分为四期,分别为肾功能不全代偿期、肾功能不全失代偿期、尿毒症早期和尿毒症晚期,具体分期如图 2-9-1 所示。美国肾脏病学基金会则根据患者的肌酐清除率水平将慢性肾功能不全分为 5 期,分别为 1 期肾功能正常,2 期轻度肾功能下降,3 期肾功能中度下降,4 期肾功能重度下降,5 期为肾衰竭。二者的对应关系如图 2-9-1 所示。

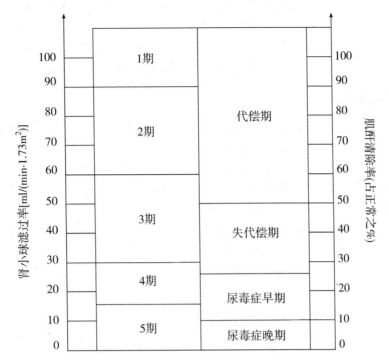

图 2-9-1　慢性肾功能不全的分期

（二）肾功能受损时的中药剂量调整

肾功能减退的患者,其剂量的调整需根据以下因素:①肾功能损害的程度;②药物的肾毒性大小;③药物的药动学过程;④药物血液透析或腹膜透析的可清除程度。药物的半衰期可作为调整用药的依据,由于个体差异性,不同患者的血药浓度半衰期相差较大,因此根据患者血药浓度调整给药方案,对肾功能变化较大或肾功能严重损害的患者尤为重要。

1. 剂量调整方法　肾功能受损时常用的剂量调整方法包括减少用药剂量和延长给药时间间隔,或者二者结合的方式进行。由于单一使用延长给药时间间隔的方法调整用药方案,容易导致血药浓度波动幅度过大,一般采用减少给药剂量的方式更为合理,或二者结合的方式。

2. 具体方法介绍

（1）减量法:给药量＝正常给药量×GFR(患者)/GFR(正常)

（2）延长给药时间间隔法:给药间隔＝给药间隔×GFR(正常)/GFR(患者)

注:肾小球滤过率(GFR)的变化可作为肾脏功能的指标,但其准确测定较困难,而血清肌酐(Scr)浓度与 GFR 成反比,因此可用肌酐清除率(ClCr)作为肾功能标志。

目前西药有具体的剂量调整方案,但中药目前无参考数据,只能够根据患者的肌酐清除率大致计算所需要的剂量。但对于某些主要经肝脏代谢或肝肾双通道代谢的药物,以上的计算方法准确性有待改进。

第六节　偏颇体质人群的中药合理使用

先天禀赋良好,后天调养得当,构成人体生命活动的物质基础——阴、阳、气、血、津液在处于动态平衡的状态,中医将这种状态下的体质称为平和体质。随着自然生态、社会环境、生活条件不断的改变,个人在饮食、饮酒、吸烟、运动、家庭生活及其先天禀赋等多方面的不同,阴、阳、气、血、津液也随之发生变化,从而导致失衡。中医按照阴、阳、气、血、津液的偏颇失衡命名,可将体质分为阳虚体质、阴虚体质、痰湿体质、湿热体质、气郁体质、气虚体质、血瘀体质和特禀体质。现对平和体质及八种偏颇体质的中药治疗原则和注意事项进行阐述,分述如下:

一、平和体质

1. 定义　先天禀赋良好,后天调养得当。气血阴阳调和,体态适中,面色红润,精力充沛。脏腑功能状态强健壮实为主要特征的一种体质状态。

2. 体质特征　①形态特征:体形健壮匀称;②常见表现:面色、肤色润泽,头发稠密有光泽,目光有神,鼻色明润,嗅觉通利,味觉正常,唇色红润,精力充沛,不易疲劳,耐受寒热,睡眠安和,胃纳良好,二便正常,舌色淡红,苔薄白,脉和有神;③心理特征:性格随和开朗;④对外界环境适应能力:对自然环境和社会环境适应能力较强;⑤发病倾向:平素患病较少。

3. 成因　先天禀赋良好,后天调养得当。

4. 中药治疗原则　平和体质者,无阴、阳、气、血、津液偏颇,不需要使用明确的中药治疗。日常生活中以养身为主,劳逸结合,可以适当使用扶正之品,不宜过于强调进补,少用药物为宜。若患疾病时,宜视其寒热虚实,权衡补泻施用,确保祛病不留邪,以防止疾病导致体质偏颇。

5. 注意事项　平和体质者平时生活中主要注意摄生保养,饮食有节,劳逸结合,生活规律,坚持锻炼,根据人体的生长规律也需要适当的调理:在小儿生长发育期间,食谱应多样化,保证营养的摄取,促进身体健康地生长发育;在体质发生转变的更年期,可根据阴阳偏颇适当地使用补益阴阳的扶正之品,如八味肾气丸、六味地黄丸等;在五脏逐渐虚衰的老年期,应适当调补,促进新陈代谢,延缓衰老,宜以平补为主,适当使用健脾益气之品,如白术、黄芪、山药等。

二、阳虚体质

1. 定义　由于阳气不足,以畏寒怕冷、手足不温等虚寒表现为主要特征的体质状态。

2. 体质特征　①形态特征:肌肉松软不实,多体形白胖。②常见表现:面色㿠白,目胞色黑晦暗,口唇色淡,毛发易落,易出汗,大便溏薄,小便清长,平素畏冷,手足不温,喜热饮,易困乏,舌淡胖嫩边有齿痕,苔润,脉象沉迟。③心理特征:性格多沉静、内向。④对外界环境适应能力:易感风、寒、湿邪,耐夏不耐冬。⑤发病倾向:感邪易从寒化;卫外功能不足,易患感冒、自汗;气化功能不足易患痰饮、肿胀;固涩功能不足易患遗尿、阳痿等病;温煦功能不足,易患痹症、泄泻。

3. 成因　先天禀赋不足,如孕育时父母体弱或年长产子、早产等;后天失养,饮食不当、生活不规律等;老年阳衰。

4. 中药治疗原则　阳虚体质者的中药治疗原则以补肾温阳、益火之源为主,代表方药为金匮肾气丸、右归丸等,常用中药为附子、肉桂、干姜、菟丝子、杜仲、鹿茸、肉苁蓉、巴戟天等。

阳虚体质者常常阳损及阴,导致阴阳两虚,用药要阴阳兼顾,切忌温阳太过,耗血伤津。因此,温壮元阳的同时,根据阴阳互根理论佐入适量的补阴之品,如熟地黄、山茱萸等,以使阳得阴助而生化无穷,并且调理阳虚体质时要慢温、慢补,缓缓调治。

调理阳虚体质,有温阳与补火之别,前人认为,附子、肉桂等辛热补火,犹如夏日之烈;巴戟天、淫羊藿等温阳,犹如春日之暖。除温壮元阳外,须兼顾脾胃,只有脾胃健运,始能饮食多进、化源不绝、体质强健,亦即养后天以济先天。

5. 注意事项　调理阳虚体质在用药方面应注意使用温阳之品不宜过猛过急,缓缓调治,确保阴阳同补,避免耗血伤津。在生活方面应不熬夜,生活规律少食生冷、冰冻饮品,注意腰部和下肢的保暖,不宜长期在空调室内生活、工作,从而避免耗散人体的阳气。

三、阴虚体质

1. 定义　由于体内精血津液等阴液亏少,以口燥咽干、五心烦热等阴虚内热表现为主要特征的体质状态。

2. 体质特征　①形态特征:体形瘦长。②常见表现:面色潮红,手足心热,两目干涩,视物模糊,眩晕耳鸣,皮肤偏干,易生皱纹,唇红微干,喜冷饮,大便干燥,舌红少津,脉细数。③心理特征:性情急躁,外向好动,活泼。④对外界环境适应能力:易感暑、热、燥邪,耐冬不耐夏。⑤发病倾向:感邪易从热化;阴虚生内热,易患血证、失精、不寐等病;濡润功能不足,易患虚劳、便秘、咳嗽等病。

3. 成因　先天禀赋不足,如孕育时父母体弱或年长产子、早产;后天失养,纵欲耗精,积劳阴亏或曾患出血性疾病。

4. 中药治疗原则　阴虚体质者的中药治疗原则以滋补肾阴、壮水制火为主,代表方药为大补阴丸、六味地黄丸等,常用中药为熟地黄、山药、桑椹、女贞子、沙参、麦冬等。

阴虚体质者,由于人体生理、病理上的相互关系,常常伴有精、血、津、液的虚亏,因此在调理阴虚体质时,注意结合填精、养血、滋阴的中药进行加减。如:填精的方药为六味地黄丸或左归丸之类;养血的方药为当归补血汤或四物汤之类;滋阴生津的中药为百合、麦冬、沙参、生地黄、玉竹等。

阴虚体质者易生虚热,故滋阴时应与清热法同用,即滋阴亦可除热、清热可以存阴。

5. 注意事项　滋阴、填精、养血之类中药多性柔而腻,久服易伤脾阳,易引起胃纳呆滞,腹胀腹泻等,可酌加陈皮、木香、砂仁、豆蔻、鸡内金等理气、芳香化湿、健脾消导之品。忌苦寒沉降、辛热温散,饮食当避辛辣。

四、痰湿体质

1. 定义　由于水湿内停而痰湿凝聚,以体形肥胖、腹部肥满、口黏苔腻等痰湿表现为主要特征的体质状态。

2. 体质特征　①形态特征:体形肥胖,腹部肥满松软;②常见表现:面色黄胖而暗,眼泡微浮,容易困倦,面部皮肤油脂较多,多汗且黏,口黏腻或甜,喜食肥甘甜黏,大便正常或不实,小便不多或微混,舌腻,脉滑;③心理特征:性格偏温和,稳重恭谦,和达,多善于忍耐;④对外界环境适应能力:对梅雨季节及湿重环境适应能力差;⑤发病倾向:易患消渴、中风、眩晕、胸痹、妇人不孕、经血不调、外感、鼾眠、湿痰痿等病。

3. 成因　先天遗传或后天过食肥甘。

4. 中药治疗原则　痰湿体质者的中药治疗原则以健脾利湿、化痰泄浊为主,代表方药为泽泻白术散等,常用中药为茯苓、苍术、炒白扁豆、薏苡仁、荷叶、莲子肉、白芥子、紫苏子等。痰湿体质肥胖者可加入升清醒脾的苍术、荷叶等;痰浊阻肺者方中可加紫苏子、白芥子等,不但能化痰肃肺,且能降脂减肥;痰浊内庭者可用茯苓、泽泻。

痰湿为阴邪,其性黏滞,宜温化通阳,根据病情可酌加干姜、桂枝、补骨脂、淫羊藿等,但须防温热太过,水液受灼,化热生变,耗血伤津。

痰湿黏滞,阻遏气机,常见血瘀证并发,形成痰瘀互夹,治宜化痰利湿,兼行气活血,如川芎、田七等。

5. 注意事项　甘淡之味,性滋腻,易滞湿生痰,调理痰湿体质患者应慎重使用甘酸柔润之品或与其他中药配伍使用。日常饮食宜少食肥甘甜腻的食物。

五、湿热体质

1. 定义　由于湿热内蕴，以面垢油光、口苦、苔黄腻等湿热表现为主要特征的体质状态。

2. 体质特征　①形态特征：体形偏胖；②常见表现：平素面垢油光，易生痤疮、粉刺，心烦懈怠，眼筋红赤，容易口干口苦，大便燥结或黏滞，小便赤短，男性易阴囊潮湿，女性易带下量多，舌质偏红，苔黄腻，脉象多见滑数；③心理特征：性格多急躁易怒；④对外界环境适应能力：对夏末秋初湿热气候，湿重或气温偏高环境较难适应；⑤发病倾向：易患消渴、中风、黄疸、汗证、疮疖、咯血吐血、热淋等病。

3. 成因　先天禀赋，或久居湿地，喜食肥甘，或长期饮酒，湿热内蕴。

4. 中药治疗原则　湿热体质者的中药治疗原则以分消湿浊、清泄伏火为主，代表方药为龙胆泻肝汤、泻黄散等，常用中药为龙胆、石膏、栀子、淡竹叶、地骨皮、藿香、茵陈、茯苓、泽泻等。肺热明显者，可酌加枇杷叶、黄芩、桑白皮、麦冬等；胃火较盛者宜酌加黄连、生地黄等泻中焦火、凉血之品。

根据"火郁发之"之理，可于清热泻火解毒之剂中酌加藿香、茵陈、防风、白芷等，宜透清化。

根据渗湿于热下之理，在清热化湿同时佐以白茅根、木通、薏苡仁、淡竹叶等通利之品，使热从下泄。

5. 注意事项　湿热体质者，湿中有热，忌刚燥温热、甜腻柔润、滋补厚味，慎用辛温助火之品，以防助热，宜用苦寒之剂燥之。日常生活中，宜戒烟少酒，少食辛辣香燥，常食绿豆汤、冬瓜汤及瓜果鲜蔬，保持大小便通畅。

六、气郁体质

1. 定义　由于长期情志不畅、气机郁滞而形成以神情抑郁、忧虑脆弱等气郁表现为主要特征的体质状态。

2. 体质特征　①形态特征：多见体形瘦者；②常见表现：平素面貌忧郁，神情多烦闷不乐，胸胁胀满，或走窜疼痛，多伴善太息，或嗳气呃逆，或咽间有异物感，或乳房胀痛，睡眠较差，食欲减退，健忘，痰多，大便偏干，小便正常，舌淡红，苔薄白，脉象弦细；③心理特征：性格内向不稳定，忧郁脆弱、敏感多疑；④对外界环境适应能力：对精神刺激适应能力较差，不适应阴雨天气；⑤发病倾向：易患郁证、梅核气、脏躁、百合病、阳痿、不寐等病。

3. 成因　先天遗传，或精神刺激，暴受惊恐，所欲不遂，忧郁思虑等。

4. 中药治疗原则　气郁体质者的中药治疗原则以疏肝行气、开其郁结为主，代表方药为柴胡疏肝散、逍遥散、越鞠丸等，常用中药为柴胡、香附、枳壳、陈皮、川芎、白芍等。

气郁体质者以气郁为先导，多兼血郁、痰郁、火郁、湿郁、食郁，选方以柴胡、香附、枳壳、陈皮、川芎等行气药为主，血郁加丹参、桃仁、红花等；痰郁加半夏、竹茹等；火郁加栀子、连翘等；湿郁加茯苓、泽泻、苍术等；食郁加山楂、神曲等。

5. 注意事项　调理气郁体质，理气不宜过燥，以防伤阴；养阴不宜过腻，以防黏滞；用药不宜峻猛，以防伤正。气郁体质者情志不畅，须充分重视精神调节，如语言开导、顺情解郁或采用情志相胜，移情易性等方法，经常参加户外运动，调节情志。

七、气虚体质

1. 定义　由于元气不足，以疲乏、气短、脏腑功能低下、自汗等为主要特征的体质状态。

2. 体质特征　①形态特征:肌肉松软不实;②常见表现:面色萎黄或淡白,目光少神,口淡,唇色少华,毛发不泽,头晕、健忘,平素语音低弱,气短懒言,容易疲乏,精神不振,易出汗,舌淡红,舌边有齿痕,脉弱;③心理特征:性格内向、情绪不稳定、胆小;④对外界环境适应能力:易感受风、寒、暑、湿邪;⑤发病倾向:平素体质虚弱,卫表不固易感冒;病后康复较慢;易患虚劳,内脏下垂、脱肛等病。

3. 成因　先天禀赋不足,如孕育时父母体弱、早产等;后天失养,如非母乳喂养、挑食、厌食、久卧伤气等;老年气弱。

4. 中药治疗原则　气虚体质者的中药治疗原则以培补元气、补气健脾为主,代表方药为补中益气汤、四君子汤等,常用中药为人参、党参、黄芪、白术、甘草、大枣等。

在中药临床治疗过程中根据病人病情病势的变化及证候的把握,在方药的使用上进行一些加减,如:由于"气之根在肾",可酌加五味子、枸杞、菟丝子等益肾填精之品,或再参以紫河车、燕窝等血肉有情之品,充养身中形质,气味同补;偏肺气虚者,常反复咳嗽、哮喘等,可选用玉屏风散而重用黄芪,酌加益肾气之品淫羊藿、熟地黄等。

5. 注意事项　气虚体质者使用补气剂应把握剂量,不可峻补,气有余便是火,应避免补之太过。人参为气虚体质者常用的补气强体的中药,使用时应把握剂量,缓图渐进,或配伍其他方药使用。

使用补气药不慎易壅滞气机,方中可酌加理气行滞之品,如陈皮等;若有痰湿者,可以化痰祛湿药同用,如茯苓等。

气虚体质者常因外邪或内在饮食积滞产生内热等虚实夹杂之证,中药治疗时当予顾及,避免"误补益疾"之弊。治疗疾病时,忌耗散克伐。

八、血瘀体质

1. 定义　由于体内血液运行不畅,以肤色晦暗、舌质紫黯等血瘀表现为主要特征的体质状态。

2. 体质特征　①形态特征:多见体形瘦者;②常见表现:平素面色晦黯,皮肤偏黯或色素沉着,易出现瘀斑,眼眶黯黑,鼻部黯滞,易脱发,易患疼痛,口唇黯淡或紫,女性多见痛经、闭经,或经色紫黑有块、崩漏,舌质黯有瘀点,或片块瘀斑,舌下静脉曲张,脉象细涩或结代;③心理特征:性格内郁,心情不快易烦,急躁健忘;④对外界环境适应能力:不耐受风邪、寒邪;⑤发病倾向:易患癥瘕、胸痹、痛症、出血证等病。

3. 成因　先天禀赋,或后天损伤,忧郁气质,久病入络。

4. 中药治疗原则　血瘀体质者的中药治疗原则以活血祛瘀、疏利通络为主,代表方药为大黄䗪虫丸、桃红四物汤等,常用中药为丹参、桃仁、红花、川芎、茜草、蒲黄、山楂等。

热入血分,耗血伤津,津枯血燥,体内津液阴液不足,"干血"内留,是血瘀的成因之一。可通过养阴以活血的方法调理血瘀体质,如大黄䗪虫丸中重用生地黄,通过养阴凉血调理改善阴虚有"干血"之证。

气能行血,气滞则血瘀,气行则血畅,故活血调体常配理气之剂,如枳壳、陈皮、柴胡等。

可根据瘀血部位不同进行加减,胸中憋闷者选用血府逐瘀汤加减,药用柴胡、牛膝、桔梗等;血瘀头痛、眩晕者,可重用川芎,酌加葱白、全蝎等;若有癥瘕者,可选用桂枝茯苓丸加减,或加破瘀及虫类药,如三棱、莪术、土鳖虫、水蛭等。

5. 注意事项　调治血瘀体质者忌固涩收敛,避免加重血液运行不畅、瘀血阻滞血脉。调理血瘀体质的中药多行散力强,易耗血动血,伴有妇女月经过多或其他出血症的血瘀体质者,需注意调整剂量或进行其他综合治疗;对妊娠期间的血瘀体质者当慎用或忌用该类调理体质的中药。

九、特禀体质

1. 定义　由于先天失常,包括先天性或遗传性,以生理缺陷、过敏反应等为主要特征的体质状态。

2. 体质特征　①形态特征:过敏体质者一般无特殊形体,或有畸形、先天禀赋异常者,或有先天生理缺陷;②常见表现:过敏体质者常见哮喘、风团、咽痒、鼻塞、喷嚏等;遗传性疾病患者有垂直遗传、先天性、家族性特征;胎传性疾病患者具有母体影响胎儿个体生长发育及相关疾病特征;③心理特征:因禀质特质情况而不同,主要表现为强烈的自卑心理、抱怨心理和严重的挫折心理;④对外界环境适应能力:适应能力差,如过敏体质者对易致过敏季节适应能力差,易引发宿疾;⑤发病倾向:过敏体质者易患哮喘、荨麻疹、花粉症及药物过敏等,遗传性疾病如血友病、先天愚型等,胎传性疾病如五迟(立迟、行迟、发迟、齿迟和语迟)、五软(头软、项软、手足软、肌肉软和口软)、解颅、胎惊、胎热等。

3. 成因　先天禀赋不足、遗传等,或环境因素、药物因素等。

4. 中药治疗原则　对于先天性、遗传性或生理缺陷,一般无特殊治疗方法,近些年有专家学者尝试从亲代治疗,防止疾病的遗传。对于过敏体质者以纠正过敏体质为调治原则,或益气固表,或凉血消风。调治过敏体质的代表方药有消风散、玉屏风散、过敏煎等,应根据临床对应的症状不同及患者的具体情况进行用药的加减。如皮肤风疹、湿胜血热者,可用消风散加徐长卿、赤芍、紫草等;鼻流清涕、目痒鼻塞者,以清肺消风为主,可选用玉屏风散合麻杏甘石汤加黄芩、细辛、百合等。

5. 注意事项　若准备妊娠则应做好孕前、育前检查,自觉向医生咨询,以杜绝遗传患儿的出生;因可能的遗传因素,应更谨慎用药,减少不良反应发生;过敏体质者应尽量避免接触过敏物质,如尘螨、花粉、油烟、油漆等;注意饮食,忌食鱼虾、牛奶、鸡蛋、酒精、海鲜等。

除以上介绍的叙述九种体质人群以外,有一部分人可能既有一种体质特征,又有另一种体质特征,这种特征称其为"夹杂体质"。如阴虚体质与血瘀体质的兼夹,痰湿体质和阳虚体质的兼夹等,对于这部分体质人群的调治,可根据九种体质的调治方法,同时参考所兼夹的体质类型进行综合调养。

【实践思考题】

1. 老年人使用中药时,在剂量方面应该注意哪些问题?

2. 儿童合理使用中药应遵循哪些原则?

3. 哪几类药性和功能的中药属于妊娠期和哺乳期妇女的用药禁忌?

4. 可能引起肝损害的中药有哪几类?请举例说明。

5. 肾功能减退患者慎用的中药有哪些?如何调整用药剂量?

(杨正腾)

【参考文献】

[1] 杜惠兰.妊娠期中西药物用药禁忌.北京:人民卫生出版社,2007:4

[2] 张嘉俊.孕产妇病症中医治疗.广东:广东科技出版社,2004:1

[3] 司徒仪.中西医结合妇产科学.北京:科学出版社,2003:153

［4］ 甘小利. 活血化瘀法在先兆流产中的运用. 光明中医,2013,28(12):2656-2659

［5］ 尤昭玲,王若光,李军,等. 益气化瘀法对胎儿宫内发育迟缓患者子宫动脉、脐动脉血流影响的研究. 中国中医药科技,2000,7(5):321

［6］ 陈芊,张斌,徐惠军,等. 佛手散对先兆流产模型大鼠 TNF-α 影响的实验研究. 世界中西医结合杂志,2009,4(9):618-620

［7］ 林娜,胡建平. 中药胚胎毒性的研究现状和展望. 中国中药杂志,2005,30(17):1317-1320

［8］ 许士凯. 老年生理学与病理学研究进展(一). 现代中西医结合杂志,2005,14(2):146

［9］ 张晓峰. 老年人体质特点及用药规律. 考释中医药学刊,2001,19(3):238

［10］ 阮毅铭. 儿童临床合理用药分析. 中国现代药物应用,2012,6(20):89

［11］ 庞昌生. 结合儿童生理特点探讨儿科用药的合理性. 中国药业,2011,20,(22):60

［12］ 王苏莉. 中医儿科用药特点分析. 河南中医学院学报,2007,2(22):13-14

［13］ 唐美君. 儿童用药特点及用药原则的浅析. 中国当代药物,2009,16(10):159-160

［14］ 蒋志平,彭骞,张海霞,等. 96 例儿科中药注射剂不良反应报告分析. 中医药导报,2011,17(10):74-75

［15］ 崔绘芝. 儿科中药注射剂药物不良反应 38 例分析. 基层医学论坛,2009,13:852

［16］ 中华人民共和国药典委员会. 中华人民共和国药典(一部). 北京:中国医药科技出版社,2010

［17］ 梅全喜,曹俊岭. 中药临床药学. 北京:人民卫生出版社,2013

［18］ 汪复,张婴元. 实用抗感染治疗学. 第 2 版. 北京:人民卫生出版社,2013

［19］ 张育轩,危北海. 肝硬化临床诊断、中医辨证和疗效评定标准. 中国中西医结合杂志,1994,4(14):237-238

［20］ 胡义扬,黄甫. 中草药与药物性肝损伤. 中华肝脏病杂志,2012,20(3):173-175

［21］ 李晨,辛绍杰,游绍莉. 中草药致肝损害研究进展. 使用肝脏病杂志,2013,3(16):278-281

［22］ 王学勤,李丰林,张维国. 中药药物性肝损害研究进展. 亚太传统医药,2015,5(11):35-36

［23］ 江云鸥,王鹏,张志勇. 中药配伍对昆明山海棠的减毒作用. 华西药学杂志,2010,25(5):625-626

［24］ 孙蓉,杨倩. 基于功效和物质基础的鸦胆子毒性研究进展. 中国药物警戒,2010,3(7):159-161

［25］ 张群,邹爱东,阚玉梅. 青黛的临床应用与不良反应. 实用药物与临床,2004,3(7):45-47

［26］ 汪复,张婴元. 实用抗感染治疗学. 第 2 版. 北京:人民卫生出版社,2013

［27］ 梅全喜,曹俊岭. 中药临床药学. 北京:人民卫生出版社,2013

［28］ 朱文锋,旷惠桃,贺又舜. 中医内科疾病诊疗常规. 长沙:湖南科学技术出版社,2006:446-449

［29］ 邓博,丁峰. 药物性肾损害的研究进展. 上海医药,2013,1(34):10-14

［30］ 晏琼,黄秋明,胡红艳. 5517 例药源性肾损害中文文献分析. 中国医药导报,2009,25(6):114-116

［31］ 苏娜,贾萍,徐琏,等. 408 例药源性肾脏损害文献分析. 中国药业,2010,9(19):41-43

［32］ 王敏,闫芳. 中药引起的药源性肾损害. 山东医学高等专科学校学报,2006,1(28):75-77

［33］ 郭桂玲. 慢性肾功能衰竭的中医辨证施治探讨. 中国现代药物应用,2009,22(3):128-129

［34］ 王继勋. 急性蓖麻子中毒 56 例临床分析. 中国社区医师,2013,9(15):205-206

［35］ 盛昌翠. 苍耳子不同部位毒性评价及成分分析. 湖北中医药大学 2014 届硕士学位论文

［36］ 赵胜乾,吴敏. 苍耳子中毒致急性肾功能衰竭及肝损伤 1 例. 实用诊断与治疗杂志,2004,18(6):514

［37］ 王德平,毛晓春. 中药马兜铃酸的研究进展. 北方药学,2014,11(11):97-98

［38］ 徐婷婷,李一飞,金若敏等. 商陆水煎液致大鼠肾损伤的初步研究. 中国药学杂志,2015,5(50):403-407

［39］ 王琦,李英帅. 中医体质学研究与应用. 北京:中国中医药出版社,2012

［40］ 王琦. 九种体质使用手册. 北京:中国中医药出版社,2012

［41］ 王琦. 解密中国人的九种体质. 北京:中国中医药出版社,2009

第十章 中药临床用药安全性监测

【本章学习要点】

1. 熟练掌握药品不良反应、药品不良事件的概念和异同；
2. 掌握中药不良反应的临床表现及相关影响因素；
3. 熟悉药物警戒、用药错误的概念和相关内容；
4. 熟悉中药不良反应的基本处置原则和常用救治方法；
5. 了解标示外用药和特殊管理药品的概念和相关内容；
6. 了解中药不良反应的监测流程、监测系统和上报方法；
7. 了解用药错误概述及分级；
8. 了解用药错误防范内容与技能；
9. 了解超说明书用药概念；
10. 了解超说明书用药的风险因素及防范。

第一节 常用术语的定义

世界卫生组织(Word Health Organization,WHO)对临床用药安全性监测及其相关工作中用到的诸多概念有明确的定义,这些概念同样适用于中药临床用药安全性监测工作。

一、药品不良反应

WHO 对药品不良反应(adverse drug reaction,ADR)的定义为"A response to a drug which is noxious and unintended and which occurs at doses normally used in man for prophylaxis,diagnosis,or therapy of diseases,or for the modification of physiological functions."即:为预防、诊断或治疗人的疾病、改善人的生理功能,而给予正常剂量的药品时所出现的任何有害且非预期的反应。

我国原卫生部在 2011 年 5 月 4 日颁布的《药品不良反应报告和监测管理办法》(卫生部令第 81 号)中,将药品不良反应定义为:合格药品在正常用法用量下出现的与用药目的无关的有害反应。国家食品药品监督管理局对这一概念作了进一步解读:它不包括无意或故意的超剂量用药引起的反应以及用药不当引起的反应。

中药不良反应指在中医药理论指导下应用合格中药预防、诊断、治疗疾病时,在正常用法用量下出现的与用药目的无关的有害反应。引发不良反应的药物既可以是中成药,也可以是中药饮片。由于中药临床应用存在个体化差异,如用药剂量差别大、给药途径多样化、配伍组合较灵活等,同时中药具有成分复杂、作用靶点多等特点,因此中药不良反应概念的界定较化学药物更加困难。

严重药品不良反应是指因使用药品引起以下损害情形之一的反应:①导致死亡;②危及生命;③致癌、致畸、致出生缺陷;④导致显著的或者永久的人体伤残或者器官功能的损伤;⑤导致住院或者住院时间延长;⑥导致其他重要医学事件,如不进行治疗可能出现上述所列情况的。

新的药品不良反应是指药品说明书中未载明的不良反应。说明书中已有描述,但不良反应发生的性质、程度、后果或者频率与说明书描述不一致或者更严重的,按照新的药品不良反应处理。

药品不良反应是药品的固有属性,只要是药品,就有可能存在不良反应,只要使用药品,就有发生不良反应的可能。按照药品说明书或医嘱合理使用药品,可以减少不良事件的发生。

二、药品不良事件

药品不良事件(adverse drug event,ADE)是指药物治疗过程中出现的任何不利的临床医疗事件,该事件不一定与该药有因果关系,分为可预防、可改善、不可预防三类。我国食品药品监督管理局对药品不良反应与不良事件进行了辨析,药品不良事件和药品不良反应含义不同。一般来说,药品不良反应是指因果关系已确定的反应,而药品不良事件是指因果关系尚未确定的反应,虽然与用药在时间上相关联,但此反应不能肯定是由该药引起的,尚需要进一步评估。

为最大限度减低临床用药风险,并为进一步评价提供资料,本着"可疑即报"的原则,对不良事件也进行监测和上报。

三、药物警戒

20 世纪 70 年代,法国医药学家首先提出了药物警戒(pharmacovigilance,PV)的概念,并将其解释为"监视、守卫、时刻准备应付可能来自药物的危害"。世界卫生组织将药物警戒定义为:"The science and activities relating to the detection, assessment, understanding and prevention of adverse effects or any other drug-related problems."即:药物警戒是与发现、评价、理解和预防不良反应或其他任何可能与药物有关问题的科学研究与活动。

根据 WHO 的指南性文件,药物警戒涉及的范围已经扩展到草药、传统药物、辅助用药、生物制品、血液制品、医疗器械及疫苗等。药物警戒不仅涉及药物的不良反应,还涉及与药物相关的其他问题,如用药错误、不合格药品、缺乏有效性的报告、因缺乏充分依据而不被认可的超适应证用药、急慢性中毒的病例报告、与药物相关的病死率评价、药物的滥用与误用、药物之间及药物和食品之间的不良相互作用等。

中药药物警戒是指与中药用药安全性相关的一切科学研究与活动。中医药学历来重视用药安全,历代本草典籍中记载了大量与安全用药相关的论述,包括用药禁忌,药物的分级、配伍、炮制等减毒方法,有毒中药的用药剂量、使用原则、中毒表现及解救方法等内容。这些思想和理论都是中药药物警戒的重要组成部分。在现代,中药药物警戒的内容则包括了中药临床用药安全性研究、中药的不良反应监测、中药毒理学研究,以及中药上市前后的安全性监测和再评价、中药安全使用的科普宣传活动等。

四、用药错误

我国原卫生部在 2011 年颁布的《医疗机构药事管理规定》中,将用药错误(medication error,ME)定义为:是指药物在临床使用全过程中出现的、任何可以防范的用药不当。美国用药错误报告与防范协调委员会(the National Coordinating Council for Medication Error Reporting and Prevention,NCC MERP)将用药错误(medication error,ME)定义为:在药物治疗过程中,医疗专业人员或患者不恰当地使用药物而造成患者损伤的、可预防的事件。用药错误可发生于药物治疗过程中的任何环节,主要包括处方错误、调配错误、给药错误、患者依从性错误、用药监测错误等多个方面。用药错误引起的药物不良事件都是可以预防和改善的。用药错误是指药品在临床使用及管理全过程中出现的、任何可以防范的用药疏失,这些疏失可导致患者发生潜在的或直接的损害。

中药用药错误指在药物治疗过程中,医疗专业人员或患者不恰当地使用合格中药而造成患者损伤的、可预防的事件。涉及用药错误的药物既可以是中成药,也可以是中药饮片。中药用药错误可发生于药物治疗过程中的任何环节。如辨证论治是中医诊断和治疗疾病的基本原则,是中医学的精髓,中成药也必须在辨证论治思想的指导下使用,才能发挥最佳疗效,正所谓药证相符,效若桴鼓。国家中医药管理局制定的《中成药临床应用指导原则》中就明确规定:中成药临床应用应辨证用药、辨病辨证结合用药。因此临床使用中成药时,必须将辨证论治与辨病论治灵活结合,如果仅根据西医诊断选用中成药,就容易导致用药错误。再如,中药饮片存在一药多名、一药多炮制品种的现象,医师如果对处方给付不了解,极易造成用药错误。

五、超说明书用药

1992 年,美国卫生系统药师协会(American Society of Health-System Pharmacists,ASHP)将超说明书用药,也称"标示外用药""药品说明书外用法""药品未注册用法",定义为药品使用的适应证和用法用量不在美国食品药品监督管理局(Food and Drug Administration,FDA)批准的说明书之内的用法。其具体含义包括药品使用的适应证、给药方法及剂量、用药疗程、给药途径或适应人群等与药品说明书用法不同的情况。与不可接受的用法、不合适的用法、未被验证的用法、不正确的用法、违法用法、过时的用法等概念有着本质区别,超说明书用药通常是指已经过广泛研究,并有充分的文献报道、循证医学研究结果等证据支持的用药。FDA 曾明确表示不强迫医生必须完全遵守官方批准的药品说明书用法,因为药品说明书往往滞后于科学知识和文献,如果说明书外用药是根据合理的科学理论、专家意见或临床对照试验获得的,是为了患者的利益,不存在欺骗行为,则该用法是合理的。

目前,我国对超说明书用药尚无明确立法。有些超说明书用药在临床药物治疗中发挥着重要作用,具有其存在的合理性。中医的治疗着眼于病因、病机、病性、证候的区别,历来有同病异治、异病同治之说,中成药的使用应根据临床情况辨证论治,因此中成药是否超适应证用药应使用中医理论来进行判断。中成药说明书中用法用量的内容往往比较简单,临床上存在超说明书使用的现象,且超说明书使用的依据不一定充分,患者用药风险较大。因此需对超说明书用药进行科学规范管理,从而保障患者及医生权益。

六、特殊管理药品

《中华人民共和国药品管理法》第三十五条规定:国家对麻醉药品、精神药品、医疗用毒性药品、放射性药品,实行特殊管理。特殊管理的中药主要包括毒性中药和按麻醉药品管理的中药,对特殊药品更要加强安全性监测。

国家中医药管理局和原卫生部发布的《医院中药饮片管理规范》规定:按照麻醉药品管理的中药饮片和毒性中药饮片的采购、存放、保管、调剂等,必须符合《麻醉药品和精神药品管理条例》《医疗用毒性药品管理办法》和《处方管理办法》等的有关规定。按麻醉药管理的中药只有罂粟壳一种,其炮制品有生品和蜜炙品。

国务院发布的《医疗用毒性药品管理办法》指出"医疗用毒性药品,系指毒性剧烈、治疗剂量与中毒剂量相近,使用不当会致人中毒或死亡的药品",其中规定28种毒性中药按照毒性药品管理,包括:砒石(红砒、白砒)、砒霜、水银、生马钱子、生川乌、生草乌、生白附子、生附子、生半夏、生南星、生巴豆、斑蝥、红娘虫、青娘虫、生甘遂、生狼毒、生藤黄、生千金子、生天仙子、闹羊花、雪上一支蒿、红升丹、白降丹、蟾酥、洋金花、红粉、轻粉、雄黄。

实际工作中,应注意毒性中药与有毒中药概念上的区别。广义的中药毒性是指药物的偏性,凡药物皆有偏性,药物之所以能治病,就是因为具有某种偏性。按《中国药典》分类,有毒中药分为"大毒""有毒""小毒"三类,毒性大的药用量较小,或多外用或入丸散,或久煎减毒,或炮制后用,均是为了增加安全性,临床使用时尤其应注意合理使用。详细内容见"有毒中药饮片用法用量表"(见表2-6-2)。

第二节　中药不良反应监测与药物警戒

一、中药不良反应监测的内容

(一) 中药不良反应的临床表现

1. 中药不良反应的类型　中药不良反应与西药的不良反应一样,按照发生机制和临床表现可分为 A、B、C、D 四种类型。

(1) A 型中药不良反应:是指可预知的药物不良反应,是由药物已知药理、毒理作用导致的临床反应和表现,是由于药物本身的固有成分或代谢产物所致,占所有不良反应的70%～80%,特点是易于预测,停药或减量后症状缓解或消失,发生率高但死亡率低。

(2) B 型中药不良反应:与药物和病人的异常性有关,与药物的药理作用、用药剂量、用药时间无关,是不可预测的药物不良反应,占所有不良反应的20%～30%。其原因通常与中药成分复杂、大分子物质含量高,中药制剂工艺及添加剂、增溶剂、稳定剂,以及部分中药制剂的稳定性等有关,特点是难以预测,发生率低但死亡率高。

(3) C 型中药不良反应:一般在长期用药后出现,可表现为蓄积中毒,特点是潜伏期长,机制不明,难以预测。

(4) D 型中药不良反应:是指与配伍不合理有关的中药不良反应,包括中药与中药的配伍、中药与化学药物的配伍两种类型。

2. 中药不良反应临床表现及分类　总体来说,中药不良反应可能涉及人体的各个系

统、器官、组织,其临床表现主要包括以下几类:

(1) 副作用(side effect):药物的副作用主要指药物在正常用法用量下,伴随其治疗作用而出现的与用药目的无关的反应。副作用是药物的固有反应,往往是因为一种药物具有多种功效,治病时通常只利用其中1~2种作用,而其他的作用就会成为副作用。例如临床利用大黄逐瘀通经的功效治疗瘀血肿痛,其泻下攻积的功效就会导致腹泻的副作用。利用麻黄宣肺平喘的功效治疗哮喘,其所含的麻黄碱具有兴奋中枢的作用,因而在用药过程中就可能导致患者出现失眠症状。通常来说,药物的治疗范围越广,选择性越低,其副作用就表现得越多。药物的副作用是可以预知的,因而可在用药前将药物的副作用提前告知患者,缓解患者的紧张情绪;同时药物的副作用也是可以预防的,可以在用药的同时采取一些针对性的措施,且多为可逆性变化,其症状在停药后即可较快消退。

(2) 毒性作用(toxic effect):药物的毒性作用主要指由于用药剂量过大或时间过长,或有时用药剂量虽然不大,但患者对此种药物的敏感性较高,而导致的人体生理功能的变化和脏器功能、形态的病理损害。药物的毒性作用后果严重,甚至可能危及生命。毒性反应可能在用药后立即发生,即急性毒性,如大量服用乌头、附子,可即刻出现口舌及全身麻木、呕吐、头晕、神志不清、手足抽搐、呼吸困难或衰竭、心律失常、血压下降和中枢神经系统功能紊乱等症状;也可能是长期用药蓄积中毒,即慢性毒性,如长期服用朱砂、雄黄等中药,即可导致Hg、As等重金属蓄积中毒,出现恶心、呕吐、腹痛腹泻等胃肠道症状,血尿、蛋白尿等肾损害及中枢神经系统、心血管系统等损害。

对毒性中药的现代研究主要包括其毒性成分和作用机制。目前研究较多的毒性成分类别主要包括生物碱类、有机酸类、重金属元素类、苷类和毒蛋白类,造成的毒性反应包括中毒反应、过敏反应,以及对呼吸、循环、神经、消化、造血各系统的损害等。例如乌头属植物中所含的乌头生物碱为其主要毒性成分,也是其药理作用成分,与乌头、附子等中药具有的回阳救逆、祛风除湿作用相关,因此临床应用时可通过炮制和配伍增效减毒,并在使用中严格控制剂量。

中药中毒的临床表现主要可分为过敏反应和中毒反应。过敏反应常见皮肤荨麻疹、红斑或丘疹、剥脱性皮炎以及胸闷气短、咳喘等症状,严重者也可发生过敏性休克。如白果外种皮浆液可引起接触性皮炎。中毒反应包括中毒性休克、致癌作用、致突变作用、致畸作用等,以起病急、病情重、发展迅速为特征,如果救治不及时,常可引起严重的后果甚至死亡,根据药物毒性作用的部位不同,临床表现也不尽相同。如巴豆内服可引起消化系统中毒反应,关木通使用过量可导致肾损害甚至肾功能衰竭。

中药产生毒性作用与患者对药物的敏感性有关,存在较大的个体差异。如国家食品药品监督管理总局通报的何首乌引起肝损伤事件,描述了何首乌所致肝损伤的临床表现主要有:全身乏力、消化道症状(食欲不振、厌油等)、黄疸表现(尿黄、目黄、皮肤黄染等)、实验室检查异常(胆红素及转氨酶升高等),并指出有肝损伤个人史的患者或同时使用其他可导致肝损伤的药品可能会增加肝损伤风险。有关研究还表明肝损伤可能存在易感人群,尤其对于有肝脏基础疾病及老年人更应该慎重使用。

中药的毒性作用可通过炮制减毒或配伍减毒。中药配伍中的相畏、相杀,就能够减低药物的毒副作用,如半夏畏生姜,炮制半夏时加入生姜则可使半夏毒性降低;绿豆解巴豆毒,绿豆可以减轻巴豆泻下的毒副作用。

（3）变态反应（allergic reaction）：又称过敏反应，是指药物作为抗原或半抗原进入机体，使淋巴细胞或体液免疫系统致敏，机体处于致敏状态下再次接触同样的变应原药物时，发生抗原与抗体反应，产生某种程度的组织损伤或功能障碍。药物的过敏反应本质上是一种病理性免疫反应，过敏反应的发生与药物的药理作用和剂量大小无关，因而往往难以预料。过敏反应的临床表现主要包括：①全身反应：主要表现为各系统的病变，包括血清病样反应、神经系统、呼吸系统、心血管系统、泌尿系统等的变态反应病变和胶原系统病变等，最严重的是过敏性休克；②皮肤反应：主要表现为皮肤损害，如瘙痒、皮疹、荨麻疹、药疹，严重者可出现剥脱性皮炎、大疱性表皮松解萎缩性药疹和重症多形红斑等。

过敏反应在所有中药药源性疾病中报道的最多。报道的中药引起变态反应包括多种类型，如五味子、白芍、当归、丹参等可引起荨麻疹；虎杖、两面针等可引起药疹；蟾蜍、苍耳子、蓖麻子可引起剥脱性皮炎；槐花、南沙参可引起丘状皮疹；黄柏、天花粉、大黄等可引起湿疹样药疹；清开灵注射液、双黄连注射液、参麦注射液、生脉注射液、香丹注射液、喜炎平注射液、丹参注射液、柴胡注射液等中药注射液可引起皮疹等过敏样反应、过敏性哮喘、过敏性休克。

（4）后遗作用（after effect）：药物的后遗作用指停止用药后遗留下来的生物学效应。遗留的效应分可逆和不可逆两种情况，如长期大量服用关木通造成的肾损害，就是不可逆的，无法恢复的；服用小金丸、西黄丸等引起的皮肤红肿、瘙痒等过敏反应，停药后即可逐渐消失。遗留时间的长短也不同，有些时间短暂，如服用熊胆粉、大黄、番泻叶、黄连等苦寒泻火药物后，患者短期内出现的食欲减退等消化道不适症状；有些则后遗作用较为持久，如长期大量服用甘草出现的假性醛固酮增多症。

（5）特异质反应（idiosyncratic reaction）：药物的特异质反应指少数患者服用某些药物后出现的一些与一般人群不同的反应，这些反应往往和药物的剂量大小和药理作用无关，而与患者的特殊体质和先天遗传有关。如某些患者在遗传性葡萄糖-6-磷酸脱氢酶（G-6-PD）缺陷的情况下，食用新鲜蚕豆后可突然发生急性血管内溶血。

（6）药物依赖性（drug dependence）：药物依赖性是指反复用药所引起的人体生理、心理对药物的依赖状态，表现出一种强迫性的需要连续定期服用药物的行为。药物依赖性分为精神依赖性和生理依赖性。如部分患者长期服用番泻叶可产生生理依赖性，主要症状包括焦虑不安、全身疼痛、失眠、面热潮红、厌食、体温上升、呼吸频率加快、心率加快、呕吐、腹痛等。连续服用罂粟壳及含有罂粟壳的中成药易致成瘾，出现的症状兼有生理依赖性和精神依赖性。

（7）致癌作用（carcinogenesis）：药物的致癌作用主要指长期接触或使用某些药物能引起机体某些器官、组织、细胞的过度增殖，形成肿瘤。研究表明部分中药具有致癌作用。如细辛、土槿皮、桂皮、八角茴香中含有黄樟醚和细辛醚等致癌物质；槟榔中含有槟榔碱和水解槟榔碱，也是一种致癌物质；此外，狼毒、白屈菜、斑蝥、大黄、辛夷等中药也有致癌作用。还有部分中药本身没有直接的致癌作用，但当它与有致癌作用的药物合用时，可使致癌作用增强，如巴豆中含有的巴豆油就有明显的辅助致癌活性。

（8）致畸作用（teratogenic effect）：药物的致畸作用主要指某些药物可影响胚胎的正常生长发育，导致胎儿畸形。近年来中药的致畸作用越来越受到关注，如国家食品药品监督管理总局通报的雷公藤制剂的用药安全问题，就提到了雷公藤的生殖毒性，包括闭经、精子数量减少等生殖系统损害。

药物对妊娠的影响包括两个方面,一是导致胚胎的生长发育停止,引起胚胎死亡;二是影响胚胎的正常生长发育,导致畸形。历代本草著作中都有妊娠禁忌中药的记述,一般根据妊娠毒性大小的不同,分为禁用药和慎用药。传统上通常将毒性较强、药性峻猛的药物列为妊娠禁用药,将祛瘀通经、破气消积、滑利通窍作用的药物列为妊娠慎用药。妊娠禁用药主要包括:马钱子、天仙子、轻粉、斑蝥、雄黄、三棱、莪术、水蛭、关木通、土鳖虫、川牛膝、千金子、千金子霜、巴豆、巴豆霜、甘遂、芫花、京大戟、牵牛子、商陆、丁公藤、芒硝、玄明粉、阿魏、猪牙皂、益母草、麝香、附子、虻虫、天山雪莲花、鳖甲胶、陆英等。妊娠慎用药主要包括:蟾酥、华山参、硫黄、干漆片、姜黄、急性子、制川乌、制草乌、白附子、枳实、三七、大黄、芒硝、番泻叶、王不留行、西红花、桃仁、红花、五灵脂、穿山甲、肉桂、干姜、苏木、虎杖、卷柏、冬葵子、瞿麦、木通、漏芦、穿山甲、桃仁、凌霄花、牛膝、蒲黄、郁李仁、枳壳、天南星、冰片、草乌叶、禹余粮、常山、赭石、关白附、干蟾、菊三七等。

(9)致突变作用(mutagenic effect):药物的致突变作用主要指药物引起人体细胞内染色体及脱氧核糖核酸的构成和排列顺序发生变化,进而使某些器官在形态、功能上发生病变。如研究发现中药雄黄、千里光等诱发雄性小鼠的微核率显著高于阴性对照,显示其具有潜在致突变作用。

(二)影响中药不良反应发生的因素

药物的不良反应是药物与机体相互作用产生的,因此其发生发展受多方面因素的影响。中药来源于天然动植物和矿物,成分复杂,因而中药不良反应发生的原因和影响因素比化学药物更为复杂。主要可归纳为药物因素、机体因素和临床用药因素三方面。

1. 药物方面的因素

(1)基原与品种:中药品种繁多,来源复杂,同名异物、同物异名等基原混杂现象较为普遍。如五加皮分为南五加和北五加,南五加为五加科植物细柱五加的干燥根皮,北五加为萝藦科植物杠柳的根皮。二者均有祛风湿、强筋骨的作用,但北五加皮具有强心作用,有毒,药典限定用量为3~6g,二者不可混用。大戟分为京大戟和红大戟,京大戟为大戟科植物大戟的干燥根,主要含大戟苷等,毒性较大;红大戟为茜草科植物红大戟的干燥块根,主要含蒽醌类成分,毒性较小,二者不可混用。

(2)药材产地:产自不同地方的中药材,由于其自然条件、生态环境的差别,其所含成分差异较大,从而导致其疗效和毒副作用也各有不同。例如四大怀药、四大南药、八大浙药、东北的人参、云南的三七、甘肃的当归、内蒙的黄芪、四川的黄连、宁夏的枸杞、山西的党参等道地药材,因生产较为集中,栽培技术、采收加工也都有一定的讲究,因此较同种药材在其他地区所产者品质佳、疗效好。而异地出产的药材,往往在质量上有明显的差异。例如有试验曾对四川、陕西等不同产地的附子生物碱含量进行比较,结果发现各地附子浸出物、总生物碱和双酯型生物碱含量差异较大,其中四川布拖作为附子的道地产区,其附子的总生物碱和双酯型生物碱含量最高。

(3)采集时间:中药的采集时间与药材的质量有着密切的关系。因为动植物在其生长发育的不同时期,其有效成分和有毒成分的含量各不相同,因而疗效和毒副作用也各有差异。孙思邈《千金要方》曰:"早则药势未成,晚则盛时已歇",就是强调了适时采集药材的重要性。现代研究也表明,不同时期采集的药材,其有效成分差别较大。如人参皂苷以8月份含量最高;青蒿素在七月至八月花蕾出现前含量最高;槐米中芦丁含量高达23.5%,而开花后芦丁含量降至13%。毒性药物中的钩吻以春夏时所采的嫩芽毒性最大;乌头中乌头碱的含量以春季最高,夏季最低。又如有毒蜂蜜多产于农历七月前后,因为大多有毒植物在此时开花,蜜蜂采集的有毒植物的花蜜后酿造所致。孙思邈《备急千金要方》曰:"七月勿食生蜜,令人暴下发霍乱。"

(4)炮制工艺:中药必须经过炮制之后才能入药,是中医用药的特点之一。炮制不仅可以增强药效、改变药性,还能够消除或降低药物的峻烈之性和毒副作用。部分毒性药材如乌头、附子、马钱子、半夏、天南星等,都必须经过炮制降低毒性;巴豆、千金子等毒性峻烈,通过炮制去油制霜,可减缓其毒性和泻下之力;酒制常山,可减缓其催吐作用等。如附子经浸泡、蒸煮等方法炮制后,其中含有的剧毒双酯型生物碱可水解成毒性较弱的单酯型生物碱,使毒性大大降低。苍耳子有小毒,其有毒成分苍耳子苷含于脂肪蛋白中,经炒后去刺可使脂肪中所含的蛋白变性,凝固在细胞中不易溶出,毒性降低。半夏辛温有毒,生用能使人呕吐、咽喉肿痛或失音,使用白矾、石灰、甘草、生姜等辅料炮制,可降低或消除其毒性作用。

(5)贮存条件:药物的贮存是否得当,对药物的疗效和毒副作用影响很大。中药中含有丰富的淀粉、蛋白质、脂肪、糖类等有机物和多种无机物,贮存不当可发生变质。如斑蝥、蕲蛇等有毒动物药材,贮存过程中被虫蛀就可能失去疗效和毒性作用。桃仁、柏子仁、麦芽等易霉变药材贮存不当可产生黄曲霉毒素,具有致癌作用,因而药典收载的桃仁、陈皮、胖大海、酸枣仁、白僵蚕、柏子仁、莲子、使君子、槟榔、麦芽、肉豆蔻、决明子、远志、薏苡仁、大枣、地龙、蜈蚣、水蛭、全蝎等项下均增加了"黄曲霉毒素"检查项目。

(6)药物的成分:部分药材中含有毒性成分和重金属成分等,是造成不良反应的重要原因。如马钱子中的番木鳖碱、乌头中的乌头类生物碱、斑蝥中的斑蝥素、巴豆中的巴豆油,都具有毒性作用;而朱砂、雄黄等含重金属的药材,长期大量使用可导致蓄积中毒;关木通、青木香、朱砂莲等药材中的马兜铃酸可导致药物性肾损害等。因此在用药的过程中,需要了解药材的毒性成分和易引起的不良反应,注重中药的合理使用,有意识地避免或减少不良反应的发生。

(7)药品质量:由于药材价格、资源等方面因素的影响,药材市场存在一些制假、掺伪、以次充好、不按规范炮制等问题,药材质量参差不齐。如用硫黄熏制药材,饮片中掺入硫酸镁增重,以南五味子冒充北五味子等。中药饮片的质量要从产地、采收加工、鉴别、炮制及用药各个环节来把控,缺一不可。此外中药材的重金属和农药残留情况也普遍存在,严重影响了药材的疗效,并导致不良反应的发生,因此药典也在相应的饮片品种项下增加了"重金属及有害元素"检测项目和"农药残留量"检查项目。由于药材质量存在的问题,也严重影响着中药的用药安全性,导致了不良反应的发生。

2. 机体方面的因素

(1)年龄:随着年龄的变化,人体的气血阴阳平衡、脏腑机能也随之变化,因此对药物的反应也不相同。婴幼儿形体娇嫩,脏器功能发育不健全,对药物的敏感性高,肝肾对药物的代谢功能较弱,因而较易发生药物不良反应。而老年人气血亏虚,存在不同程度的脏器功能退化,对药物的代谢和分解能力减退,因此不良反应发生率也相对较高。

(2)性别:性别不同,对药物的反应也有所不同,不良反应的发生率也存在差异。通常来说,女性对药物的不良反应有更为敏感的趋势。此外,女性在月经期和妊娠期由于生理变化,对药物的敏感性和耐受性也有不同,如红花、桃仁等活血化瘀类药、麝香等破血通经类药和大黄、巴豆等作用峻猛的泻下药,易导致经期妇女月经量过多和妊娠妇女流产,临床应避免使用。哺乳期妇女应避免服用可通过乳汁分泌排泄的药物等。

（3）病理状况：人体的病理状况也可能影响药物不良反应的发生率和临床表现。如阳明气分热盛的患者,对苦寒之药的耐受力可增加,对辛热类药的耐受力则可减退。脾虚便溏的病人,对大黄、芒硝等苦寒泻下之药的耐受力可减退。肝肾功能减退的患者,对药物的代谢和排泄能力减弱,更易发生不良反应等。

（4）个体差异：由于人与人之间在遗传、新陈代谢、个人体质、生活习惯等方面存在差异,因此对药物的反应也有不同。例如少数人对某些药物存在高敏性,较小的剂量就可能出现不良反应;而有的人对某些药物具有耐受性,需要较大剂量才会出现相应的药理作用。如临床报道附子的中毒剂量为30g左右,有人服用3g即出现口舌麻木、发热、恶心呕吐等中毒反应,有人服用120g却并未出现毒副反应。

3. 临床用药方面的因素

（1）用药剂量：通常来说,A型药物不良反应的发生与用药剂量有关。中药饮片的临床用量由于缺乏统一的标准,因而差异较大。例如药典规定的用药剂量和部分教材的推荐剂量并不统一;同时由于古代度量衡单位与现代不同,对药物剂量的折算存在差异,因而现代用药剂量和经方用药剂量也有较大差异。此外有研究表明,现代临床实际用药剂量也和药典规定剂量存在严重脱节现象,尤其是毒性药物的用量,存在较大差异。上述原因导致的用药剂量过大,都是造成中药不良反应的重要因素。

（2）给药途径：药物给药途径的不同,所产生的药理作用和不良反应也有差别。如皮肤和黏膜给药,药物吸收速度相对较慢,作用较缓和,但部分毒剧药物如马钱子等外用涂布面积不可过大,否则也可引起中毒反应。注射给药则引起的不良反应相对较多,在目前已有的中药不良反应报道中,注射剂是引起不良反应比例最高的一类剂型。例如有学者检索到中药不良反应报告4156例,其中4146例为中药注射剂(占99.76%)引起。中药注射剂致不良反应既有药物本身的缺陷,也有临床应用不规范的因素。因此临床使用中药注射剂时,应详细询问患者过敏史,严格按照说明书规定的用法用量,谨慎配伍,尽量避免没有科学根据的联合用药;同时加强药品不良反应监测,采取适当的风险控制措施。

（3）用药疗程：通常来说,用药时间越长,发生不良反应的风险越大。由于中药多用于慢性病的治疗,因此长期用药在中药中普遍存在。此外对中药长期用药的危害性认识不足,也是长期用药的重要原因。含马兜铃酸的中药引起的肾损害事件,何首乌引起的肝损伤事件,以及牛黄解毒片中毒等不良反应的出现,都是长期用药导致的不良反应。因而对中药的使用要遵循中病即止的原则,不可随意延长用药时间。

（4）辨证用药：中药用药的原则是必须辨证用药,这也是确保中药疗效、减少不良反应的重要保障。如《黄帝内经》中有"有故无殒"之说,指出只要针对病因使用峻烈之药,就可以取药之疗效而不致损害。如有研究表明生大黄大剂量长期大量服用可引起大鼠肝肾功能损伤,但对于肝炎和肾衰竭大鼠则反而可起到良好的治疗作用。据统计目前临床上约80%以上的中成药为西医大夫开具,并未经过辨证用药;此外部分患者未经辨证自行服用中药,这些都是导致中药不良反应的重要原因。

（5）中药配伍：中药的配伍能起到增强疗效、减少毒副作用的功效,而配伍不当则可增加药物的毒副反应。例如中药配伍的"十八反""十九畏"原则,以及七情配伍中的相畏、相杀原则,都是减少中药毒副反应所必须遵循的配伍原则。中药用药时应遵循法度、合理配伍,避免药物的盲目堆砌。

(6)煎服方法:正确的中药煎煮方法,对于有效成分的充分溶出,不良反应的减少都具有重要意义。如附子入药应先煎,就是为了促进其毒性成分乌头类生物碱的水解,起到减毒增效的作用。中药的服用方法对药效的发挥也有重要影响,服药的时间、次数、温度等,根据疾病和药性的不同都有差别,需要予以重视。

二、中药不良反应监测的技能

(一) 中药不良反应监测的基本流程

1. 不良反应报告的采集

(1)药品生产、经营企业和医疗机构应当主动收集药品不良反应,获知或者发现药品不良反应后应当详细记录、分析和处理,填写《药品不良反应/事件报告表》并报告。

(2)个人发现新的或者严重的药品不良反应,可以向经治医师报告,也可以向药品生产、经营企业或者当地的药品不良反应监测机构报告,必要时提供相关的病历资料。

(3)报告人应本着"可疑即报"的原则报告发生的药品不良反应/事件。

(4)不良反应监测专职药师应对不良反应报告进行筛查,发现有新的或严重的药品不良反应应及时转入相应报告程序处理。

2. 不良反应上报

(1)药品生产、经营企业和医疗机构获知或者发现可能与用药有关的不良反应,应当通过国家药品不良反应监测信息网络报告;不具备在线报告条件的,应当通过纸质报表报所在地药品不良反应监测机构,由所在地药品不良反应监测机构代为在线报告。

(2)药品生产、经营企业和医疗机构发现或者获知新的、严重的药品不良反应应当在15 日内报告,其中死亡病例须立即报告;其他药品不良反应应当在 30 日内报告。有随访信息的,应当及时报告。

(3)药品生产、经营企业和医疗机构获知或者发现药品群体不良事件后,应当立即通过电话或者传真等方式报所在地的县级药品监督管理部门、卫生行政部门和药品不良反应监测机构,必要时可以越级报告;同时填写《药品群体不良事件基本信息表》,对每一病例还应当及时填写《药品不良反应/事件报告表》,通过国家药品不良反应监测信息网络报告。上报流程见图 2-10-1。

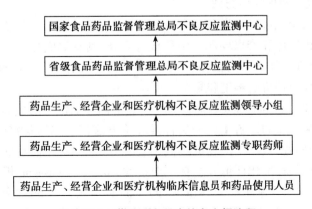

图 2-10-1 药品不良反应信息上报流程

3. 不良反应报告的审核与评价

（1）不良反应监测专职药师应对报告的完整性、真实性和准确性进行审核，并依据国家相关推荐评分标准对收集到的不良反应报告进行评价。

（2）如对新的或严重的不良反应判定有争议时，不良反应监测专职药师应及时组织相关专家进行评价和分析。

（3）发现或者获知新的、严重的药品不良反应应当在 15 日内报告，其中死亡病例须立即报告；其他药品不良反应应当在 30 日内报告。有随访信息的，应当及时报告。

（4）不良反应监测专职药师应定期归纳总结 ADR 报告情况，提出减少和预防 ADR 发生的建议，供临床参考。同时对重点 ADR 病例进行后续随访工作。

（5）设区的市级、县级药品不良反应监测机构应当对收到的药品不良反应报告的真实性、完整性和准确性进行审核。严重药品不良反应报告的审核和评价应当自收到报告之日起 3 个工作日内完成，其他报告的审核和评价应当在 15 个工作日内完成。

（6）省级药品不良反应监测机构应当在收到下一级药品不良反应监测机构提交的严重药品不良反应评价意见之日起 7 个工作日内完成评价工作。

4. 中药不良反应信息的反馈与通报　各级药品不良反应监测机构应当对收到的药品不良反应报告和监测资料进行统计和分析，并以适当形式反馈。药品不良反应报告的内容和统计资料是加强药品监督管理、指导合理用药的依据。

如国家药监局定期发布《药品不良反应信息通报》，其中部分与中药相关，例如清开灵注射液、双黄连注射液、鱼腥草注射液、参麦注射液、莲必治注射液等中药注射剂的集中不良反应通报，龙胆泻肝丸、青木香、广防己、朱砂莲等含马兜铃酸中药的安全性问题通报，壮骨关节丸、克银丸、白蚀丸、何首乌的肝损伤问题通报等。各省级食品药品监督管理部门也定期发布药品不良反应报告和监测情况。其余各不良反应监测机构和监测专职药师也应及时向上级主管部门和临床医生反馈药品不良反应信息，并采取措施预防和减少药品不良反应的发生。

5. 中药不良反应监测相关知识的宣传和培训　中药不良反应监测专职药师应定期开展药品安全相关知识的宣传工作，并采用多种形式进行不良反应监测流程的培训。如强调辨证用药的重要性，讲授毒性中药、配伍禁忌及特殊人群用药禁忌等相关专业知识，并就近年来频发的中药注射剂不良反应事件、马兜铃酸肾损害事件、中药肝损伤事件等热点问题，向临床医护人员和患者进行合理用药宣教。

（二）中药不良反应的评价方法

对药品不良反应个例进行因果关系评价，及其评价信号的可靠程度一直是药品不良反应监测工作中的关键问题和难点问题。中药成分复杂，其有效成分的量效关系和有毒成分的毒理作用机制不明确，加上中药在临床上大多以复方形式使用，加减化裁灵活多变，因而更增加了中药不良反应评价的难度和复杂程度。

1. 标准评价方法（standardized assessment）　目前国际上使用的药品不良反应评价方法对不良反应个例因果关系的评价主要采用标准评价方法，即针对药物与不良反应之间的影响因素，设置相应的问题，根据对问题的不同回答和分析结果，评估不良事件与药物之间的关联度。国际上使用的标准化评价方法有二十余种，Karch 和 Lasagna 提出了第一个标准方法，并被各种评价方法引为基本准则；Kramer 的 Yale 评分法包含 56 个问题；Naranjo 推荐的 APS 评分法包含 10 个问题；欧盟的 ABO 标准评价法将因果关系分为 3 个等级：很可能、可能、难以分类的;计分推算法(即法国的归因系统)是对相关基本问题进行打分,按总分评定因果关系等级;贝叶斯不良反应诊断法(Bayes)是用于评定不良事件中可疑药物引起的概率相对于其他因素引起的概率的大小,间接判定事件与可疑药品之间的关联度;世界卫生组织(WHO)国际药品不良反应监测合作中心推荐的标准评价方法是根据药品和不良事件的关系程度,运用综合分析方法,将药品和不良反应的因果关系分为 6 个等级:肯定、很可能、可能、不可能、未能充分证实、无法判断,目前我国使用的因果关系评价方法即属于此类。

2. 我国药品不良反应评价方法 我国借鉴国际标准评价方法制定了现行的药品不良反应标准评价方法,对报告的不良反应和药品进行关联性评价,中药和化学药的不良反应均采用这一方法。其中包括五项因果关系分析评价原则:①时间方面的联系:即用药时间和可疑不良反应出现的时间有无合理的时间关系;②是否为已知的 ADR:所怀疑的不良反应是否符合该药已知的不良反应类型;③去激发:即停药或减量后,可疑不良反应是否消失或减轻;④再激发:即再次用药后,同样的不良反应是否再次出现;⑤混杂因素:即怀疑的不良反应是否可用并用药的作用、患者病情的进展或其他治疗的影响来解释。

根据以上判定原则,国家食品药品监督管理总局(CFDA)发布的《药品不良反应报告和监测管理办法》将不良反应与药品的关联程度分为六个级别:肯定、很可能、可能、可能无关、待评价、无法评价。其中待评价和无法评价是指因为资料不足,难以评价不良反应与药品之间的关联性。

关联性评价标准:

(1)肯定:用药及反应发生时间顺序合理;停药以后反应停止,或迅速减轻或好转(根据机体免疫状态某些 ADR 反应可出现在停药数天以后);再次使用,反应再现,并可能明显加重(即激发试验阳性);同时有文献资料佐证;并已排除原患疾病等其他混杂因素影响。

(2)很可能:无重复用药史,余同"肯定",或虽然有合并用药,但基本可排除合并用药导致反应发生的可能性。

(3)可能:用药与反应发生时间关系密切,同时有文献资料佐证;但引发 ADR 的药品不止一种,或原患疾病病情进展因素不能除外。

(4)可能无关:ADR 与用药时间相关性不密切,反应表现与已知该药 ADR 不相吻合,原患疾病发展同样可能有类似的临床表现。

(5)待评价:报表内容填写不齐全,等待补充后再评价,或因果关系难以定论,缺乏文献资料佐证。

(6)无法评价:报表缺项太多,因果关系难以定论,资料又无法补充。

依据上述五项因果关系分析评价原则作出关联性评价,详见表 2-10-1。

表 2-10-1 关联性评价具体分级要点

	①	②	③	④	⑤
肯定	+	+	+	+	−
很可能	+	+	+	?	−
可能	+	−	±?	?	±?
可能无关	−	−	±?	?	±?
待评价	缺乏必需信息,需补充材料才能评价				
无法评价	缺乏必需信息,且无法获得补充资料				

注:"+"表示肯定;"−"表示否定;"±"表示难以肯定或否定;"?"表示尚不明确

①用药与不良反应的出现有无合理的时间关系? ②反应是否符合该药已知的不良反应类型? ③停药或减量后,反应是否消失或减轻? ④再次使用可疑药品后是否再次出现同样反应? ⑤反应是否可用并用药的作用、患者病情的进展、其他治疗的影响来解释?

(三) 中药不良反应的报告和监测系统

中药不良反应报告和监测,是指中药不良反应的发现、报告、评价和控制的过程。我国实行药品不良反应报告制度。药品生产企业(包括进口药品的境外制药厂商)、药品经营企业、医疗机构应当按照规定报告所发现的药品不良反应。国家食品药品监督管理局负责全国药品不良反应报告和监测的管理工作,国家药品不良反应监测中心负责全国药品不良反应报告和监测的技术工作,药品生产、经营企业和医疗机构应当建立药品不良反应报告和监测管理制度。

1. 国家药品不良反应监测系统简介　为了提供更为先进和便捷的报告方法,便于基层药品不良反应的及时上报汇总,2009 年,国家食品药品监督管理总局启动的国家药品不良反应监测系统,并于 2012 年正式上线(图 2-10-2)。该系统包括药品不良反应监测平台、医疗器械不良事件监测平台、药物滥用监测平台、数据挖掘与智能分析、辅助决策分析功能、综合管理系统等,能够进行不良反应上报、信息收集、数据挖掘、风险预警和辅助决策等操作。目前中药和化学药的不良反应都通过这一系统上报。

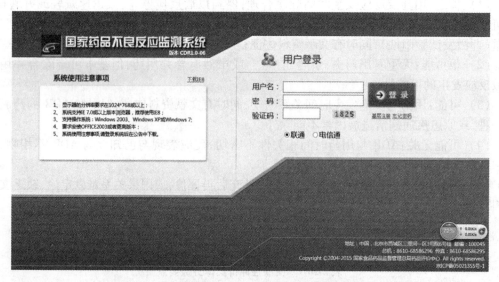

图 2-10-2　国家药品不良反应监测系统网页登录界面图

《药品不良反应报告和监测管理办法》规定应当通过国家药品不良反应监测信息网络报告不良反应,不具备在线报告条件的,应当通过纸质报表报所在地药品不良反应监测机构,由所在地药品不良反应监测机构代为在线报告。并规定药品不良反应应当在 30 日内报告;新的、严重的药品不良反应应当在 15 日内报告,其中死亡病例须立即报告;群体不良事件因涉及人数多,性质和后果更为严重,因此要求以电话、传真等最为快速有效的方式报告。

2. 国家药品不良反应监测系统的使用方法及填报注意事项

（1）账号登录：

方式一：输入网址

- http://114.255.93.220/（联通用户）
- http://211.103.186.220（电信用户）

方式二：通过国家药品不良反应监测中心网站 http://www.cdr.gov.cn/链接登录

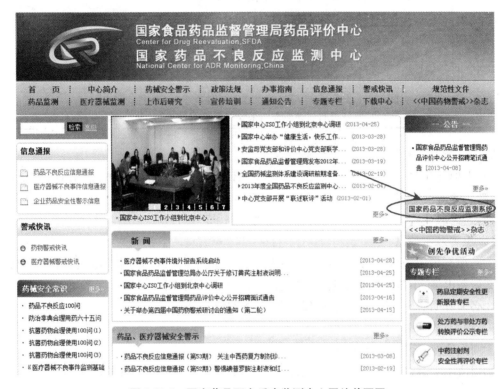

图 2-10-3　国家药品不良反应监测中心网站首页图

方式三：输入网址 www.adr.gov.cn 登录

（2）报表填写：药品不良反应/事件报表大致包括报告的基本情况、患者信息、用药信息、不良反应发生及转归、关联性评价、报告人和报告单位信息六部分内容。分为首次报告和跟踪报告，如果在线进行跟踪报告，应注意搜索到原始报告后在原始报告上进行修改、补充资料并保存。

一份填写较好的 ADR/ADE 报告内容应包括不良反应/事件的发生、发展的大致过程，即不良反应的表现、动态变化、持续时间、相关治疗、相关实验室辅助检查结果，要能够反映事件的时间联系、病程进展、合并用药、既往病史和用药史等要素。对不良反应过程的描述既要简明扼要，又要包括整个过程的动态变化，还要注重使用规范的医学术语。具体要求见表 2-10-2。

（3）常见问题及注意事项

1）专人负责报告初审和网上系统输入。

表 2-10-2　不良反应/事件过程描述填写要求

套用格式	何时出现何不良反应,何时停药,采取何措施,何时不良反应治愈或好转	
要求	以时间为线索,记录不良反应的发生、发展及处理过程,为关联性评价提供充分的信息。做到"三个时间、三个项目、两个尽可能",填写内容完整	
	三个时间	不良反应发生的时间 采取措施干预不良反应的时间 不良反应终结的时间
	三个项目	事件初始发生时的相关症状、体征和相关检查 动态变化的相关症状、体征和相关检查 采取的干预措施后的症状、体征和相关检查
	两个尽可能	不良反应/事件的表现填写时要尽可能明确、具体 有关的辅助检查结果要尽可能明确填写

2）严格注意报告的真实性,杜绝造假。

3）及时将报告输入系统。新的、严重的 15 日内报告,死亡的立即报告,其他的 30 日内报告,随访的应及时报告。

4）及时收集药品说明书,核对并备注是否为新的不良反应。

5）患者基本信息

①必须有患者全名,不能只写王某、王先生等。注意性别、年龄、体重等信息相符一致。

②联系电话,小孩可填父母电话,老人无电话可填村庄名。

③必须标明病历号,也可以是医保卡号、处方号等。

6）用药信息

①剂型应注意区分粉针剂、注射剂等。

②用法中静脉输液、静注为不规范描述,应明确描述为静脉推注或静脉滴注。

③应完整记录用药起止时间和不良反应发生时间。

7）不良反应过程描述

①不良反应名称注意与不良反应描述中的多种症状对应,不能遗留,多种症状符合某种疾病时可以疾病名称命名。不良反应名称不能过于笼统,如过敏反应。

②填写报表前应先查看"填写要求",然后按要求进行详细描述。规范的描述格式请注意参考"三个时间、两个项目、三个尽可能"。

③填写生命体征、检验等,可以利用系统的集成输入功能。

④描述中涉及的药品名称、配伍、剂量、用法等必须规范,并和报表前面填写的用药信息完全一致。

⑤症状描述要明确,如发热,必须有发热几度;血压升高,血压升高到多少数值等;皮疹,发生的部位,表现等。

⑥严重或死亡等不良反应描述,必须有症状、体征、化验等详细情况。

⑦注意语句通顺、用词规范,不能有错别字。

8）评价、签名

①评价不能选择"可能无关、待评价、无法评价"。

②报告人信息、报告单位信息。

9）附件

①附件类型：说明书、病历、现场调查报告、尸检报告、药品检验报告、文献等。

②附件大小：不能超过 20MB，不能压缩附件。

10）其他

①立即收集并核对该批次的药品说明书，说明书上无描述即为新的不良反应。

②系统不稳定时注意及时保存填写信息：系统能保存时点击系统保存；系统不能保存时，保存到 word 文档里（特别是不良反应过程描述）。

③请及时修改单位信息（右上角"工具"）。邮箱不能用 QQ 邮箱。

三、中药不良反应的处置

（一）　中药不良反应基本处置原则

对发生的中药不良反应应及时处置，一旦发现不良反应，应根据发生严重程度决定停药、减量或继续用药，并进行严格观察。对于自限性的中药不良反应，可暂不做特殊处理，密切观察。但是如果发生严重的不良反应，就必须及时采取针对性治疗手段，使损害减到最小。

1. 中药不良反应的一般处置原则

（1）一般处理：出现中药不良反应的患者应卧床休息，较严重者应留院观察。密切监测患者神志、呼吸、体温、血压、循环等生理指征，提供适宜的室温和光线，清淡且富于营养的饮食，注意维持生命体征稳定，保持水、电解质平衡，维护重要脏器（如肝肾功能）的功能，必要时予以积极抢救。

（2）对症治疗：针对患者出现的中药不良反应症状，必要时可采用积极合理的对症支持疗法。由于中药不良反应的临床表现十分复杂，因而对症治疗的方法也各有不同，以下仅介绍一些常用的、基本的对症治疗方法。

1）抗过敏：过敏反应在中药不良反应中较常见，既可表现为皮疹、瘙痒、过敏性紫癜、荨麻疹、发疹型药疹等皮肤黏膜过敏反应，也可表现为过敏性哮喘、支气管痉挛、呼吸困难等呼吸系统过敏反应，严重者可致过敏性休克。如 CFDA 通报的清开灵注射液、参麦注射液、鱼腥草注射液等的不良反应即以各种类型过敏反应为主。药物过敏与患者的过敏性体质有一定联系，例如个人有过敏性疾患史者，其药物过敏发生率较无过敏史者高 4~10 倍。药物过敏也与药物的化学特性有关，例如中药中含有的挥发油、树脂等多为小分子半抗原物质，易致毛细血管通透性增加而出现皮疹、水肿等过敏反应；此外中药中的动物类药材，其含有的动物蛋白和多肽等大分子物质也往往具有致敏作用。

临床上可针对过敏反应的病情表现和严重程度不同采取相应措施。轻型过敏反应可酌情选用 1~2 种抗组胺药物、维生素 C、硫代硫酸钠、葡萄糖酸钙等非特异性抗过敏药物即可。中重度过敏反应因病情较重，易出现并发症，必须及时治疗，应及早、足量使用糖皮质激素治疗，必要时可加用抗生素，以便有效控制伴发感染，注重调整血容量及电解质平衡等。局部皮肤过敏还可选用硼酸溶液及激素类软膏外用治疗。

2）抗炎：炎症反应也是较为常见的中药不良反应，表现为局部组织的水肿、充血、渗出、红肿等，如双黄连注射液可引起皮肤炎性反应，表现为局部水肿、剥脱性皮炎等。因此抗炎治疗对缓解不良反应症状、防止病情进一步加重和恶化具有重要意义。通常可用糖皮质激素等进行治疗，对各种原因引起的炎症和炎症发展的不同阶段都有非特异性抑制作用。可缩短病程，提高治愈率，防止并发症。使用本疗法应注意禁忌证及副作用。

3）抗休克：休克是指在各种强烈致病因素作用下，引起有效循环血量急剧减少，导致机体组织血流灌注不足为特征的循环衰竭状态。及早去除病因对中止休克的恶性循环非常关键。如 CFDA 通报的双黄连注射液、清开灵注射液、参麦注射液等中药注射剂引起的过敏性休克，即为药物原因导致的过敏性休克。过敏性休克可导致死亡，其预后主要决定于是否能够早期发现休克症状并及时抢救。因此临床针对过敏性休克应积极处理：①立即脱离或停止进入可疑过敏物质；②保持呼吸道通畅，面罩或鼻导管吸氧，必要时可以气管插管；③对神志、血压、心率、血氧饱和度等生命体征进行密切监测；④立即给予肾上腺素受体激动剂（肾上腺素、多巴胺等）；⑤若休克持续不见好转，应及早静脉滴注糖皮质激素（地塞米松、氢化可的松、甲泼尼龙等），有助于阻止迟发相过敏反应的发生；⑥及时补充血容量，以恢复有效循环；⑦对于顽固性低血压，也可酌情选用升压药物以维持血压稳定；⑧使用抗过敏药物，常用氯苯那敏（扑尔敏）或异丙嗪肌内注射，必要时可选用 H_2 受体阻滞药，如雷尼替丁。

4）发热的对症处理：发热是机体的一种保护性反应，一定温度范围内的发热可以增强免疫功能，包括抗体生成、T 细胞激活及增强中性粒细胞和巨噬细胞功能。然而体温过度升高会产生一些有害效应，如心排血量、氧气消耗量、二氧化碳生成量和能量消耗增加，从而影响患者心肺功能。通常在体温大于 39℃，以及心脏病患者、妊娠妇女、婴幼儿高热等情况下应采取紧急降温措施。①需要退热时，首选物理降温，如乙醇、温水擦浴、冰袋降温等。②当需要紧急降温，而物理降温效果又不好的情况下，可考虑药物退热。常用的有对乙酰氨基酚、布洛芬、吲哚美辛栓等非甾体抗炎药，但应注意防止患者因大汗而虚脱；在诊断已明确为药物热、结缔组织病等情况下，可酌情使用糖皮质激素，但需要注意避免激素的滥用。③对发热患者应注意加强营养支持和维持水、电解质、酸碱平衡，给予多种维生素和高蛋白食物。

5）保持水、电解质平衡：要保证机体新陈代谢的正常进行，需要一个相对恒定的内环境，这就要求细胞内和细胞外体液的容量、各电解质的浓度和渗透压能够维持在一定范围内，这就要求必须保持水、电解质的平衡。因此当不良反应引起严重呕吐、腹泻，从而导致水、电解质丢失或平衡紊乱时，就必须及时补充水和相应的电解质，纠正平衡失调状态。

6）纠正酸碱平衡紊乱：人体需要保持血液 pH 恒定在 7.35～7.45 之间，才能维持细胞的正常代谢和生理活动，保障组织、器官的正常生理功能。酸碱失衡分为单纯性酸碱失衡和混合性酸碱失衡，其中单纯性酸碱失衡常见有四型：呼吸性酸中毒、呼吸性碱中毒、代谢性酸中毒、代谢性碱中毒；而混合性酸碱失衡则是因为各种病因而同时发生了两个或两个以上的呼吸性或代谢性酸碱失衡。治疗上必须依据患者的临床症状和具体原因采取相应治疗措施，同时密切监测血气分析变化，根据临床表现和血气分析结果不断调整治疗方案。

2. 中药毒性反应的基本救治原则　毒性中药在临床上得到广泛应用，由于中药成分的复杂性和临床应用的灵活性，因而在大剂量或长期用药，或患者对某种中药的敏感性较高，以及误服药物时,就可能出现毒性反应。毒性反应是一类较为严重的不良反应,甚至可能危及生命。中药毒性反应的基本救治方法包括以下措施。

（1）立即终止接触毒物:如毒物由皮肤侵入,立即脱去患者污染的衣服,清洗接触部位的皮肤。如由胃肠道进入的毒物应立即停止服用。

（2）清除毒性药物:对于局部外用、经皮肤、黏膜吸收中毒的中药,应立即用清水彻底清洗,水的温度应与人体相当,不可过热,以免促进毒物吸收。消化道进入的毒物,通常用催吐、洗胃及导泻予以消除,愈早、愈彻底,效果愈好。

1）催吐:适用于神志清楚且能合作的患者。通常让患者饮大量温水,然后用手指、压舌板等钝物刺激咽喉诱发呕吐,如此反复进行,直到胃内容物完全吐出。昏迷、惊厥状态,吞服腐蚀性毒物,食管静脉曲张者禁忌催吐,严重心脏病及孕妇慎用。休克及有中枢抑制者禁用阿扑吗啡。

2）洗胃:中药经口服后尚停留于胃部者,在催吐后应洗胃以去除胃内残存药物。吞服强腐蚀性毒物、食管静脉曲张、严重心脏病、主动脉瘤患者通常不考虑洗胃。昏迷患者洗胃易导致吸入性肺炎、惊厥患者插管时可能诱发惊厥发作,应引起注意。洗胃一般使用温开水,儿童宜选用生理盐水,已知毒物种类,也可选用适宜的洗胃液。如生物碱类或苷类中药中毒时,可选用鞣酸、浓茶或稀碘溶液,使药物发生沉淀反应而不易吸收;铅、汞、砷等重金属和腐蚀性药物中毒时,可选用牛奶、豆浆、蛋白液等使之沉淀,并可减轻刺激,保护胃黏膜;酸性药物中毒时,可选用弱碱如镁乳、氢氧化铝凝胶等中和,不可用碳酸氢钠,防止产生二氧化碳使胃肠胀气,有造成穿孔危险;碱性药物中毒时,可选用弱酸如稀醋、果汁等中和。

3）导泻及灌肠:对于已进入肠道但未被吸收的毒药可通过导泻和灌肠使之排出。通常可口服硫酸镁、硫酸钠等泻药导泻,但对肾功能衰竭者,应监测血镁浓度,对中枢抑制的患者不宜用硫酸镁,因镁离子对中枢神经有抑制作用。婴幼儿和心血管系统功能不稳定者慎用泻药。此外腐蚀性药物禁忌导泻;油类泻药可能促进某些脂溶性药物的吸收,应注意避免使用。导泻过程中应注意纠正可能造成的水、电解质失衡等副作用。灌肠常用温水、生理盐水和肥皂水高位灌肠,以清除毒物。新的肠道净化方法——全肠灌洗法,使用非吸收性化合物,如聚乙二醇,引起大量腹泻,可快速有效地清除毒物。

（3）促进已吸收毒物的排出:可通过利尿、血液透析、血液灌流、血浆置换及换血疗法等手段促进已吸收毒物的排出。例如使用利尿剂增加尿量,并使用碳酸氢钠碱化尿液,可减少肾小管对酸性毒物的重吸收,促进其排出。血液透析则可清除血中有毒物质和机体代谢产物,纠正代谢性酸中毒,尤其对肾功能受损的患者,可收到较好的疗效。血液灌流适用于中毒严重,虽经支持疗法而病情日趋恶化的患者。血浆置换及换血疗法适用于与蛋白质紧密结合,不易被透析疗法清除的毒物所致的严重中毒。

（4）使用解毒剂治疗:临床所用解毒剂分为一般性解毒剂及特异性解毒剂。一般性解毒剂通常为一些解毒作用广、特异性小的药物,适用于大多数毒物中毒。如活性炭具有强力吸附作用,可用于绝大多数口服中毒病例(铁、汞、钾等金属,醇类,有机磷类,非水溶性毒物等除外);高锰酸钾为强氧化剂,可使生物碱类及有机毒物破坏。特异性解毒剂针对性强,解毒效果较好,如巯基类络合剂治疗重金属中毒、纳洛酮治疗阿片类中毒等,但通常有其局限性和毒副作用,使用时应掌握时机,合理应用。

(5) 针对毒物使用中药和针灸解毒:中药配伍中的相畏、相杀,可作为解毒的方法。相畏即一种中药的毒副作用能被另一种中药抑制,如半夏畏生姜,即生姜可抑制半夏对咽喉的刺激性;甘遂畏大枣,即大枣可抑制甘遂峻下逐水、损伤正气的毒副作用;常山畏陈皮,即陈皮可缓解常山引起恶心呕吐的副作用。相杀即一种中药能消除另一种中药的毒副作用,如绿豆杀巴豆毒;生白蜜杀乌头毒;羊血杀钩吻毒;防风杀砒霜毒;葱杀藜芦毒等。此外历代书籍中也记载有以特定中草药解毒的方法,如鸡蛋清可解水银及重金属中毒;绿豆可以解附片、巴豆之毒;甘草对马钱子、洋金花、天仙子、附子、河豚鱼及其体内代谢产物的中毒都有一定的解毒作用;黄芩可广泛地用于砒霜、天仙子、洋金花、番木鳖、巴豆、斑蝥等中毒时的救治。

针灸用于中草药中毒可以对部分症状有减缓作用。如呕吐、腹泻、呃逆需要治疗时,可配合应用针刺内关、足三里、天突、天枢、关元等止呕止泻,亦可配合灸神阙、中脘等穴。发生休克时也可针刺人中、足三里、合谷等穴位进行紧急处理。

总之,毒药中毒的救治,只要方法得当,抢救及时,措施得力,一般都能取得良好的效果。

(二) 常见中药不良反应的救治方法

1. 含乌头碱类中药中毒

(1) 含乌头碱类中药:含乌头碱类中药材包括川乌、草乌、附子、雪上一枝蒿、关白附等。相关中成药包括桂附地黄丸、金匮肾气丸、附桂骨痛片、盘龙七片、大活络丸、痛血康胶囊、风湿骨痛胶囊、复方雪莲胶囊、虎力散胶囊、复方夏天无片、祛风止痛胶囊、小金丸、三七血伤宁胶囊、温胃舒胶囊、芪苈强心胶囊、尪痹颗粒、参附注射液等。

(2) 中毒机制:含乌头碱类中药的主要毒性成分是乌头碱、中乌头碱、次乌头碱等双酯型生物碱,主要为心脏毒性,易导致心律失常、室颤等,还可表现为神经系统毒性及呼吸衰竭等。

(3) 临床表现:口舌及全身麻木,头晕头痛,神志恍惚,言语不清,手足抽搐等神经系统症状;心律失常,心悸气短,脉搏减弱,室性期前收缩和窦房停搏,血压下降等心血管系统症状;恶心,呕吐,腹痛,腹泻等消化系统症状;此外还可导致呼吸困难或衰竭,体温下降等。

(4) 救治方法:含乌头碱类中药中毒除采用催吐、洗胃、导泻等手段清除毒物外,主要给予对症治疗。包括使用阿托品、利多卡因、胺碘酮、异丙肾上腺素等对抗迷走神经的过度兴奋,抑制心律失常等症状。中药治疗可服用绿豆、甘草、生姜、金银花、白蜜水煎剂等解毒。

2. 蟾酥及含蟾酥中成药中毒

(1) 蟾酥及含蟾酥中成药:蟾酥为蟾蜍科动物中华大蟾蜍 *Bufo gargarizans* Cantor 或黑眶蟾蜍 *Bufo melanostictus* Schneider 的干燥分泌物。本品辛温走窜,归心经,有毒。药典规定用量 0.015~0.03g,多入丸散用。含蟾酥中成药主要包括六神丸、六应丸、梅花点舌丸、喉症丸、麝香保心丸、心灵丸、血栓心脉宁片、牙痛一粒丸、蟾酥丸、金蟾丸、疮毒丸、外科蟾蜍丸、牛黄消炎片、通窍散等。

(2) 中毒机制:蟾酥的主要毒性成分包括:①蟾蜍毒素和蟾蜍配基,包括华蟾毒配基、脂蟾毒配基、蟾毒灵、蟾毒它灵等,统称蟾毒素,其基础结构类似强心苷,具有洋地黄样作用,可兴奋迷走神经、影响心肌,从而引起心律失常;②儿茶酚胺类化合物,可使血管收缩,引起血压升高;③吲哚烷基胺类化合物,可引起幻觉,并对周围神经系统有类似烟碱样作用;④此外,尚含有机碱类、蟾蜍毒内酯类、甾醇类,以及有溶血和凝血作用的黏液质等。蟾蜍毒素类化合物既是蟾酥的毒性成分,又是蟾酥的有效成分。

(3) 临床表现:蟾酥中毒多因过量或长期服用含蟾酥的中药所致,通常在进食后 0.5~2 小时发病。临床症状主要为剧烈恶心呕吐、腹痛、腹泻等消化系统症状;头痛、头晕、嗜睡、口唇及四肢麻木、出汗、膝跳反射迟钝或消失等神经系统症状;心律失常、传导阻滞、房颤、心电图洋地黄中毒样改变,以及心源性脑缺血、血压下降、休克等循环系统症状;荨麻疹、剥脱性皮炎等皮肤症状。此外蟾毒素溅入眼内可引起眼睛红肿,甚至失明;蟾皮外敷可引发皮疹及全身中毒症状。

(4) 救治方法:蟾酥中毒除采用催吐、洗胃、导泻等手段清除毒物外,主要给予对症治疗。例如出现类似洋地黄中毒表现时,可口服或静滴氯化钾;出现房室传导阻滞时,可使用阿托品肌内或皮下注射;出现休克等严重病例尚可加用异丙肾上腺素静注,同时注意纠正水、电解质紊乱。蟾毒素入眼应立即用大量冷开水或 3% 硼酸溶液彻底冲洗。

3. 马钱子及含马钱子中药中毒

(1) 马钱子及含马钱子中成药:马钱子为马钱科植物马钱 Strychnos nux-vomica L. 的干燥成熟种子。本品有大毒,药典规定用量 0.3~0.6g,炮制后入丸散用。含马钱子中成药包括九分散、舒筋丸、山药丸、伤科七味片、复方夏天无片、痹祺胶囊、疏风定痛丸等。

(2) 中毒机制:马钱子主要含番木鳖碱(士的宁)、马钱子碱、异番木鳖碱、伪番木鳖碱、伪马钱子碱等生物碱;另外还含有番木鳖苷、绿原酸、棕榈酸、脂肪油、蛋白质、多糖等化学成分。其中番木鳖碱和马钱子碱是马钱子的主要毒性成分。番木鳖碱具有较强的中枢兴奋作用,首先兴奋脊髓的反射功能,其次兴奋延髓的呼吸及血管运动中枢,并能提高大脑皮质的感觉中枢功能。中毒量的马钱子可引起脊髓反射性兴奋显著亢进,从而导致机体强直性痉挛,甚至可因呼吸肌强直性痉挛而引起窒息。

(3) 临床表现:中毒初期表现为头痛头晕,烦躁不安,继则颈项强硬,全身发紧,甚至角弓反张,两手握拳,牙关紧闭,面部及全身肌肉痉挛;严重者神志昏迷,呼吸急促,瞳孔散大,心律不齐,可因循环衰竭而死亡。

(4) 救治方法:马钱子中毒除采用催吐、洗胃、导泻等手段清除毒物外,主要给予对症治疗。可使用中枢抑制药抗惊厥,如静注戊巴比妥钠或地西泮等。中药治疗可服用肉桂、甘草水煎剂等解毒。

4. 含汞类中药中毒

(1) 含汞类中药:含汞类中药饮片包括朱砂、轻粉、红粉,中成药包括安宫牛黄丸、安脑丸、补肾益脑丸、柏子养心片、天王补心丸、牛黄清心丸(局方)、七厘胶囊、跌打七厘片、点舌丸、白降丹、红升丹等。

(2) 中毒机制:朱砂主要成分为 HgS,甘、微寒,有大毒,药典规定用量 0.1~0.5g,多入丸散服,不宜入煎剂。轻粉主要成分为 Hg_2Cl_2,辛、寒,有毒,药典规定用量 0.1~0.2g,多入丸剂或装胶囊服。红粉主要成分为 HgO,辛热,有大毒,药典规定只可外用。含汞类中药内服后可产生汞的吸收蓄积,对人体组织有腐蚀作用,并可使内脏出现病理变化,尤以肝、肾突出,严重时可出现心脏衰弱、休克或神经中枢麻痹而导致死亡。

（3）临床表现:临床上发生中毒多因过量或长期服用含汞类中药所致,主要症状为口中有金属味,恶心呕吐,腹痛腹泻,牙龈肿痛,口腔黏膜溃烂,肝功能损害等消化系统症状;头痛头晕,发热,抽搐,昏迷,呼吸困难等神经系统症状;少尿,血尿,蛋白尿,急性肾功能衰竭等泌尿系统症状。皮肤表现为四肢及全身出现红色斑丘疹,可融合成片状或溃疡、感染伴全身淋巴结肿大,严重者可出现剥脱性皮炎。

（4）救治方法:含汞类中药中毒除采用催吐、洗胃、导泻等手段清除毒物外,主要给予对症治疗。可口服活性炭、生蛋清、牛奶或豆浆,以吸附毒物,或给予二巯丙磺钠、二巯基丁二酸钠、硫代硫酸钠等金属解毒剂。中药治疗可服用绿豆、甘草、土茯苓水煎剂等解毒。

5. 含雄黄中药中毒

（1）含雄黄中成药:包括牛黄解毒片、安宫牛黄丸、安脑丸、牛黄清心丸(局方)、点舌丸、牛黄醒消丸、外用溃疡散等。

（2）中毒机制:雄黄主要成分为 As_2S_2,此外还含有少量 As_2O_3。辛、温,有毒,药典规定用量 $0.05 \sim 0.1g$,入丸散用。含雄黄类中药内服后可产生砷的吸收蓄积,主要分布在人体的指甲、毛发和肝、脾、肾等内脏。砷的毒性主要作用于中枢神经系统,其次可发生肝肾等重要脏器损伤及血液系统造血功能障碍等。

（3）临床表现:临床上发生中毒多因过量或长期服用含雄黄中药所致,主要为中枢神经系统症状,表现为头痛、头晕、乏力、口舌麻木、迟发性多发性周围神经炎,重者可出现烦躁不安、谵妄、四肢肌肉痉挛、意识模糊、昏迷、呼吸中枢麻痹等症状。其次可突出表现为多样性皮肤损害,可见丘疹,疱疹,皮肤色素沉着,少数人有剥脱性皮炎;手和脚掌有角化过度或蜕皮,手掌尺侧缘及手指的根部有许多角样或谷粒状角化隆起,俗称"砒疗"或"砷疗",可继发感染形成溃疡。此外还可发生中毒性肝炎、肾损害、心肌炎,以及骨髓造血功能障碍导致的贫血、白细胞减少症等。

（4）救治方法:含雄黄中药中毒除采用催吐、洗胃、导泻等手段清除毒物外,主要给予对症治疗。可口服活性炭,生蛋清、牛奶或豆浆,以吸附毒物,或给予二巯丙磺钠、硫代硫酸钠、二巯基丙醇、二巯基丁二酸钠、青霉胺等金属解毒剂。中药治疗可服用绿豆、甘草水煎剂等解毒。

6. 雷公藤类中药中毒

（1）雷公藤及其制剂:目前已上市的雷公藤制剂包括:雷公藤片、雷公藤多苷片、雷公藤双层片和雷公藤总萜片等。

（2）中毒机制:雷公藤的毒性与其含有的苷类、生物碱、萜类化合物有关。主要毒性包括对肝肾功能、生殖系统、造血系统及消化系统的损害。

（3）临床表现:多因超量及长期服药所致。主要表现为药物性肝炎、肝肾功能异常、肾功能衰竭、胃出血、闭经、精子数量减少、粒细胞减少、白细胞减少、血小板减少、骨髓抑制、心律失常等。

（4）救治方法:采用催吐、洗胃、导泻等手段清除毒物外,并给予对症治疗。此外可用甘草、绿豆煎汤服用,或以白萝卜或白菜捣烂取汁频服。

（三）群体中药不良反应的救治方法

1. 定义　群体中药不良反应/事件,是指同一中药在使用过程中,在相对集中的时间、区域内,对一定数量人群的身体健康或者生命安全造成损害或者威胁,需要予以紧急处置的事件(注:同一中药:指同一生产企业生产的同一药品名称、同一剂型、同一规格的药品)。

2. 群体中药不良反应/事件的上报 药品生产企业、经营企业和医疗机构获知或者发现群体中药不良反应/事件后,应当立即通过电话或者传真等方式报所在地的县级药品监督管理部门、卫生行政部门和药品不良反应监测机构,必要时可以越级报告;同时填写《药品群体不良事件基本信息表》(表2-10-3),对每一病例还应当及时填写《药品不良反应/事件报告表》(表2-10-4),通过国家药品不良反应监测信息网络报告。

表2-10-3 药品群体不良事件基本信息表

发生地区:		使用单位:		用药人数:		
发生不良事件人数:		严重不良事件人数:		死亡人数:		
首例用药日期: 年 月 日			首例发生日期: 年 月 日			

	商品名	通用名	生产企业	药品规格	生产批号	批准文号
怀疑药品						

	产品名称	生产企业	生产批号	注册号
器械				

本栏所指器械是与怀疑药品同时使用且可能与群体不良事件相关的注射器、输液器等医疗器械。

不良事件表现:

群体不良事件过程描述及处理情况(可附页):

报告单位意见	
报告人信息	电话: 电子邮箱: 签名:
报告单位信息	报告单位: 联系人: 电话:

报告日期: 年 月 日

表 2-10-4　药品不良反应/事件报告表

首次报告□　　　跟踪报告□　　　　　　　　　　　　　　编码：

报告类型：新的□　严重□　一般□

报告单位类别：医疗机构□　经营企业□　生产企业□　个人□　其他□

患者姓名：	性别：男□ 女□	出生日期：　年 月 日 或年龄：		民族：	体重(kg)：	联系方式：
原患疾病：		医院名称： 病历号/门诊号：		既往药品不良反应/事件：有□　无□　不详□ 家族药品不良反应/事件：有□　无□　不详□		
相关重要信息：吸烟史□　饮酒史□　妊娠期□　肝病史□　肾病史□　过敏史□　其他□						

药品	批准文号	商品名称	通用名称 (含剂型)	生产厂家	生产批号	用法用量 (次剂量、途径、 日次数)	用药起 止时间	用药原因
怀疑药品								
并用药品								

不良反应/事件名称：	不良反应/事件发生时间：　年　　月　　日

不良反应/事件过程描述(包括症状、体征、临床检验等)及处理情况(可附页)：

不良反应/事件的结果:痊愈□　好转□　未好转□　不详□　有后遗症□　表现：
　　　　　　　　死亡□　直接死因：　　死亡时间：　年　月　日

停药或减量后，反应/事件是否消失或减轻？　　　是□　否□　不明□　未停药或未减量□

再次使用可疑药品后是否再次出现同样反应/事件？是□　否□　不明□　未再使用□

对原患疾病的影响:不明显□　病程延长□　病情加重□　导致后遗症□　导致死亡□

关联性评价	报告人评价：　肯定□　很可能□　可能□　可能无关□　待评价□　无法评价□　签名：
	报告单位评价：肯定□　很可能□　可能□　可能无关□　待评价□　无法评价□　签名：

报告人信息	联系电话：		职业:医生□　药师□　护士□　　其他□	
	电子邮箱：		签名：	
报告单位信息	单位名称：	联系人：	电话：　　　　　报告日期：　年　月　日	
生产企业请 填写信息来源	医疗机构□　　经营企业□　　个人□　　文献报道□　　上市后研究□　　其他□			
备注				

3. 群体中药不良反应/事件的救治原则和方法　医疗机构发现群体中药不良反应/事件后应当积极救治患者,迅速开展临床调查,分析事件发生的原因,并立刻停止使用该药品,统一封存。卫生行政部门在接到药品突发性群体不良事件报告后,应立即采取必要的紧急处理措施,并组织开展医疗救治工作。发生医疗用麻醉、精神药品滥用引起的群体性药物滥用事件,卫生部门和公安部门应根据产生滥用性的表现和严重程度,密切配合,同时开展医疗救治和强制戒毒工作。

依据 CFDA 发布的《药品和医疗器械突发性群体不良事件应急预案》,卫生行政部门负责群体不良事件的医疗救治工作,实施现场应急处置和流行病学调查工作。发生突发性群体不良事件后,所在地省级卫生行政部门在省级人民政府的统一指挥下,及时组建应急医疗救治队伍,安排指定急救机构,对所需的医疗卫生资源进行合理调配并统计、通报救治情况。同时应及时将发现的突发性群体不良事件通报所在地的省级食品药品监督管理部门。

四、药物警戒

药物警戒与药品不良反应监测具有很多的相似之处,但又不尽相同,主要体现在药物警戒包括了药物从研发直到上市使用的整个过程,而药品不良反应监测仅是指药品上市前提下的监测。因此药物警戒与药品不良反应监测的工作内容和工作方法不尽相同,药物警戒强调更多地使用收集、监测、研究和评价等相对主动的研究方法,挖掘提取出药物警戒信号,指导安全合理用药。

中药药物警戒的基本内容和工作方法:

1. 开展药品不良反应事件的报告工作　药品不良反应工作是药物警戒工作的基础,目前中药作为疾病治疗的一种主要方式,不良反应呈现逐年增加的趋势,加之中药说明书安全性信息的不完善,给中药的药品不良事件的监测与上报带来一定困难,因此要加强对中药不良事件的调查、分析和药品关联性评价,及时上报,通过合理的分析,全面识别中药用药中存在的风险因素,从而以客观的角度对中药不良反应做出合理的综合评价,为临床合理使用提供有益的参考。

2. 提取药物"警戒信号"　药物警戒信号是通过临床观察和实验获取的关于一种不良事件与某一药品间可能存在的因果关系的信息。警戒信号的意义是可以形成假说供进一步研究,并使 ADR 得到早期警告,对药物的风险/效益进行定量评估和分析;将全部信息进行反馈,改进相关监督、管理、使用的法律、法规。提取警戒信号是不良反应监测中的一项基本任务。

3. 上市后药品的重点监测　上市后药品重点监测,是指为进一步了解药品的临床使用和不良反应发生情况,研究不良反应的发生特征、严重程度、发生率等,开展的药品安全性监测活动。药品重点监测主要是观察上市后药品在广泛人群使用情况下的不良反应,具体内容包括:研究已知不良反应的发生率;观察新的不良反应的发生情况;研究靶向不良反应/事件的关联性、发生率、严重程度、风险因素等。中药上市后的重点监测应选择不良反应发生率高的,含有毒性中药饮片的,特殊剂型等的中药作为重点监测的品种。

4. 针对特定药品开展重点监测,形成警戒报告　可以选取一段时期内的问题较为突出的药品,对其安全信息进行调查、分析、得出结论,并以书面报告的形式提出采取相应的措施及解决的方案,从而提高医务人员安全用药的水平。

5. 其他 定期参加严重不良反应病例讨论、重点监测品种遴选的论证会议,撰写药品不良反应相关指南,参加各种培训,提高监测水平和能力。

五、案例分析与点评

【案例1】清开灵注射液引起严重过敏反应

1. 病例报告

(1) 病例一:患儿,女性,10岁,因发热、头痛、喉痒、咳嗽3天到儿科门诊治疗,经检查诊断为上呼吸道感染。给予清开灵25ml加10%葡萄糖注射液250ml静脉滴注。输入药液约50ml时,病人开始诉胸闷不适,继而呼吸急促、烦躁、惊叫,咯大量粉红色泡沫样痰,双肺可闻弥漫性湿性啰音,心律40次/分,口唇发绀,脉搏消失,血压未测及。诊断为过敏性休克。立即停用清开灵,吸氧,皮下注射肾上腺素0.6mg,肌注盐酸异丙嗪注射液25mg,苯海拉明15mg,静脉推注地塞米松10mg,氨茶碱0.125g,西地兰0.2mg,并用5%葡萄糖氯化钠注射液250ml加间羟胺20mg,多巴胺40mg静脉点滴。经抢救,病情未见好转,相继出现昏迷和呼吸衰竭死亡。

(2) 病例二:患者,男性,26岁,因上呼吸道感染就诊。给予5%葡萄糖氯化钠注射液250ml、克林霉素0.6g、利巴韦林0.5g和5%葡萄糖注射液250ml、清开灵注射液20ml静脉滴注,滴速50滴/分。第一组液体完毕后,继续静脉滴注清开灵注射液3分钟时,患者出现胸闷、恶心、呼吸困难,随即意识丧失;血压30/10mmHg,脉搏110次/分,呼吸30次/分;立即停药予吸氧,并给予血管活性药物、糖皮质激素等药物治疗,12分钟后患者恢复意识,血压80/50mmHg,脉搏96次/分,呼吸22次/分,继续抢救治疗,2日后痊愈出院。

2. 案例分析 清开灵注射剂是由胆酸、珍珠母(粉)、猪去氧胆酸、栀子、水牛角(粉)、板蓝根、黄芩苷和金银花制备的中药复方制剂;具有清热解毒、化痰通络、醒神开窍的功效;用于热病,神昏,中风偏瘫,神志不清;临床用于急性肝炎,上呼吸道感染,肺炎,脑血栓形成,脑出血见上述证候者的治疗。CFDA曾于2001年11月和2009年4月两次通报清开灵注射剂的不良反应,临床报道的清开灵注射剂不良反应也较多,应引起重视。

(1) 严重病例的临床表现:清开灵注射剂严重不良反应/事件以全身性损害、呼吸系统损害为主。各系统不良反应/事件表现如下:全身性损害主要表现为过敏性休克、过敏样反应、寒战、高热等,其中过敏性休克占严重不良反应表现的23%,多数患者治愈,少数患者抢救无效死亡;呼吸系统损害主要表现为呼吸困难、发绀、喉水肿、支气管痉挛等;皮肤及其附件损害主要表现为大疱表皮松解型药疹、剥脱性皮炎等;神经系统损害主要表现为抽搐、惊厥、昏迷、四肢麻痹、四肢痉挛、嗜睡、意识障碍等;心血管系统损害主要表现为低血压、心脏停搏、突发性期前收缩、心力衰竭等;其他损害包括呕吐、腹泻、溃疡性口炎、呕血、血管神经性水肿、肾功能衰竭、肾功能异常、血尿、尿失禁、溶血等。

清开灵注射剂死亡病例报告分析显示,81%的患者存在合并用药情况,8%存在多种药品混合静脉滴注的情况;合并用药品种在1~6种之间,主要为利巴韦林、头孢噻肟钠、地塞米松、林可霉素、头孢曲松钠、左氧氟沙星、阿奇霉素、青霉素等。死亡主要原因为过敏性休克、多脏器功能衰竭、猝死、急性左心衰竭等;除药品因素外,不排除原患疾病进展、合并用药、混合配伍、过敏体质、救治不及时或不当等因素。

(2) 不合理用药现象分析:国家药品不良反应监测中心收到的清开灵注射剂严重不良反应/事件报告显示,该产品存在临床不合理使用情况,并且部分不合理用药问题已经引起严重不良事件。不合理用药现象主要表现如下：

1）配伍禁忌用药：将多种药物混合配伍或存在配伍禁忌的药品先后使用同一输液器滴注，没有其他液体间隔。

2）儿童用药问题：死亡病例中，27%的患者为14岁以下儿童，多数患儿存在多组液体、多种药品混合滴注的现象，输液量较大，其中2例为左心衰抢救无效死亡，可能与输液量大、输液速度快有关。

3）过敏体质用药：部分患者存在过敏体质，或既往有药物过敏史，使用清开灵注射剂后发生严重过敏反应。

4）超适应证用药：11%的病例存在明显超适应证用药现象，如用于高血压、心脏病、子宫肌瘤等。

3. 中药临床药师建议

（1）医护人员应充分了解清开灵注射剂的功能主治，严格掌握其适应证，权衡患者的治疗利弊，谨慎用药。

（2）在用药前仔细询问患者的过敏史，对使用该产品曾发生过不良反应的患者、过敏体质的患者，不宜使用该产品治疗。

（3）清开灵注射剂应单独使用，禁忌与其他药品混合配伍；谨慎联合用药，如确需联合其他药品时，医护人员应谨慎考虑与清开灵注射剂的时间间隔以及药物相互作用等因素。

（4）应严格按照说明书规定的用法用量给药，不得超剂量、高浓度应用；对于老年人、儿童患者应谨慎使用；用药期间密切观察，发现异常应及时停用清开灵注射剂，并及时采取救治措施。

（5）对于医疗救治能力相对薄弱的基层医疗机构，应严格按照原卫生部等三部委发布的《关于进一步加强中药注射剂生产和临床使用管理的通知》的要求，谨慎使用清开灵注射剂。

【案例2】麻黄致儿童精神系统损害

1. 病例报告 患儿，男性，2岁7个月，体重15kg，2015年2月5日因咳嗽、有痰不易咳出，家长自行给患儿服用急支糖浆7ml，每日3次，2015年2月7日，因患儿咳嗽、咳痰症状控制不佳，家长在服用急支糖浆的同时又给患儿加服小儿肺热咳喘口服液1支，共计服用3支。当日夜间，患儿睡眠中出现惊厥、幻觉、谵语等症状。家长考虑患儿上述症状可能与服用药物有关，2015年2月8日，停用上述两药，患儿未再出现上述症状。

2. 案例分析 患儿服用的急支糖浆和小儿肺热咳喘口服液均含有麻黄。根据现有文献，麻黄具有兴奋中枢神经的作用，对心率及血压都会产生影响。也有国外文献报道过低龄（0~12个月）儿童服用含麻黄碱的药物导致死亡，认为麻黄在低龄儿童中应用的安全性有待研究。

儿童在不同的生长发育阶段，对药物吸收、分布、代谢、排泄的水平是不同的，各器官组织功能也在不断的完善的过程中，差别很大。儿童生理的特殊性也一定程度地阻碍了儿童用药临床实验的发展，所以目前很多药品缺乏儿童专用规格，无法满足各年龄段儿童的给药需求，临床上往往采用成人药品的剂量或规格，有的药品虽然标有儿童剂量，但基本上是按照公斤体重或是体表面积以成人剂量换算而来，所以使得儿童安全用药的信息缺乏，风险较大。

3. 中药临床药师建议 在急支糖浆和小儿肺热咳喘口服液的说明书中,虽然都对不同年龄段儿童用药标注了相应的用法用量,但均未针对儿童用药,做出"(儿童用药时)不宜与其他含麻黄类制剂同时服用"的警示标注,存在儿童用药风险。故本案例可以作为警戒信号上报相关部门,对警戒信号进行级别评估,并对儿童使用麻黄制剂的安全性做进一步的研究,进一步完善药品说明书。故本案例可以作为警戒信号上报不良反应中心,对警戒信号进行级别评估,并对儿童使用麻黄制剂的安全性做出进一步的研究,进一步完善药品说明书。

第三节 用药错误与防范

一、用药错误概述

《医疗机构药事管理规定》中,将用药错误(medication error,ME)定义为:药物在临床使用全过程中出现的、任何可以防范的用药不当。

这些用药不当或用药疏失可导致患者发生潜在的或直接的损害。

用药错误可发生于处方(医嘱)开具与传递,药品储存、调剂与分发,药品使用与监测,用药指导及药品管理、信息技术等多个环节。其发生可能与专业医疗行为、医疗产品(药品、给药装置等)和工作流程与信息系统有关。

(一) 用药错误的分级

根据用药错误造成后果的严重程度,参考美国国家用药差错报告和预防协调委员会(NCC MERP)用药差错分级标准,可将用药错误分为9级,可归纳为以下4个层级。第一层级:错误未发生(错误隐患),包括A级;第二层级:发生错误,但未造成患者伤害,包括B、C、D级;第三层级:发生错误,且造成患者伤害,包括E、F、G、H级;第四层级:发生错误,造成患者死亡,属于I级(表2-10-5)。

表2-10-5 用药错误分级

分级	涵 义	归 纳
A级	客观环境或条件可能引发错误(错误隐患)	错误未发生
B级	发生错误但未发给患者,或已发给患者但患者未使用	发生错误,未造成伤害
C级	患者已使用,但未造成伤害	
D级	患者已使用,需要监测错误对患者造成的后果,并根据后果判断是否需要采取措施预防和减少伤害	
E级	错误造成患者暂时性伤害,需要采取处置措施	发生差错,且造成患者伤害
F级	错误对患者的伤害导致患者住院或延长患者住院时间	
G级	错误导致患者永久性伤害	
H级	错误导致患者生命垂危,需采取维持生命的措施(如心肺复苏、除颤、插管等)	
I级	错误导致患者死亡	发生差错,造成患者死亡

（二）用药错误发生的环节与类型

用药错误涉及多个环节和类型，详见表 2-10-6。

表 2-10-6　用药错误的环节和类型

错误环节		错误类型	释　义
技术环节	处方（医嘱）开具与传递	处方错误	药物选择：基于适应证、禁忌证、已知过敏反应、现有药物治疗情况、相互作用（包括中西药及食物与药物相互作用）、重复给药及其他因素，剂量、剂型、数量、疗程不当，给药途径、时间、频次、速率不当，溶媒、浓度不当，处方潦草导致辨认错误等
		处方传递错误	处方传递过程中出现的错误。例如：护士转抄错误；收费处转抄错误；医生口头医嘱未再次确认等
	药品调剂与分发	调剂错误	药物品种、规格、剂型、剂量、数量等与处方规定不符
		药物配制错误	未能正确配制药物（包括分装、溶解、稀释、混合及研碎等）
		书写错误	在药袋、瓶签等包装上标注患者姓名、药品名称、规格及用法用量等时写错或书写不清
	给药与监测	患者身份识别错误	将患者甲的药物给了患者乙
		给药技术错误	给药时使用的程序或技术不当。例如：给药途径错误；给药途径正确，但位置错误；给药速度不适宜；溶媒不适宜等
		用药时间/时机错误	未按规定的给药时间间隔或特定的给药时机给药
		给药顺序错误	给药顺序不当导致错误
		遗漏错误	未能将医嘱药物提供给患者，或者患者漏服药物
		用药依从性错误	患者未按要求进行治疗，用药行为与医嘱不一致
		监测错误	监测缺失、监测方法不适宜、监测数据评估不适宜
	用药指导	用药指导错误	医生、药师、护士指导患者用药不正确或未指导
管理环节	药品管理	药品储存不当	药品没有按照标准储存条件储存，导致变质失效
		药品摆放错误	药品摆放不合理导致调配、给药错误
	信息技术	程序错误、系统错误	药品信息系统设计和维护错误

二、用药错误防范内容与技能

（一）各环节发生用药错误的风险因素

1. 管理因素　①国家相关法规或医疗机构管理制度有疏漏或落实不够，如未对住院患者自备药进行管理,造成重复用药等错误;②管理部门监管不到位,缺少专职的管理机构和人员,如医疗质控对用药错误监管缺失;③监测网不统一,如对用药错误监测使用不同的监测渠道、流程等,易造成标准的混乱;④未建立健康的安全用药文化,如应鼓励开展用药错误的报告,通过分析分享错误来杜绝错误,而不是对错误一味地采用惩罚的方法。

2. 流程因素 ①医疗机构内部缺乏有效沟通,诸多用药环节衔接不畅,如换班及口头医嘱、医药护间药品信息理解偏差等环节;②从处方到用药整个过程中的信息系统错误或功能不完善,如系统中的药品信息未根据实际情况及时更新、对易发生用药错误的药品对医生没有提示或没有禁止措施。

3. 环境因素 ①工作环境欠佳,如光线不适、噪音过强、工作被频繁打断等;②工作空间狭小,药品或给药装置等摆放混乱。

4. 设备因素 ①信息系统落后,不能发挥基本的用药错误识别和防范功能;②设备老化,易出故障;③新型设备应用不熟练,程序配置错误,医务人员未能及时识别并采取相应措施。

5. 人员因素 ①知识不足;②未遵守规章制度或标准操作规程;③培训缺失或培训内容欠妥、陈旧甚至错误;④人力资源不足。

6. 药品因素 ①药品名称、标签、包装等外观或读音相近;②特定剂型、特殊用法(如鞘内注射);③给药剂量计算复杂;④药品储存条件特殊。

(二) 用药错误的防范策略

根据 ISMP(The Institute for Safe Medication Practices,美国安全用药研究所)6 个层级实施防范策略,其有效性由强到弱。①第一级强制功能和约束(forcing functions and constrains);②第二级自动化和计算机化(automation and computerization);③第三级标准化和协议(standardization and protocols);④第四级项目清单和复核系统(checklist and double-check systems);⑤第五级规章制度(rules and policies);⑥第六级教育/信息(education/information)。前四级为技术防范策略,后两级为管理防范策略。

1. 强制功能和约束

(1) 规范处方行为:患者数量增加,医师和药师工作负担加重,一品多规的药品、药品数量、用法用量、给药途径等易发生错误,建议规范医师和药师认真核对处方,尤其对药名相似、一品多规、用法用量特殊或复杂等情况,需要认真审核。

(2) 明确药品调剂权限:处方调剂时药品品种、规格、剂型、数量等与处方规定不符,限制药师以外人员的药品调剂权限,建议进行充分培训并经考核合格的药师方可调剂。

(3) 使用特殊的标识:对看似、听似、音似的药品,使用特殊标示加以区分。

2. 自动化和计算机化

(1) 使用医疗信息技术:推荐使用医疗信息技术系统,对有差错的医嘱处方进行提示,通过医疗信息技术手段使医师、药师、护士三者之间便于沟通。

(2) 使用便携式 PDA 扫码:推荐使用便携式 PDA 扫码,确保处方信息、患者一一对应。

(3) 使用新技术之前进行全面评估:推荐在应用新技术之前,对其有效性、安全性、稳定性进行评估,避免新技术带来新的用药错误。

3. 标准化和协议

(1) 严格执行 5R 原则:严格执行 5 个 Right 原则,保证正确的病人、正确的药物、正确的剂量、正确的途径和正确的用药时间。

（2）制定标准化交接班流程：制定医师、护士、药师之间，医师、医师之间，药师、药师之间的标准化交接班流程，确保沟通充分、有效。

（3）制定标准化操作规程：建议制定标准化的操作流程，包括指南、共识、技术规范等，从而规范行为。

4. 项目清单和复核系统

（1）建立多重核对流程：建立多重核对流程，在处方开具、药品调配、复核、发药等各个环节确保都进行多重核对，以减少用药错误的发生；

（2）建立 PDCA 循环制度：按照 PDCA 循环的计划、实施、检查、处置程序，对可能发生的用药错误环节进行分析讨论和总结，减少用药错误的发生，提高用药安全质量。

5. 规章制度

（1）合理配置人力资源：进行合理的人力资源配置，责任分工明确、工作时间与负荷适当。

（2）改善工作环境：采取措施改善工作环境，如工作间除尘、调整光线及温度；降低工作过程中所受到的干扰，例如禁止无关人员随意出入、维持工作环境安静等。

（3）制定标准化工作制度与流程：推荐建立合理、简明、顺畅、严谨的工作制度与流程，确保标准化流程的有效执行。

（4）建立用药错误管理制度：建立用药错误管理制度，对已经发生的用药错误主动上报（非惩罚性），在医院中营造良好的用药安全环境，对已发生的用药错误不回避、不指责，进行规范的原因分析，找出系统漏洞或流程缺陷，提出有效的防范措施与建议。

6. 教育与信息

（1）改善认知与态度：通过教育培训，改善医务人员对用药安全与错误的认知和态度。

（2）药物知识与信息培训：对医疗机构中所使用的计算机化与自动化技术的使用方法与规范、患者教育与沟通技巧进行培训。

（3）加强患者教育与培训：加强对患者的教育和心理疏导，增强患者依从性。

三、案例分析与点评

【案例1】某患者，男，26 岁，因头晕目眩，牙龈肿痛就诊，兼见便秘尿赤，诊断心胃火盛证，治以清胃泻火、润燥通便。医生在开具电子处方时，误将"牛黄清胃丸"选取成"牛黄清心丸"。患者取药时，审方药师根据诊断，发现处方中药证不符，怀疑医生误选药品，经联系经治医师确为开具处方时发生错误。

分析与点评：本例用药错误属于 A 级，事件中，由于药品名称相似，医师在电子处方系统内开具处方时发生错误，药师在审方调剂药品时及时发现。

中药中的药名相似者有很多，如牛黄清心丸与牛黄清胃丸、大活络丹与小活络丸、二至丸与二妙丸与二陈丸、左归丸与右归丸、健脾丸与人参健脾丸等，其名称相似，但功效和主治病证皆有很大不同，医师处方后应再次自查，药师发药时应认真四查十对，发现可能的用药不适宜性和调剂错误，护士使用时均也应认真履行核对程序，以免因望文生义或想当然而发生错误。另外应加强用药错误管理的宣传，加深对看似、听似、音似药品的认识，并将此类药的管理作为必须掌握的业务技能进行培训。

【**案例 2**】 患者王某因外感风热初起、咽喉肿痛就医,医师处方银翘解毒颗粒和六神丸,并告知六神丸每次服用 10 粒,一日三次,咽喉肿痛缓解后即可停用六神丸。王某考虑六神丸的每粒体积很小,而自己身强力壮,加之咽喉肿痛严重,遂自己调整了剂量,每次服用 30 粒,每 2 小时服用一次,服药 3 次后出现恶心、口唇麻木、胸闷、心悸等症状,心电图显示窦性心动过速、心律不齐。

分析与点评:本例用药错误属于 E 级。六神丸主要由牛黄、麝香、蟾酥、雄黄、冰片、珍珠六味药组成,具有清热解毒、消肿止痛等功效,常用于咽喉肿痛、扁桃体炎、口舌糜烂、牙根周围炎及痈疽疮疖、无名肿痛等症,有易服、高效、速效等特点。其处方中的蟾酥,中毒后对心脏的作用类似洋地黄,因此本药不可超量服用。本例患者因超过正常剂量和正常频次服药,造成出现蟾酥过量引起的中毒反应。提示药品说明书关于药物不良反应和注意事项的内容不够全面,且药师对患者的用药教育不足。

【**案例 3**】 患者处方中开具的饮片为海螵蛸,药师调配成桑螵蛸,另一药师复核时发现调配差错,及时纠正,避免了错误的药品发给患者。

分析与点评:本例用药错误属于 B 级,已发生错误,但未发给患者。海螵蛸与桑螵蛸属于音似药品,调配时容易发生混淆,按规定处方和药斗标签均应采用标准名称,即只能使用"海螵蛸"和"桑螵蛸"的名称,因此可将调配单改为"海螵蛸"的其他常用名"乌贼骨",可在调剂时提醒药师加以防范。

【**案例 4**】 一般医院发药采用叫号方式,患者取药凭手中取药号码由窗口人员核对后发药,门诊患者张某取中药,其取药号码为 2758 号,窗口发药人员看错号码,也未认真核对患者姓名,错将患者李某的中药(其取药号码为 2768 号)发予患者张某,患者核对处方后发现差错才及时纠正。

分析与点评:本例用药错误属于 B 级,发生错误,发给患者但未使用错误药品。为避免此类在发药环节发生的错误,药师发药时需要核对 2 种以上信息,如取药号码、姓名、处方医生等,对小儿还应特别核对一下年龄,也可以通过技术手段如使用便携式 PDA 扫码来识别患者的身份,确保患者与处方信息相符。

第四节 超说明书用药

一、超说明书用药概述

超说明书用药又称"标示外用药""药品说明书外用法""药品未注册用法",是指药品使用的适应证、给药方法及剂量、用药疗程、给药途径或适用人群等未在药品监督管理部门批准的药品说明书记载范围内的用法。超说明书用药已成为临床药物治疗中不可避免的问题。虽然中国还没有对超说明书用药有法律或权威的界定,但业内已有多个协会发布超说明书用药专家共识,即使超说明书用药有其合理性和必要性,当下的关键是如何更好地引导与规范,使超说明书用药既能保障患者用药安全,又能规避医疗机构和医务人员的执业风险。

(一) 超说明书用药的概念

药品说明书是经国家药品监督管理部门批准、药品生产企业提供、用以指导安全合理使用药品的技术性资料和法定文件,包含药品有效性和安全性等重要科学数据、结论和信息。医师应当根据医疗、预防、保健需要,按照诊疗规范、药品说明书中的药品适应证、药理作用、用法、用量、禁忌、不良反应和注意事项等开具处方。然而如果药品说明书中的用法无法满足临床治疗的需要,临床医师即可能采用药品说明书之外的用法,以达到治疗目的。

超说明书用药的定义:指临床实际使用药品的适应证、给药方法或剂量、用药疗程、给药途径或适用人群等不在具有法律效力的说明书之内的用法。例如,康复新液,说明书中功能主治为通利血脉、养阴生肌。内服:用于瘀血阻滞,胃痛出血,胃、十二指肠溃疡;以及阴虚肺痨,肺结核的辅助治疗。外用:用于金疮、外伤、溃疡、瘘管、烧伤、烫伤、褥疮之创面。但临床实践中,有报道康复新液还可用于小儿手足口病,局部涂抹手足皮疹和口腔疱疹处,可缩短皮疹消退时间。

目前,全球仅有美国、德国、印度等7个国家制定了与超说明书用药相关的法规,除印度禁止超说明书用药外,其余六国均允许合理的超说明书用药。我国《药品管理法》《医疗机构药事管理规定》《药品不良反应报告和监测管理办法》《处方管理办法》等多部法规来规范药品应用,但迄今尚无法规针对超说明书用药问题做出明确规定。

（二）超说明书用药的原因

目前,超说明书用药现象非常普遍,有些是国际、国内诊疗指南推荐的应用,有些则是缺乏相关循证医学证据的盲目应用。医生在临床用药过程中常发现自己处于进退两难的处境,一方面患者病情需要使用某种药物,另一方面该药品说明书中无该适应证,这就涉及超说明书用药。造成这种情况的原因主要有以下几点:

1. 药品说明书的修订滞后于医药研究的发展　中药历史悠久,传统中成药后世在临床实践中发展出许多新的适应证和用法,但药品的说明书经国家药品监督管理部门审查确定后,因时间和成本的因素,许多制药公司都不愿意主动更改说明书,因此药品说明书不代表该药当前的治疗信息,而是滞后于科学知识和文献。很多"老药新用"的例子比比皆是。如大黄䗪虫丸,说明书标明的功能主治为"活血破瘀,通经消痞。用于瘀血内停,腹部肿块,肌肤甲错,目眶黯黑,潮热羸瘦,经闭不行"。但实际临床实践中常见于治疗气滞血瘀型黄褐斑、脂肪肝、乙肝后肝硬化、恶性肿瘤血瘀证等。

2. 药品说明书自身的缺陷及其不确定性　由于药品上市前研究的病例数少、研究时间短、试验对象年龄及病理生理情况等控制比较严格,且研究的目的单一,使药品的适应证和安全信息不完整。同一种药品不同厂家药品说明书不统一,也是导致超说明书用药的原因。例如中成药说明书中对药物不良反应、药物相互作用方面的内容很少,对指导临床合理用药不利。

3. 特殊人群药物安全性信息不足　药品研发的人群中,儿童、老年人、孕妇等特殊人群被排除在外,致使大多数药物缺乏特殊人群有效性与安全性的数据。对于儿童等特殊人群,由于缺乏临床研究资料,说明书中特殊人群用药信息缺乏,增加了其用药风险。此外,由于儿童用药剂型的严重匮乏,使得患儿经常被迫使用成人药物,由此催生一些超说明书用药行为。

4. 说明书剂量的模糊性　由于临床研究少,造成儿童用药剂量不科学。很多中成药药品说明书中没有儿童剂量的说明或对于两岁以下儿童往往没有任何说明,或者对剂量的说明模糊不清,如"酌情减量""请遵医嘱"。化学药的药品说明书中也常常看到"儿童酌减"

"请遵医嘱"或"儿童在医生指导下服用",在临床实际中没有任何意义的说明。医师只能凭经验用药,或者在成人剂量基础上进行折算。但有时按照说明书计算出来的剂量都可能存在错误。

5. 企业扩大宣传 有些制药企业为说明其药品的优势,为其产品寻找市场,向医师宣传药品说明书之外的用法而不加说明,夸大其药品的治疗作用,导致医护人员获得错误的药品信息。

二、超说明书用药风险防范

(一) 超说明书用药的具体表现

超说明书用药的具体表现为超适应证、超使用人群、超用药频次、超用法用量和超禁忌用药等情况。例如有研究显示,某院门诊中成药超说明书用药占 2.22%,其中儿科占12.75%,位居第一,超说明书类型以给药剂量和频次与说明书不符最多,占 59.8%。其次是临床诊断和适应证与说明书不符,占 15.69%,第三是药物的配伍禁忌与说明书不符,占 12.75%。

1. 超使用人群 对说明书未涉及人群或超年龄范围(如妊娠妇女、儿童、老年人)用药,该情况在儿科较多见。

2. 超适应证用药 医疗实践中超适应证用药情况较多,多见于一些传统中成药的老药新用。

3. 超用法用量用药 超用法用药主要表现为给药途径及次数的改变,而超用量则主要为说明书规定剂量之外的用药。中药毒性分大毒、有毒、小毒,还有些药的药性峻烈,这些药在临床使用时一般不超过常用量,但在不同情况下可能会超量使用,如制附子为大辛大热之品,常用量 3~15g,但在寒冷潮湿的地域和气候下,制附子的使用往往超过常用量。而中医不同流派对疾病和药性的理解存在不同观点,如火神派往往重用制附子,用量从几十克到几百克不等。

4. 超禁忌用药 超禁忌用药也是临床治疗中常见的情况,中药有证候禁忌,有十八反、十九畏,有妊娠禁忌,有药性峻烈药的使用禁忌等,但临床实践中会根据患者实际情况权衡利弊而使用禁忌药。

(二) 超说明书用药的风险因素

超说明书用药的风险因素是多方面的,首先,临床医学在探索和研究中不断前进,必然导致在药物使用上不断有新的发现和经验积累,而目前药品说明书更新较慢,各种条件制约下不可能随时与临床实践保持一致;其次,药品说明书自身也存在一定的缺陷及不确定性;此外,还有一系列医疗实践中主、客观因素,如儿童用药剂型的缺乏、经济利益驱使等也易导致超说明书用药的现象产生。国内对超说明书用药缺乏统一的管理,这也是造成医疗纠纷的重要原因,但也引发了药品安全性、有效性、医疗责任和伦理学等一系列问题。

(三) 超说明书用药的防范策略

目前,国内众多医疗机构药事管理部门对超说明书用药采取"准入制度",组织药事管理与药物治疗学委员会与伦理委员会对超说明书用药进行准入审批、备案并定期评估,定期组织医学和药学专家对超说明书用药的药品品种进行有效性和安全性评估,及时终止不安全、不合理的用法,以保障患者用药安全,防控用药风险。一般情况下,超说明书用药需要符合下列这些条件。

1. 在临床诊疗过程中,无其他可替代药物治疗方案时,充分考虑药品不良反应、禁忌证、注意事项等,权衡患者获得的利益和可能带来的风险,保证该药物治疗方案是最佳方案,保障患者利益最大化。同时排除以试验、研究或其他关乎医师自身利益及医药企业以获利手段为目的的使用。

2. 医疗机构应该加强超说明书用药的监管,建立与之相应的临床诊疗规范、处方集,通过医院药事管理与药物治疗学委员会、伦理委员会批准,加强对医师、药师等相关人员进行培训。

3. 必须有充分的文献报道、循证医学研究结果等证据支持。

4. 在实施超说明书用药之前,应向患者或家属、监护人告知用药理由、治疗方案、预期效果以及可能出现的风险,需患者知情同意。

5. 临床药师应在用药实践中发现、解决、预防潜在的或实际存在的用药问题,协助临床医师共同做好各类药物临床观察,特别是超说明书用药的安全性和有效性监测,并进行相关资料的收集、整理、分析、评估和反馈工作,定期进行处方点评分析,促进药物合理使用。

6. 药品监督行政部门应当重视药品上市后再评价工作,验证已有循证医学证据的新适应证,并根据研究结果,及时修正药品说明书,对于标示外的使用应该明确。通过立法明确制药企业对于说明书标注的适应证增减的法律责任,完善修订药品说明书的相关法律法规。

三、案例分析与点评

【案例】 女,35 岁,诊断:乳腺增生,乳房肿物,痰湿蕴结。

医生处方:

乳癖散结胶囊　　　0.53g×36 粒/盒×3 盒　　4 粒/次　　3 次/日口服

二妙丸　　　　　　6g×12 袋/盒×2 盒　　1 袋/次　　2 次/日口服

处方分析:

该患者诊断痰湿蕴结证,乳腺增生,乳房肿物,处方选用乳癖散结胶囊用于行气活血,软坚散结,但还同时需要清利湿热。

二妙丸为治疗湿热下注之基础方。具有燥湿清热的功效,用于湿热下注,足膝红肿热痛,下肢丹毒,白带,阴囊湿痒。可用于阴道炎、外阴阴道炎、细菌性阴道病等疾病。本方用于湿疹下注,阴囊湿痒。方中黄柏为君,取其苦以燥湿,寒以清热,其性沉降,长于清下焦湿热;臣以苍术,辛散苦燥,长于健脾燥湿。二药相伍,清热燥湿,标本兼顾,是清热利湿的良药。虽该药适应证中无"乳腺增生、乳房肿物"等相关疾病,但有痰湿日久,郁久化热,证型相符,为辨证用药。

【实践思考题】

1. 中药不良反应的定义是什么?

2. 什么是严重药品不良反应?

3. 药品不良反应与不良事件的概念有什么区别?

4. 什么是用药错误?主要包括哪些方面内容?

5. 什么是超说明书用药?请思考临床进行超说明书用药需要注意哪些问题。

6. 什么是特殊管理药品?哪些中药应归属于特殊管理药品的范畴?

7. 中药不良反应的临床表现有哪些？

8. 影响中药不良反应发生的因素有哪些？

9. 中药不良反应监测的基本流程是什么？

10. 药品不良反应关联性评价标准是什么？如何依据因果关系分析评价原则对药品不良反应作出关联性评价？

11. 中药毒性反应的基本救治原则主要包括哪几方面内容？

12. 什么是群体中药不良反应/事件？其救治原则和方法主要包括哪些方面的内容？

13. 什么是用药错误？

14. 用药错误的防范策略有哪些？

15. 什么是超说明书用药？

16. 如何合理使用超说明书用药？

（张碧华 尹丽梅）

【参考文献】

［1］ 张冰. 中药不良反应与警戒概论. 北京：中国中医药出版社，2013

［2］ 张冰. 临床中药学（新世纪全国高等中医药院校创新教材）. 北京：中国中医药出版社，2012

［3］ 梅全喜，曹俊岭. 中药临床药学. 北京：人民卫生出版社，2013

［4］ 陈灏珠，林果为. 实用内科学. 第13版. 北京：人民卫生出版社，2009

［5］ 于学忠. 协和急诊医学. 北京：科学出版社，2011

［6］ 邵晖，王敏，吴文青，等. 毒药本草. 北京：中国医药科技出版社，2004

［7］ 国家药典委员会. 中华人民共和国药典（2015年版，一部）. 北京：中国医药科技出版社，2015

［8］ 崔燕宁. 药物安全与药物警戒. 北京：人民卫生出版社，2014

［9］ 张波，李大魁，杨晓. 药品说明书之外的用法的若干问题及对策. 中华风湿病学杂志，2004，8（8）：451-453

［10］ 王力红，王大猷，王育琴，等. 中国用药错误管理专家共识. 药物不良反应杂志，2014，16（6）：321-326

［11］ 刘银彬. 中药饮片调剂过程中调配环节差错的原因分析. 调查研究，2013，6（09）：28-29

［12］ 翁媛媛，陈家晓，徐蔚飞. 中药饮片调剂中调配环节的原因分析. 中医药管理杂志，2014，22（8）：1312-1314

［13］ 张惠，谢雨洮. 中药饮片调配常见差错原因小结及预防措施. 医学信息，2010，12（2）：3584

［14］ 吴谨. 浅谈用药错误及其防范. 经验交流，2014，12：542-543

［15］ 黎雪梅，李继平. 临床用药错误及管理策略. 中华现代护理杂志，2014，20（21）：2593-2596

［16］ 赵筱英，唐晨曦，别俊. 近年某院门诊中成药处方超说明书用药分析. 中国药业，2015，24（13）：47-49

［17］ 张盛敏，杨冬梅，黄娟，等. 中医院中药注射剂超说明书用药调查与和理性分析. 中国药业，2015，24（6）：7-9

［18］ 郭景仙，王育琴. 中成药超量应用的分析与管理. 中国病案，2014，15（9）：79-81

［19］ 中国药理学会治疗药物监测研究专业委员会药品风险管理学组. 超说明书用药专家共识. 药物不良反应杂志，2015，17（2）：101-103

第三篇　科　研　篇

第一章　中药临床药学科研概述及科研选题

第一节　中药临床药学科研概述

一、中药临床药学科学研究的概念和类型

（一）中药临床药学科学研究的概念

科学研究是指创造知识、整理知识以及开拓知识新用途的探索活动。创造知识是指对未知事物进行探索，以求发现新知识、新规律、新原理，发明新方法、新手段等。整理知识是对已经产生的知识进行分析整理、综合归纳、鉴别运用的过程，整理知识的过程往往会创造知识。例如，化学家门捷列夫通过整理已知的化学元素，发现元素的性质有周期性变化，从而提出元素周期律理论。开拓知识新用途是将已有的知识用于新的领域或研究。例如，将西医循证医学（evidence-based medicine）的知识和研究方法应用到中医临床研究中，进行中药疗效评价等。

中药临床药学科学研究即是在中医药理论指导下，以患者为对象，采用现代科学技术与方法，研究中药及其制剂合理使用及应用规律，以保证临床合理、有效、安全使用中药。

（二）中药临床药学科学研究的类型

科学研究按过程不同可分为基础研究、应用研究和开发研究。中药临床药学科学研究类型主要为基础研究。

基础研究是指以探索知识为目标的研究。基础研究工作基本上处于学科前沿，并主要在实验室中进行。我国把基础研究分为纯基础研究和应用基础研究两种，合称为"基础性研究"。其中，应用基础研究有一定的应用背景。

中药临床药学的基础研究以应用基础研究为主。如基于临床发现的中药用药不良反应，探究产生相关不良反应的物质基础及作用机制，以避免由于用药不当产生药源性疾病；又如通过临床药效的观察及药代动力学的研究，为评价新老药品和不同剂型优劣提供科学依据。

二、中药临床药学科研管理的内涵和方法

（一）中药临床药学科研管理的内涵

质量管理是管理的核心，提高质量是管理的目的。科研质量管理是中药临床药学科研

管理的主要内涵。

（二）中药临床药学科研管理的方法

1. 课题制管理 课题制是目前科研机构普遍采用的课题管理形式,国家科技部规定,以国家财政拨款资助为主的各类科研计划实行课题制管理。课题制是以课题为中心、以课题组为基本活动单位进行课题组织、管理和研究活动的一种科研管理制度,课题责任人在批准的计划任务和预算范围内享有充分的自主权。

课题组作为课题研究和课题质量管理的执行主体,在享有自主权的同时对研究过程与结果负主要责任。决策层与管理层除了提供必要的管理与服务,一般不干预日常研究工作,主要是发现并解决课题质量管理过程中出现的各种问题。

2. 课题全程管理 课题全程管理可分为前期、中期、后期3个阶段,每个阶段有不同的质量控制目标和控制方法。前期管理包括项目建议、课题申报与课题立项。中药临床药学科研思路的创新、学科规划的落实、决策管理层科研引领作用的发挥等均在该阶段得以实现。中期管理即立项课题的过程管理,是课题实质性研究阶段。质量控制的目标是确保课题顺利开展,控制方法包括合理分工、控制进度、阶段检查、建立调整与补救机制等。后期管理包括结题和结题后跟踪管理。研究结果的综合分析、整合与升华对提升课题研究质量至关重要,也决定了科研产出的质量和使用价值。研究总结、经费结算及科研产出管理是质量控制的重点环节,控制方法如逐层审核、检查督促、奖惩分明等。

3. 课题质量评价 科研产出是课题质量评价的重要指标,中药临床药学科研产出的形式与课题研究性质有关,基础研究成果的表现形式主要为学术论文、专著与科研获奖,应用及开发研究的成果主要以新药、专利、技术秘密、论文等形式呈现。

4. 前瞻性管理 中药临床药学科研创新是建立在继承传统中医药理论的基础之上的,首先应该鼓励传承,鼓励青年学者向具有丰富传统理论基础和实践经验的老专家学习,如中药药性理论和中药炮制理论等。

同时,多学科合作研究已成为中药临床药学科研的基本形式,但由于传统中医药学与现代科学在思维方式上存在差异,生命科学、生物技术、信息科学等现代科学的研究方法与技术手段尚未真正融入到中药研究之中,成为中药科研创新的瓶颈之一。大力培养同时具备中药学与前沿科学背景、传统中医药理论与现代科技知识并重的复合型人才,是中药临床药学科研创新与发展的关键所在。

三、中药临床药学科研的伦理管理

（一）中药临床药学科研的伦理管理相关概念及法规

生命伦理学是对生物学及医药学发展中带来的伦理争议进行哲学研究的科学。第一部由国际医学团体制定的人类研究伦理规范是1964年由世界医学协会颁布的赫尔辛基宣言,最新版本于2013年第64届世界医学协会联合国大会(巴西福塔雷萨)批准。宣言一般原则第9条:参与医学研究的相关人员有责任保障其研究对象之生命、健康、尊严、身心健全、自决权、隐私及个人信息保密。保护研究对象是参与研究的医师及其他医护人员责无旁贷的天职。即使事前已征得其知情同意,也绝不能因此推卸责任给研究对象本人。

在参考欧盟、日本、美国以及澳大利亚、加拿大、北欧国家和世界卫生组织药物临床试验管理规范的基础上,国际人用药品注册技术协调会议(ICH,由美国、日本和欧盟的药品监督管理机构和行业协会组织发起的专门针对药品注册登记管理的国际性会议组织)于1997年颁布了ICH GCP E6药物临床试验质量管理规范指南(ICH GCP):药物临床试验管理规范(GCP)是国际上设计、执行、记录和报道人类受试者参与的试验的伦理及科学质量标准。符合该标准的试验才能如赫尔辛基宣言所要求的保证受试者的权利、安全及健康受到保护,才能保证临床试验数据的真实性。目前,ICH GCP已经成为临床试验所遵循的首要国际指南。

为引导和规范我国涉及人的中医药临床研究伦理审查工作,推动中医药临床研究健康发展,更好地维护人民健康,国家中医药管理局先后组织制定和颁布《中医药临床研究伦理审查管理规范》(2010)和《中医药临床研究伦理审查平台建设规范》(试行)(2011),并成立了中医药伦理专家委员会(2011)。

(二) 中药临床药学科研的伦理管理申报材料、审查内容及要求

1. 需要进行伦理审查的研究项目应当向伦理委员会提交下列材料:

　　临床研究方案(注明版本号和日期);

　　知情同意书(注明版本号和日期);

　　招募受试者材料(如有);

　　病例报告表/调查问卷;

　　研究者手册(如有);

　　主要研究者履历;

　　其他伦理委员会对本研究项目的重要决定等。

2. 伦理审查以遵循现行法律法规为前提,审查研究方案的科学性和伦理性,主要审查内容和要求包括以下内容。

(1) 研究的设计与实施:研究符合公认的科学原理,基于中医药长期的临床使用经验,必要时有充分的实验室研究和动物实验证据,并考虑中药多成分混合物的特点。研究设计与研究目的相符,研究人员具有相应的资格与经验,并有充分的时间开展临床研究,具有与研究相适应的条件与设备。

(2) 试验的风险与受益:风险应在可能的范围内最小化,研究对受试者的风险相对于预期受益来说是合理的;对受试者健康的考虑应优先于科学和社会的利益。

(3) 受试者的招募:研究的负担和受益在研究目标疾病人群中公平分配,受试者相对于研究目标疾病人群应具有代表性。

(4) 知情同意书告知信息:需说明是临床研究,而非临床医疗。包括研究目的、应遵循的研究步骤(包括所有侵入性操作)、研究持续时间以及可供受试者选择的其他治疗方法等;预期的受试者风险与受益;参加研究是否获得报酬和承担费用情况;能识别受试者身份有关记录的保密程度;如发生与研究相关的损害,受试者可以获得的医疗和相应赔偿;受试者参加研究是自愿的并可无理由随时退出;有关研究和受试者权利的负责联系人及联系方式。

(5) 知情同意的过程:知情同意应当符合完全告知、充分理解、自主选择的原则。

(6) 受试者的医疗和保护:研究者的资格和经验与研究要求相适应;在研究过程中和研究结束后,应向受试者提供相应的医疗保障。如发生与研究相关的损害时,受试者可以获得治疗和相应的赔偿。

(7) 隐私和保密:保护受试者个人信息和隐私的措施恰当;有可以查阅受试者个人信息(包括病历记录、生物学标本)人员权限的规定。

（8）涉及弱势群体的研究：特有性、风险评估及知情同意要求。

（9）涉及特殊疾病人群、特定地区人群或族群的研究：考虑研究对特殊疾病人群或特定地区人群或族群造成的影响，该研究应有利于当地的发展，如加强当地的医疗保健服务，提升研究能力以及应对公共卫生需求的能力等。

四、中药临床药学科学研究的必要性

近年来，临床药学在欧美发达国家发展十分迅速。临床药学的研究和干预价值已在临床获得了证明。例如，接受临床药师干预的不可控高血压患者的血压水平要显著优于仅接受常规治疗对照组。在美国临床药师将更多地参与提供直接病人护理，参与发起、修改和（或）终止针对病人的药物治疗方案和持续的药物治疗水平监测。临床药学对于药物治疗的研究也不仅限于药物，开始关注患者的心理和行为因素对药物治疗的影响，进而研究个体化调整提高药物依从性的干预措施等。

临床药学自 1989 年在我国建立后，截至 2012 年，已有 30 所医药学院设立临床药学本科专业，其中包括临床药学学士学位和在药学或医学专业下临床药学方向；超过 40 所大学可招收临床药学硕士；5 所大学设立了临床药学博士点。此外，还有 3+2 临床药师标准化培训项目，国家卫计委 1 年期临床药师培训计划，住院药师规范化培训等。此外，国内著名中医药院校如北京中医药大学、上海中医药大学均设立了中药临床药学专业或方向，中药临床药师的规范化培训也已经在各大中医医院试点进行，可以说中药临床药学科学研究所需要的人才体系已经初步建立，且正在快速发展。

从传统理论来说，传统中医药学对临床药学研究早有认识，并已形成较为完整的理论体系：传统中医药重视"病""证""药"三者的结合。重视根据患者的病因、病机的不同而施行个体化的给药方案，体现了中药临床药学的深厚根基，也为中药临床药学科学研究的开展提供了有力依据。

从医药学发展史来说，古时中医中药不分家，"上山采药，下山行医"，有不少医家善药，也有不少药家善医，孙思邈、李时珍等先贤即为典范。随着社会的发展和行业分工的细化，医药逐渐分离，中医师只管辨证开方，中药师只管调配发药，两者各行其是，医不识药，药不懂医，中医和中药脱离的状况愈加严重。然而，中医药之所以历时数千载而不衰，正是由于中医药形成了一套完整的理论体系，中医、中药的紧密结合对认识中药、合理应用中药起着至关重要的作用。中药临床药学科学研究正是顺应医药学科发展轨迹将中医学和中药学再次结合的必然。此外，中医药作为我国独具特色的卫生资源，是中国特色医药卫生事业不可或缺的重要组成部分，但随着中医药在全民医保中所占比重逐年提高，临床用药安全问题也越来越多，特别是近年来发生的如含何首乌制剂肝毒性事件、马兜铃酸肾病事件、中成药重金属砷和汞含量严重超标事件以及频发的中药注射剂不良反应事件等一系列中药药害事件使中药的安全性受到了质疑，但究其根源，并不是中药本身出现了问题，而是中药合理使用及预警出现了问题。如马兜铃酸肾病事件，就是将马兜铃科的关木通当作木通科的木通、将马兜铃科的广防己当作防己科的粉防己来使用，而且是长期过量使用。再如近年频发的中药注射剂不良反应事件，多是因为用法用量控制不当、忽视患者药物过敏史、溶媒选用不当、药物配伍不合理等诸多不合理用药因素，导致了以过敏性休克为主的严重不良反应的发生。研究如何合理地使用中药，避免中药药害事件及减少中药不良反应的发生已经成为迫在眉睫的问题。药物的不合理使用不仅危害了患者的健康,而且浪费了有限的卫生资源,而紧密结合中医临床开展的中药临床药学科学研究,其工作核心就是中药的合理使用,对促进我国中医药学的发展和振兴祖国的中医中药事业,使中医中药跨出国门、走向世界、造福人类都具有重大的现实意义和深远的历史意义。

第二节　中药临床药学的科研选题

一、科研选题的意义、原则和程序

(一) 选题的意义

科学研究是从选题开始的。选题是指科学研究中所要研究和讨论的主要问题的选择过程。这些问题一定是理论或实践方面尚未解决的问题。科学研究过程就是提出问题和解决问题的过程。确定了科学研究的课题,也就确定了科研的主攻方向,同时在某种程度上也等于确定了方法。正确的选择与确定科研课题,对科学研究工作的效果大小、成功与失败,起着决定性作用。

(二) 选题原则

中药临床药学科研选题应服务于临床药学工作的宗旨——以服务病人为中心,以传统中医理论及临床药学为基础,促进临床科学、合理用药。

1. 需求性原则　需求性原则是指科学研究应该选择符合学科理论发展、技术创新发展或社会经济发展的需要。该原则是由科研活动的目的和任务决定的。科学实践的目的是认识自然和改造自然,其成果是科学发现和技术发明。一方面,科学发现可转化为技术发明,应用于生产,创造物质和精神产品,满足人们日益增长的物质文化生活和社会生产的需要,从而推动科学的发展和社会的进步,另一方面技术发明可应用于科研,转化为科研活动的组成部分和条件。因此,科研选题的需求性主要体现在为了发展科学,满足科学理论自身发展的需要。例如,在项目申报过程中,关于选择和确定研究课题部分,要选择那些对经济和社会综合效益较大的科学研究,还应考虑其对科学价值、经济意义和对人类与生物界、广阔的自然界可能产生的影响,对可能产生的负效应,要做出预防或综合治理方案。如药物上市后再评价是药物研究的一个重要环节,也是中药临床药学科研常涉及的内容。上市后再评价的目的是更好地满足临床治疗的需要,因此从临床需求出发,根据中药品种的临床特点确定中药品种的选用就尤为必要。

2. 科学性原则　科学性原则是指科研选题必须有科学事实、科学理论与技术原理等为依据,按客观规律办事,将选题置于当时的科技背景和社会发展时代之下,使之成为在科技上和实践上可以成立和探讨的问题。科研选题的科学性主要体现在三个方面:

(1) 要求选题必须有依据。即选题要有确凿可靠的事实依据和科学理论依据,坚持实事求是的原则和辨证的科学态度,以保证科研路线正确无误。在课题申报中,首先要考虑所选择的课题是否有正确的理论作为基础,与已确证的理论相违背的课题是不应该选择的。

(2) 选题要符合客观规律。违背客观规律的课题就不是实事求是,就没有科学性。这就要求科研人员必须面向实际,以客观事实为依据,坚持实事求是。当然,事实开始总不完全,或者有变动和发展,理论也受着各种主客观条件的限制,会随着实践的发展不断地推陈出新。因此科研选题既要接受已有的理论指导,又要敢于突破传统观念的束缚。

(3) 选题的科研设计必须具有科学性和逻辑性,正确处理好接受与突破、继承与发展的关系,使科研走上正确的开放的发展道路。

中药临床药学科研选题与西药临床药学研究有所不同,主要由于历史原因,现有生产批准文号的中成药制剂,在上市前不仅没有经过严格、系统的临床评价,对于药物物质基础研究和药物的作用机理研究也较为薄弱。与结构和作用基础已基本明确的西药临床药学研究相比,为了进一步科学地进行中药临床药学研究,复方物质基础研究和作用机制研究是不可或缺的。

3. 应用性原则 应用性原则是指选题应该与社会生活密切相关,为社会所关心的问题,特别是社会发展建设中需要解决的问题,这类问题反映着一定历史时期和阶段社会生活的热点和重点。从广义上讲,凡是具有科学性的课题都具有应用性,只是将所研究的基本理论推广应用到社会生产实践中,实现生产率的提高,这需要一个转化的过程,也需要一定的时间。对于中药临床药学科研来说应用性原则也十分重要。如前述的中药临床评价问题,首先应该明确的就是临床应用的立足点,该药主要是用来缓解症状、治疗疾病还是远期预防?该药所治疗或所要预防的是某个疾病、某个中医症候、某组疾病、某个疾病的某个并发症或某组并发症、某种症状、某种病理状态还是某种病原菌感染?该药所适用的病情程度是什么?该药适用于疾病发展的哪个阶段?该药所使用的具体人群是哪些?以上这些都体现了中药临床药学科研选题的应用性原则。

4. 创新性原则 科研的灵魂即创新,它应是前人或他人未曾做过的或未做完的而预期能做出新成果的科学问题和技术问题。没有创新性的科研课题是没有价值的,是没有生命力的,也称不上科学研究。创新性不仅是科学研究的灵魂,也是科研劳动的价值尺度,是衡量科研成果大小的重要标准,更是科研选题应该遵循的基本原则,科研人员应该把创新性研究视为自己的主要职责。创新性对于基础理论方面的研究课题,就是要求能导致新发现、提出新见解、得出新结论。要做到选题有所创新,就要把研究课题的选择放在总结和发展过去有关学科领域的实践成果和理论思想的基础上,没有这个基础,任何新发展和新突破都是不可能的。因此在科研选题时,不仅要选好学科领域,更要有创新意识,加强情报工作,掌握科技动态,善于学习和进行比较。

对于中药临床药学科研选题来说,需要借鉴西药临床药学的成功经验,更需要基于中医药临床特色的方法学创新。例如由于中成药多为复方,具有效应途径和靶标多以及效应强度低的作用特点,因此西药常用的随机对照试验(RCT)在中药临床研究中常存在一定的困难,研究效果不佳。真实世界研究(real word study,RWS)数据来源主要基于临床登记,不过多干预用药,观察指标全面,是完全针对实际用药情况开展的研究,可通过大样本观察临床疗效及可能存在的不良反应,较真实地收集药品安全性和有效性相关信息,可作为中药临床试验和中药上市后再评价研究的一种创新方法。

5. 可行性原则 可行性原则是指科研选题必须根据实际具备的或经过努力可以具备的主客观条件来确定,才有预期完成的可能性,体现了科研工作的条件性。这里,主观条件是指课题组成员是否具有完成课题所需要的研究经验和研究能力,例如,知识结构、综合素质、技术水平、课题兴趣等。因此,科研人员在选题时要选自己最擅长的领域进行研究突破,即真正地了解自己,选择对自己最有吸引力的课题。特殊吸引力反映着特殊的感染力,孕育着特殊的灵感,这也正是产生创造性成果的有利条件,可增大课题研究成功的可能性。客观条件是指客观上是否具备完成课题所必需的社会条件、经济条件和科学技术条件。例如,必要的资料、设备、物资、经费、合作者的特长、实验技术、相关学科的发展和市场情况等。客观条件是正确而恰当选题不可或缺的物质基础和财力保证。对于初次接触选题和科研的人来说,最好有好的学术带头人的指导,可以少走弯路。如果没有学术带头人,也可通过通信等方式向别人请教。坚持可行性原则绝不是要求科研人员在一切条件都具备,有完全成功的把握时,才去选择某个课题,而经过主观努力,可以具备完成条件的课题,则不应排除在选择范围之外。

对于临床中药科研来说,由于整个学科发展还处于初期,许多理论和方法都还处于摸索和模仿阶段,而且中成药与西药相比也要复杂得多,因此在课题设定时一定要注意可行性原则,由简到繁,由浅入深。

6. 优势性原则 优势性原则是指在选择和确定科技创新课题时,要从实际出发,充分发挥宏观和微观优势,扬长避短。宏观优势主要是指国内、省内和本地区、本单位的地理环境、自然资源等自然条件,分析生产情况和科学技术力量等方面的实际情况,充分发挥和利用已有的优势条件,去选定研究课题。微观优势主要是指研究人员和其他有关人员及有关部门的结构、素质、知识、技能和潜力,充分发挥人们的主观能动性和创造性。在确定研究课题时,还要分析科研人员的理论水平、知识结构和研究能力等方面的优势,以及周围环境中可供聘用的研究人员和技术专家的理论水平、知识结构和研究能力等的优势情况。科研选题的优势性原则,主要从四个方面去把握:申请者所在的科研团队的研究基础是否有优势;已经获得的科研成果是否具有系列性、应用情况如何;科研人员的结构是否合理;申请的课题是否具有深入、拓展、做大的潜力。

对于中药临床药学科研选题来说,其主要优势在于中药的复杂体系,可进行深入研究的内容非常丰富,但是必须结合研究者和研究单位优势背景和优势条件。如同样是进行药物的不良反应研究,如果处于临床一线对于基础研究较少的可以侧重于临床不良反应的整理与报告,若是工作单位或个人具有良好的基础研究经验,则可对中药复方成分中有效成分进行作用机制研究,明确不良反应的水平和应对措施,更好地保障临床用药的安全性和有效性。

7. 效益性原则 效益性原则是在指选题过程中,既要合理分配科研工作所需的人力、物力、财力和时间,又要根据具体情况来着眼于社会效益、经济效益与生态效益等。坚持效益性原则是坚持其他原则的逻辑引申,是坚持其他原则的前提基础。效益性原则是从需要性原则中引申出来的,即科研活动要满足经济建设的需要,就必须在创造社会效益的同时注重创造经济效益。科研选题必须进行经济分析,尤其是一些较大的、综合性和分化性突出的科学技术研究课题,需要的经费较多,就要力求做到以较小的投入获得较大的科研成果。因此,科研选题不仅要保证完成课题所需的人力、物力、财力必须是经济合算的,而且还要尽可能做到以最小的人力、物力和财力获得最理想的科研成果。例如,"863"这类重点课题,在选题时就要认真地做出经费估算和科学分配,并注意综合平衡,充分发挥经济效益。因为只有确保各个子课题协调和相对平衡进展,才能确保整个研究工作有序和顺利进行。虽然某些基础研究在开始的时候很难产生直接的经济效益,但从长远利益和整体利益看,最终还是会反映到经济效益和社会效益上来。在科研选题时坚持效益性原则,既有利于科研工作的有序和顺利进行并取得预期成果，又能避免或减少在科研经费使用中的扯皮和浪费。

（三）选题程序

中药临床药学科研选题一般要经过初步设想、调查研究和最终立题3个基本程序。

1. 初步设想　在确立题目之前，首先要有一个初步设想，尽管这种设想是初步的、肤浅的和粗糙的。但确是非常可贵的。它不但是科研的起步点，而且是发展科学理论的桥梁。这种初始意念不是凭空想象的，大多来自于中药临床药学的第一线，再通过深入分析、广泛联想、认真思考和充分酝酿而形成。有时，一些设想也有可能因听取学术报告或阅读文献而产生。

2. 调查研究　有了初步的设想，就应该着手开展广泛的调查研究，用选题的原则来检查和论证选题的内容。主要应该查阅相关文献，以修正或完善选题。

3. 最终立题　在确认所选题目的充分必要性之后，就可最终将科研选题确定下来。这是一项艰苦的脑力劳动，是一个充满着想象、酝酿、思维和反复论证的过程。

二、中药临床药学科研选题的来源

（一）各种基金项目

1. 国家级、省级、市级自然科学基金项目　国家自然科学基金由国家自然科学基金委负责实施，立足于"支持基础研究和科学前沿探索、支持人才和团队建设、增强我国源头创新能力"的战略定位，其中的研究项目系列以获得基础研究创新成果为主要目的，所以偏基础性研究可以申报国家自然科学基金。如"基于活性中间产物的中药肝毒性成分早期发现系列关键技术""基于T细胞介导炎症机制探讨中药注射剂的类过敏反应机制"等。国家自然科学基金对于课题承担单位、课题申请人及团队、研究基础和背景均有一定的要求，每年3月中旬申报，近年来资助力度正在不断加大。

与国家自然科学基金类似，我国在省和市一级也大都设有省或市级自然科学基金项目。如北京市自然科学基金由北京市自然科学基金委负责实施，一般省/市级别的自然科学基金基本为根据该省/市科技、经济和社会发展的需要，加强和发展基础性研究，以促进该地区的科技进步。对于地方性单位，申报省/市级别项目成功率较高，相对来说对于课题的创新性和基础性要求也要稍弱于国家课题。

2. 国家、各部门、行业及本单位专项基金　随着我国科研资助体制改革的深入，根据科技部、财政部共同下发的《关于深化中央财政科技计划（专项、基金等）管理改革的方案》，我国将建立公开统一的国家科技管理平台，将中央各部门管理的科技计划（专项、基金等）整合形成五类科技计划（专项、基金等），于2017年正式运行。主要包括：①国家自然科学基金：涉及面最广，最常见的申请项目；②国家科技重大专项：聚焦国家重大战略产品，如重大新药创制项目；③国家重点研发计划：整合并归属于科技部管理的国家重点基础研究发展计划、国家高技术研究发展计划、国家科技支撑计划、国际科技合作与交流专项，发展改革委、工业和信息化部管理的产业技术研究与开发资金，有关部门管理的公益性行业科研专项等；④科技创新引导专项（基金）；⑤基地和人才专项。

此外，中央财政也在不断加强对国家级科研机构和高校自主开展科研活动的稳定支持。随着中央对科研资助体制的改革，行业及地方单位也会与相关政策对接，推出符合新时期发展要求的各类专项基金。

（二）中药科研自主选题内容

1. 中药临床药理学　药效学研究一般在动物模型上进行,可结合新制剂、新剂型来进行研究;临床药理学方面则需配合临床共同开展。

2. 生物药剂学　如中药体内过程、生物利用度、中药与西药、药物与食物之间的相互作用等。

3. 新药的临床研究与评价　常与科研单位、药厂或其他医院协作进行。

4. 体内药物浓度的监测与调整　研究体内药物浓度、疗效及毒性的关系,根据监测结果及时调整给药方案,提高疗效,减少不良反应。

5. 药物不良反应的监测与安全性研究　应用临床药理学、病理生理学、药效学、毒理学、药物治疗学和药物相互相作用的理论,研究和收集药物不良反应,引导合理用药,避免不良反应,提高临床药物治疗水平。

三、中药临床药学科研选题的方法和思路

（一）查阅文献选题

选题不是凭空臆想,它来自对前人或他人科研成果的继承与发展。这就是要求我们不仅要从前人的思想与研究中获得启迪,而且要在对前人研究成果深刻了解与掌握的前提下,系统的占有并对之深刻的研究,为选择前沿性的课题进行准备。

（二）从观察研究和考察现实需要方面着手选题

观察是人们通过感觉或借助于一定的科学仪器,有目的、有计划地考察和描述客观对象的方法。考察的意义是实地观察调查,细致深刻地观察。应注重现实的社会价值和长远的使用价值。

（三）从科研管理和规划中选题

国家、省市及各种学术团体经常提出许多科研课题,如国家、部委、省市的"十三五"规划重点课题、年度课题等,这些课一般都是理论意义、现实意义比较重要的课题,应当是中药临床药学选题的重要来源,其中许多课题的难度、规模很大。此外,还有委托课题和自选课题等,自选课题指研究者根据个人的背景与研究基础选定的课题。

（四）从直觉思维或意外发现中选题

科研人员对研究对象富有浓厚的探索兴趣,也是科研选题的一个重要来源。现象问题是人们最容易感觉到的。这时,选题常常得益于科研人员的想象、灵感、直觉,以及对这些直觉思维、意外发现带来的机遇的捕捉。当然,这类选题开始时可能是幼稚的、肤浅的,尚须深入思考和论证。

（五）中药科研选题思路

中药是中国传统药学,有着广泛的应用基础与开发前景,可供选择的课题包括:用药禁忌和复方配伍的研究、用药剂量的研究、中药品系质量(即真伪优劣)的研究、合理炮制研究、传统剂型的改进与新剂型的选用、新药评价与推介、汤剂煎煮方法和质量控制研究、择时服药与给药方法的研究、西药与中药联合使用的研究、处方规范化的研究等。

【实践思考题】

1. 中药临床药学科学研究与西药临床药学科学研究有哪些异同?

2. 从中药临床药学科学研究的类型出发,思考如何与科研单位及企业进行科研合作。

3. 简述中药临床药学科研管理的方法和重要性。

4. 中药临床药学科研选题的基本原则有哪些?

5. 中药临床药学科研选题的方法和思路有哪些?

（陆洋 李鹏跃）

【参考文献】

[1] 梅全喜,曹俊岭. 中药临床药学. 人民卫生出版社,2013

[2] 刘盈. 试论中药科研课题质量管理. 中国中药杂志,2007,18:1951-1953

[3] 金锐,王宇光,曾蔚欣,等. 中药临床药学服务质量评价的初步探索. 中国医院药学杂志,2014,17:1513-1516

[4] 梅全喜,曾聪彦,沈健. 中药临床药学研究新进展. 中国药房,2013,27:2584-2587

[5] 梅全喜,曾聪彦. 中药临床药学的现状与发展思考. 中国药房,2008,36:2801-2804

[6] 王雅琢,王晓瑜. 新形势下医学科研选题的原则和方法. 科技与出版,2012,(4):34-36

[7] 韩晓明. 浅谈医学科研的设计. 中医药管理杂志,2007,15(6):420-422

[8] 缪小勇,张艳霞,夏志祥. 科研选题应注意把握的几个问题. 第一军医大学分校学报,2000,23(2):111-112

[9] 王宗柱. 中医药科研选题问题的探讨. 陕西中医学院学报,2002,25(1):6-9

第二章 中药临床药学科学研究方法与内容

第一节 中药临床药学常用实验设计及数据分析方法

一、常用实验设计方法概述

设计是科学研究的一个重要环节,良好的研究设计是顺利进行科学研究和数据分析的先决条件,也是获得预期结果的重要保证。实验是指研究者根据研究目的主动给予实验对象不同的处理,控制非处理因素的影响,并观察实验效应,对研究假设做出回答的一种研究形式。由于在实验研究中,实验结果受到众多因素的影响,除受处理因素影响外,还受到其他非处理因素的影响,这些因素有些是可控的,有些是不可控的。为获得可靠的实验结果,就需要一个良好的实验研究设计。实验设计是通过精心选择受试对象、随机分配处理因素、筛选测量方法和分析指标,按要求进行数据分析来保证对比组间和实验条件的均衡性,对误差进行控制并能以较小的样本量获取可靠的结论。

(一) 实验设计的基本要素

统计学中常把"实验因素、受试对象和实验效应"称为实验设计的三要素,例如,研究血脂康胶囊对高脂血症患者血脂水平的影响,其中血脂康胶囊是实验因素,高脂血症患者是受试对象,血脂水平的变化是实验效应。

实验因素:所谓实验因素,就是在实验中,研究者希望着重考察的某些实验条件。

受试对象:实验因素的承受者被称为受试对象。受试对象的同质性必须予以重视。用动物作为受试对象时,要注意种属、品系、年龄、性别、体重、营养和健康状况等因素的影响;若选的是某类病人,则应注意正确诊断、正确分期和病情的正确判断,中医辨证需要选用正确证型的病人。在设计实验时,还应特别注意不要违反"伦理道德"和设法提高受试者的"依从性"。

实验效应:实验效应就是实验因素作用于受试对象后产生的效果,它是通过试验中所选用的指标来体现的。所选用的指标与要反映的问题之间应具有较高的关联性,判断指标取值大小时应具有较高的客观性、特异性、灵敏性和精确性。

(二) 实验设计的基本原则

实验设计的主要目的是能够较好地控制或减小误差,以较少的受试对象取得较多且可靠地信息,达到经济高效的目的。随机、对照、重复和均衡是实验设计的四个基本原则。

1. 随机原则 所谓随机原则就是在抽样或分组时必须做到使总体中任何一个个体都有同等的机会被抽取进入样本,以及样本中任何一个个体都有同等机会被分配到任何一个组中去。在受试对象的选取和分组时必须严格按这一原则实施。

2. 对照原则　进行实验研究,必须设立对照组。通过对照来鉴别处理因素与非处理因素之间的差异,抵消或减少实验误差。常用的对照形式包括安慰剂对照、空白对照、实验对照、自身对照、标准对照等。

3. 重复原则　由于个体差异等影响因素的存在,同一种处理对不同的受试对象所产生的效果不尽相同,其具体指标的取值必然有高低之分,只有在大量重复实验的条件下,该处理的真实效应才会比较确定地显露出来,因此,在实验研究中,必须坚持重复的原则。重复通常有三层含义:即重复实验、重复测量和重复取样。

4. 均衡原则　均衡原则就是要求同一个实验因素各水平组之间除了所考察的因素取不同水平外,在一切非处理因素方面都应达到均衡一致。

(三) 实验设计需要考虑的其他问题

1. 观察指标的选择　观察指标是指能反映临床试验中药物有效性和安全性的观察项目。统计学中常将观察指标称为变量。观察指标分为测量指标和分类指标。

观察指标必须在设计方案中有明确的定义和可靠的依据,不允许随意修改。

(1) 主要指标和次要指标:主要指标又称主要终点,是与试验目的有本质联系的,能确切反映药物有效性或安全性的观察指标。通常主要指标只有一个,如果存在多个主要指标时,应该在设计方案中,考虑控制Ⅰ类错误的方法。主要指标应根据试验目的选择易于量化、客观性强、重复性高,并在相关研究领域已有公认的标准。主要指标必须在临床试验前确定,并用于试验样本量的估计。

次要指标是指与试验目的相关的辅助性指标。在试验方案中,也需明确次要指标的定义,并对这些指标在解释试验结果时的作用以及相对重要性加以说明。次要指标数目也应当是有限的,并且能回答与试验目的相关的问题。

(2) 复合指标:当难以确定单一的主要指标时,可按预先确定的计算方法,将多个指标组合构成一个复合指标。如临床上采用的量表就是一种复合指标。复合指标被用作主要指标时,组成这个复合指标的单个指标如果有临床意义,也可以同时单独进行分析。

(3) 全局评价指标:全局评价指标是将客观指标和研究者对受试者疗效的总印象有机结合的综合指标,它通常是有序等级指标。用全局评价指标来评价某个治疗的总体有效性或安全性,一般都有一定的主观成分。如果必须将其定义为主要指标时,应在试验方案中有明确判断等级的依据和理由。全局评价指标中的客观指标一般应该同时单独作为主要指标进行分析。

(4) 替代指标:替代指标是指在直接测定临床效果不可能时,用于间接反映临床效果的观察指标。替代指标所提供的用于临床效果评价的证据的强度取决于:①替代指标与试验目的在生物学上相关性的大小;②在流行病学研究中替代指标对临床试验结果的预测价值;③从临床试验中获得的药物对替代指标的影响程度与药物对临床试验结果的影响程度相一致的证据。

(5) 测量指标转换为分类指标:根据临床评价的需要,有时需将测量指标转换为二分类或多分类的分类指标,如:根据一个测量指标改变程度等于或超过某一数值时作为分类的定义。分类指标的定义应在试验方案中明确规定。由测量指标转换为分类指标通常会丧失部分信息,由此导致检验效能的降低应当在估计样本量时加以考虑。

2. 偏倚的控制　偏倚又称偏性,是指在设计临床试验方案、执行临床试验、分析评价临床试验结果时,有关影响因素所致的系统误差,致使疗效或安全性评价偏离真实值。偏倚会干扰临床试验得出正确的结论,在临床试验的全过程中均须防范其发生。随机化和盲法是控制偏倚的重要措施。

(1) 随机化:随机化是使临床试验中的受试者有同等的机会被分配到试验组或对照组中,而不受研究者和(或)受试者主观意愿的影响,可以使各处理组的各种影响因素(包括已知和未知的因素)分布趋于相似。随机化包括分组随机和试验顺序随机,与盲法合用,有助于避免因处理分配的可预测,在受试者的选择和分组时可能导致的偏倚。

临床试验中可采用分层、区组随机化方法。分层随机化有助于保持层内的均衡性,特别在多中心临床试验中,中心就是一个分层因素。另外为了使各层趋于均衡,避免产生混杂偏倚,按照基线资料中的重要预后因素(如病症的严重程度)等进行分层,对促使层内的均衡安排是很有价值的。

区组随机化有助于减少季节、疾病流行等因素对疗效的影响。区组的大小要适当,太大易造成组间不均衡,太小则易造成同一区组内受试者分组的可猜测性。研究者及其有关人员应对区组的大小保持盲态。

当样本量、分层因素及区组大小决定后,由试验统计学专业人员在计算机上使用统计软件产生随机分配表。临床试验的随机分配表就是用文件形式写出对受试者的处理安排,即处理(或在交叉试验中的处理顺序)的序列表。随机分配表必须有可以重新产生的能力,即当产生随机数的初值、分层、区组决定后能使这组随机数重新产生。

试验用药物应根据试验统计学专业人员产生的随机分配表进行编码,以达到随机化的要求,受试者应严格按照试验用药物编号的顺序入组,不得随意变动,否则会破坏随机化效果。随机化的方法和过程应在试验方案中阐明,但使人容易猜测分组的随机化的细节(如区组长度等)不应包含在试验方案中。

(2) 盲法:盲法是为了控制临床试验过程中和解释结果时产生偏倚的措施之一。

这些偏倚可能来自于多个方面,如由于对治疗的了解而对受试者的分组进行选择、受试者对治疗的态度、研究者对安全有效性的评价、对脱落病例的处理以及在结果分析中剔除的数据等。根据设盲程度的不同,盲法分为双盲、单盲和非盲。如条件许可,应尽可能采用双盲试验,尤其在试验的主要变量易受主观因素干扰时。如果双盲不可行,则应优先考虑单盲试验。在某些特殊情况下,由于一些原因而无法进行盲法试验时,可考虑进行非盲的临床试验。无论是采用单盲或非盲的临床试验,均应制订相应的控制试验偏倚的措施,使已知的偏倚来源达到最小。例如,主要指标应尽可能客观,采用信封随机法入选受试者,参与疗效与安全性评价的研究者在试验过程中尽量处于盲态。采用不同设盲方法的理由,以及通过其他方法使偏倚达到最小的措施,均应在试验方案中说明。

盲法的原则应自始至终地贯彻于整个试验之中。双盲临床试验中,从随机数的产生、试验用药物的编码、受试者入组用药、试验结果的记录和评价、试验过程的监察、数据管理直至统计分析,都必须保持盲态。监察员必须自始至终保持盲态。如果发生了任何非规定情况所致的盲底泄露,并影响了该试验结果的客观性,则该试验将被视作无效。

为使双盲临床试验得以顺利实施,还必须注意以下几个问题。

安慰剂:在双盲临床试验中,应保证所提供的安慰剂与所模拟的药物在剂型、外观、气味等方面完全一致,并不含有任何有效成分。

双模拟技术：临床试验中，当试验药和对照药外观不一致时，可为试验药和对照药各准备一种安慰剂，以达到试验组与对照组在用药的外观与给药方法上的一致。这一技术有时也会使用药计划较难实施，以至影响受试者的依从性。

胶囊技术：为达到双盲的目的，可将试验用药（包括试验药、对照药、安慰剂）分别装入外观相同的胶囊。但应首先证明药物在装入胶囊后与原剂型药物生物等效。

药物编盲与盲底保存：由不参与临床试验的人员根据已产生的随机分配表对试验用药物进行分配编码的过程称为药物编盲。随机数、产生随机数的参数及试验用药物编码统称为双盲临床试验的盲底。用于编盲的随机数产生时间应尽量接近于药物分配包装的时间，编盲过程应有相应的监督措施和详细的编盲记录，完成编盲后的盲底应一式两份密封，交临床试验负责单位和药品注册申请人分别保存。

应急信件与紧急揭盲：从医学伦理学方面考虑，双盲试验应为每一个编盲号设置一份应急信件，信件内容为该编号的受试者所分入的组别及用药情况。应急信件应密封，随相应编号的试验用药物发往各临床试验单位，由该单位负责保存，非必要时不得拆阅。在发生紧急情况或病人需要抢救必须知道该病人接受的是何种处理时，由研究人员按试验方案规定的程序拆阅。一旦被拆阅，该编号病例将中止试验，研究者应将中止原因记录在病例报告表中。所有应急信件在试验结束后随病例报告表一起收回，以便试验结束后盲态审核。

试验方案中要对严重不良事件以及意外情况的处理作出规定，包括如何紧急揭盲、如何报告等。试验结束时应对破盲的原因、范围和时间作出分析，作为对疗效及安全性评价的参考。

揭盲规定：试验方案中，当试验组与对照组按 1∶1 设计时，一般采用两次揭盲法。两次揭盲都由保存盲底的有关人员执行。数据文件经过盲态审核并认定可靠无误后将被锁定，进行第一次揭盲。此次揭盲只列出每个病例所属的处理组别（如 A 组或 B 组）而并不标明哪一个为试验组或对照组。第一次揭盲的结果交由试验统计学专业人员输入计算机，与数据文件进行连接后，进行统计分析。当统计分析结束后进行第二次揭盲，以明确各组所接受的治疗。

3. 样本量的估计　每个临床试验的样本量应符合统计学要求。

临床试验中所需的样本量应足够大，以确保对所提出的问题给予一个可靠的回答。样本的大小通常以试验的主要指标来确定。同时应考虑试验设计类型、比较类型等。样本量的确定与以下因素有关，即设计的类型、主要指标的性质（测量指标或分类指标）、临床上认为有意义的差值、检验统计量、检验假设、Ⅰ类和Ⅱ类错误的概率等。样本量的具体计算方法以及计算过程中所需用到的统计量的估计值及其依据应在临床试验方案中列出，同时需要提供这些估计值的来源依据。在确证性试验中，样本量的确定主要依据已发表的资料或预试验的结果来估算。Ⅰ类错误概率不大于 0.05，Ⅱ类错误概率应不大于 0.2。

（四）常见临床药物试验设计的类型

试验设计类型就是因素及其水平所决定的一种结构。这种结构不单纯取决于"形式"，还取决于"内容"。试验设计类型需要根据因素及其水平组合情况、因素作用于受试对象的时间、因素对观测结果的影响情况等方面来决定。

1. 平行组设计　平行组设计是最常用的临床试验设计类型，可为试验药设置一个或多个对照组，试验药也可设多个剂量组。对照组可分为阳性和阴性对照。阳性对照一般采用所选适应证的当前公认的有效药物,阴性对照一般采用安慰剂,但必须符合伦理学要求。试验药设一个或多个剂量组完全取决于试验方案。

2. 交叉设计　交叉设计是按事先设计好的试验次序,在各个时期对受试者逐一实施各种处理,以比较各处理组间的差异。交叉设计是将自身比较和组间比较设计思路综合应用的一种设计方法,它可以控制个体间的差异,同时减少受试者人数。

最简单的交叉设计是 2×2 形式,对每个受试者安排两个试验阶段,分别接受两种试验用药物,而第一阶段接受何种试验用药物是随机确定的,第二阶段必须接受与第一阶段不同的另一种试验用药物。每个受试者需经历如下几个试验过程,即准备阶段、第一试验阶段、洗脱期和第二试验阶段。

每个试验阶段的用药对后一阶段的延滞作用称为延滞效应。采用交叉设计时应避免延滞效应,资料分析时需检测是否有延滞效应存在。因此,每个试验阶段后需安排足够长的洗脱期或有效的洗脱手段,以消除其延滞效应。

交叉设计应尽量避免受试者的失访。

3. 析因设计　析因设计是通过试验用药物剂量的不同组合,对两个或多个试验用药物同时进行评价,不仅可检验每个试验用药物各剂量间的差异,而且可以检验各试验用药物间是否存在交互作用,或探索两种药物不同剂量的适当组合。

如果试验的样本量是基于检验主效应而计算的,则在估计交互作用时,检验效能将降低。

4. 成组序贯设计　成组序贯设计常用于下列两种情况:①试验药与对照药的疗效相差较大,但病例稀少且临床观察时间较长。②怀疑试验药物有较高的不良反应发生率,采用成组序贯设计可以较早终止试验。

成组序贯设计是把整个试验分成若干个连贯的分析段,每个分析段病例数相等,且试验组与对照组的病例数比例与总样本中的比例相同。每完成一个分析段,即对主要指标(包括有效性和安全性)进行分析,一旦可以做出结论(拒绝无效假设,差异有统计学意义)即停止试验,否则继续进行。如果到最后一个分析段仍不拒绝无效假设,则作为差异无统计学意义而结束试验。其优点是当处理组间确实存在差异时,可较早地得到结论,从而缩短试验周期。

成组序贯设计的盲底要求一次产生,分批揭盲。由于多次重复进行假设检验会使 I 类错误增加,故需对每次检验的名义水准进行调整,以控制总的 I 类错误不超过预先设定的水准(比如 $\alpha = 0.05$)。试验设计中需写明 α 消耗函数的计算方法。

5. 多中心试验　多中心试验系指由一个单位的主要研究者总负责,多个单位的研究者合作,按同一个试验方案同时进行的临床试验。多中心试验可以在较短的时间内入选所需的病例数,且入选的病例范围广,临床试验的结果更具代表性,但影响因素亦随之更趋复杂。

多中心试验必须在统一的组织领导下,遵循一个共同制定的试验方案完成整个试验。各中心试验组和对照组病例数的比例应与总样本的比例相同,以保证各中心齐同可比。多中心试验要求各中心的研究人员采用相同的试验方法,试验前对人员统一培训,试验过程要有监控措施。当主要指标可能受主观影响时,需进行统一培训和一致性检验。当主要指标在各中心的实验室的检验结果有较大差异或参考值范围不同时,应采取相应的措施,如:统一由中心实验室检验。

在双盲多中心临床试验中,盲底是一次产生的,应按中心分层随机;当中心数较多且每个中心的病例数较少时,可统一进行随机,不按中心分层。

临床药学试验设计必须应用统计学原理对试验相关的因素做出合理的、有效的安排,并最大限度地控制试验误差、提高试验质量以及对试验结果进行科学合理的分析,在保证试验结果科学、可信的同时,尽可能做到高效、快速、经济。

(五) 中药上市后临床再评价的实验设计方法

中药上市后临床再评价是指根据国家相关法规,对已上市的中药开展临床实际应用情况下的广泛人群的安全性、有效性、药物经济学的评价,促进临床合理用药,为中药的风险受益评估提供临床证据。中药上市后临床再评价的范围包括中药安全性再评价、中药有效性再评价等。中药上市后临床再评价的有关实验也将是临床药师的一项重要工作。

中药上市后临床再评价以上市前评价为出发点,有针对性地进行重点评价,验证上市前评价的可靠性,补充上市前评价的不足和发现上市前评价未发现的问题。中药上市后临床再评价结果的真实性和可靠性,很大程度上取决于其试验设计情况,而设计方案是否与试验目的相适应,是否具有良好的科学性和可行性,是试验是否成功的关键因素。中药上市后临床再评价的评价方法很多,往往根据不同的评价目的而采用不同的评价方法,通常采用药物流行病学和临床试验相结合的方式。但无论哪一种评价方式都有其优点和局限性,且评价目的不同时,对评价方式也存在不同的要求。因此,中药上市后临床再评价方式可根据不同要求而采用不同的评价方式。

中药上市后临床有效性再评价中研究方法的选择介绍如下:

对于针对原有适应证的进一步评价,常采用随机对照试验、成组序贯试验、适应性试验、队列研究等设计方法;对于临床应用中新适应证的发现,常采用队列研究、病例对照研究等设计方法;对于临床用药剂量和疗程的进一步明确,可以采用随机对照试验、成组序贯试验、适应性试验、队列研究、病例对照研究等设计方法;对于药物间相互作用的研究,常采用随机对照试验、成组序贯试验、适应性试验、队列研究、病例对照研究等设计方法。

中药上市后临床安全性再评价的方法主要包括队列研究、病例对照研究、巢式病例对照研究、病例队列研究、病例交叉设计、病例-时间-对照设计、真实世界研究、横断面研究等。

二、常用实验设计方法介绍

实验设计是数理统计学的一个重要的分支。按照处理因素多少可分为单处理因素设计和多处理因素设计。单处理因素设计只安排一种处理因素,若不安排任何配伍因素,为完全随机设计;若安排一种配伍因素,为随机区组设计;若安排两种配伍因素,为拉丁方设计。多因素设计一般安排两种或两种以上处理因素,如析因设计、正交设计、裂区设计等。实验设计方法的选择取决于处理因素的多少、研究目的和专业要求等。下面对常用实验设计方法进行简单介绍。

(一) 完全随机设计

完全随机设计,又称简单随机分组设计,是采用完全随机化分组方法将同质的实验单位分配到各处理组,各组分别接受不同的处理。各组样本含量可以相等,称平衡设计;也可不等,称非平衡设计。

（二）配对设计

配对设计是将实验单位按一定条件配成对子,再将每对中的两个实验单位随机分配到不同处理组。配对的因素为可能影响实验结果的主要非处理因素。在动物实验中,常将窝别、性别、体重等作为配对条件;在临床试验中,常将病情轻重、性别、年龄、职业等作为配对条件。

（三）随机区组设计

随机区组设计又称随机单位组设计或配伍组设计,它实际上是配对设计的扩展,通常是先将实验单位按性质(如动物的性别、体重,病人的病情、性别、年龄等非处理因素)相同或相近者组成区组(或称单位组、配伍组),再分别将各区组内的实验单位随机分配到各处理或对照组。设计时应遵循"单位组间差别越大越好,单位组内差别越小越好"的原则。

（四）拉丁方设计

拉丁方设计是用 g 个拉丁字母排成 g 行 g 列的方阵,使每行、每列中每个字母都出现一次,这样的方阵叫 g 阶拉丁方或 g×g 拉丁方。按拉丁方的字母、行和列安排处理影响因素的实验称为拉丁方实验。

（五）交叉设计

交叉设计是按事先设计好的实验次序,在各个时期对研究对象先后实施各种处理,以比较各处理组间的差异。交叉设计时受试对象可以采用完全随机设计或随机区组设计方法来安排。

（六）析因设计

析因设计为安排析因实验(多因素实验)的设计,是将两个或两个以上处理因素的各水平进行组合,对各种可能的组合都进行实验,又称完全交叉分组实验设计。医学研究中常采用析因设计研究两个或两个以上处理因素,每个处理因素的效应以及各因素间的交互作用。

（七）正交设计

正交设计是按正交表安排部分实验,即各因素各水平的组合方式要查正交表才能决定。正交设计与析因设计不同的是:析因设计是全面实验,g 个处理组是各因素各水平的全面组合;正交设计则是非全面实验,g 个处理组是各因素各水平的部分组合,或称析因实验的部分实施。

（八）裂区设计

裂区设计类似于析因设计,该设计的处理也是析因处理,只是每个因素作用于不同级别的实验单位。

三、常用数据分析方法概述

根据实验结果,对实验数据进行处理的方法称为数据分析方法。主要包括以下几种方法。

（一）方差分析

方差分析是指实验结果的统计分析方法,多因素实验资料通常采用多向分类方差分析,如两因素析因实验资料采用双向分类方差分析,三因素析因实验资料采用三向分类方差分析。

（二）协方差分析

协方差分析是将线性回归分析与方差分析结合起来的一种统计分析方法。在方差分析中，影响观察指标 Y（应变量）的往往是一些定性变量；而在线性回归分析中，影响 Y 的往往都是定量变量。

（三）多元线性回归分析

1. 多元线性回归模型的一般形式为：$Y = \beta_0 + X_1\beta_1 + X_2\beta_2 + \cdots\cdots + X_m\beta_{m+e}$，其中 β_0 为常数项，又称截距；$\beta_1, \beta_2, \cdots\cdots, \beta_m$ 称为偏回归系数或简称回归系数。应变量 Y 可以近似地表示为自变量 X 的线性函数，而 e 则是去除 m 个自变量对 Y 影响后的随机误差，也称残差。

2. 多元线性回归模型的应用需要满足以下条件：①Y 与 X 之间具有线性关系。②各例观测值 $Yi(i = 1, 2, \cdots\cdots, n)$ 相互独立。③残差 e 服从均数为 0、方差为 δ_2 的正态分布。

（四）logistic 回归分析

logistic 回归属于概率型非线性回归，它是研究二分类（可扩展到多分类）观察结果与一些影响因素之间关系的一种多变量分析方法。

（五）生存分析

生存分析是将事件的结果和出现这一结果所经历的时间结合起来分析的一类统计分析方法。不仅考虑事件是否出现，而且也考虑事件出现的时间长短，因此该类方法也被称之为事件时间分析。

（六）判别分析

判别分析是根据判别对象若干个指标的观测结果判定其应属于哪一类的数理统计学方法。临床上经常需要根据患者的主诉、体征、检查结果等作出诊断。经典的判别方法有 Fisher 判别（典则判别）和 Bayes 判别（准则判别）。

（七）聚类分析

聚类分析是将随机现象归类的统计学方法，已广泛应用于医学科学研究中。按照分类目的可分为两大类：

1. R 型聚类　又称指标聚类，是将 m 个指标归类的方法，其目的是指标降维从而选择有代表性的指标。

2. Q 型聚类　又称样品聚类，是将 n 个样品归类的方法，其目的是找出样品间的共性。

（八）主成分分析

主成分分析也称主分量分析，是从多个数值变量之间的相互关系入手，利用降维的思想，将多个变量（指标）化为少数几个互不相关的综合变量（指标）的统计方法。

（九）因子分析

因子分析就是一种从分析多个原始指标的相关关系入手，找到支配这种相关关系的有限个不可观测的潜在变量，并用这些潜在变量来解释原始指标之间的相关性或协方差关系的多元统计分析方法。

（十）典型相关分析

典型相关分析是研究两组变量之间相关关系的一种多元统计分析方法。

第二节　循 证 医 学

一、概述

　　循证医学(evidence-based medicine,EBM),其概念首次于 1992 年,由加拿大著名流行病学专家 Gordon Guyatt 和 David Sackett 提出。2000 年,Mc Master 大学 David Sackett 教授在新版《怎样实践和讲授循证医学》中再次定义循证医学为"慎重、准确和明智地应用当前所能获得的最佳的研究依据,同时结合临床医师的个人专业技能和多年临床经验、考虑患者的价值和愿望,将三者完美地结合以制定出患者的治疗措施"。因此,循证医学即"遵循证据的医学"。其主要的核心内容是:医疗决策的实施应尽量以客观科学的研究结果为依据。循证医学最初主要是针对临床的治疗措施需要遵循研究的证据。即临床医生在获得了患者准确的临床依据的前提下,根据自己的临床经验和知识技能,分析找出患者的主要临床问题(含诊断、治疗等),应用最佳、最新的科学证据作出对患者的诊治决策。随后进一步扩大应用到药学、预防医学、医学教育、医学科研、卫生事业管理和医学信息研究等。

　　中国于 20 世纪 80 年代后期引入"循证医学"的概念,于 1996 年成立了中国循证医学中心及 Cochrane 中心,循证医学在国内医药领域广泛开展运用,在中医药学领域产生了循证中医药。根据 David Sackett 教授在书中描述,循证医学的理念最早起源于中国清朝乾隆年间的《考证》一书,即用研究记录的证据去解释孔夫子著述中有关干预的评价。而中药循证医学运用,可追溯到中国的《本草图经》,选择二人,一人服用人参,另一人不服用人参,令其二人奔跑,观察其疲劳的程度评价人参的疗效,该对照也是全世界最早记载的有对照的临床研究。

　　目前,循证医学研究方法已广泛应用于中医药多个研究领域,包括中药临床药学。中药临床药学主要研究中药及其制剂在临床的合理选择运用、临床治疗药物的监测(包括药效和不良反应监测、药动学和生物利用度监测)、药物情报的收集与咨询服务、药物相互作用和配伍的研究、临床试验及药物评价等。现阶段国内中药临床药学工作质量逐步提高,但也面临一些问题尚待完善:如药物处方分析,药物安全信息反馈,对人体的临床药动学研究及为临床开展用药监测,中药及中成药的应用中出现的选药、配伍和剂量不当等。临床药师面对诸多的错综复杂的临床问题的涌现,以及新药问世及老药新用等,如何准确进行临床治疗决策成为挑战,因此,开展循证医学模式成为行之有效的方法。以患者为对象,针对各种不同患者的个体差异和复杂多变病情的防治需要,运用传统中医药学知识以及现代的药剂学、药理学等专业知识,对全面系统收集的证据进行综合分析,根据所得结论,结合临床药师和临床医师的个人经验,对患者制定合理的临床药物治疗决策,以确保临床用药的安全和有效。其核心思想是"制定任何临床医疗决策都需要基于科学研究的依据",即寻找证据、分析证据和运用证据。

　　因此,发展循证的中药临床药学,对千百年来在实践中不断总结、发展的中医药学经验进行科学的再总结和升华,提高中药临床药学证据质量,具有重要意义。有助于指导临床医师用药合理规范,提高中医药临床疗效,降低药物主要毒副反应,避免药源性疾病的发生,减少药品资源浪费;并有利于医院开展科学研究,建立循证的中医药临床疗效评价指标体系,并提升医务人员服务患者防病治病的能力。此外,对开展循证的中药临床药学教学,设置课程,培养专业型人才均具有重要意义和必要性。

二、实践循证医学的方法和步骤

循证医学的重点是"基于证据的实践",中药临床药学是在实践中结合临床经验与最佳证据进行中药治疗的过程,是促进传统的以经验为主要依据的中药临床实践向现代的基于科学证据的中药临床实践转化。该实践要求临床药师具备系统的临床中药学专业知识、临床流行病学和医学统计学等相关知识,才能顺利本专业循证医学的实践。其循证实践共包括5个步骤,每个步骤都有其科学的内涵和研究方法,并彼此相互贯穿构成完成的整体,见图3-2-1。

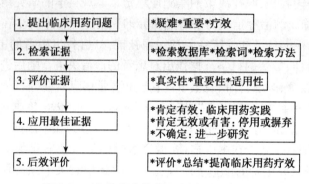

图3-2-1 中药临床药学实践循证医学五步曲

(一) 提出临床用药问题

如何恰当准确的提出临床选药问题是进行循证实践至关重要的一步。因此,认识到提出问题的重要性,需找准患者究竟存在什么样的临床用药问题需要解决。通过掌握提出临床用药问题的方法,不断加强训练,有助于提高循证实践能力。通常可将临床问题分解为PICOSS 六个要素,P 表示 patient or population or problem(患者、人群或问题),I 表示 intervention(干预措施),C 表示 comparison(比较因素),O 表示 outcome(结果,即干预措施的影响或评价指标),S 表示 study design(研究设计),S 表示 setting(医疗环境),使其转化为可以回答的形式。在构建问题的过程中,应该抓住主要矛盾,突出关键问题,确定问题的范围和关注患者所关心的问题。

在选择问题时,需注意:①选择的用药问题一定是与患者的健康最相关的;②涉及的问题一定是与实践循证医学、提高用药疗效最相关的;③涉及的问题一定是临床上最感兴趣的,最关注的;④涉及的问题是循证实践中常见的。

问题的选择具体包括依据临床医师的诊断,根据患者的个体状况、病情程度、药物使用情况等,提出有关药物治疗过程中药物选择、药量确定、给药途径、服药方法、用药疗程、药物不良反应、联合用药等实际问题。临床药师需认真详细记录和汇总,理清问题关键,制定如何解决该问题的计划,有针对性地开展下一个步骤。

(二) 检索证据

在确定要解决的问题后,系统全面检索相关资源,搜寻回答中药临床用药问题的最佳研究证据。包括以下几步：①选择检索数据库或数据资源，全面查找所有相关研究。包括综合性文献数据库资源，如 Cochrane Library、中国循证医学中心资料库；专题数据库，如中国中医药数据库等，也可根据 4C 原则（Content，Coverage，Currency，Cost）选择数据库。②确定检索词，既要考虑回答临床用药问题检索要求，又要考虑数据库对输入词的要求，尽量使用检索系统提供的标准检索词进行检索，如 PubMed 提供的 MeSH 词，同时不能忽视对关键词的检索。③实施检索，对检索文献进行初步分析后，确定与提出的问题关系最密切的研究证据，进入下一步评价证据使用。

（三）评价证据

评价证据主要包含对原始研究证据的评价和二次研究证据评价，通过回答证据本身是否可靠？证据是否具有临床实用价值？证据实践在临床用药中的可行性和适用性如何？分别采取真实性评价、重要性评价和适用性评价。证据质量包括方法学质量和报告质量。证据评价步骤包括确定评价目的，初筛证据，明确研究类型，合理选择质量评价方法及工具，并完成证据的综合评价。中药临床药学采用临床流行病学、临床药物治疗学以及循证医学研究质量评价标准，对所获证据的研究方法是否合理、资料收集真实性、纳入受试患者有无偏倚、统计方法是否正确、结论是否可靠、分析统计结果有无意义、临床应用价值和意义如何等方面进行综合评价，结合患者临床具体用药问题，选取最佳证据，指导临床用药决策。

（四）应用最佳证据

应用当前最佳证据，指导临床用药实践。即将经过严格评价证据，对真实性好、适用性强且有重要意义的最佳证据，结合临床具体情况（治疗过程中的相关问题、影响药物疗效的因素等），进行综合的临床决策，解决患者的问题。在实践中，要遵循个体化原则，即"临床医师和药师的工作能力、有说服力的临床试验证据、患者自身的价值和期望"三者相结合。

（五）后效评价

完成循证的中药临床药学实践，实施临床药物治疗方案后，临床药师应对实践效果认真分析、评价、总结。若实践成功，为进一步开展循证的中药临床实践提供线索和证据，反之，应分析问题，查找原因，总结积累经验教训，不断完善，提升临床药物治疗的决策能力。

只有将科学的证据，临床药师个人的专业技能、经验和患者的意愿三者结合，才能完成好中药临床药学循证医学实践过程。

三、实践循证医学的困难及其局限性

随着科学的发展，当今医学的核心内容已由疾病转变为患者，人们对自身健康和生活质量的高度关注、对社会医疗资源的合理分配并充分利用的愿望，迫使医学工作者寻求新的最佳诊断或治疗决策。医学工作者从全球大量的临床研究中，针对具体问题寻找证据，结合患者需求作出最佳诊断或治疗决策。因此，循证医学可以说是社会进步和科学发展的必然产物。

循证医学作为一种医疗模式，也适用于与西医有着完全不同理论体系和诊治方法的传统中医，在中医理论指导下对中医的辨证和治疗在临床的应用加以验证，应用循证医学的方法进行中医药的临床评价。但是，由于中医学重视个人临床实践，强调个人经验的总结，是经典的经验医学，其疗效的可重复性差；加之其理论体系是在中国特定历史、哲学思想影响下形成和发展起来的，其理论、诊断、治疗和语言自成一体，研究表明国内大部分临床医务工作者仍采用以经验为主的传统医学模式,临床医师在碰到具体问题的时候更愿意参考教科书或向专家求助。这些都反映出循证医学在实践过程中存在各种各样的困难。

实践循证医学过程包括四个组成部分:医生、患者、证据、医疗环境。只有四大要素有机组合,互相配合,才能实践循证医学的正确决策,才能获得最佳的诊疗效果。现从这四个部分分析实践循证医学的困难与局限性。

（一）医生对循证医学的认识及其实践循证医学的技能

1. 对循证医学的认识　在胡氏等进行的一项调查研究中,56.6%的被调查者认为中医临床应用循证医学很有必要,但却有74.6%的人认为其应用仅有一定的可行性。同时,在临床治疗方法的选择依据中,绝大多数人(87.8%)依据的仍然是临床经验。这提示中医临床医生对循证医学强调实证的原则认识还不够。因此我们应该重视和加强这方面的研究和推动工作。

2. 医务工作者的循证实践的技能　大多数临床医生缺乏实践循证医学的技能,主要包括查找文献与鉴定研究的能力、严格评价的技能、研究综合的能力、解释与使用证据的能力。循证医学证据资源分散,检索系统过于复杂,医务工作者的检索技能差,不能快速地查到自己需要的可靠证据,而要对所获取的文献进行严格评价则需要消耗更多的时间,繁忙的临床医师根本无法也不愿花费如此多的时间在文献的检索、评价与合成上。

（二）患者的配合

患者是临床药物治疗实践的主体,患者的配合和依从是产生最佳药物治疗效果的重要条件。但许多患者对自己的疾病了解甚少,不愿成为被试验的对象,受试者和研究者的依从性没有得到有效控制,患者不积极合作,致使一些资料不客观,不能反映患者的真实情况,阴性结果很少被报道,不能真实反映研究结果。

（三）临床科研证据存在的问题

自从20世纪90年代以来,随着临床流行病学的普及和推广以及国家新药临床试验GCP的实施,中医临床研究的水平得以提高,人们开始认识到临床科研证据的重要性,发表的临床研究报告也愈来愈多,检索国内外期刊文献中发表中医药临床试验文章数量逐渐增多,也出现了一些较高质量的中药临床研究,但毕竟还太少,中医临床研究中仍存在不少问题。

1. 纳入标准、排除标准及诊断标准的问题　缺乏纳入、排除和诊断标准是实践循证医学的重要问题,而中医"证""症候"复杂,中医诊断客观指标少,主观经验居多,近数十年所做的临床对照试验普遍存在选择性偏倚、实施性偏倚和测量性偏倚的高度可能性。如中医学对胃肠道疾病有着独特的"病名",如胃病、腹痛等,但是基本上都缺乏公认的诊断标准。在中医药防治血管疾病的循证医学的研究中发现,绝大部分的文献有着明确的诊断标准和疗效标准,但是很多文献未提及纳入标准和排除标准,结果导致可重复性低和一致性低。因此只有建立统一的纳入、排除、诊断才能减少偏倚,避免结论失真。

2. 临床研究试验中随机试验的问题　循证医学强调证据是基础,而证据主要来源于医学期刊的研究报告,特别是进行随机对照试验(randomized controlled trial, RCT)、设计合理、方法严谨的临床研究和对于这些研究进行的荟萃分析。而中医古籍多,但是多为医师的个案和经验,目前中医临床辨证研究尚缺少大量的通过RCT设计的文献,主要问题如下。

（1）随机化的质量问题:随机化是减少和控制选择性偏倚和混杂偏倚的重要手段,很多文献随机化概念不清楚,方法错误,误用或滥用随机化。

（2）盲法：盲法是指在临床试验中，受试者、执行者和结果的测量者在研究过程中都不知道实验对象接受的是试验措施还是对照措施，减少了主观性偏倚。目前应用盲法尤其是双盲法的实验较少，文献中很少有描述如何设盲、揭盲及实施盲法的内容，只是简单地注明了试验是单盲还是双盲。

（3）样本量估算：样本量过少，结论就缺乏充分的依据，易出现假阴性。目前国内中药临床研究文献原始研究样本量少，只有少数提及了样本量估算。

（4）方法学：方法学描述过于简单，观察指标不够明确。

（5）不良反应记录：大多数的文献都未提及不良反应观察。

（6）统计学方面：一般文献都进行统计学分析，如 t 检验、方差分析和秩和检验等。但很多中药临床药学研究文献未用合适的统计学方法，不重视或不明确说明采用何种统计学方法。

3. 疗效评价指标存在的问题　缺乏科学合理的以患者为中心的疗效体系是中医药临床研究中另一个重要的问题。中医疗效难以标准化在于疗效评价体系不健全和缺乏新的技术方法。目前中医采用的疗效标准多为证候标准，但主观性较强，存在定性指标多于定量指标的缺陷，相对来说不够准确、客观，缺乏行业统一标准，以致缺乏中医疗效的最佳证据。结合我国中医药治肿瘤循证医学的研究多采用以生活质量为结局指标等进行疗效评价，但缺乏具有中医特色的生活质量量表，所选择的量表的信度、效度、敏感度和反应性都不确定，因此可信度和稳定性都受到了限制。而中医药防治糖尿病的研究同样缺乏合理的疗效评价指标体系。因此高质量临床证据并不多见，这些问题影响了研究结果的真实性和可靠性，以致中医疗效难以达到标准化。所以当务之急是在尽量了解中医复杂理论体系的基础之上，找到其疗效评价的科学体系。

（四）医疗环境和医疗资源发展不平衡

从整个国内社会大环境来看，实施循证医学的卫生等领域体系不健全，如建立循证医学计算机网络体系地区发展不平衡，沿海地区江苏、上海、广州等大城市发展较快；循证医学教育体系建设跟不上国际步伐，国内缺乏一批循证医学专业的教师，开展循证医学课程的进展缓慢，教学配套设备缺乏，需要加大投入等；在医院，医学信息网络建设差，诊疗室可能不具备光盘检索或上网检索的条件等。

循证医学的目的在于将以群体为基础的研究结果应用在具体病例中。最初提倡忽略经济因素，尽可能发现"最佳实践"，但逐渐认识到在投入固定不变的情况下，连续增加个别病例的投入可能会导致其他患者医疗资源的减少。例如，多中心 RCT 花钱多、耗时长且需要占用大量资源；对个别病例特别护理和治疗的代价可能使其他患者的治疗不足。因为用于临床研究的资金有限，研究者一般会继续投入于已经制定的新治疗方法或将继续研究投向有较大效果的治疗，除非一项研究本身有偿付能力或私人部门资助，否则一般不会投向新药或新的治疗方法的研究。

第三节　药物流行病学

一、概述

药物流行病学是 20 世纪 80 年代基于临床药理学与流行病学两个学科相互渗透、延伸而发展起来的一门新兴学科,也是流行病学的一个新分支。目前,国内外对药物流行病学定义的描述不尽相同。我国于 1995 年 4 月提出,"药物流行病学是应用流行病学的原理和方法,研究人群中药物的利用及其效应的一门应用科学"。

流行病学是从宏观与群体的角度,研究疾病和健康以及生理—心理问题的发生、发展和分布规律及其影响因素的一门科学。药物流行病学运用流行病学方法研究药物与人体相互作用的规律和机理,指导药物的研究、开发、使用与评价。药物流行病学的研究目的是描述、解释、验证和控制在一定时间、空间与人群中,某一种药物的使用情况与效应分布。药物是影响疾病和健康分布的重要因素之一,作为引起及干预人体生理病理过程的因子,药物的危害主要涉及药物不良反应(ADR)和不合理用药所致的药物毒副反应等。不良反应监测是临床药理学主要职责之一。不良反应一般分为 A 类反应和 B 类反应。A 类反应与剂量有关,因而是可预期的,包括过度作用、副作用、毒性反应、首剂反应、继发反应、停药综合征等。B类反应与药理作用和剂量无关,可能涉及遗传易感性和变态反应等机制,因此难以预测。

药物流行病学最初主要关注药物不良反应,但近些年来研究领域不断扩大,如从不良反应监测扩大到不良事件监测,从强调药物利用扩大到研究有益的药物效应,以及药物经济学评价、生命质量评价和 Meta 分析等。目前药物流行病学学科的主要任务包括:①方法学研究,做到能快速并准确地发现用药人群中出现的不良反应,保证用药人群安全;②保障合理用药;③使药品上市后监测方法规范化与实用化,尤其是计算机的应用与用药人群数据库的建立;④研制常用药物不良反应因果关系判断程序图或逻辑推理流程图;⑤研究处方者的决策因素,改善其处方行为,提高处方质量;⑥通过广大用药人群,对常见病、多发病的用药(抗肿瘤药、心血管药、抗感染药、解热镇痛药)进行重点研究,推动合理用药;⑦以社会人群为基础,对抗菌药合理应用与控制病原体耐药性的研究与成果,进行系统、深入、有效的推动与实践。

二、药物流行病学研究设计

(一)药物流行病学研究的设计原则

开展药物流行病学研究的首要步骤之一是设计方案,根据需要在整个研究过程中合理修订和更新。正确的药物流行病学研究结果取决于合理的设计,恰当的实施和分析方法,以及对结果的合理解读。因此,充分注意药物流行病学研究的特殊性是十分必要的。根据研究类型不同,具体的方案应有所不同,在研究设计、方法选择、资料来源、对药物暴露和结局指标的定义、混杂因素的处理、资料分析及结果解读等方面都应该注意。

1. 正确设计　正确设计是研究成败的关键,应该遵循如下设计原则:①明确研究目的和研究所针对的总体人群;②根据研究目的选择正确研究方法;③研究设计过程中要始终坚持代表性、可靠性、可比性、显著性原则。

2. 明确定义药物暴露　暴露因素是药物,而药物的使用常随时间而改变,不容易准确地定义,因此需对所研究药物的服用时间、剂量和疗程给予明确规定,这样才能进行定量分析。

3. 明确定义异常结局　药物流行病学常以疾病作为研究的结局。因此,首先要明确定义疾病,只有确定是药源性疾病才能作为不良反应的结局。

4. 控制混杂因素和偏倚药物暴露与不良反应之间的关系　受年龄、性别、其他疾病和合并用药等因素的影响,有些因素甚至掩盖了真实原因,因此必须对这类混杂因素进行控制。

5. 正确使用统计分析方法　选用正确的统计学方法,对结论有着至关重要的影响。因此在进行统计分析时要认真考虑应用正确的方法。

6. 谨慎解读研究结果　观察性研究中存在一定偏倚是不可避免的,因此研究药物不良反应或有益作用必须遵循因果关系推断的原则进行合理解读,以免引发错误结论。

(二) 药物流行病学研究方法

药物流行病学作为流行病学的一个分支,可以借鉴使用流行病学的各种研究方法,灵活运用来确定药物与不良反应的关系。流行病学的研究方法一般分为三大类,即描述性研究、分析性研究和实验性研究。

1. 描述性研究　描述性研究是药物流行病学研究的起点,也是基础步骤,它通过描述与药物有关的事件在人群、时间和地区的频率分布特征、变动趋势,通过对比提供药物相关事件发生和变动原因的线索,为进一步的分析性研究打下基础。描述性研究主要分为三类:个案调查或病例报告、生态学研究和现况调查。

(1) 个案调查:个案调查是指对个别发生的病例或药物不良反应、病例的家庭及周围环境进行的流行病学调查。个案调查目的:调查该患者疾病或药物不良反应的发生过程,从而采取紧急措施,防止或减少类似病例或药物不良反应发生;掌握当地疾病或药物不良反应发生情况,为疾病或药物不良反应监测提供资料。

(2) 病例报告:病例报告详细介绍某种罕见病的单个病例或少数病例,使医学界注意到新的或不常见的疾病或药物不良反应,从而可推断出某种新的假设。病例报告的目的和用途:①病例报告往往是识别一种新的疾病或暴露的不良反应的第一个线索。许多疾病都是首先通过病例报告被发现的。例如马兜铃引起的急性肾衰竭,孕妇服用"反应停"引起新生儿"海豹肢"等同一类型病例报告的不断累积,常可提示一种新的疾病或药物不良反应的流行。②有时可用于阐明疾病或药物不良反应的机制。③揭示已知疾病或药物不良反应的特殊性。

(3) 生态学研究:生态学研究主要是描述某种疾病和具有某些特征者,例如服用某种药物者,在不同人群、时间和地区中所占的比例,并从这两类群体数据分析某种疾病是否与服用某种药物有关,为进一步确定不良反应的原因提供研究线索。生态学研究用于调查某些因素与疾病或健康状态之间的关系时,能够快速、经济地完成,并且可以利用所收集的资料,如人口学资料、各种产品的数据资料、疾病发生和死亡的资料、卫生资源利用情况的资料以及监测规划和疾病登记的资料等。

(4) 现况调查:现况调查又叫横断面研究,是按照事先设计的要求,在特定的时间内对一定范围人群中的药物与相关事件的关系进行研究,分析某人群暴露于药物后发生不良反应的分布状况,从而提供不良反应发生频率和特征的信息。如老年人群镇静催眠类药物滥用情况调查。了解某人群药物使用的特点也可以采用横断面研究,如二周用药调查。通过横断面研究,可以了解与药物有关的事件的分布特征,为进一步的病因研究提供线索,为制定合理的药物使用策略和进行效果考核提供依据。

2. 分析性研究　由于事先设计了相应的对照组,通过比较研究组与对照组之间在各种分布上的差异,分析性研究可用于筛选危险因素、形成并检验病因假说,它包括病例-对照研究和队列研究两种基本类型,其研究结果可提示疾病预防、控制的可能方向。

（1）病例-对照研究：病例-对照研究是选择一组患有研究疾病的患者与一组无此病的个体进行对照，调查他们发病前对某个（些）因素的暴露情况，比较两组中暴露率和暴露水平差异，以研究该疾病与这个（些）因素的关系。

在药物不良反应监测中，拟研究的疾病为怀疑药物引起的，假说因素则是可疑药物。病例-对照研究是通过调查一组出现药物不良反应的人群和一组或几组未出现不良反应的对照人群，回忆过去有无暴露于某种药物的历史，且该药物是疑为与该病发生有联系的因素，通过比较两组暴露于药物的百分比（暴露比）以验证暴露药物与所研究疾病的病因关系。

由于药物不良反应研究的病例数较少，且经常面临要求迅速做出结论的情况，因此病例对照研究特别适用。如孕妇服用"反应停"与婴儿短肢畸形，早产儿吸入高浓度氧与晶体后纤维组织增生症，经期使用月经棉与中毒性休克综合征，口服避孕药与心肌梗死，母亲早孕期服用雌激素与少女阴道腺癌等，均是应用病例对照研究的经典范例。

按照研究设计和统计分析方法的不同，可将病例-对照研究分为两类：群组病例-对照研究和匹配病例-对照研究。

1）群组病例-对照研究

a. 群组病例-对照研究未分层资料的组间比较：在设计所要求的病例和对照人群中，分别随机抽取一定量的调查对象，作为病例组和对照组，尽可能使病例组和对照组在主要因素方面是可比的，如病例组中男女各半，60岁以上占1/4，则对照组也一样，群组病例对照研究是以病例组和对照组的群体为单位进行比较，这种病例对照研究有探索性研究的作用，适用于广泛地筛选可能的危险因素，以备进一步验证。未分层资料归纳模式见表3-2-1。

表 3-2-1　群组病例-对照研究未分层资料归纳表

暴露	病例	对照	合计
有	a	b	$a+b=N_1$
无	c	d	$a+d=N_0$
	$a+c=M_1$	$b+d=M_0$	$a+b+c+d=N$

我们首先计算比值（OR），即某事件发生的概率与该事件不发生的概率之比，然后计算比值比，即两个比值之比，或称交叉乘积之比。在病例对照研究中病例组的比值为病例组的暴露率与不暴露率之比$(a/M_1)/(c/M_1)=a/c$，对照组的比值为对照组的暴露率与不暴露率之比$(b/M_0)/(d/M_0)=b/d$（见表3-2-1）。因此暴露的比值比（OR）为$(a/c)/(b/d)$，即$OR=(a/c)/(b/d)=ad/bc$。当$OR>1$时，说明病例的暴露频率大于对照组，即暴露的因素可能是疾病的危险因素，反之，当$OR<1$，说明病例组的暴露频率低于对照组，即暴露因素有保护作用。

$$\chi^2=\frac{n(ad-bc)^2}{(a+b)(a+c)(b+d)(c+d)}。$$

举例：为研究子宫内膜癌患者与过去使用雌激素史的关系，用病例对照研究方法，共调查188例内膜癌，另调查188例同年出生未患内膜癌的妇女作对照，了解过去使用雌激素史的情况，其结果见表3-2-2。

表 3-2-2　子宫内膜癌与雌激素暴露史的关系

暴露	病例	对照	合计
有	108(a)	29(b)	137(a+b=N₁)
无	80(c)	159(d)	239(c+d=N₀)
	188(a+c=M₁)	188(b+d=M₀)	376(a+b+c+d=N)

将调查结果分别代入上式公式：$OR = \dfrac{108 \times 159}{80 \times 29} 7.4 ; \chi^2 = 1, \chi^2 > \chi^2_{0.01}, P < 0.01, 95\% OR$ 可信区间 $= OR^{1 \pm 1.96/\sqrt{69.86}} = 4.6 \sim 11.8$，通过检验，$P < 0.01$，说明病例组和对照组的暴露史具有显著性差异，估计过去暴露于雌激素以后发生子宫内膜癌的 OR 为 7.4，95% 可信区间为 4.6～11.8。

b. 群组病例对照研究分层资料的组间比较：为了控制混杂因素，需要按可能的混杂因素进行分层分析，例如病例对照研究的调查对象既有男性，又有女性，且年龄不同。而性别与年龄是最常见的混杂因素，为消除其混杂作用，可采用分层分析方法。分层资料归纳模式见表 3-2-3。

表 3-2-3　病例对照分层资料归纳表

暴露	i 层		合计
	病例	对照	
有	a_i	b_i	N_{1i}
无	c_i	d_i	N_{0i}
合计	M_{1i}	M_{0i}	T_i

i 代表每层的数据，分层分析计算公式如下：

$$\chi^2_{MH} = \frac{\left[\sum a_1 - \sum E(a_1)_2 \right]}{\sum V(a_1)} \text{ 或 } \chi^2_{校正} = \frac{\left[\, | \sum a_1 - \sum E(a_1) \, | -0.5 \right]_2}{\sum V(a_1)}$$

$$\sum E(a_i) = \sum M_{1i} \times N_{1i} / \sum T_i$$

$$\sum V(a_i) = \sum M_{1i} \times M_{0i} \times N_{1i} \times N_{0i} / \sum T_i^2 (T_i - 1)$$

分层分析计算 OR 公式：

$$OR_{MH} = \frac{\sum (a_i \times d_i / T_i)}{\sum b_i \times c_i / T_i}$$

95% OR_{MH} 可信区间计算公式：95% 可信区间 $= OR^{(1 \pm 1.96\sqrt{\chi^2})}$

举例：1987 年 Ray 报道了用于治疗精神病的药物与髋部骨折关系的病例对照研究，见表 3-2-4，现为了消除性别的混杂因素影响，进行年龄分层分析比较，见表 3-2-5。

$\chi^2 = 42.34, \upsilon = 1, P < 0.01, OR = 2.05, 95\% OR$ 可信限为 1.65～2.54，分别用相应公式计算分层后使用抗精神病药与髋部骨折关系的 χ^2_{MH} 值、OR_{MH}、95% 可信限。

经年龄分层后，以 OR_{MH} 分析亦说明病例和对照的抗精神病服药史与髋部骨折关系有非常显著差异。见表 3-2-5、表 3-2-6。

表3-2-4 使用抗精神病药与髋部骨折关系的病例对照研究(未分层)

		股骨近端骨折		
		有	无	合计
抗精神病药物	有	122(a)	348(b)	470(N_1)
	未用	899(b)	5258(d)	6157(N_0)
		1021(M_1)	5606(M_0)	6627(T)

表3-2-5 不同年龄的分层计算表

年龄	a_i	$E(a)_i$	$V(a)_i$
65~74	27	13.79	10.84
75~84	45	26.21	20.64
≥85	50	32.33	56.86

为了计算 OR_{MH} 值,先用公式计算 $E(a_i)$ 和 $V(a_i)$ 然后计算:

$$\chi^2_{MH} = \frac{(112-72.33)^2}{88.34} = 27.93, v=1, \chi^2 > \chi^2_{0.01}, P<0.001$$

$$OR_{MH} = \frac{[(27\times1062/1335)+(45\times1949/2452)+(50\times2247/2840)]}{[(59\times187/1335)+(125\times333/2452)+(164\times379/2840)]} = \frac{96.81}{47.13} = 2.05$$

95% OR 可信区间 $= 2.05^{(1\pm1.96/\sqrt{27.93})} = 1.57 \sim 2.81$

表3-2-6 使用抗精神病药与髋部骨折关系的病例对照研究(按年龄分层)

		股骨近端骨折 (65~74岁)			股骨近端骨折 (75~84岁)			股骨近端骨折 (85岁以上)		
		有	无	合计	有	无	合计	有	无	合计
抗精	用	27	59	86	45	125	170	50	164	214
神病	未用	187	1062	1249	333	1949	2282	379	2247	2626
药物	合计	214	1121	1335	378	2074	2452	429	2411	2840
		$OR=2.6$			$OR=2.1$			$OR=1.8$		

注意:凡是各层间的性别、年龄构成很不一致或各层间的比值比相差很大,说明分层资料之间是不同质的,这时用以上公式计算和值就没有意义,本例各年龄层的 OR 为2.6,其值比较接近。

以上结果说明:各年龄组分层后同样提示服用抗精神病药物和髋部骨折有关,且随年龄增加,OR 值有下降趋势。由于各层间 OR 值差别不大,说明资料是同质的,可计算合并的和,结果分别为27.93和2.05(95%可信区间为1.66~2.54),和未分层的和 OR 值近似。

c. 群组病例对照研究暴露史分级资料分析:在病例对照研究中为了增强判断暴露与疾

病之间的因果关系,往往在调查时将暴露因子划分成不同等级暴露量,目的是通过分级分析判断暴露与疾病之间是否存在剂量反应关系。

在病例对照研究中,暴露史资料的分级计算归纳模式见表 3-2-7。

表 3-2-7　病例对照暴露史分级资料归纳表

分组	暴露水平分级						合计
	0	1	2	3	4	……	
病例	a_0	a_1	a_2	a_3	a_4	……	M_1
对照	b_0	b_1	b_2	b_3	b_4	……	M_0
合计	N_0	N_1	N_2	N_3	N_4	……	T

表中 a_0、b_0 分别相当于四格表的 c 与 d,即不同暴露水平的各级分别与无暴露史或最低水平的暴露作比较。暴露史分级资料的公式,可用行列合并求理论值的公式即得。

举例:现引用 1984—1985 年关于加拿大 Saskatchewan 省 65 岁以上住院病例股骨近端骨折与长期服用 thiazide 利尿药的分级资料分析,资料根据计算机储存的用药记录,病例 905 例,对照 5137 例,资料归纳表见表 3-2-8、表 3-2-9。

表 3-2-8　老年人服用 thiazide 的年限和股骨近端骨折的资料归纳表

分组	Thiazide 利尿药的使用年限				合计
	未用	<2	2～5	≥6	
病例	670(c)	90(a_1)	115(a_2)	30(a_3)	905(M_1)
对照	3538(d)	420(b_1)	795(b_2)	384(b_3)	5137(M_0)
合计	4208(N_0)	510(N_1)	10(N_2)	414(N_3)	6042(T)
OR	1	1.13	0.76	0.41	

表 3-2-9　老年人服用 Thiazide 的年限和股骨近端骨折关系的理论值

	Thiazide 利尿药的使用年限			
	未用	<2	2～5	≥6
病例	670(630.29)	90(76.39)	115(136.30)	30(62.01)
对照	3538(3577.71)	420(433.61)	795(773.70)	384(351.99)

注:括号内数字为理论值

理论值的计算方法如下:

c 的理论值 $T = \dfrac{N_0 \times M_1}{N} = \dfrac{4208 \times 905}{6042} = 630.29$

a_1 的理论值 $T = \dfrac{N_1 \times M_1}{N} = \dfrac{510 \times 905}{6042} = 76.39$

其他各项理论值依次类推

将表 3-2-9 的数字代入公式 $\chi^2 = \sum \dfrac{|0-T|^2}{T} = \dfrac{|670-630.29|^2}{630.29} + \cdots\cdots + \dfrac{|384-351.99|^2}{351.99} =$ 29.04 $v=3$, $P<0.001$

各暴露水平的比值比计算如下:

服药小于 2 年与不服药组比较其比值比 OR: $OR = \dfrac{a \times d}{b \times c} = \dfrac{90 \times 3538}{420 \times 670} = 1.13$

又如服药 2~5 年与不服药组比较其比值比 OR: $OR = \dfrac{a \times d}{b \times c} = \dfrac{115 \times 3538}{795 \times 670} = 0.76$

各级 OR 值见表 3-2-8。

由上例可看出老年人中随着服用 thiazide 年限的增长可降低股骨近端骨折的危险性,即服药年限越长,OR 值越小,且其间的差别有非常显著的意义($P<0.01$)。

2)匹配病例-对照研究:如调查时按匹配方法进行,其资料应按配比方法分析,现介绍个别匹配的资料分析方法。

a. 1:1 匹配病例对照研究:宜按成对资料进行归纳,不宜拆开。如怀疑某药和某种不良反应有关系,用 1:1 匹配病例对照研究,归纳模式见表 3-2-10。

表 3-2-10 1:1 匹配病例对照研究资料归纳表

		不良反应病例组某药暴露史	
		有	无
对照组某药暴露史	有	a	b
	无	c	d

注:表格内 a、b、c、d 的数值分别代表匹配病例和对照的对子数

计算公式:用 McNemar 计算 χ^2 值以检验暴露史是否与疾病有联系 $\chi^2 = \dfrac{(b-c)^2}{(b+c)}$

校正公式:$\chi^2 = \dfrac{(|b-c|-1)^2}{b+c}$

计算比值比 $OR = c/b$

95% OR 值可信区间 $= OR^{(1 \pm 1.96/\sqrt{x^2})}$

举例:1976 年 Mack 等报道了在洛杉矶所做的外源性雌激素与子宫内膜癌关系的 1:1 匹配病例对照研究,作者从 1971—1975 年共收集退休妇女中 63 名子宫内膜癌的新发病例,要求对照妇女与病例处于同一居住地,具有同样的婚姻状况,居住时间类似,同时要求对照妇女在病例被诊断以前未做过子宫切除术,提示对照妇女如在危险因子的作用下仍可患子宫内膜癌。药物史的资料是从每个病例和对照的匹配医院病历中查出来的,具体数据见表 3-2-11。

表 3-2-11 外源性雌激素与子宫内膜癌关系的 1:1 匹配病例对照

		病例组用药史	
		有	无
对照组	有	27(a)	3(b)
用药史	无	29(c)	4(d)

$$\chi^2 = \frac{(\mid b-c \mid -1)^2}{b+c} = \frac{(\mid 3-29 \mid -1)^2}{3+29} = 19.53$$

$df=1, P<0.05, OR=c/b=29/3=9.67$

$95\% OR$ 可信区间 $=9.67^{1\pm1.96/\sqrt{19.53}}=3.53 \sim 26.48$。

以上结果提示外源性雌激素和妇女患子宫内膜癌有联系,且联系强度较大,为进一步研究外源性雌激素和患子宫内膜癌之间的病因关系提供了线索。

b. 1:M 匹配病例对照研究:在病例对照匹配的研究中,如病例罕见,而对照较易选择,为提高分析效率可采用一个病例匹配多个对照,即 1:M 匹配。1:M 匹配资料整理见表3-2-12。

表 3-2-12　1:M 病例对照匹配资料归纳表

病例	对照				
	0	1	2	……	M
阳性	$n_{1,0}$	$n_{1,1}$	$n_{1,2}$	……	$n_{1,M}$
阴性	$n_{0,0}$	$n_{0,1}$	$n_{0,2}$	……	$n_{0,M}$

举例:Miettinen1969 年以 1:4病例对照匹配研究了人工流产史与宫外孕的关系,见表3-2-13。

表 3-2-13　人工流产史与宫外孕 1:4匹配研究

病例人工流产史	对照组人工流产史				
	0	1	2	3	4
阳性	3	5	3	0	1
阴性	5	1	0	0	0

检验暴露史是否与疾病有联系的计算公式:

$$\chi^2 = \frac{\left[\sum_{M=1}^{M}(M-m+1)n_{1,m-1} - \sum_{M=1}^{M}mn_{0,m}\right]^2}{\sum_{M=1}^{M}T_m m(M-m+1)}$$

$$\chi^2_{校正} = \frac{\left[\mid \sum_{M=1}^{M}(M-m+1)n_{1,m-1} - \sum_{M=1}^{M}mn_{0,m} \mid -1/2(M+1)\right]^2}{\sum_{M=1}^{M}T_m m(M-m+1)}$$

其中 M=1 代表对照配比数从 1 开始。

式中 $T_m = n_{1,m-1} + n_{0,m}$

计算 $OR_{MH} = \dfrac{\sum_{M=1}^{M}(M-m+1)n_{1,m-1}}{\sum_{M=1}^{M}mn_{0,m}}$

计算 95% OR_{MH}可信区间 $=OR_{MH}^{(1\pm1.96/\sqrt{\chi^2})}$

将数据分别代入上述公式得:

$\chi^2 = 16.00, v=1, P<0.01$

$\chi^2_{校正} = 13.60, v=1, P<0.01$

$OR_{MH} = 33$

$95\% OR_{MH}$可信区间 $=5.95 \sim 183.06$

95% 可信区间 = 5.95 ~ 183.06

c. 不定数量的配比资料分析：在实际调查和分析的过程中，由于某些原因，使得有些对照未能达到固定配比的要求，为充分应用调查资料，可采用不定数量的配比资料分析。

（2）队列研究：队列研究又称定群研究、前瞻性研究，它与病例对照研究一样，主要用于验证病因假设。通常是在描述流行病学或经病例对照研究初步验证病因假设之后，选择其中最可能的某项病因假设，用队列研究方法进一步验证，它比病例对照研究更直接、更有力地判断疾病病因假设和确定疾病的危险因素。队列研究在实际应用时更适用于研究某暴露因素作用后短期内就出现不良反应的结局，如研究孕妇服用某药与其新生儿疾病的关系，咪唑类药物服药后 1 ~ 2 个月内出现"原因不明的脑炎"的关系等。

队列研究的方法是按照人群是否暴露于某因素，将人群划分为暴露组和非暴露组，然后对两组人群都同样地追踪一定时期，观察在这个期间两组人群发生不良反应、疾病甚至死亡等情况，并计算和比较暴露和非暴露组的发病率（或死亡率），如果暴露组某病的发病率或死亡率明显地高于非暴露组某病的发病率或死亡率，我们就说该暴露因素与疾病的发病有联系。由于队列研究可以直接计算发病率或死亡率，因此，又称发病率研究或死亡率研究。

队列研究的基本特性如下：研究开始时暴露已经发生而且研究者已知道每个被研究个体中谁是非暴露者，谁是暴露者及其暴露的强度、时间等；由于队列研究是发病率研究，所以研究开始时研究的人群（包括暴露组和非暴露组）均应是未患有疾病的被研究者，队列研究要求在一段特定时间内，对暴露组和非暴露组人群进行追踪观察，这样研究者就可以直接判断和收集随访产生的新病例，所以资料可靠性较强。相比之下病例对照研究的暴露信息大多来自研究对象本人或家属对以往的回忆，因此可靠性受到一定影响；队列研究的人群是由有可能发生被研究疾病的个体组成，本研究一方面严格要求每个进入队列研究的人是未患有研究的疾病者，另一方面又要求每个进入本研究的个体都有可能成为研究疾病的病例。例如研究使用口服避孕药与子宫内膜癌的关系时，子宫切除的妇女不应当纳入非暴露组或暴露组。本研究在探索暴露因素与疾病的先后关系上，能先确知其因，再追踪其果，即由"因"到"果"，这和病例对照研究是起于人群疾病之"果"，然后追溯寻找可能的暴露"因"是不相同的。队列研究对观察者能切实知道一定数量的暴露人群及其暴露强度、时间和疾病的发生关系。所以能较准确地计算发病率（或死亡率），从而判断暴露因素与疾病的因果关系。

队列研究具有如下优点：一般不存在回忆偏倚，能直接计算出相对危险性等反映疾病危险关联的指标，检验病因假说的能力强，可证实病因联系，有助于了解人群疾病的自然史，样本量大，结果比较稳定。

队列研究的缺点是：不适用于发病率很低的疾病的病因研究，容易产生各种各样的失访偏倚，研究耗费大量的人力、物力、财力和时间，其组织与准备工作相当艰巨，同时对研究设计的要求更严密，资料的收集和分析难度也比较大，特别是暴露人年的计算较繁重。

举例：Strom 和 Carson 用回顾性队列研究方法研究了非甾体抗炎药物（NSAID）和上消化道（UGI）出血的关系，在这类药物上市前的研究中已知这类药物可引起亚临床上消化道出血症状，但未进行这类药物和临床上明显的上消化道出血之间关联的研究。1980 年他们进行了回顾性队列研究，结果 47 136 例服药者中有 155 例出现上消化道出血，44 634 例未服药者 96 例出现上消化道出血，其相对危险性（RR）为 1.5，详见表 3-2-14。

表 3-2-14 服用非甾体抗炎药与上消化道出血的关系

	分组	上消化道出血例数	未出血例数	发病率(1/万)
非甾体抗炎药	服用	155(a)	46 981(b)	33
	未用	96(c)	44 538(d)	22
	合计	251(a+c)	91 519(b+d)	

$$N = 155 + 96 + 46\ 981 + 44\ 538 = 91\ 770$$

$$\chi^2 = \frac{(ad-bc)^2 \times N}{(a+c)(b+d)(a+b)(c+d)} = \frac{(155 \times 44\ 538 - 96 \times 46\ 981)^2 \times 91\ 770}{251 \times 91\ 519 \times 47\ 136 \times 44\ 634} = 10.85$$

$$v = 1, \chi^2 > \chi^2_{0.001}, P < 0.001。$$

这一结果提示服用 NSAID 组患者上消化道出血发病率显著高于未服药组,差异有显著意义。服用 NSAID 引起上消化道出血的相对危险性估计 $RR = 33/22 = 1.5$

$95\% RR$ 可信区间 $= 1.12 \sim 1.91$

即服用 NSAID 引起上消化道出血比未服药者高 1.5 倍,其中95%在 1.12 ~ 1.90 之间。

$AR\% = 33/万 - 22/万 = 11/万$

服用 NSAID 引起上消化道出血的发病率增加了 11/万,而归因危险度百分比($AR\%$)为 33.33%。

$$AR\% = (33/万 - 22/万)/(33/万) \times 100\% = 33.33\%$$

即服药组上消化道出血发病率中,33.33%是由于服用 NSAID 引起。

3. 实验性研究 实验性研究又称实验流行病学、流行病实验或干预研究,是流行病学的研究方法之一。药物流行病学的实验性研究对各种条件的控制比分析性研究更严格,尤其是临床试验更是如此。实验性研究是将研究人群随机分为实验组和对照组,研究者对实验组人群施加或除去某种干预措施后,随访并比较对两组人群疾病发生或健康状态的影响,以判断其效果的一种实验方法。实验性研究大致可分为临床试验、现场试验和社区干预试验三类。

实验性研究和队列研究有很多相似之处,从时间概念上讲,都是前瞻性研究。但是两种研究关键的不同点是,实验性研究是按照随机分配的原则将研究人群分为实验组和对照组,人为地给实验组使用某种药物,另一组作为对照。而队列研究是观察性研究,暴露因素不能人为决定,而是在自然情况下分为两组随访观察。在药物流行病学研究中,实验性研究可以用来评价药物的预防作用、药物的治疗作用、药物的安全性与副作用以及验证药物和某些结局的因果联系等。

随机化对照试验是评价药物疗效和生物制品预防效果的根本方法,但不能专门用于药物不良反应的确证。例如,虽然理论上研究者可以随机分配一组妇女服用口服避孕药,另一组妇女不服用或采用其他避孕措施,进一步观察两组静脉血栓发病率的差别,从而验证口服避孕药与静脉血栓的因果关系,但很明显,无论从伦理学还是逻辑的角度都不可能开展这样的研究。

(1) 临床试验:狭义的临床试验研究对象是患者,主要用于对某种药物或治疗方法的效果进行检验和评价。如评价某种新药或新疗法对某种疾病的安全性和有效性,特别是新药上市前的临床研究必须经过Ⅱ、Ⅲ期的临床试验,证明其安全性和有效性后才能获得批准上市的机会。广义的临床试验除上述用途外还可用于预防和干预措施效果评价,其研究对象是健康人。

（2）现场试验:临床试验的观察对象为临床病人,以个体为实验单位进行分组。而现场试验是在人群中进行,面对的是广大的没有患病的或者没有到医院看病的人。常用于预防性研究。现场试验可以用于评价药物的预防作用及安全性的研究。

由于现场试验的观察对象涉及一般人群,而一般人群和临床试验人群相比,结局事件发生率要低得多,所以常用的样本量较大。由于观察对象不是病人,不像病人那样到医院或者门诊来找医生接受治疗,所以现场试验常需要研究人员到现场访问研究对象,使得这类研究实施起来比较困难,并且费用较大。研究对象合作程度可能较差,如果随访时间长,会有相当比例的失访、死亡、自动退出,使得质量受到影响。随访时间长,丢失较多,分析结果就比临床试验要复杂,观察人数单位常常以人年计算。为了解决这些问题,有时需要选择特殊的人群。

（3）社区干预试验:社区干预试验的观察对象不是个人,即不是将干预措施按个体进行分配,而是按社区人群组分配。因为在有些试验中,不能简单地将某种干预措施用于个人,有的是不能够在个体进行,例如水中加氟预防龋齿的现场试验,可以给这三个自然村水中加氟,而选另外三个条件近似的自然村作为对照,将人群的发病率或者患病率作为观察指标。有的则不适于在个体水平进行,在地方性甲状腺肿流行地区用食盐加碘防治低甲及克汀病也属于这一类型的研究。

除了上述这些传统的流行病学研究方法外,近年来针对短暂药物暴露引起急性不良事件的分析问题,发展了病例交叉设计（case-crossover study）,针对疾病严重程度带来的指示混杂和服药可能随时间而改变的特点又发展了病例-时间-对照研究（case-time-control study）。巢式病例对照研究（nested case-control study）、病例-队列研究（case-cohort study）等一些杂交设计也越来越多地用于药物流行病学研究领域。随着后基因组时代的到来,药物遗传学（pharmacogenetics）和药物基因组学（pharmacogenomics）受到了前所未有的重视,如果能将它们与药物流行病学有机结合,优势互补,不仅能加速新药开发和真正实现个体化给药,而且对这些学科的发展亦有很好的促进作用。

三、研究资料的分析与评价

药物流行病学研究中,在收集相关资料后,如何选择正确的统计方法对资料进行分析和评价,以及减少偏倚和混杂,保证研究结果的真实性具有重要意义。

药物流行病学的资料来源和收集方法有其独特的地方,但是基本原则与一般流行病学一样,要求资料真实、完整、具有代表性和可比性。下面简要介绍药物流行病学研究资料的分析与评价常用的统计学方法。

（一）资料的类型及资料分析的一般程序

1. 资料类型　一般分为计数资料、计量资料及等级资料。

计数资料是指先将观察单位按某种属性或类别分组,然后统计各组观察单位的个数所得到的资料。其特点是每个观察单位之间没有量的差别,但各组之间具有质的不同,不同性质的观察单位不能归入一组,而是归属于某种同性质或同类别的组。因此,计数资料又称为定性研究资料。如药物对某种疾病治疗的结果用阳性或阴性表示,对一批某病患者治疗完成后,统计呈阳性或阴性反应的例数。对这类资料通常是先计算比或率等相对数,需要时做比或率之间的比较,也可做两事物之间的相关分析。

计量资料指对每个观察单位用定量的方法测定某指标的数值所得的资料。其特点是每个观察单位的检查结果都有相应的测量值,每个观察单位的测量值之间有量的区别,但同一批观察单位必须是同质的,任何两个测量值之间在理论上还存在无数个其他的数,而这些数值排列起来具有连续性。因此,计量资料又称为连续变量资料或定量资料。例如,测量一批学生的身高(cm)、血压(mmHg)等,都属于计量资料。对这类资料通常先计算均数与标准差等指标,需要时做各均数之间的比较或各变量之间的分析。

等级资料是指将观察单位按某种属性的不同程度分组,然后统计各组观察单位的个数所得的资料。它与计数资料的区别在于分组时,先将某种属性划分为不同等级(程度),再分别统计各等级的频数,所分各组之间具有等级顺序。这些资料既具有计数资料的特点,又兼有半定量的性质,称为等级资料或半定量资料。如某药对患者的治疗结果,按治愈、好转、无效、死亡分组,各组之间具有顺序与程度之别。分析等级资料常用的统计指标有比和率,常用的统计方法有秩和检验等。

根据分析研究的目的,计量资料可以转化为计数资料或等级资料。例如可将计量资料血压值,分为血压正常与血压异常两组,再清点各组人数,于是这组血压资料就转化为计数资料。假如将这组血压值按低血压、正常血压、轻中度高血压、重度高血压的等级顺序分组,统计各组人数,此时血压资料又转化为等级资料。

2. 进行资料分析的一般程序

(1) 设计:进行药物流行病学研究之前,必须要有周密严谨的设计。设计是在广泛的查阅文献、全面了解现状的基础上,对将要进行的研究工作所做的全面设想,设计内容包括:明确研究目的和研究假说,确定观察对象、观察单位、样本含量和抽样方法,拟定研究方案、预期分析指标、误差控制措施、进度与费用等。设计是整个研究工作关键的步骤,也是指导以后工作的重要依据。

(2) 资料收集:研究过程中,应及时、准确、完整地收集原始资料。

(3) 核对:对收集到的原始资料的完整性和准确性进行复核,检查是否有遗漏或重复,项目填写是否完整,是否反映了实际情况等。若发现上述问题,及时进行补充、剔除或修正。

(4) 整理:资料整理的目的是通过科学的分组和归纳,使原始资料系统化、条理化,便于进一步的统计分析。

(5) 计算:根据资料的类型,选择不同的统计方法,并进行显著性检验。如比较 A、B 两种药物治疗某疾病的疗效,若原始指标为计数资料(有效、无效),则分别计算两种药物治疗的有效率,并作检验;若原始指标为计量资料,则计算两组患者效应的均数与标准差,并作检验。

(6) 分析:统计分析包括统计描述和统计推断,前者是用统计指标与统计图表等方法对样本资料的数量特征及其分布规律进行描述,后者是指如何抽样,以及如何用所得的样本信息推断总体特征。在进行分析时,需要根据研究目的、设计类型和资料类型选择恰当的描述性指标和统计推断方法,找出事件的内在联系及结论的应用价值。

（二）常用统计学评价方法

1. 参数检验　参数检验是判断从样本统计量能否推断出总体参数的方法,其目的是对抽样调查的样本与样本之间和样本与总体之间进行比较,使统计结果推广到具有相同特征的全体人群。参数检验法通常包括参数估计和假设检验两方面,其中参数估计主要是通过计算样本的统计量来推断总体参数,包括研究结果的点估计和区间估计;假设检验则主要是判断总体是否符合一定分布或总体参数之间的差异是否有显著性。常用的参数检验方法有 检验、u 检验、t 检验、方差分析、相关系数检验等。

2. 非参数检验　如果样本来源的总体分布型未知或不符合参数检验要求的条件,如非正态分布、方差不齐等,次数不能进行参数间的比较,而是进行分布间的比较。这种不基于参数间比较的方法称非参数检验,亦称非参数统计。非参数检验主要优点是适用范围广,由于不受总体分布类型的限定,可适用于任何分布类型的资料;主要缺点是没有充分利用资料提供的信息,检验效能低于参数检验,当无效假设错误时,若要检出同样大小的差异,往往需要较大的样本数。在实际的工作中,若符合参数检验条件的资料应首选参数检验,对不满足参数检验条件的资料才考虑非参数检验。非参数检验尤其适用于:①总体分布型未知或分布呈明显偏态的资料;②只能以严重程度、优劣等级、次序先后等表示的等级资料;③数据一端或两端为不确定值的资料,例如">50""<0.11"等。常用的非参数检验方法包括符号检验、秩和检验、中位数检验等。

3. 多元统计分析　多元统计分析是研究客观事物中多种指标间相互依赖、相互影响的统计规律性的一个数理统计分支。在药物流行病学研究中,由于药物在人群中的利用及效应受到药物、机体本身及体内外多方面因素的影响,而且各种因素可能存在交互作用。因此,这类研究需要采用多元分析方法,对影响药物及相关事件在人群中分布的各个因素的独立作用及相互作用进行评价,找出主要的决定因素,从而采取相应的对策和措施。常用的方法包括多元方差分析、回归分析、判别分析、聚类分析、相关分析等。目前,大量统计分析软件如 SAS、SPSS 等的出现,给药物流行病学开展多元分析提供了便捷。

（三）统计分析的常用指标

药物流行病学研究资料统计分析的指标分为两类,即基本衡量指标与比较衡量指标。

1. 基本衡量指标是反映药物及相关事件在人群中发生及分布情况的频率指标,是流行病学描述性研究中常用的指标,如发病率、患病率、死亡率、有效率、生存率等。

2. 比较衡量指标是反映因素和疾病间关联程度的指标,常以比值比或率比形式表示,是测定因素作用大小常用的指标,如比值比、相对危险度、特异危险度、标准化死亡比等。

四、因果关系的评估

在药物的研究过程中,常有可预期的和非预期的药物不良反应出现。可预期的不良反应与药物的药理作用有关,可从药理学角度找到药物与不良反应的因果关系,但对于非预期的药物不良反应,就必须进行合理准确的评估。

（一）因果关系的评估方法

药物不良反应因果关系评价及其评价信号的可靠程度是 ADR 监测工作的重要内容。目前国际上使用的 ADR 因果关系评价方法有 20 多种,可大致归纳为以下 4 种类型。

1. 总体评价法　利用 ADR 报告中提供的具体信息,主要凭经验做出分析和判断。这种方法简便、灵活、综合性强,但难以克服评价人对某一领域知识和经验的局限性,也无法消除不同评价人之间可能存在的主观差异。

2. 推理法　推理法也称树型分析法,是通过依次回答一系列标准化的问题来推理得出结论,它包括 Karch & Lasagna 法、FDA 法、UMC(WHO-UMC causality assessment)法等。

Karch & Lasagna 评价方法是 WHO 国际药品不良反应监测合作中心建议使用的方法,被各种评价方法引为基本准则,该方法将因果关系的关联程度分为肯定、很可能、可能、条件、可疑五级,见表 3-2-15。我国原卫生部药品不良反应监测中心拟定的方法,以及澳大利亚、瑞典、新西兰等国的评定方法,也都是在此方法基础上发展而来。

表 3-2-15　Karch 和 Lasagna 评价方法

肯定	很可能	可能	条件	可疑
时间顺序合理; 与已知的 ADR 相符; 停药后反应停止; 重新用药反应再次出现	时间顺序合理; 与已知的 ADR 相符; 停药后反应停止; 无法用病人疾病来合理解释	时间顺序合理; 与已知的 ADR 相符; 患者疾病或其他治疗也可造成这样的结果	时间顺序合理; 与已知的 ADR 相符; 不能合理的用患者疾病来解释	不符合前述各项标准

3. 计分推算法　计分推算法包括 Kramer 法、Naranjo 法、Venulet 法、法国归因分析法等。计分推算法是在进行病例分析时,就 ADR 的时间顺序、是否已有类似反应资料等基本问题逐项打分,最后按总分来评定因果关系的等级。表 3-2-16 是计分推算法的例子。

表 3-2-16　计分推算法示例

	是	否	不知道	计分
该反应以前是否有报告	+1	0	0	
本 ADR 是否在使用所疑药物后出现	+2	-1	0	
当所疑药物停用后使用特异的对抗剂之后,不良反应是否改善	+1	0	0	
再次服用所疑药物,ADR 是否再次出现	+2	-1	0	
是否有其他原因(药物之外)引起这种反应	-1	+2	0	
当给安慰剂后,这种反应是否再次出现	-1	+1	0	
是否测定过血液(或其他体液)的药物浓度是已知的中毒浓度	+1	0	0	
当增大药物剂量,反应是否加重;当减少药物剂量,反应是否减轻	+1	0	0	
病人以前用过相同或类似的药物是否也有相似的反应	+1	0	0	
该不良反应是否有客观检查予以确认	+1	0	0	

总分≥9 分:肯定有关;总分 5~8 分:很可能有关;总分 1~4 分:可能有关;总分≤0 分:可疑。

4. 概率化法　目前各国普遍使用的基于不相称性理论为基础的数据挖掘方法。主要有频数法与贝叶斯法。WHO 乌普萨拉监测中心(Uppsala Monitoring Centre,UMC)采用贝叶斯可信区间增殖神经网络法(bayesian confidence propagation neural network，BCPNN)、美国食品药品监督管理局(FDA)采用的是多项伽马-泊松压缩估计法(multi-item gamma poisson shrinker，MGPS)。

（二）因果关系的评估标准

任何因果关系都有其内在联系，而内在联系是靠一些相关因素联系起来的，因此在评估因果关系时一定要以这些相关因素为依据。下面介绍因果关系的评估标准。

1. 时间关联性 时间方面的联系用药与不良反应的出现有无合理的时间关系。除了先因后果这个先决条件外，原因与结果的间隔时间也应符合已知的规律，如氰化物中毒死亡仅需几秒；青霉素引起的过敏性休克或死亡在用药后几分钟至几小时发生；吩噻嗪类引发肝损害一般为服药 3～4 周以后出现。另外还应注意，先因后果的先后关系不等于因果关系，而因果关系必须有先后关系。

2. 联系的普遍性 联系的普遍性与现有资料(或生物学上的合理性)是否一致，即从其他相关文献中已知的观点看因果关系的合理性，如动物试验的数据、病理生理学的理论、其他有关问题的研究成果等；另外以往是否已有对该药反应的报道和评述。

3. 联系的特异性 特异性在生物学上并不总适用，如氯霉素可引发再生障碍性贫血，但不是所有服氯霉素者都会发生再障，然而当某个病例符合时，则说明有极强的因果关系。

4. 联系强度 即发生事件后撤药的结果和再用药的后果，如停药或减量后反应是否消失或减轻，再次用药是否又再次出现同样的反应。

5. 其他因素 是否可用并用药物的作用、患者病情的进展、其他治疗措施来解释。

五、药物流行病学与合理用药实例

合理用药是指医疗机构中的医务人员在预防、诊断、治疗疾病的过程中，以当代的、系统的、综合的医药和管理学知识指导用药，针对具体患者选用适宜的药物，采用适当的剂量与疗程，在适当的时间，通过适当的给药途径用于人体，达到有效预防、诊断和治疗疾病的目的，同时保护人体不受或少受与用药有关的损害。

安全、有效、简便、及时、经济是合理用药评价标准，贯穿于正确的选用药物、正确的用法、正确的给药途径、正确的疗程、正确的治疗终点的全过程中。

实例：甘露消毒丸与泌尿系损害的药物流行病学研究。

甘露消毒丸收载于《卫生部药品标准》中药成方制剂第九册，具有芳香化浊、清热解毒等功效。中医临床常用于治疗暑湿蕴结，身热肢酸，胸闷腹胀，尿赤黄疸等症，是温州地区使用最广泛的非处方中成药之一。由于历史原因，此中药中曾经长期以关木通代替本草正品木通，而关木通含有马兜铃酸，可能是导致该药副作用的主要原因。

1. 百余例慢性肾病患者与甘露消毒丸有联系 2001 年来，已经在临床上发现百余例类似病人，起病隐匿，但贫血症状却出现较早且较严重。肾小管损伤明显，肾功能恶化迅速，主要表现为快速进展的肾间质纤维化，即使停药后也不能完全逆转。肾脏病理主要表现为肾小管坏死、萎缩及广泛的少细胞性肾间质纤维化。并可有明显的血管病变。遗憾的是，很多患者在发现时就已经有双肾萎缩、血肌酐显著升高，丧失了最佳的停药与治疗时机。但肾功能进行性恶化却很迅速，有的一经发现肾功能处于尿毒症终末期，需要长期依赖肾脏替代治疗,年治疗费用 10 万元以上。回顾性分析也显示甘露消毒丸可能是该病的重要病因。经测定,甘露消毒丸样品内马兜铃酸主成分马兜铃酸 A 的含量为(100.9±2.1)g/g。动物实验也证实含马兜铃酸的甘露消毒丸可以引起慢性肾小管间质病变。

2. 12 例泌尿系恶性肿瘤伴终末期尿毒症与甘露消毒丸有联系　在服药人群中还发现 12 例患者存在泌尿系恶性肿瘤。其中 11 例已处于尿毒症终末期。服药时间较长、剂量较大。与同期住院的其他尿毒症患者相比,肿瘤发生率明显偏高,说明甘露消毒丸与泌尿系肿瘤的发生可能相关,与 Nortier 等人的观察相似。Nortier 等在泌尿系恶性肿瘤患者的输尿管、肾盂及膀胱等组织里都找到了与马兜铃酸相关的 DNA 聚合物,证明马兜铃酸与此类肿瘤有关。目前初步认为,如果使用马兜铃酸的总剂量超过 20g,会使泌尿系统的癌症发病率明显升高。

3. 流行病学研究论证甘露消毒丸与肾脏小管间质损害及泌尿系统肿瘤的关系　选择温州市 4 个成熟的大型社区,分别采用现场问卷抽查(按随机法)与采样筛查,筛出可疑患病人群进行进一步医院检查,以明确现患疾病。由经过培训的调查者按照统一表格客观填写。调查内容包括姓名、性别、籍贯、职业、身高、体重、教育程度等一般项目,以及食物药物过敏史、重金属接触史、放射线毒物接触史、嗜烟酒史、家族史、相关疾病既往史和长期用药史。包括多种含关木通中药(甘露消毒丸、龙胆泻肝丸、妇科分清丸、清淋冲剂、排石冲剂、八正合剂及其他草药等)、抗生素、解热镇痛药等。

研究对象分组:病例组为不明原因的慢性小管间质性肾病患者。对照组为非小管间质性肾病患者。甘露消毒丸暴露组定义:长期持续或间断用药,时间超过 1 个月,或用药总量超过 1000g;甘露消毒丸非暴露组定义:偶尔、少量用药。且总共服药时间短于 1 个月。排除有导致慢性小管间质性肾病的明确病因,如高血压、痛风等,或有其他影响因素可能导致交互作用的对象。经上述筛选,共分析调查对象 652 例。计算病例组的甘露消毒丸暴露率与对照组的甘露消毒丸暴露率之比值比(OR 值)。采取分层分析的方法控制性别、职业、年龄、教育程度等因素后,应用 logistic 回归分析法分别计算 OR 值。

采用非配对的病例对照研究:调查 13 项候选危险因素,包括年龄、性别、身高、体重、职业、教育程度、过敏史、吸烟史、饮酒史、射线接触史、重金属接触史、含关木通中药使用史及家族史等在病例组与对照组的分布区别。使用甘露消毒丸诱发慢性肾小管间质肾病的相对危险性(OR 值)为 37.08($P<0.001$),95% 可信区间(CI)为 13.16 ~ 104.49,经非条件 logistic 回归分析,OR 值、95% CI 值分别为 58.53,17.25 ~ 198.59。说明甘露消毒丸是温州市慢性肾小管间质肾病的发病危险因素。推测与该药中含有马兜铃酸有关。使用甘露消毒丸的暴露人群的归因分值为 98.29%。说明服用过该药的人群中,约有 98% 的慢性肾小管间质性肾病病人与服用甘露消毒丸有关。人群归因分值为 57.98%,说明温州地区患慢性肾小管间质性肾病的人群中,近 58% 的人是由服用甘露消毒丸引起。

统计发现,病例组和对照组间年龄、性别、身高、体重、教育程度、过敏史、射线接触史、嗜烟酒史、家族史等因素的差异均无统计学意义,而病例组中重金属接触史、含关木通中药使用史相对于对照组的 OR 值分别为 291.5,210.9($P<0.05$),说明重金属接触史、含关木通中药(包括甘露消毒丸)使用史是温州市不明原因慢性肾小管间质性肾病的主要发病危险因素。

第四节 药物经济学

一、概述

（一）药物经济学的定义

药物经济学泛指经济学在药物治疗评价上的应用，包括一切有关药物临床应用的经济学研究。具体地说，药物经济学应用现代经济学的研究手段，结合流行病学、决策学、生物统计学等多学科研究成果，全方位地分析药物治疗备选方案（包括非药物治疗方案）的成本、效益或效果，评价其经济学价值的差别。

药物经济学的服务对象包括医疗保健体系的所有参与者：政府管理部门、医疗提供单位、医疗保险机构、医生以及患者。药物经济学研究能够为政府提供一种合理配置卫生资源和技术（特别是药品）的决策手段；药物经济学研究能够协助社会医疗保险计划和私营医疗保险公司制定合理的报销政策；药物经济学研究能够帮助医院、临床医护人员优化治疗方案；药物经济学研究能够给消费者（患者）提供全面的药物治疗信息；药物经济学研究可以指导制药公司的新药开发以及市场营销决策。

药物经济学的研究方法主要有 4 种：成本-效益分析、成本-效果分析、最小成本分析、成本-效用分析。

（二）药物经济学的发展历史

药物经济学兴起于 20 世纪六七十年代，是一门边缘性交叉学科。从宏观上说，药物经济学是应用经济学等相关学科的知识，研究医药领域有关药物资源利用的经济问题和经济规律，研究如何提高药物资源的配置和利用效率，以有限的药物资源实现健康状况最大限度改善的科学，促进合理用药"安全、有效、经济、适当"四要素中"经济"目标的实现。从微观讲，药物经济学是应用经济学、流行病学、决策学、生物统计学等多学科研究方法，识别、测量和比较不同药物治疗方案及卫生服务项目的成本和社会经济效果，有效提高医药资源的配置和利用效率，在有限资源条件下最大限度满足基本药物可获得性的一项评价技术。

经过近五十年的发展和完善，药物经济学已经形成一套比较完整的评价体系，并被应用到药品定价、报销目录遴选、临床合理用药指导、疾病防治策略选择以及新药研发决策等卫生政策领域。近十年来，世界范围内卫生费用的恶性膨胀和预算的紧缩促使各国政府进一步关注卫生服务体系的药物使用，而且医疗市场竞争的加剧也提高了卫生服务支付者的费用意识，这些现实问题和境况都推动了药物经济学理论和应用研究的快速发展。

（三）药物经济学的作用

近年来，我国政府部门先后出台多项政策来控制药品价格。如通过"总控政策"（医疗费用"总量控制、结构调整"政策）、医疗体制改革、药品集中招标采购等方式来遏制药品价格的不合理上涨。这些措施对于药品价格的控制起到了积极的作用，但是也存在一些明显的不足之处。一是，当前政策关注的重点是药品的价格，而对于药品的效果却没有足够的重视；二是，多数政策在很大程度上具有一定的强迫性，这一现状有待改善。

药物经济学不仅注重药物治疗的成本，同时也关注药物治疗的结果，因而在控制药品费用方面具有较强的科学性、指导性和可接受性。药物经济学的作用主要通过下面几个方面来体现。

1. 指导新药的研制生产　药品作为一种商品,在市场经济中,其需求同样取决于它的价值和质量。如果药品的效果(效益)越好,其需求量也会越大。对于药品生产企业来说,必须研制生产出成本低、效果好的药品,才能获得更多的利润。药品生产商可在药物经济学的指导下降低成本、提高产品质量、淘汰不良品种、开发优势新药,以获得更多的利润。

2. 用于制定基本医疗保险药品目录　目前我国的《基本医疗保险药品目录》主要是根据临床医疗需求来制定的,其目的主要是为了指导和规范临床的用药行为,以提高临床用药的安全性,而对药品的经济因素考虑较少,更缺乏对药物治疗过程中其他费用(如住院费、化验费等)的考虑。缺乏药物经济学方面的比较,往往容易导致医疗保险负担的加重。通过对药物经济学进行研究,有助于决定某种药物是否有必要给予报销或者设置合理的报销比例。

3. 帮助医院制定医院用药目录、规范医师用药　目前我国多数医院都在推行医疗费用"总量控制、结构调整"政策,其目的在于通过控制药费增长幅度,使医院尽可能使用疗效好、成本低的药物。药物经济学的应用有助于将这些"性价比"高的药物选入医院用药目录,规范医生的临床用药行为。

4. 确定药物的适用范围　对于不同人群、不同亚人群而言,即使对于同一疾病、同一药物的成本-效果也有可能是不同的。通过药物经济学的研究,有助于了解药物的使用范围。

5. 帮助患者正确的选择药物　随着生活水平的提高、国民医疗保健意识的增强、医药产业的发展和互联网的繁荣,越来越多的患者会到药店或网店购买药品。患者不仅关注药品的疗效,也关注药品的价格,如何为患者在选择药品时提供更有价值的信息? 药品经济学通过对比研究药品的成本与效果,能为患者提供更好的建议。

(四) 我国药物经济学发展状况

我国药物经济学研究起步较晚,开始于20世纪90年代。近年来,国家的发展和社会经济的进步对药物经济学的发展和应用产生了迫切要求,药物经济学也从理论和基础性研究扩展到不同领域的应用性研究。

1. 我国药物经济学产生的主要动因　卫生费用增长给国家财政和企业造成巨大的压力是我国药物经济学产生的主要动因。《2013年中国卫生统计年鉴》显示,2012年,中国卫生总费用达到27 846.84亿元,与2011年的24 345.91亿元相比,增加了14.4%;卫生总费用占GDP 5.36%,与2011年5.15%相比,增加了0.04%;人均卫生总费用为2056.6元,与2011年1807.0相比,增加了13.8%。尽管与发达国家相比,目前我国卫生总费用在GDP中的占比并不高,但需要考虑的是,随着未来数十年内国民收入的提高、人口老龄化的加重和医疗技术的提高,卫生费用将持续高幅增长,国家财政将面对巨大的压力。

2. 我国药物经济学发展的主要历程及发展前景　我国药物经济学的研究始于20世纪90年代,有关专家在杂志上介绍了药物经济学的概念、原理和基本方法,并探讨了在我国应用的前景,引起国家及卫生、财政、物价、社会保障等相关部门的注意,并开始推动这方面的实践研究。1998年3月,中华医院管理学会药事管理专业委员会在上海举办了药物经济学研讨会,进一步推动了药物经济学在我国的推广和应用。到1999年底,已有近200篇关于药物经济学研究的论文发表。2000年第二军医大学药学院和上海罗氏制药有限公司共同成立了"药物经济学和结果研究中心";2002年胡善联、杨莉等成立了复旦大学药物经济学研究与评价中心;2003 年药物经济学的基本知识被列入全国执业药师考试的内容;2005 年"中国药物经济学网"正式推出;2006 年"中国医师协会药物济学评价中心"正式成立;2006 年 6 月,"中国医师协会药物经济学评价中心"正式成立,《中国药物经济学》杂志正式创刊发行;2011 年,中国药学会药物经济学专业委员会编撰了《中国药物经济学评价指南》;2013 年,上海药物经济学论坛成功举行;2014 年 9 月 6 日,国际药物经济学会(ISPOR)第六届亚太年会在北京举行。

尽管我国药物经济学起步较晚,但其理论水平已经有了较大的提高,并且在药学服务实践中已能够初步用于规范医生的处方行为,促进临床的合理用药。但从总体情况看来,我国的药物经济学研究仍然是处于自发性的起步阶段,政府有关部门还没有制定相应的规范或指南,药物经济学研究与评价的重要性尚未在政府行为和决策中得到充分体现。我国药物经济学的研究与实践尚有待政府部门的支持和积极推动。

(五) 药物经济学在临床药学实践中的应用

1. 为临床药师在临床决策中提供参考　临床药师一切工作活动的目的,都是为使患者获得最适宜的治疗效果。如何在治愈患者的前提下,设计出医疗费用最少、不良反应最小的用药方案,无论是对整个社会还是对患者个人而言都具有重要的意义。在临床用药决策中,如果没有足够的客观数据作为依据,则医药开支只能取决于决策人的主观判断和意愿,风险较大。若能运用药物经济学的分析方法决策临床药物治疗方案,那将会对患者乃至社会带来最大的益处。药物经济学可帮助临床医师和药师在临床决策中选择最佳的治疗方案,以最小的成本获得最大的效果,促进临床药物治疗的科学化、合理化。

2. 为卫生服务提供经济学评价　对于临床药物治疗方案的评价,只考虑效果,不顾成本消耗是不可取的;同时,只是考虑成本,不考虑效果也是无意义的,问题的关键在于平衡成本与效果。成本效果最佳的治疗方案未必是实现特定治疗目标费用最低的。所以我们在选用药物经济学成本-效果分析法时,要综合考虑效果与成本在临床治疗方案评价中的作用,使成本-效果分析更加科学化。

但是,在实际应用中决定采用哪一个角度来进行药物经济学的分析往往不是一件容易的事情。从社会角度出发,一方面可能对具体的研究带来一定的难度,另一方面也许不能准确反映某一特定群体(患者、医院或保险公司)的初衷;而从医院、保险公司和患者的角度出发,相对社会而言,他们涉及的分析角度相对小一些,有利于对具体问题进行细致和深入的分析,得出具体的结论。然而如上所述,当从不同的角度出发时,对具体的研究过程(如成本的计算)和决策将产生不同的影响,同一研究可能得出不同的结论。并且,有些分析是从个人角度或者某些机构的角度出发的,视角较为狭隘,对于其他的角度如何看待这一问题却不得而知。并且,从局部利益出发,可能会对方案的选择和研究带来偏倚,使政策推荐部门由于各个组织机构甚至是个人的各持己见而陷入两难境地。

解决这一问题的方法之一就是建立标准,统一研究问题的角度或方法,如建立一套准则,规范相应的计算参数如加成率、贴现率等。在不少国家如澳大利亚、加拿大和美国都已进行。或者根据各个团体的不同利益进行亚分析,反映各自不同的目的,并根据各个团体在决策过程中产生的影响力大小来对各个亚分析进行加权。这样可以使分析者通过对每个相关团体加权来预测将要发生的情况,达到统一认识的目的。

3. 遏制药物滥用　药物滥用已成为全世界的一大公害,其产生绝非偶然。经济利益只是其中一个重要的原因,但不是唯一的原因。麻醉药品、精神药品、抗生素滥用还涉及了法规、文化等问题。

我们可以通过药物经济学的指标、手段评价药物是否滥用。目前,多采用药物利用指数(DUI)评价对某一药物是否有滥用倾向。一般 DUI≤1,说明无滥用现象。此外,我们可以通过分析药品消费情况和用药结构,从中发现不合理用药导致的有害药物相互作用和药源性疾病等影响人民健康的原因。

4. 临床用药合理化研究 药物利用研究的目的是力求实现用药的合理化,这种合理化不仅是从医疗方面评价防病治病的效果,还要考虑从社会、经济等方面评价其合理性,以获得最大的社会、经济效益。药物利用研究已经成为临床药学工作的主要内容之一,通过对特定人群进行药物经济学分析,有助于设计个性化的治疗方案,一定程度上实现临床用药的合理化。

二、药物经济学的基本术语

(一) 成本

1. 成本的概念 成本是指在实施某项医疗服务方案的过程中的财力、物力和人力资源的消耗。

2. 成本的分类

(1) 直接成本与间接成本:通常来说,根据药物经济学所研究成本的特性,可以把成本分为两大类,一类是直接成本,一类是间接成本。

针对医院的医疗服务来说,所谓直接成本是指专为提供某医疗服务项目而发生的费用,与医疗服务直接相关。这种费用可以根据凭证而直接计入某医疗服务项目中去。如药品、低值易耗品等。

所谓间接成本是指有些费用与医疗服务间接相关或其成本不是针对某项医疗服务项目的,无法直接计入到某医疗服务项目中,而必须用适当的方法,在几个服务项目中加以分摊,如医院的行政管理费、辅助科室费用、固定资产(如房屋、建筑等)折旧费、患者及家属的误工费等费用。

也可以把临床医疗成本分为直接医疗成本、直接非医疗成本、发病和死亡的间接成本和隐性成本。所谓直接医疗成本通常包括医院治疗所使用的药品费用(包括某些医疗耗材)、诊疗费用、辅助检查(如化验、心电图等)费用、护理费用以及医疗设备的折旧费用等。这些费用是医院为患者诊治所需消耗的直接成本。所谓直接非医疗成本通常包括治疗期间患者的饮食、交通、住宿等费用。这些费用虽不是患者直接用于治病的成本,但却是由于疾病所产生出的费用。发病和死亡的间接成本是指由于患者生病而误工,或由于疾病致残而丧失部分或全部工作能力,或由于疾病致死所造成的潜在经济损失等。这种经济损失可以通过人力资本法和意愿支付法等来计算。所谓隐性成本是指由于疾病导致的痛苦、悲伤等结果,一般很难用具体的数字来表示,通常把这种结果转换成质量调整生命年(quality-adjusted life years,QALYs)来进行评价。

(2) 固定成本与变动成本:成本按照其与医疗业务服务量的关系可分为:

1) 固定成本:凡成本总额在一定时期和一定业务量范围内,不受业务量增减影响而固定不变的,称为固定成本。如:医院中的办公费、取暖费、工资等在一定时期和一定业务量范围内,不随工作量的变动而变动,此类成本属于固定成本。

2）变动成本:凡成本总额与业务量总数成比例增减变动关系的,称为变动成本。如:医院使用的一次性注射器、一次性输液器、真空采血管的成本总额,随着患者人数的增加而增加;同一药物治疗方案的成本,随着患者人数的增多而增加,此类成本属于变动成本。

3）混合成本:有些成本属于部分固定、部分变动的成本,这些成本属于混合成本。混合成本的总额随业务量的变化而变化,但与业务量的增减变化不成比例。根据混合成本兼有固定和变动两种特性的不同情况,又可分为以下3种:

①半变动成本(semi variable cost):半变动成本通常有一个基数,一般不变,相当于固定成本。在这个基数的基础上,服务量增加,成本也随之增加,这又相当于变动成本。如医院的水电费、燃料费、垃圾处理费等。

②半固定成本(semi fixed cost):半固定成本又称阶梯式变动成本。在一定业务量范围内成本总额是固定的,当医疗服务量超出该服务量范围时,成本总额就跳跃到一个新的水平;在新的服务量范围内,成本总额在新水平上保持不变,直到服务量再次超出该服务量。如医院的医生、药师、护士、化验员、临时工、各种医疗设备等,当医疗服务量增加到超过一定限度时,就要增加人员和设备。

③延期变动成本(delayed variable cost):一般情况下,支付给工作人员的工资是固定成本,当工作量超过预定服务量时,则需对医务人员支付加班费、津贴等,这种成本称为延期变动成本。

固定成本与变动成本是两个极端的例子,在医院中,碰到单纯的固定成本或变动成本还是比较少的,一般都是混合成本。为了便于研究和计算,常常将混合成本分解成固定成本和变动成本两部分加以处理。分析成本的习性及其变动情况,可以有利于加强成本管理,达到降低成本、提高医院服务效益和效果的目的。

(3)可控成本与不可控成本:成本按照责权划分,可分为可控制成本和不可控制成本。

1）可控制成本:成本凡是属于一个部门或个人的责任范围内能够直接加以控制的,叫做可控制成本。例如,在医疗科室,对医疗服务中所发生的药品和医疗耗材等成本,科室有权力和责任加以控制,就是可控制成本。

2）不可控制成本:不是一个部门或个人在责任范围内可以控制的成本,叫做不可控制成本。例如,对医院房屋建筑的折旧、大修大购基金,某科室或个人不能直接加以控制,就属于不可控制成本。

(4)边际成本与平均成本:边际成本是指多提供一单位医疗服务所需增加的支出。如工作量是做 X 次,所需总成本为 C_0,现要做 $X+1$ 次,总成本为 C_1,边际成本则为 C_1-C_0。平均成本指的是单位服务的资源消耗,即总成本除以总服务量。

值得注意的是,边际成本与平均成本虽然都是每单位服务量的花费,但二者并无直接联系。只有当总成本与总服务量之间成正比,且呈截距为零的线性关系时,两者在数值上完全相等。通常固定成本随着服务量的增加没有任何变化,因此边际成本可以看作平均变动成本。如果一项服务其成本主要是变动成本,其平均成本和边际成本几乎是相同的,但如果一项服务的成本的大部分是固定成本,其边际成本则小于平均成本。

边际成本的测算可以了解达到平衡时可能的服务价格。平均成本的测算可用于医院的战略规划,决定是否引入新的技术或开辟一个新的领域。边际成本和平均成本对制订医疗服务价格提供了基础数据。

（5）机会成本：所谓机会成本是指在几个可选方案中,采用某种方案而放弃另外一些方案,在放弃的方案中产生最大效益方案的效益,或所放弃方案中效果相同,其成本消耗最小的成本即为所选方案的机会成本。如:在使用药物对患者进行治疗时,即使是使用同一种药物,也有不同企业(或不同规格)的产品可供选择,其疗效可能相同,但其价格、用法、用量却不尽相同,其治疗成本消耗就会不同。

在进行成本测算时,实际成本的测算是相当烦琐和复杂的,可以考虑用标准成本来代替其实际成本,这样可以大大简化成本测算的过程。所谓标准成本是指对影响成本的各项指标进行标化或量化,如:工时、材料消耗、人员劳务、设备使用等。用标化和量化的指标测算的成本,其成本具有一定的普遍性,分析时较为方便。

在进行医疗成本计算和分析时,可以采用不同的成本分类,不同的成本分类各有其优缺点。在计算时须全面考虑,做到成本归类不重不漏,便于比较和分析。

（二）结果

结果(outcomes)即所提供的医疗服务(治疗方案)产生的结果。在药物经济学中,通常采用以下三种方式进行评价。

1. 效果(effectiveness)　是指特定的药物治疗方案的临床结果,常用药物的治疗目标或非货币单位表示,如人群健康的期望寿命、治愈率、生存期、血压降低值等。

2. 效益(benefit)　是效果的货币表现,即用货币表示医疗服务的效益。直接效益(direct benefit)是指实施某项药物治疗方案所节省的医疗资源和健康改善以及生命的延长。间接效益(indirect benefit)是指实施某项药物治疗方案所减少的财力方面的经济损失,主要指劳动力恢复带来的效益,例如患者早日康复减少了家庭陪伴,避免了个人和家人误工的损失,创造了财富。隐性效益(intangible benefit)是指实施某项药物治疗方案所减轻或避免患者肉体、精神上的痛苦,以及康复后带来的舒适和愉快等。

3. 效用(utility)　是指药物治疗或服务满足人们对一种特定健康状况的期望或偏好,是人们对医疗服务的结果所作出的一种主观评价。

三、药物经济学研究的分析方法

（一）药物经济学成本及其测算

1. 成本测算的意义

（1）成本测算(cost accounting)是降低医疗成本的有效途径:目前,随着医疗保险制度的深入开展,按病种付费方式的实施,各级各类医院的管理者都开始重视医疗成本的管理,寻求降低成本的有效途径。通过成本测算,可以清楚地看到医院在为患者提供医疗服务的过程中所消耗的人力、物力和财力,找出管理、治疗中存在的不足,为患者提供最经济、最有效的治疗方案。

（2）成本测算是价值规律的要求:等价交换是商品交换的重要原则之一。因此,医疗服务的价格应反映医疗服务的成本。尽管,我国绝大部分医院的性质是具有公益性的事业单位,但近年来国家财政对医院的投入存在严重的不足,医院不得不依靠自己的业务收入来维持其生存和发展。医疗服务消耗着社会必要的劳动量,按照价值规律的要求,医疗单位在为社会提供服务的同时,也应得到社会的回报。因此医疗服务价格的制订至关重要,决定着医疗机构的生死存亡。

（3）成本测算是医院经济管理的重要内容，也是提高医院科学管理水平的要求：随着科学技术的发展，管理水平的提高，医院也越来越强调经济管理。新的医疗设备及新的药物在临床上应用都应测算其成本，进行技术经济指标分析，以从根本上降低成本，获得最大的效益。

2. 成本测算要求

（1）要逐步建立和健全成本测算方法：不同的人对于成本的理解是不同的，因此在进行成本分析、比较和评价时存在一定的困难。建立和健全成本测算的方法，不仅有利于医院的经济管理，同时也有利于进行科学研究。

（2）要建立成本测算及评价的指标体系：成本的评价相对于成本的测算来说则更为重要。评价指标体系的建立对于正确评价医疗服务的效果，提出建设性建议具有指导作用。

3. 成本测算内容及方法

（1）直接医疗成本的测算：从直接医疗成本的定义可知，其计算比较复杂，且不能简单地用医院收费单上各医疗项目的收费价格进行计算，这是因为项目的收费价格不仅包含了医疗服务的价值还包含了利润提成。从具体的医疗项目看，一些体现医务工作者劳务价值的项目如诊察、手术、护理等收费标准多低于实际价值，而药品、检查、化验等项目的收费价格却大多高于其成本。因而，医疗成本与收费价格是不等同的概念，尽管有时成本和收费价格可能很接近，但不能以收费价格来替代成本的测算。

直接医疗成本由药物治疗成本和相关的医疗成本所构成，主要包括药品成本、各项检查治疗成本、病房床位成本，以及不良反应成本。具体的计量方法如下（表3-2-17）：

表3-2-17　直接医疗成本

成本	计算
药品成本	药品进价×药品加成指数
某项检查治疗成本	单位时间操作成本×操作时间+消耗的材料费
病房床位成本	床日成本×住院天数
不良反应成本	按照上述公式计算

注：药品加成指数：（年药品支出费+年药品损耗费+药房六大类成本+分摊的非项目科室成本）/全年药品支出费×100%

（2）直接非医疗成本的测算：患者为治疗所耗费的食宿费、营养费、差旅费等，可按实际支出的数量和单价计算。

（3）间接成本的测算：间接成本的测算是患者或其家人因病对社会造成的劳动力的损失。常用人力资本法（human capital method）来计算。人力资本法是通过收入的损失来估价成本的。通常采用居民年均收入来测算因患病所带来的经济损失。例如，假定居民人均总收入为29 547元，1年以365天计，则居民的日均收入为80.95元。某患者住院1周，则其间接成本为80.95×7＝566.65元。此法目前尚有争议，如果患者的实际收入高于居民年平均收入，则依此法计算会成本偏低。

（4）隐性成本的测算：隐性成本是患者精神上的痛苦、悲伤、抑郁等，测算比较复杂和困难,国际上多采用意愿支付法(willingness to pay method,WTP),可通过对患者的问卷调查获得。

$$每例患者治疗的总成本=直接成本+间接成本+隐性成本$$

(二) 药物经济学分析与评价方法

1. 最小成本法 所谓最小成本法是指对于某种疾病的几种治疗方案,完成治疗后某一方案的总成本最小;或在疾病的药物治疗中,完成治疗后某一方案的药物成本最小。

最小成本法应用的前提是被比较的两个治疗方案所获得的效益或效果可认为是等效的(并不是不考虑最终的效果)。此时,仅对各方案的成本进行分析,不再对方案的效果进行分析,成本小的方案即认为是理想的方案,可以说是成本效果分析或成本效益分析的特例。最小成本法能够使研究的问题简单化,但在临床实践中由于各治疗方案的结果几乎不可能等效,故此方法在应用时受到一定的限制。

最小成本分析以货币单位(元)来计算。

2. 成本-效果分析法 成本-效果分析是较为完备的评价方法之一,它能够将不同治疗方案之间的效果差别和成本差别进行对比,结果用单位健康效果增加所需成本值即成本效果的比值来表现。该方法目的在于通过分析寻求达到某治疗效果时费用最低的方案。其特点是治疗结果不用货币单位来表示,而采用临床指标,如抢救患者数、延长的生存期、治愈率等。

3. 成本-效用分析 成本-效用分析法是在成本效果分析法的基础上发展而来的。成本-效用分析法中的结果并非具体的健康指标变化(如具体症状或体征),而是与患者的治疗偏好相关,更关注患者对生活质量的要求,常用以获得一个质量调整生命年(quality adjusted life years,QALYs)的成本来表示。这种方法是近年来受到推广的一种药物经济学研究方法。周玲玲等采用成本效用分析法对倍美力和坤泰胶囊进行了评价,以 QALYs 为效用指标,结果显示二者的质量调整生命年的成本分别为 13 581.45 元/年和 25 105.12 元/年,坤泰胶囊组花费要高于倍美力组。

4. 成本-效益分析(CBA) 成本-效益分析是成本和结果均以货币单位测量的经济分析方法,用于比较两个或多个药物治疗方案对相同疾病所消耗的成本价值的差异,也可以用于不同疾病不同治疗措施间的比较。国内目前研究较少,部分文献往往把效益与效果或效用混淆。

(三) 药物经济学研究的步骤

1. 确定评价的服务对象 药物经济学研究的服务对象是卫生决策者。主要分为两类:初级服务对象,包括各级政府卫生部门管理人员、医疗保险公司、临床医师药师;次级服务对象,包括患者、公众、大众传媒等。一个药物经济学研究能够适用的服务对象越多,其影响力也越大。

2. 确定分析的问题 分析的问题包括分析目标和目标人群两个部分。药物经济学研究的分析目标是某种或某几种药物对疾病的治疗。目标人群的选择必须考虑未来卫生决策的影响人群特点,例如患者年龄、性别、职业、阶层、地域、收入、疾病类型等,以决定目标人群的治疗人数以及是否随机分组。在目标人群足够多的前提下,还可以进一步根据成本、地区等进行亚人群分析。

3. 区分评价方案 评价方案的选择必须依据卫生决策需求、研究条件等。采用不同的分析方法进行评价更有助于全面和透明地反映治疗方案给病人带来的影响。评价方案中基线比较物的选择至关重要。在研究条件允许的情况下,应包括目前所有的治疗措施;不能实现时,至少应包括现有的最佳治疗措施(药物或其他)、一种低成本治疗措施以及疾病的自然转归过程(适用于无合适治疗措施的疾病,即不给予任何治疗的方案)。

4. 确定分析的观点和范围(scope) 药物经济学研究的目的是为了对有限的资源进行有效的分配,所以一般采用全社会的观点(social perspective)。卫生决策者会着重考虑社会整体的福利变化,以便制定更具有公平性的政策。其他的分析观点包括医疗保险公司、医疗机构、诊所、患者等。在采用不同的观点分析时需要划定相应的分析范围,如纳入分析的成本、效益范围等。

5. 确定相关的时间范围和用于分析的基准 时间范围的确立一般应以能够记录最重要的健康状态和成本变化为标准,其健康状态应包括治疗效果以及不良反应。在长期资料不全的情况下(特别是疾病治疗的远期效益),可以采用数学模型进行预测,但结果的汇报必须分为记录数据分析结果和预测模型分析结果两部分。

6. 确定分析的方法 分析方法中最重要的一步是建立理论模型,包括治疗后可能健康状态变化的分类(痊愈、缓解、无效等)、治疗后事件路径模型(event pathway)(例如决策树模型)、有关的统计学假设以及短期、中期、长期以及终期健康结果的概率计算。例如高脂血症的治疗,健康结果包括短期低密度脂蛋白的降低、长期心血管疾病发病率降低以及最终死亡率下降和预期生命延长。药物治疗引起的变化可能包括:卫生资源利用的变化、非卫生资源利用的变化(以上两项为直接成本变化)、家属照料患者时间的变化、患者缺勤时间或劳动生产能力的变化(以上两项为间接成本变化)以及患者健康状态的变化(效益或效果变化)。如果进行成本效益分析,以意愿支付值来表示家属照料患者时间和患者健康状态,效益与成本的净差值就是分析结果;如果进行成本效果分析,以成本变化作为分子,以患者健康状态(临床指标)变化作为分母,即可获得单位健康效果所需的成本;成本效用分析,所获得的则是单位质量调整生命年所需的成本。

7. 确定是否进行增量分析(incremental analysis) 增量分析仅适用于两种或两种以上的基线比较物。首先,必须删除成本高而效果低的劣势治疗(dominated therapy),然后将各种药物治疗方案按成本效果分析比例排序。增量分析结果以邻近药物治疗的成本差值与效果差值的比值表示,即二者相比单位健康效果变化所需增加的成本。对各种药物治疗间的成本、效果差别进行增量分析,特别是与现有药物治疗进行比较,能够为卫生决策提供重要参考。

8. 区分相关成本 药物经济学研究的关键步骤之一是区分固定成本(fixed cost)和变动成本(variable cost),只有后者是药物经济学研究所指的成本。固定成本不随治疗措施的改变发生变化,可变成本则随着治疗措施的变化而改变。过量供应、没有充分利用的资源不属于药物经济学研究范畴的成本。

成本分析的另一难题是成本定价。药物经济学研究通常使用地区医疗市场的平均或常用价格,并使用医疗价格通货膨胀指数对不同年度的价格进行调整。

9. 区分健康结果或效益结果 效果的表示方式取决于药物经济学分析的类型:成本效益分析采用货币单位表示,常用方法是意愿支付调查;成本效用分析采用健康结果变化单位,常用挽救生命年(years of life saved)或质量调整生命年(qualityadjusted life year,QALYs)表示。

10. 确定贴现率或时间偏好(preference)　未来的健康结果与成本变化均需要转换为现在相对数值(present value)。经济学理论认为合理的贴现率应该是没有税收、完全竞争市场上风险为零的借款利率。理论上贴现率可以用两种计算方法得到:社会机会成本法(social opportunity cost,SOC)和资本影子价格法(shadow priceof capital,SPC)。二者均通过计算一个项目不同阶段的成本、收益变化,比较投资该项目的全社会机会成本(SOC)或全社会机会投资及消费的损失(SPC)。实际工作中一般选用一定的贴现率:如,世界银行建议应用3% ~ 5%的贴现率。

11. 区分不确定资源和进行敏感性分析　不确定因素的来源有3类:参数、分析模型和分析者。敏感性分析能够帮助分析者避免这些不确定因素,减少结果误差的可能。如果客观结果不随敏感性分析发生变化,即结果稳定,其对卫生决策的指导作用更强。反之,如果结果受某些参数的影响极大,可能的情况下应该收集更多数据进行这些参数的测定,或者汇报条件性的药物经济学研究结果,供卫生决策者参考。

参数的不确定性是由于一些参数在数据资料中不易测准,通常的敏感性分析方法是单一或多个变量的敏感性分析或者可信区间的计算(confidence interval)。

分析模型的不确定性在于模型的一些统计学假设很难验证,比如各事件(如治疗转归)之间的独立性以及人群特点的分布函数,可以使用其他统计假设计算,比较结果的变化。

分析者的不确定性在于不同的分析者着眼点不同。可能的矫正办法是召集不同领域的专家共同研究和尽量广泛征求同仁的意见。

此外,对于不同的研究方法,卫生决策部门以及一些专家纷纷提出一些具体的方法学要求和标准。

四、药物经济学在中药临床药学中的应用

目前中药领域的药物经济学研究刚刚开展,从文献分析来看,存在研究水平较低、应用价值不高的问题。药物经济学在中药临床药学中的应用有待进一步引导和加强。

目前,我国中药药物经济学研究的视角单一,主要研究单位是医疗机构。尽管医疗机构能够方便地获得各种一手数据,但是文献显示,在多数研究中样本量不到200人(且多为单中心),存在代表性不足的问题,并且绝大多数研究时限小于1年,这使得研究成果应用价值受到质疑。在研究方法方面,手段单一,绝大多数研究采用的均是成本-效果分析法,同时采用两种及两种以上分析方法的报道极为少见。值得关注的是,目前已有部分关于中成药与化药的对比研究和不同给药途径的对比研究,如卜振亚比较了血塞通和尼莫地平注射液用于治疗脑梗死的成本与效果,成本-效果分析显示,血塞通具有较为显著的价格优势;周蔚然等对静滴万古霉素结合口服蒲公英汤与单用万古霉素治疗耐甲氧西林凝固酶阴性葡萄球菌(MRCNS)感染的两种治疗方案进行药物经济学分析,分析结果显示,蒲公英+万古霉素治疗组能明显缩短患者用药疗程,降低患者医疗费用,单位有效率所需成本和单位细菌清除率所需成本均低于单用万古霉素组;郑敏仪等采用成本-效果分析法对喜炎平不同给药途径(雾化吸入和静脉滴注)治疗病毒性咽炎的药物经济学进行了研究,分析结果显示,两种给药途径的有效率无差异,在获得1个单位效果情况下,雾化给药成本小于静脉给药。这些研究将

更有助于发现中药在疾病治疗过程中的价值和优势,推动中医药的发展。

【实践思考题】

1. 实验设计的基本要素包括哪些?

2. 实验设计的基本原则包括哪些?

3. 控制偏倚的措施包括哪些?

4. 实验设计如何估计样本量?

5. 中药上市后临床有效性再评价常用哪些评价方法?

6. 中药上市后临床安全性再评价常用哪些评价方法?

7. 简述循证医学的概念。

8. 循证医学包含哪五个步骤? 解决的方法分别有哪些?

9. 循证医学有哪几个组成部分? 分别有哪些不足?

10. 试述药物流行病学的概念和学科任务。

11. 简述药物流行病学的研究方法及在研究过程中注意的问题。

12. 简要叙述药物流行病学研究资料的分析与评价常用统计学方法。

13. 概述因果关系的评估方法及标准。

14. 结合实例,试述你对药物流行病学与合理用药的理解。

15. 案例解析:冠心病心衰是由于脂质代谢异常引起的一种疾病,血液中的脂质沉积在原本光滑的动脉内膜上,堆积形成类似粥样的白色斑块,这些斑块逐渐增多,造成动脉腔狭窄、血流受阻,最终导致心脏长期缺血,引起心衰。近年来,冠心病心衰的发病率逐渐上升,医疗费用也不断增加,社会和个人负担不断加重,对相关药物进行药物经济学评价具有重要意义。

某医院对参麦注射液和注射用丹参多酚酸盐辅助治疗冠心病心衰的两种方案(A、B)进行了药物经济学评价,相关数据见表3-2-18,表3-2-19。

表3-2-18　两组药物治疗方案的成本及明细

	费用项目	A(元)	B(元)	疗程(d)
	参麦注射液	64.85	—	1瓶/d,14d
	注射用丹参多酚酸盐	—	169.95	1支/d,14d
基础化学药物治疗	呋塞米注射液	3.2		2支/d,7d
	呋塞米片	0.52		2粒/d,7d
	螺内酯片	2.47		2粒/d,14d
	酒石酸美托洛尔片	0.46		4片/d,14d
	卡托普利片	1.11		2片/d,14d
	硝苯地平控释片	5.11		1片/d,14d
	缬沙坦胶囊	6.54		1片/d,14d
	单硝酸异山梨酯缓释片	3.27		1片/d,14d
检查(血常规、肝功能、肾功能、心电图)		436		疗程内总计
诊疗、护理		308		疗程内总计

表 3-2-19　两组药物治疗方案疗效比较

组别	样本数(n)	显效	有效	无效	有效率(%)
A	55	40	9	6	89.09
B	48	31	4	13	72.92

注:两者有效率有显著差异

（1）请根据上述数据对两种中药注射剂进行药物经济学评价。

（2）假设:药品成本下降10%,治疗成本上升10%,检查成本上升5%,请对(1)的分析结果进行敏感度分析。

（张碧华　尹丽梅　王倩　杨正腾　章红燕　毛敏　李鹏跃　何颖）

【参考文献】

[1] 国家食品药品监督管理总局. 药物临床试验管理质量规范,2003
[2] 国家食品药品监督管理总局. 中药注射剂安全性再评价临床研究评价技术原则(试行),2010
[3] 胡良平,陶丽新. 临床试验设计与统计分析. 北京:军事医学科学出版社,2013
[4] 唐旭东,翁维良,高蕊. 中药新药临床试验设计与实施. 北京:人民卫生出版社,2013
[5] 胡良平. 面向问题的统计学3:试验设计与多元统计分析. 北京:人民卫生出版社,2012
[6] 邓伟,贺佳. 临床试验设计与统计分析. 北京:人民卫生出版社,2012
[7] 胡良平. 正确实施科研设计与统计分析——统计学三型理论在生物医学领域中的应用与发展. 北京:人民军医出版社,2011
[8] 陈婷婷,陈林林. 实验设计方法在中药研究中的应用. 数理医药学杂志,2011,3(24):335-337
[9] 刘建平. 循证医学. 北京:人民卫生出版社,2012
[10] 王泓午. 循证医学. 北京:中国中医药出版社,2012
[11] 梅全喜,曹俊岭. 中药临床药学. 北京:人民卫生出版社,2013
[12] 梅全喜,曾聪彦. 中药临床药学的现状与发展思考. 中国药房,2008,19(36):2801-2803
[13] 刘爱萍,胡小英,安小勇,等. 循证药学与循证药学临床实践研究. 中国药物评价,2013,30(4):223-225
[14] 郑国民. 药物流行病学概述. 药学实践杂志,2003,2(1):56-60
[15] 王永铭,杜文民. 药物流行病学研究方法. 药物流行病学杂志,2004,13(6):294-297
[16] Edlavtch SA. The international development of pharmacoepidemiology. 首届全国药物流行病学学术大会会议资料,武汉:1995
[17] 李家泰. 临床药理学. 北京:人民卫生出版社,1991
[18] 李立明. 流行病学. 北京:人民卫生出版社,2004
[19] 周元瑶. 药物流行病学. 中国医药科技出版社,1996
[20] 詹思延. 药物流行病学调查研究. 药物不良反应杂志,1999,1:63-64
[21] 詹思延. 药物流行病学调查研究. 药物不良反应杂志,1999,2:128-132
[22] 倪宗瓒. 卫生统计学,北京:人民卫生出版社,2001
[23] 平成斌. 对药物不良反应监测现状的几点看法. 药物流行病学杂志,2005,14(6):368-369
[24] 郑国民. 药物流行病学研究方法——实验研究和临床试验(续):新药临床试验. 药学实践杂志,2004,22(4):251-255
[25] 郑国民. 药物流行病学研究方法——实验研究和临床试验(续):新药临床试验. 药学实践杂志,2004,22(5):314-318

［26］曾光.流行病学因果关系与药物不良反应——评一起苯丙醇氨（PPA）与出血性脑卒中关联的流行病学调查报告.中国公共卫生,2001,17(3):193-195

［27］陈文,傅政,王海南,等.中药药物不良反应评价与药物流行病学新方法.药学服务与研究,2007,7(5):367-371

［28］曾繁典.药物流行病学与药物警戒.药物流行病学杂志,2004,13(6):285-287

［29］施侣元,吕美霞.流行病学的新方法在药物流行病学的应用.药物流行病学杂志,2006,15(2):111-114

［30］詹思延.药物流行病学研究新方法概述——药物流行病学研究新方法系列讲座(一).中国药物应用与监测,2009,6(1):59-62

［31］田峰,廖星,谢雁鸣.欧盟《药物流行病学研究方法学标准指导手册》译介.中国中药杂志,2013,38(18):2949-2957

［32］魏晶,王瑜歆.药品不良反应报告因果关系评价方法概述.中国药物警戒,2011,8(10):600-603

［33］寇秋爱,赵素萍,冯国双,等.中药上市后安全性再评价方法探讨.中国中药杂志,2011,36(20):2771-2775

［34］周玲玲,许良智,刘宏伟,等.性激素与中成药治疗对绝经早期妇女生存质量的影响及其成本效用分析.南方医科大学学报,2009,29(11):2182-2186

［35］卜振亚.血塞通和尼莫地平注射液治疗脑梗死药物经济学的研究分析.临床医药文献杂志,2015,2(15):3105

［36］周蔚然,符平,陈月富.两种耐甲氧西林凝固酶阴性葡萄球菌感染药物治疗方案的药物经济学分析.中国医药导报,2010,7(3):148-150

［37］郑敏仪,梁德志,何靖霜,等.喜炎平不同给药途径治疗病毒性咽炎的药物经济学研究.北方药学,2015,12(1):128-129

［38］王文林,吴敏,赵艳花,等.两种中药注射剂辅助治疗冠心病心衰的成本-效果分析.中国药房,2015,26(26):3614-3616